[illegible]

[illegible] ÉDITION [illegible]

# [illegible] FONCTIONS [illegible]

[illegible] DE LA [illegible]

[illegible]

[illegible] PLANCHES [illegible]

FIGURES

[illegible] de leurs légendes respectives dans le texte [illegible]

PAR


LE Dr ANTONIN [illegible]

[illegible] HONORAIRE DE [illegible]

[illegible] DE L'ASSISTANCE [illegible]

[illegible] SOCIÉTÉ DE MÉDECINE [illegible] DE [illegible]

CHEVALIER DE LA LÉGION D'HONNEUR


TREIZIÈME ÉDITION

[illegible] remaniée et [illegible]

TOME DEU[illegible]


PARIS

LIBRAIRIE [illegible]

[illegible] RUE MADAME [illegible]

# ANTHROPOLOGIE

ÉTUDE

DES ORGANES, FONCTIONS, MALADIES

DE L'HOMME, DE LA FEMME & DE L'ENFANT

# ANTHROPOLOGIE

ÉTUDE

# DES ORGANES, FONCTIONS, MALADIES

## DE L'HOMME, DE LA FEMME & DE L'ENFANT

OU

ANATOMIE, PHYSIOLOGIE, HYGIÈNE, PATHOLOGIE, THÉRAPEUTIQUE
NOTIONS DE MÉDECINE LÉGALE

AVEC

ATLAS SÉPARÉ DE 20 PLANCHES D'ANATOMIE DESCRIPTIVE
45 FIGURES
Accompagnées de leurs légendes respectives, outre le texte principal



PAR

**LE D[R] ANTONIN BOSSU**

MÉDECIN EN CHEF HONORAIRE DE L'INFIRMERIE MARIE-THÉRÈSE
ANCIEN MÉDECIN DE L'ASSISTANCE PUBLIQUE DE PARIS
ANCIEN PRÉSIDENT DE LA « SOCIÉTÉ DE MÉDECINE PRATIQUE DE PARIS, » ETC., ETC.
CHEVALIER DE LA LÉGION D'HONNEUR

---

TREIZIÈME ÉDITION

*Entièrement remaniée et mise au courant de la Science*

---

TOME DEUXIÈME

J'ay seulement faict icy un amas de fleurs étrangières, n'y ayant fourny du mien que le filet à les lier. (MONTAIGNE, *Essais.*)

De tous les livres de science, celui-ci est le plus nécessaire. (L'AUTEUR, *Avertissement.*)

PARIS
LIBRAIRIE BLOUD ET BARRAL
4, RUE MADAME, ET RUE DE RENNES, 59

L'hygiène tout entière et une partie de la Pathologie remplissent ce deuxième volume.

Il s'agit donc, en ce moment, de passer en revue les règles hygiéniques que l'on peut appliquer aux mille et mille influences qui s'exercent sur la santé.

En en déroulant le tableau, nous suivrons le plan général déjà observé dans les deux précédentes parties de notre œuvre, c'est-à-dire que nous les partagerons, ces influences, en trois grandes classes, suivant qu'elles s'adressent aux organes et fonctions de Relation, de Nutrition et de Reproduction.

# ANTHROPOLOGIE

## TROISIÈME PARTIE

### HYGIÈNE

L'HYGIÈNE (de *ugieia*, santé) est la science qui a pour objet la direction et la conservation de la santé. Elle enseigne à l'homme non seulement la manière d'éviter les maux physiques qui le menacent sans cesse, mais elle aspire aussi à perfectionner la nature humaine générale, en l'envisageant sous le double rapport matériel et moral. En outre, lorsque la santé est dérangée, elle vient à son secours pour faire cesser le trouble des fonctions et les rétablir dans leur état normal. Aussi, dans tous les temps et chez tous les peuples, l'hygiène a-t-elle été en grand honneur parmi les législateurs, les moralistes et les médecins.

On distingue l'hygiène en H. publique et en H. privée, suivant qu'elle considère l'homme vivant en société, ou l'homme comme être isolé. En effet, l'*hygiène publique* s'occupe particulièrement des intérêts des masses ; elle en règle les usages et les mœurs par des lois et règlements dont le but est d'améliorer les conditions physiques et morales des peuples.

L'*hygiène privée*, répétons-le, n'a en vue que la santé individuelle; elle enseigne à chacun la manière d'user et de jouir de tout ce qui l'entoure; elle lui apprend à distinguer les choses bonnes de celles qui peuvent avoir une fâcheuse influence sur son économie, et lui montre enfin les avantages qu'il a à mesurer le degré d'excitation de ses organes, en raison de son âge, de ses forces, de son tempérament, de son idiosyncrasie, de ses habitudes, etc.

Nous avons donc à nous occuper d'une manière spéciale de l'hygiène privée ou *individuelle;* cependant, nous aurons bien des fois l'occasion de faire de nombreuses excursions dans le domaine de l'hygiène publique, attendu que l'une et l'autre ont des modificateurs communs, et qu'il est très aisé en cette matière de passer du particulier au général.

Outre ces distinctions, l'hygiène comporte des considérations générales qui doivent être tout d'abord exposées.

## HYGIÈNE GÉNÉRALE

Dans l'étude de l'Hygiène, trois choses sont à considérer : le sujet, la matière, la règle. 1° Le *sujet de l'hygiène*, c'est l'homme et la femme, considérés sous le rapport de l'exercice de leurs fonctions aux divers âges. — 2° La *matière de l'hygiène* est tout ce qui agit sur les organes, c'est-à-dire toutes les influences physiques et morales auxquelles ceux-ci sont exposés. — 3° Les *règles de l'hygiène* sont, à proprement parler, les instructions relatives à la mesure dans laquelle on doit faire usage de ces influences.

### Sujet de l'hygiène. — La santé.

La *Santé* peut être définie : l'exercice libre, régulier des organes, une certaine harmonie entre toutes les fonctions. Après avoir étudié ces organes et leurs fonctions, nous pourrions nous dispenser de parler de la santé, puisqu'elle s'identifie avec le progrès de l'organisme, et qu'elle en est la fin et la perfection. Cependant poursuivons.

*A*. La santé n'a un nom que parce qu'elle signifie le contraire de maladie. C'est un être de raison, un certain mode de l'économie vivante, état relatif toutefois, puisqu'il n'y a pas de santé parfaite, absolument parlant. Reposant sur le concours d'éléments aussi nombreux et divers que les organes, que les influences surtout qu'ils subissent, on conçoit la difficulté d'obtenir un *consensus* parfait. Quel est l'homme, en effet, qui, pénétrant au fond de toutes ses parties, s'écoutant, analysant toutes ses sensations, ne trouve pas à y reprendre, ne se plaigne de quelque gêne ou douleur? C'est pourtant à ce *consensus* salutaire, c'est au principe conservateur présidant au jeu de la machine qui soutient l'édifice et surmonte les obstacles, oui, c'est à lui que nous devons la faculté de résister aux causes de destruction qui nous environnent, et de nous maintenir dans cet état de *liberté fonctionnelle que nous appelons* SANTÉ.

*B.* La santé a ses degrés, comme les tempéraments, qui ont sur elle une influence si grande (t. I, p. 485). L'état de santé dont peuvent se contenter certaines personnes de constitution maladive serait la maladie pour d'autres, accoutumées à un jeu fonctionnel plus calme et plus facile. Il faut donc tenir compte de la disposition de l'organisme dans l'appréciation de la somme de santé qu'on peut acquérir, et ne pas accuser la médecine, encore moins l'hygiène, d'être impuissantes. Eclairée au flambeau des connaissances physiologiques, l'hygiène peut toujours améliorer, pour le moins, l'état de l'économie, en fortifiant ou modérant l'action vitale; mais lorsque la structure des organes est d'une irritabilité ou d'une atonie telle que la meilleure direction imprimée aux modificateurs ne puisse corriger le vice originel des tissus, on comprend que le seul moyen, dans ce cas, serait, en agissant à l'égard de la machine humaine comme de tout autre mécanisme, de remplacer les mauvais organes par de meilleurs, ce qui est parfaitement impossible.

*C.* La santé n'a donc rien d'absolu ni de constant, puisque le moindre écart dans les habitudes, le moindre excès peut en troubler la marche, déranger sinon l'ensemble des fonctions, du moins quelques-unes d'entre elles. Cependant on a voulu lui assigner des caractères précis, faire son signalement, et voici ce que l'on a dit : « L'homme bien portant est celui qui a le teint plus ou moins animé, une carnation fraîche, des traits calmes, une stature aisée, une démarche facile ; celui qui supporte sans fatigue des travaux modérés ; qui digère facilement, dort bien, respire de même, et dont l'aptitude intellectuelle est en harmonie avec le mode habituel de culture de l'esprit. » Parfaitement. Mais la santé ne se présente pas toujours sous d'aussi belles apparences : tel homme au teint pâle et sans vie peut jouir d'une santé excellente; tel autre au contraire n'a qu'une santé débile, quoiqu'il ait des couleurs de rose. Il y a ici, comme dans tout ce que nous offre la nature, des variétés individuelles que n'effacent point les traits généraux. Ajoutons toutefois que, généralement, l'homme bien portant est gai, heureux, content, d'une humeur facile, d'un caractère doux, conciliant, aimant. *Mens sana in corpore sano*, a dit Juvénal.

La santé est un bien dont on jouit sans l'apprécier, on n'en connaît le prix que lorsqu'on l'a perdue. Elle n'a qu'un aspect, qu'une manière d'être, tandis que la maladie présente des formes multiples, innombrables; c'est que la santé, c'est le beau, le vrai, occupant un point culminant, autour et au-dessous duquel mille choses dégénérées peuvent trouver place.

### Matière de l'hygiène.

Toutes les choses dont l'homme jouit, toutes celles qui exercent une influence sur ses organes, l'action des organes eux-mêmes, considérés les uns par rapport aux autres, voià ce qui constitue la *matière de l'hygiène*. Cela comprend des objets extrêmement divers. Pour l'ordre et la méthode, Hallé en a formé six groupes :

Les *Circumfusa*, ou choses environnantes : l'air, les astres, les météores, les climats ;

Les *Applicata* ou choses appliquées : les vêtements, les bains, les cosmétiques, etc. ;

Les *Ingesta* ou choses ingérées : les aliments, les boissons et les assaisonnements ;

Les *Excreta* ou choses excrétées : les produits sécrétés et les matières rejetées de l'économie ;

Les *Gesta* ou choses faites : les mouvements et attitudes de toutes sortes, les habitudes, les professions, etc. ;

Les *Percepta* ou choses perçues : les effets de l'action nerveuse, tout ce qui a rapport aux sensations, à l'intelligence et aux passions.

Suivons l'ordre établi par Hallé.

### Règles de l'hygiène.

Les *règles hygiéniques* subissent des modifications suivant les individus, leur constitution, etc., et suivant le genre de fonctions auxquelles on les applique. C'est dire qu'elles doivent avoir égard au tempérament, à l'idiosyncrasie, aux âge, sexe, habitudes, profession, hérédité, sans compter les saisons, les climats, etc.

Mais il existe des *règles générales* applicables à tous les organes, à tous les individus, dans tous les lieux et temps. On peut même les réduire à un chef unique, sorte de *criterium* ou fondement, qui se dégage des propositions suivantes :

*A*. « Tous les organes du corps humain sont aptes à être excités, tous jouissent d'une propriété particulière, inhérente à leur nature, qu'on appelle *excitabilité*. Cette propriété, quelle que soit sa nature *une* et *indivisible*, ou particulière à chaque organe, est elle-même susceptible d'abaissement et d'élévation, de diminution et d'accroissement, à des degrés difficiles à calculer avec précision. Toutefois, en la considérant dans son *minimum* et dans son *maximum*, on trouve une latitude assez étendue, capable d'être déterminée jusqu'à un certain point. C'est dans cette propriété que sont placées radicalement les forces inconnues de la vie. »

Cette propriété (l'excitabilité) serait inerte et impuissante, si ses actes n'étaient provoqués par une force presque toujours extérieure, qu'on appelle dans son ensemble l'*excitation* ou *excitement*, force qui elle-même varie dans des proportions infinies. Ainsi, d'une part l'excitabilité, de l'autre l'excitement, toujours en jeu, toujours en activité, déterminent les phénomènes de la vie, ils les manifestent, ils les règlent, ils les balancent et les expliquent. Quand ils cessent, la machine se dissout, et ses différentes parties passent à d'autres combinaisons dans l'immense laboratoire de la nature.

*a.* Dans l'économie animale, chaque organe a son stimulant particulier; mais tous les organes sont solidaires dans leur action, et cela en vertu du *consensus* général; c'est cette solidarité qui réduit tous les actes vitaux à l'*unité* harmonique de l'organisme, et c'est précisément dans cette unité que consiste le principe fondamental de la santé, autrement dit dans un rapport constant ou *équilibre normal* entre l'*excitabilité* et l'*excitement* de chaque organe.

Chaque organe doit être excité, stimulé convenablement, c'est-à-dire dans les *proportions de son excitabilité*. Aller au delà, c'est détruire les forces, amoindrir la vie, entraver le développement général.

*b.* L'*excitabilité*, cette force inhérente aux organes, ne pouvant plus être régénérée quand elle a été épuisée par des excès, il est important de se placer, de se tenir dans les conditions voulues pour l'exercice libre et facile des fonctions organiques.

L'*excitement* ou les moyens d'excitation étant susceptibles d'être renouvelés et dépendant de notre volonté, il faut que la raison préside toujours à leur emploi.

*B.* Tous les organes, avons-nous dit, subissent le joug de l'excitabilité, de l'excitement. Mais il en est trois surtout qui influent plus immédiatement sur la santé, ce sont le *cerveau* et ses dépendances, l'*estomac* et ses annexes, et les organes *générateurs*. La plus grande attention doit donc être constamment portée sur les fonctions de ces principaux organes, surtout aux trois périodes de la vie, dites *enfance*, *virilité*, *vieillesse*.

Nous sommes toujours guidés, dans l'appréciation de l'opportunité des excitations et de la somme d'exercice nécessaire à nos organes, par des sensations tantôt pénibles, tantôt agréables, qui nous avertissent presque sûrement de ce que nous devons fuir ou rechercher, du repos ou du travail auquel nous devons soumettre les appareils. *Peine et plaisir!* tels sont les cris de nos organes; telle est la voix qui exprime leurs besoins. Quel raisonnement peut mieux démontrer la nécessité d'user d'aliments solides ou de boissons que la sensation de la faim et de la soif? Est-il une voix plus expressive que l'espèce de torture éprouvée par le retard à satisfaire le besoin d'aller à la garde-robe? Toute douleur qui se fait sentir dans un organe est une sorte de cri d'alarme par lequel cet organe avertit du danger qu'il court; la voix douce et persuasive du plaisir n'a d'autre but que d'inviter à exécuter et satisfaire des fonctions nécessaires pour assurer l'existence de l'individu ou celle de l'espèce. Celui qui ferme l'oreille à ces avertissements, ou qui méprise ou ne comprend pas les droits de la nature, manque aux plus importantes règles hygiéniques.

*C.* Un autre principe fondamental est celui-ci : Il ne faut jamais se soustraire trop soigneusement à certains excitants auxquels les obligations et les nécessités de la vie nous exposent journellement; car leur action diminuant l'excitabilité, celle-ci ne peut qu'augmenter s'ils font défaut. Donc c'est rendre l'économie plus impressionnable lorsqu'on la prémunit trop soigneusement contre les influences du milieu ambiant. Il faut savoir aussi se tenir dans un juste degré. Appliquer aux constitutions fortes les précautions qui conviennent aux faibles, c'est convertir la force en faiblesse; par exemple, si l'on couvre de tissus de laine la peau d'un homme vigoureux qui s'expose impunément à l'intempérie des saisons, bientôt l'habitude de ce vêtement le rend le jouet des moindres impressions de l'atmosphère. Ce que nous disons ici de la peau est applicable à tous les organes. Ne privez donc pas ceux-ci de leurs excitants naturels, pour ne pas diminuer l'étendue de leurs facultés; mais, d'autre part, n'abusez pas de leur force, n'abusez pas surtout des jouissances qui émoussent vite les sens, afin que, plus tard, vous n'éprouviez des privations et que vous ne vous dégoûtiez de la vie, où désormais nul plaisir ne vous attend. Le moyen de ne pas éprouver l'inconvénient des privations, c'est de n'user que passagèrement et à de longs intervalles, sous forme de jouissance, des choses qui ne sont pas de première nécessité, et de n'en jamais assez contracter l'habitude pour que leur usage puisse se transformer en besoin. Le plaisir doit être court et rare.

*D.* La *régularité des actes de la vie* est encore un point fort important en hygiène. C'est surtout dans le régime, dans l'exercice et le repos qu'elle doit être observée. Ces deux derniers actes doivent s'opérer, autant que possible, selon l'ordre établi par la nature, c'est-à-dire, exercice pendant le jour, repos dans la nuit.

Ainsi, répétons-le, dans les courtes généralités que nous venons d'exposer se trouvent les fondements de l'Hygiène; le reste n'est que le développement de ces principes, envisagés non plus par rapport aux modificateurs généraux et à l'économie considérés en bloc, mais par rapport à chaque agent en particulier et à chaque organe pris isolément.

De même que les *organes* et les *fonctions* (anatomie et physiologie) se divisent en trois classes, de même les *influences* hygiéniques sont de trois sortes et formeront trois groupes :

1° Influences relatives aux fonctions de Relation;

2° Influences relatives aux fonctions de Nutrition;

3° Influences relatives aux fonctions de Reproduction.

---

PREMIÈRE CLASSE D'INFLUENCES

# INFLUENCES RELATIVES AUX FONCTIONS DE RELATION

Les modifications que peuvent éprouver les organes et fonctions de relation, sous l'influence des agents hygiéniques, forment quatre chapitres se rapportant : 1° à la locomotion; 2° à la phonation; 3° aux sensations; 4° aux facultés intellectuelles et morales : de là quatre sections.

## SECT. I. — HYGIÈNE DE LA LOCOMOTION

Cette partie de l'hygiène enseigne la manière de diriger convenablement les divers mouvements du corps, de façon à les faire contribuer au maintien de la santé générale.

Les effets des *mouvements* varient suivant qu'ils sont actifs, passifs ou mixtes.

### CHAP. Ier. — EFFETS DES MOUVEMENTS ACTIFS.

*A*. Les *exercices actifs* sont ceux au moyen desquels le corps se meut, en totalité ou en partie, sans le secours d'aucun agent étranger, par les seules actions musculaires. Nous distinguerons d'abord leurs effets en *locaux* et en *généraux*. Puis nous examinerons l'influence respective de ceux appelés *marche*, *course*, *saut*, *danse*, *chasse*, *lutte*, etc., pour terminer par quelques mots sur la *gymnastique* et l'*orthopédie*.

### Effets locaux des mouvements.

*B*. Organes actifs de la motilité, les muscles sont les premiers à ressentir l'influence de l'exercice. Le mouvement accroît leur force, leur volume et leur calorique propre. Toutefois, l'exercice musculaire doit être convenablement dirigé; trop longtemps continué, au lieu de rendre les muscles plus agiles et plus forts, il produit la *lassitude*, avant-coureur de la douleur, et qui peut jeter le membre qu'elle affecte dans une sorte d'engourdissement, de raideur, persistant quelquefois même après un repos prolongé. Au contraire, convenablement gradué et alternant avec le repos, l'exercice est très propre à développer dans l'appareil locomoteur nutrition et force, et à contre-balancer la surexcitation nerveuse chez les hypocondriaques. Cette vérité ressort de cette comparaison entre l'homme de la campagne accoutumé aux travaux pénibles des champs et le mondain habitant des villes, entre l'athlète et le dandy, etc. Quelle différence encore entre les jambes des danseurs de profession, les bras des boulangers et les membres similaires des autres humains, différence non moins marquée au moral qu'au physique ! Nous reviendrons sur ce sujet, qui a trait au *surmenage*.

### Effets généraux des mouvements.

*C*. Les *exercices actifs* non seulement augmentent l'action organique des parties qui en sont les agents, mais communiquent à presque tous les organes une stimulation favorable. Partout où la vie se manifeste surgit une nouvelle activité : la circulation est rendue plus facile, la digestion plus prompte, l'absorption et la nutrition plus actives, la chaleur animale plus prononcée. Mais répétons que l'exercice doit être gradué, modéré, suivant les forces de la personne ; car, porté trop loin et dépensant une somme d'influx nerveux exagérée, il prive les autres fonctions de la quotité qui leur est nécessaire. C'est ainsi que l'épuisement nerveux des organes de relation, que le trouble des digestions, l'amaigrissement, le dessèchement des muscles, etc., peuvent résulter de la fatigue musculaire souvent répétée et poussée trop loin.

L'exercice musculaire réagit sur les fonctions internes : c'est d'abord une accélération de la circulation, proportionnée à l'activité et à la durée des mouvements, à la faiblesse du sujet et au peu d'habitude que celui-ci a de ces mouvements. Le cœur reçoit plus de sang dans un temps donné, il redouble d'énergie ; aussi les personnes affectées d'hypertrophie cardiaque, d'anévrisme, ou sujettes aux palpitations, ne doivent-elles se livrer qu'avec modération à des exercices actifs. Les mouvements respiratoires augmentent de fréquence, les poumons absorbent plus d'oxygène qu'à l'ordinaire, si bien que quand ils ne sont pas parfaitement sains ou sont prédisposés à l'hémorrhagie, aux tubercules ou à l'inflammation, ces affections sont très menaçantes. Faut-il alors se soumettre à l'inaction ? Ce n'est pas ce que nous prétendons ; l'exercice, au contraire, est toujours utile, quand il est proportionné à l'état des forces générales et des divers systèmes d'organes. Entrer dans des détails plus étendus sur ce sujet nous paraît chose superflue : l'intelligence du lecteur doit nous devancer dans la déduction des conséquences qui découlent de ces préceptes.

Les sujets lymphatiques, mous, paresseux, anémiques, ont plus besoin d'exercice que les autres, pour communiquer à leurs organes débiles la force, la vie, qui leur manquent. Il en est de même de ceux qui doivent au sommeil et à l'inaction trop prolongés leur état de pléthore et d'obésité.

*D.* Tous les organes profitent de l'exercice musculaire et en reçoivent une salutaire modification. Il faut excepter toutefois le cerveau. Pourquoi, et d'où vient que l'activité cérébrale diminue, alors que s'opère l'accroissement des puissances musculaires ? La raison en est simple ; le cerveau commande aux agents des mouvements, il leur envoie l'influence vitale qui leur est nécessaire ; plus ces mouvements sont répétés, plus la somme d'influx nerveux dépensé est considérable, conséquemment moins il reste d'innervation pour les besoins des autres fonctions cérébrales, pour la pensée en particulier. Chacun a pu remarquer que le travail mental est difficile après un exercice violent, et qu'il n'est jamais plus facile qu'après le repos, surtout lorsqu'en même temps l'estomac n'est pas surchargé d'aliments dont la digestion exige aussi une bonne part de l'action nerveuse. On a rarement vu un homme remarquable par sa stature et sa force herculéenne briller par le génie.

L'exercice musculaire est-il poussé un peu loin, il donne lieu à une transpiration cutanée plus ou moins abondante ; il détermine une excitation générale, une sorte de mouvement fébrile dont la *sueur* est la crise naturelle, parce qu'elle est un moyen de dégagement du calorique excédant. C'est pourquoi il importe de prendre les précautions nécessaires pour ne pas interrompre brusquement ce phénomène critique; car si la surexcitation déterminée par l'exercice forcé ne trouve plus sa voie naturelle de dégagement, elle se portera sur d'autres appareils, pourra fluxionner des viscères importants et donner lieu, comme cela est si fréquent, à des maladies graves. Ne faites donc rien qui puisse supprimer la *transpiration cutanée*, attendez-en la diminution graduelle, en vous entourant de toutes les précautions convenables, comme remettre ses vêtements après l'exercice, s'ils ont été quittés, en changer s'ils ont été mouillés par la sueur ou la pluie; éviter l'impression du froid, un courant d'air, etc.

*E*. Pour retirer de l'exercice bien mesuré les avantages hygiéniques qu'on est en droit d'en attendre, il faut encore qu'il soit coupé par des temps d'arrêt, de *repos*, par des intervalles de *sommeil*, etc.

D'un autre côté, le *repos trop prolongé* ferait perdre les avantages que l'on aurait retirés de l'exercice. Ainsi l'irritation physiologique que cause celui-ci n'ayant plus lieu, l'afflux des éléments nutritifs cesse, diminue, et toutes les autres fonctions, excepté celle du cerveau, perdent de leur énergie. Quand un membre cesse d'agir, il perd embonpoint, fermeté des chairs, vigueur; les articulations elles-mêmes n'ont plus de souplesse, deviennent raides par faute de la sécrétion synoviale (I, p. 48, *e*, 395, *B*), dont l'excitant est précisément le mouvement. Le repos est aussi nécessaire que l'exercice, et doit être proportionné au besoin qu'en éprouve l'économie. L'un et l'autre sont fortifiants ou débilitants, suivant la manière dont on en use.

Un mot maintenant sur chaque genre d'exercice.

### Influence de la marche.

La *marche* est l'exercice le plus facile auquel l'homme puisse se livrer; les parties qui concourent à l'exécuter sont disposées de telle façon qu'elles accomplissent un mouvement énergique et rapide moyennant une faible dépense de force musculaire (t. I, p. 186). Elle est même beaucoup moins fatigante que la station debout, car celle-ci exige l'action continue des mêmes muscles, tandis que dans la marche diverses forces musculaires sont alternativement en repos et en action.

Insuffisante peut-être pour diminuer l'excitation nerveuse des hypocondriaques, auxquels des exercices plus forts conviennent mieux, et comme diversion à leurs idées mélancoliques, la marche suffit à exciter doucement l'organisme languissant des personnes convalescentes ou débiles. Elle exerce la meilleure influence sur toutes les fonctions. Et si elle a lieu sur un sol horizontal, elle est avantageuse même après le repas, par les petits chocs qu'elle produit et qui facilitent la digestion stomacale.

Les membres inférieurs sont les parties qui, les premières, ressentent la plus durable influence de la marche : circulation, influx nerveux, mouvement nutritif, calorique, tout cela s'y développe davantage. Lorsque la progression est rapide, quelques muscles du tronc et des épaules participent au mouvement et éprouvent des effets analogues. A-t-elle lieu sur un plan incliné, elle devient d'autant plus fatigante qu'elle exige plus d'efforts pour soulever le poids du corps; dans ce cas, comme quand elle est vive et poussée trop loin, elle produit les effets des exercices non ménagés; elle cesse d'être favorable, surtout aux individus affectés de maladies des poumons et du cœur.

### Influence de la course.

La *course* occasionne promptement de la fatigue, surtout chez les personnes qui n'ont pas l'habitude de cet exercice (t. I, p. 190). Modérée, elle agit favorablement chez les jeunes gens, ceux principalement à tempérament lympathique. Elle ne doit pas se faire après le repas, ni être pratiquée par les individus prédisposés aux affections de poitrine, vu son influence sur les appareils de la respiration et de la circulation dont elle active les fonctions. Faite sans ménagement, la course peut déterminer des crachements de sang, des maux de tête, des palpitations à rompre une poche anévrismale, surtout lorsqu'elle a lieu sur un plan ascendant, attendu qu'alors les poumons, le cerveau et le cœur se congestionnent par l'effet de la respiration rendue incomplète par manque de forces nécessaires de la part des puissances musculaires qui l'effectuent et qui ont été détournées de leur rôle. Par conséquent, pour bien courir, il ne suffit pas d'avoir de bonnes jambes, il faut avant tout une bonne poitrine; avec les premières, on peut aller vite, parcourir rapidement un certain espace ; mais avec de bons poumons on va plus longtemps, car ce n'est pas la fatigue des membres qui arrête le coureur, c'est la gêne de la respiration, c'est l'*anhélation* (t. I, p. 357 et 360). Aussi les préceptes à suivre pour se perfectionner à la course sont ceux-ci : 1° favoriser l'action des muscles auxiliaires de la respiration en portant la tête et les épaules en arrière et les tenant fixes, ainsi que les bras, afin de fournir un point d'appui à ces muscles ; 2° ne point relever trop fortement les jambes pour ne pas multiplier inutilement les contractions musculaires.

**Influence du saut.**

Le *saut* présente les mêmes inconvénients que la course et doit être évité dans les mêmes circonstances. Cependant cet exercice est propre à donner de la souplesse au corps, aux membres inférieurs surtout ; il peut être utile aux jeunes gens faibles, lymphatiques, lourds. On ne doit pas oublier toutefois que, dans le saut, la chute doit être amortie par la flexion des articulations, car des accidents graves, tels que commotion du cerveau, déchirure du foie, écrasement des vertèbres, compression de la moelle épinière, peuvent être l'effet d'une chute sur un plan résistant si les membres restent étendus et sans flexibilité au moment où ils touchent terre.

**Influence de la danse.**

La *danse* produit des effets qui résument ceux de la marche et du saut, puisqu'elle résulte de la combinaison de ces deux exercices. Elle procure un surcroît de développement aux muscles des membres inférieurs, dont les formes se rapprochent, chez les danseurs de théâtre, de celles naturelles à la femme, tant par la saillie des muscles fessiers que par la largeur apparente du bassin et l'étroitesse relative des épaules. Elle excite la circulation, augmente le calorique et l'exhalation cutanée plus que ne le fait la marche, mais moins que le saut répété. Considéré sous le rapport physique, cet exercice est propre à développer les forces et les agréments extérieurs : mais il faut qu'il soit un plaisir, un délassement, non un ennui, une fatigue.

La danse n'est pas aussi utile aux hommes, qui ont assez l'occasion d'exercer leurs membres, qu'aux femmes et surtout aux jeunes personnes pâles, anémiques, mal menstruées. Celles-ci, par suite de ce fait qu'elles se livrent à un exercice corporel salutaire en soi, et qu'elles ont passagèrement un rapport sexuel, inconscient autant qu'innocent avec les hommes, trouvent dans la danse une amélioration à leur état, en ce sens que l'utérus reçoit une excitation salutaire, d'où résulte la congestion et l'exhalation menstruelle qui avait manqué jusqu'alors. Malheureusement le mal est à côté du bien ; sous le rapport moral, il est certain que la danse a des inconvénients nombreux pour les jeunes personnes nerveuses, rêveuses, mélancoliques.

Voyez cette jeune fille pâle, décolorée, chlorotique, l'exercice de la danse ne peut que lui être favorable, dira l'hygiéniste, il faut la conduire au bal. Prenez garde : si l'état qu'elle présente a commencé, comme cela a lieu neuf fois sur dix, en même temps et parce que l'amour s'est emparé de son cœur, la compagnie inévitable des hommes et surtout la rencontre de celui qu'elle aime détruiront tous les bienfaits des mouvements musculaires par l'excitation nerveuse à laquelle elle sera exposée. Quels avantages peuvent jamais procurer à la santé ces bals nombreux où la danse est à peine possible au milieu d'une atmosphère altérée par les émanations animales, les lumières, la poussière, les odeurs ? Combien différente est la danse au village de celle qui a lieu dans les salons du grand monde : là elle est recherchée pour elle-même, ici elle n'est le plus souvent que l'occasion d'intrigues inavouables.

### Influence de la chasse.

Dans la *chasse* on trouve les mouvements propres à la marche, à la course et au saut, par conséquent elle en résume les avantages et les inconvénients. Mais il y a de plus dans cet exercice des efforts de voix, des cris, des gestes, sans compter l'excitation des régions cérébrales qui président aux instincts carnassiers, de propre défense, de vanité. La chasse développe les membres inférieurs plus que les supérieurs, qui sont le plus souvent dans l'inaction ; mais quand elle est continuée outre mesure, elle produit plutôt la maigreur que l'embonpoint de ces parties. Chez les chasseurs passionnés, le corps maigrit, tant à cause des pertes excessives faites par les excrétions, que du défaut d'appétit, dû à la fatigue ou au manque d'aliments aux heures ordinaires des repas. Enfin la chasse expose aux varices des jambes. Mais, par contre, elle fournit le meilleur moyen peut-être de combattre l'obésité.

### Influence de la lutte.

Exigeant des contractions fortes, subites, répétées de presque tous les muscles, ainsi que des mouvements des membres et du tronc dans tous les sens, la *lutte* est très propre à développer les forces musculaires ; elle convient aux sujets lymphatiques et indolents. Les parents, les maîtres de pension, doivent la permettre entre les enfants de même âge, comme moyen de stimuler l'action vitale, d'endurcir à la fatigue et en même temps d'aiguillonner le sentiment d'amour-propre. Mais elle doit être exécutée sur un terrain mou et profondément sablé, afin que les chutes soient sans inconvénient. Toutefois un exercice qui dépense autant de force doit n'être permis qu'à ceux chez lesquels la réparation peut être proportionnée aux pertes. Il y a à craindre aussi quelquefois le développement de l'instinct batailleur.

### Influence de l'escrime.

L'*escrime* met en jeu un grand nombre de muscles sans trop grande fatigue; elle développe la poitrine, les membres et le tronc; elle stimule l'amour-propre, exige de l'adresse, un coup d'œil sûr; elle convient aux jeunes gens, aux tempéraments lymphatiques et sanguins. Cet exercice fait une utile diversion chez tous ceux dont les professions exigent une attitude dans laquelle le tronc est fléchi en avant et la circulation pulmonaire gênée, comme chez les employés aux bureaux, les horlogers, etc.

### Influence de la natation.

La *natation* offre beaucoup d'avantages; d'une part, elle développe et fait agir tous les muscles; d'un autre côté, elle met le corps à l'abri des pertes cutanées, des secousses, des chocs, et affranchit la colonne vertébrale du poids des parties supérieures. Aussi produit-elle de bons effets chez les jeunes filles chlorotiques, les jeunes gens faibles, ceux qui ont altéré leur constitution par les plaisirs solitaires, etc. La natation cependant n'est pas sans fatigue, surtout pour ceux qui n'en ont pas l'habitude. Le contact de l'eau froide augmente l'influence salutaire des mouvements musculaires par ses effets propres, qui sont essentiellement toniques, comme nous le verrons en parlant des bains froids.

### Influence de la gymnastique. — Orthopédie.

Les exercices pratiqués dans les gymnases se rapportent à deux genres de mouvements, les mouvements *élémentaires* et les exercices du *portique*.

Les premiers, ceux des membres thoraciques, consistent dans des mouvements de projection en avant et en arrière, d'élévation et d'abaissements alternatifs, de circumduction, etc.; pour les membres abdominaux, ce sont des sautillements sur place exécutés de différentes manières, au nombre desquels nous citerons le *piaffer*, qui consiste à fléchir la cuisse sur le bassin et à l'étendre, alternativement. Tous ces mouvements, rendus d'une difficulté croissante, sont une sorte de prélude à des exercices plus compliqués.

Les *exercices du portique*, ainsi nommés à cause d'une construction formée d'une poutre transversale maintenue à six ou sept mètres au-dessus du sol par deux autres poutres verticales simulant un portique, poutre à laquelle sont fixées les machines qui servent à leur exécution, ces exercices, disons-nous, consistent à monter au sommet d'une échelle par le revers, sans appuyer les pieds; à monter à l'échelle de corde mobile; à grimper au haut d'une perche par l'action réunie des membres supérieurs et des inférieures, etc. Ils développent principalement les muscles des bras, des épaules et de la poitrine; par conséquent ils tendent à augmenter la capacité de celle-ci et à donner plus de force aux poumons. Du reste, leurs résultats rentrent dans les effets généraux des exercices actifs que nous venons d'examiner.

L'*orthopédie* est du ressort de la thérapeutique plutôt que de l'hygiène, car elle a pour but de corriger, à l'aide d'exercices méthodiques ou de moyens mécaniques, les vices de conformation que présentent les enfants, vices qui résultent surtout d'une mauvaise direction des surfaces articulaires. L'orthopédie est un art si l'on veut, ou une industrie dont nous ne parlons que pour faire remarquer que si elle devient de plus en plus nécessaire, c'est parce que la gymnastique, qui n'aurait pas dû perdre de son antique splendeur, est négligée. Employons donc les moyens de fortifier la santé, et nous n'aurons pas besoin de songer à ceux de la rétablir, ou de redresser les os, les membres déformés, etc.

## CHAP. II. — EFFETS DES MOUVEMENTS PASSIFS.

*A*. Dans les *mouvements passifs* les muscles ne sont pas l'agent du mouvement imprimé au corps, celui-ci étant placé dans un réceptacle mobile, voiture, bateau, etc., mû par une force étrangère. Leurs effets sont bien différents de ceux des exercices actifs; car par eux il ne se produit point d'augmentation de nutrition dans l'organisme, ni essoufflement, ni battements de cœur, ni dépense de fluide nerveux, ni pertes par les sueurs. Cependant une certaine influence leur est attribuable. Par leurs secousses modérées, continues, ils produisent des trémoussements qui retentissent dans tous les points de la machine animale et rendent la nutrition plus active. On sait que les personnes qui voyagent habituellement en voiture offrent généralement beaucoup d'embonpoint, preuve au moins que l'exhalation graisseuse est augmentée par ce genre d'exercice.

### Translation en voiture.

Les *promenades en voiture* sont favorables aux personnes convalescentes et nerveuses, par l'augmentation du mouvement nutritif qu'elles déterminent, la distraction qu'elles procurent, sans préjudice du bienfait de l'air sans cesse renouvelé qui les accompagne. Cet exercice est apte à donner plus de vigueur aux organes, sans épuiser l'activité des fonctions, pourvu qu'il soit pris dans des voitures bien suspendues, car les secousses violentes ne sont pas sans inconvénients : elles peuvent être même dangereuses aux personnes affectées de hernie, de maladie de poitrine, de l'utérus, du foie, etc.

### Navigation.

La *navigation* produit des effets variables suivant qu'elle a lieu sur les fleuves, les lacs ou la mer. Dans le premier cas, promenade en bateau sur une eau tranquille, on est distrait, égayé; mais on ne retire guère de cet exercice que des avantages moraux, à moins cependant que l'on ne coopère à l'exercice de la rame, ce qui transforme alors en exercice actif celui qui ne devait être d'abord que passif.

La navigation *maritime* produit des effets de plus d'un genre, dus aux émotions, au grand air, à l'action musculaire si l'on concourt aux manœuvres; effets consistant dans le développement d'une force physique plus grande, et, chez les hypocondriaques et les maniaques, dans une diversion aux préoccupations et aux idées fixes.

L'effet le plus singulier et presque inévitable de la navigation est le *mal de mer*, caractérisé par de la céphalalgie, des haut-le-corps, des nausées, des vomissements, avec sentiment d'angoisse inexprimable, collapsus physique et moral. Il vous rend inaccessible à toute espèce de sensation; ses causes sont inexpliquées, son remède préventif inconnu, malgré les prétendus spécifiques infaillibles.

Cependant les conseils suivants sont bons à suivre, ils réussissent quelquefois.

« Avant de monter sur un bâtiment de mer petit ou grand, à vapeur ou à voiles, on fera bien de lester l'estomac d'une nourriture saine, fortifiante et pas trop abondante. Une fois sur le bâtiment, on se promènera, on se distraira sur le pont en variant ses loisirs, ses stations, ses attitudes, ses regards. Ces moyens sont-ils sans avantages, des malaises, des nausées se font-ils sentir, on descend au fond du bâtiment, où les secousses sont presque nulles; on se couche sur le dos, la tête peu élevée, les pieds moins élevés encore, et l'on reste dans cette position tant que les symptômes précurseurs du *mal* sont sensibles. »

## CHAP. III. — EFFETS DES EXERCICES MIXTES.

Les *exercices mixtes* sont ainsi appelés parce qu'en même temps que le corps est mû en bloc par une force étrangère, quelques-unes de ses parties entrent en action. Leurs effets tiennent des deux ordres d'exercices précédents. Le plus employé est l'équitation.

### Influence de l'équitation.

L'*équitation* met le corps dans un état passif, puisqu'il est mû par l'animal qui le porte : mais en même temps il est actif, parce que le cavalier fait quelques efforts pour se maintenir sur l'animal et le diriger. Cet exercice est favorable, étant propre à fortifier presque tous les organes à la fois; il convient particulièrement aux personnes sédentaires et nerveuses. Comme il provoque la congestion des vaisseaux hypogastriques, il peut être utile aux jeunes filles chlorotiques, non menstruées, en appelant un degré de stimulus suffisant du côté de l'utérus. Toutefois, l'équitation doit être réglée au pas ou au petit galop, le trot produisant des secousses qu'il faut souvent éviter. Les hémorroïdaires et ceux qui sont affectés de maladie des voies urinaires, les femmes qui souffrent de l'utérus, celles enceintes, doivent se priver totalement de l'équitation. Chez l'homme, le *suspensoir* répond à une précaution que tout cavalier doit prendre d'urgence, même s'il est affecté d'orchite. L'*exercice à âne* remplace avantageusement l'équitation chez les jeunes personnes auxquelles ce genre d'exercice est recommandé.

## SECT. II. — HYGIÈNE DE LA PHONATION

L'hygiène de la voix et de la parole comprend deux points qu'il ne faut pas confondre : 1° l'influence de l'exercice de ces fonctions sur la santé générale ; 2° l'influence des divers agents hygiéniques sur les organes vocaux.

CHAP. Ier. — EXERCICE DES ORGANES DE PHONATION.

### Influence sur la santé générale.

Articuler des sons et des mots, c'est mettre en action les muscles inspirateurs et les expirateurs (t. I, p. 64, *d*, *e*). Cette fonction influe sur la respiration, la circulation et même la digestion, par les mouvements qu'elle imprime au diaphragme; toutefois les effets primitifs de ces exercices se portent d'abord sur l'appareil vocal, le larynx. — *Conversation*, *lecture* à haute voix, *chant* et *déclamation*, tels sont les exercices vocaux à examiner.

### Influence de la conversation.

La *conversation*, quand surtout elle porte à la gaieté, est favorable après le repas; par les pressions répétées que le diaphragme communique à l'estomac, elle facilite la digestion : de là le double avantage d'un dîner assaisonné de bons mots. Les convalescents se trouvent bien aussi de parler de choses agréables; mais comme l'appareil respiratoire dans la fonction vocale est très engagé et éprouve le plus de fatigue, les valétudinaires, s'ils ont la poitrine délicate, peuvent en ressentir une influence fâcheuse. Les prédispositions aux irritations de poitrine, du larynx, de la gorge, constituent donc des contre-indications à l'exercice de la parole, du chant et de la déclamation. Conseillez aux malades très faibles de s'abstenir de parler, puisque garder le silence, c'est faire économie de force.

### Influence du chant et de la déclamation.

Le *chant* et la *déclamation* produisent des effets plus marqués que la conversation; ils nuisent le plus souvent par l'excitation qu'ils causent au larynx et aux poumons. Exigeant toute la liberté de la respiration, ces exercices sont difficiles, fatigants, surtout lorsque par la réplétion de l'estomac le diaphragme est refoulé en haut. Les chanteurs, les acteurs, les avocats savent cela par expérience plutôt que par induction physiologique, et se bornent à une légère collation avant d'entrer en scène.

### Influence du silence trop prolongé.

Si l'usage abusif de la parole a des inconvénients, le *silence*, de son côté, tend à débiliter les organes de la voix, de la respiration et de la digestion. « L'usage modéré du chant et de la parole fortifie la poitrine lorsqu'elle est exempte d'irritation ; le silence absolu prédispose à la phtisie. » (Coindet.)

### CHAP. II. — HYGIÈNE DES ORGANES VOCAUX.

*A*. Ce que nous avons à dire en hygiène, sur ce sujet important, rentre en partie dans les préceptes indiqués ci-dessus. Ce qui influe le plus sur l'appareil vocal, c'est naturellement sa mise en action, c'est-à-dire la *phonation*. Modéré et convenablement gradué, cet exercice développe le larynx, rend le jeu des cordes vocales et des muscles laryngiens internes plus complet, plus facile, partant le son vocal plus étendu, plus fort, la voix plus flexible et plus pure. Chaque individu a ses moyens : la première condition est d'en connaître la portée et de ne les pas forcer. Il faut donc ménager sa voix, ne pas la prolonger outre mesure, autrement le larynx devient le siège d'une véritable irritation chronique, qui ôte au son sa pureté, en altère le timbre, le rend plus grave et comme voilé, surtout en passant des notes basses aux notes élevées, ou sortant du *médium*. Combien ne voyons-nous pas de chanteurs dont la voix s'altère prématurément, parce qu'ils forcent leurs moyens naturels ; ils ont le sort de ces crieurs des rues dont la voix rauque, presque éteinte, accuse de longs et pénibles efforts pour émettre des cris rauques au lieu de sons vocaux.

*B*. Toutes les irritations de la membrane muqueuse du larynx, voire même les plus minimes, altèrent la voix, comme nous le montre l'étude des maladies du larynx. Certains aliments, les noix, les amandes par exemple, modifient désagréablement le timbre vocal, mais généralement pour peu de temps. Une cause qui agit plus profondément, quoique bien lentement, c'est l'excès dans les plaisirs de l'amour, lors même qu'ils ne sont pas suivis d'ulcérations vénériennes à la gorge. La connexion sympathique qui existe entre les organes génitaux et le larynx, — mise en évidence au moment de la puberté, — rend compte de ces modifications ; c'est pour cela que la plupart des filles de mauvaise vie recèlent dans leur voix le cachet de la débauche.

#### **Hygiène du chanteur, de l'orateur, etc.**

Lorsqu'on se livre à un exercice soutenu de la voix, il faut avoir le cou libre, dégagé de tout ce qui peut le serrer : cette précaution est nécessaire, non seulement pour rendre le son vocal plus net, plus parfait, mais afin d'éviter l'engorgement des vaisseaux de la tête, lequel, déjà commencé sous les efforts naturels du chant, pourrait, étant augmenté par la compression des veines jugulaires, produire l'étourdissement, la congestion cérébrale et même l'apoplexie. Les chanteurs doivent, en outre, faire usage d'un régime à la fois doux et substantiel, éviter les aliments acides et âcres, les liqueurs fortes; surtout se mettre en garde contre les refroidissements subits, et n'user que sobrement des plaisirs de l'amour. Durant l'exercice du chant, ils feront usage de temps à autre de boissons douces, sucrées et tièdes. Le *sirop d'érysimum* (herbe au chantre) a joui d'une grande faveur. — Nous verrons, en Pathologie, ce que la thérapeutique oppose aux maladies des organes vocaux.

## SECT. III. — HYGIÈNE DES SENSATIONS

L'odorat, la vue, l'ouïe, le goût et le toucher reçoivent et exercent des influences que nous nous proposons de faire connaître, et dont la bonne direction importe beaucoup.

### CHAP. I^er^. — INFLUENCES RELATIVES A L'ODORAT.

L'olfaction, nous l'avons déjà dit, est comme une sentinelle placée sur la route parcourue par les corps destinés à impressionner les organes digestifs et pulmonaires, et chargée d'éloigner ceux qui pourraient être nuisibles, prenant toutefois pour criterium trompeur l'odeur plus ou moins désagréable.

#### Influences subies et influences exercées par l'odorat.

*A*. Si l'*odorat* se perfectionne par l'exercice, il s'émousse par l'abus des inspirations odorantes. Toutes les *odeurs* fortes tendent à affaiblir la sensibilité olfactive, à force de l'exciter. Les individus exposés par profession à l'action prolongée des odeurs pénétrantes, les droguistes par exemple, ont en général l'olfaction obtuse, comme ceux qui abusent du tabac à priser, des cosmétiques, etc., ont l'olfaction peu délicate. Pour rétablir la sensibilité spéciale de la muqueuse olfactive, il suffit ordinairement d'éloigner de celle-ci les corps capables de l'exciter, de la laisser au repos. La délicatesse de tous nos sens rendue plus exquise le matin, après le repos des organes, où nous savourons le mieux le parfum des fleurs, prouve l'efficacité de ce moyen. Nous n'avons pas à parler ici des causes morbifiques qui altèrent l'odorat; ce serait entrer dans le domaine de la pathologie.

*B*. Arrivons maintenant aux impressions qu'exerce le sens de l'odorat. Sa mise en exercice agit directement sur l'encéphale, puis par action réflexe sur le cœur, l'estomac, les muscles, les organes génitaux. Mais les *odeurs* agissent différemment, suivant leur nature, le sexe, le tempérament, l'idiosyncrasie des personnes. Telle odeur qui plaît à celui-ci jette le trouble dans le système nerveux de cet autre. Les femmes sont généralement plus sensibles à l'action de ces modificateurs que les hommes; on en voit qui tombent en syncope pour avoir respiré une fleur ou tout autre corps odorant. La migraine, les vapeurs, les agacements nerveux, etc., sont parfois, chez elles, l'effet d'actions odorantes : souvent, sans doute, elles ne sauraient les éviter toujours; mais trop souvent aussi elles les fuient trop soigneusement : la privation aiguise la faculté de sentir. Des accidents graves, la mort même, ont été produits par des émanations de fleurs odorantes renfermées dans la chambre à coucher pendant la nuit. Une femme ayant contracté de violents maux de tête en couchant sur un lit de roses éparpillées, s'en débarrassa en renonçant à cette habitude. On a trouvé à Londres une femme morte dans son lit, sans qu'on ait pu soupçonner d'autre cause que l'effet délétère d'une grande quantité de lis placés près de son lit, dans une chambre étroite. Triller assure qu'une jeune fille périt par suite d'exhalaisons d'une masse de violettes qu'on avait laissée près de son lit, dans un appartement petit. Ces effets sont de véritables anesthésies du système nerveux, peut-être de véritables intoxications par absorption de produits végétaux altérés.

*C*. Les odeurs produisent des effets variables suivant leur nature. Les plantes narcotiques (belladone, jusquiame, pavot) provoquent le sommeil et causent de la céphalalgie. En général, les odeurs aromatiques, comme celles des labiées, ne sont pas nuisibles; celles de l'éther et des essences calment les spasmes, les vapeurs; le musc et autres parfums répandus sur les vêtements, la chevelure, excitent au plaisir de l'amour. Les odeurs fortes et pénétrantes raniment la vie défaillante; par contre il en est qui tendent à annihiler le principe vital par leur action délétère sur le sang ou le système nerveux, telles celles de l'acide prussique, de l'hydrogène sulfuré, etc.

L'influence des odeurs étant soumise à une foule de conditions difficiles à déterminer, avant de les mettre en usage dans un but quelconque, il faudrait connaître leur mode d'action sur la personne qu'on veut y soumettre. Quant aux précautions à prendre pour éviter les accidents, est-il utile de les indiquer ? Il va de soi que si l'on avait l'occasion malheureuse d'y remédier, il suffirait d'aérer l'appartement, d'exposer la personne incommodée ou asphyxiée à l'air frais, de lui faire respirer du vinaigre, et d'agir en même temps sur ses extrémités par des frictions, des pédiluves irritants, etc. — Ce sujet rentre dans l'histoire des *Asphyxies*.

## CHAP. II. — INFLUENCES RELATIVES A LA VUE.

Pour être conservée aussi bonne que possible, la *vue* doit être convenablement exercée, c'est-à-dire soumise à une lumière ni trop faible ni trop intense.

### Influences de la lumière sur la vision.

*A.* Lorsque la *lumière* n'est pas suffisante, il y a lieu ou de l'activer si cela se peut, ou d'éviter de fixer ses regards sur des objets difficiles à distinguer, parce que les efforts qu'il faut faire pour bien voir congestionnent, enflamment les yeux. Une lumière vive produit de pareils effets. Il est nuisible d'exécuter des travaux à la clarté d'une lumière trop intense, en face d'un feu trop ardent ou sur des métaux incandescents. Les cuisiniers, les verriers, etc., doivent à cette circonstance les ophtalmies et les cataractes auxquelles ils sont très sujets (1). La blancheur des murs, le sol couvert de neige, réfléchissent une grande intensité de lumière et fatiguent singulièrement la rétine. Les yeux peuvent perdre tout à coup la faculté visuelle lorsqu'ils sont frappés par une lumière très intense, à laquelle ils n'étaient point accoutumés : on en a vu des exemples chez des individus voulant fixer leur vue sur le soleil; Denys le Tyran faisait aveugler de malheureux prisonniers en les exposant, au sortir du cachot, à la vive lumière de cet astre. De brillants éclairs, pénétrant dans un appartement, au milieu de l'obscurité de la nuit, ont quelquefois aussi paralysé la rétine.

Au reste, la vue peut se fatiguer, s'affaiblir, sans qu'il existe aucune condition de lumière défavorable; les yeux peuvent s'irriter, s'enflammer par le seul fait d'un exercice prolongé. La vision peut

(1) Les gens du monde ne doivent pas confondre l'œil proprement dit, le globe oculaire avec les paupières : les maladies de ces dernières n'affectent guère en général la vision, qui n'appartient qu'au globe de l'œil.

encore être altérée par des excès de boissons alcooliques, l'abus des plaisirs de l'amour, la masturbation, les saignées répétées sans nécessité (cela n'est plus à craindre), la lactation chez une femme faible; l'organe visuel peut se congestionner au contact d'un air chaud ou froid, de poussières et d'émanations irritantes, comme les plâtriers, les vidangeurs, etc., en offrent des exemples. Il y a lieu, en tout cas, de tenir compte des prédispositions individuelles.

Exercée pendant longtemps sur des objets très petits ou trop rapprochés (horlogers, bijoutiers, micrographes), la vue perd la faculté de distinguer les objets éloignés. L'exercice opposé la rend perçante, très étendue, ce que l'on peut constater chez les chasseurs, les marins, les astronomes. Dans le premier cas, il y a *myopie*, dans le second *presbytie*. (V. ces mots.)

### Hygiène de la vue.

*B*. Signaler les circonstances dans lesquelles la vision peut être modifiée, c'est poser les règles à suivre pour la conserver. Récapitulons. Si la vue est très sensible, l'organe visuel très irritable, il faut éviter la lumière vive, directe ou réfléchie, en garantir les yeux par l'emploi de conserves, d'un abat-jour vert, etc. Si cela ne suffit pas, il convient de séjourner dans un lieu obscur; et après un repos suffisant de l'organe, on s'accoutumera peu à peu à l'impression d'une lumière convenablement ménagée et graduée. On remédie à la *myopie* par l'usage de lunettes à *verres concaves*, lesquels diminuent la force réfringente du globe de l'œil; on oppose à la *presbytie* les *verres convexes*, qui produisent un effet inverse. Mais hâtons-nous d'ajouter que les lunettes ont le grand inconvénient de diminuer la puissance visuelle, et nous conseillons, en conséquence, de n'en adopter l'usage que lorsque l'on ne peut faire autrement, encore qu'il convienne de les ôter et remettre alternativement, pour que les yeux ne s'accoutument pas trop vite à leur emploi. Dans ce cas, le mieux est de se servir de lorgnons doubles ou binocles.

*C*. La *lumière artificielle*, toutes choses égales d'ailleurs, produit des effets plus nuisibles que la lumière naturelle. Il ne faut donc pas se livrer trop longtemps aux travaux du soir; et si on y est absolument forcé, on doit se servir d'une lampe bien alimentée d'huile, donnant un belle lumière non vacillante, rassemblée et réfléchie par un chapiteau de tôle vernissée et blanche. Pour voir ou distinguer mieux, les graveurs, les cordonniers, etc., ont coutume de placer un globe rempli d'eau entre leur ouvrage et la lampe qui les éclaire; ce moyen serait plein d'inconvénients si le liquide contenu dans le globe n'était imprégné artificiellement d'une légère couleur bleue ou verte, très propre à adoucir et à rendre supportable l'éclat de la lumière.

### CHAP. III. — INFLUENCES RELATIVES A L'AUDITION.

L'*ouïe* est modifiée par les sons, le bruit et même par le silence; d'autre part, les impressions acoustiques influent sur l'organisme tout entier.

#### Influences du son, du bruit, du silence.

Les *sons*, ou ondes sonores, modifient la faculté auditive et les dispositions morales, suivant leur nature ou leur intensité. L'ouïe se développe et se perfectionne lorsqu'elle est exercée dans les limites indiquées par l'hygiène; les termes extrêmes lui sont également nuisibles, car elle perd sa finesse aussi bien dans l'absence prolongée de son excitant, que sous l'influence d'ondes sonores trop intenses. Bruit, silence, voilà les deux modificateurs que nous devons apprécier.

*A*. Le *bruit* est à l'oreille ce qu'est à l'œil la lumière vive. Il se fait sentir non seulement sur l'organe auditif, mais aussi sur l'organisme tout entier par son action désagréable sur le système nerveux. Dans le premier cas, il émousse la sensibilité de l'ouïe à force de l'exciter; et, s'il heurte trop violemment le tympan, il produit diverses lésions, telles que rupture de la membrane tympanique, perte de l'humeur de *Cotugno*, désorganisation du nerf acoustique, hémorragie par le conduit auditif (t. I, p. 108, *b*), d'où, comme conséquence, la dureté de l'ouïe, une surdité plus ou moins complète. Ces accidents graves sont fréquents chez les canonniers ; les chaudronniers ont aussi souvent l'ouïe émoussée par le bruit continuel auquel leur profession les expose. Heureusement l'habitude finit par nous rendre à peu près insensibles à l'impression des sons et des bruits auxquels nous sommes presque continuellement exposés, à Paris surtout, où ils nous assaillent nuit et jour.

*B*. Le *silence*, comme le bruit, produit des effets locaux et des effets généraux. Les oreilles sensibles des personnes irritables, nerveuses, aiment le calme, la solitude ; mais l'absence complète de tout bruit tend à rendre l'ouïe plus sensible ; aussi bien l'exaltation de ce sens peut réclamer pour remède les deux termes opposés. Cependant il y aura lieu de choisir entre le silence complet, si l'exaltation est l'effet naturel de l'idiosyncrasie de l'individu, et l'exercice gradué du sens auditif, si l'*hypercousie* dépend de l'inaction de l'oreille, de sa soustraction trop longtemps prolongée à l'action des ondes sonores. La même observation s'applique de tout point à la *faiblesse de l'ouïe*, qui peut être produite, indifféremment, ou par le silence prolongé ou par un exercice acoustique non ménagé.

Les effets du silence s'étendent à toute l'économie ; tout d'abord sur les fonctions cérébrales, puis sur tous les organes. Joint à l'absence de lumière, il éloigne du cerveau les impressions les plus directes et les plus actives ; il favorise la réflexion, et dispose à la méditation, au recueillement, au sommeil. Un silence de longue durée engendre la tristesse, la mélancolie ; mais quand il est imposé par la captivité, c'est à celle-ci qu'il faut en attribuer les fâcheux effets ; c'est la privation de la lumière plutôt que le manque d'exercice de l'audition qui rend les aveugles si discrets dans leur langage. N'avons-nous pas fait remarquer, d'ailleurs, que les sourds sont inévitablement voués à la tristesse et à la misanthropie ?

### Hygiène de l'oreille, de l'ouïe.

Avoir soin de débarrasser le conduit externe du cérumen qui s'y accumule, qui quelquefois même l'obstrue, au point de former bouchon et d'empêcher l'accès des ondes sonores. Les nageurs devront placer dans ce conduit une boulette de coton pour prévenir l'introduction de l'eau, dont la présence détermine une gêne et même de la douleur. Ce moyen est encore bon pour préserver du contact de l'air froid l'oreille sensible ou affectée de catarrhe.

La *surdité* étant une maladie plutôt qu'un état physiologique, les moyens de la combattre appartiennent à la thérapeutique plutôt qu'à l'hygiène, ce que nous verrons plus tard. Cependant nous devons mentionner ici les *cornets acoustiques*, sortes de cônes allongés et terminés par un pavillon très évasé, faits le plus souvent en métal, et que l'on introduit dans le conduit auditif externe pour renforcer les sons. Mais l'usage de ces instruments ne doit être adopté que le plus tard possible, attendu qu'ils augmentent la faiblesse de l'ouïe en accoutumant les organes à compter sur eux.

### Influences des impressions auditives sur l'organisme.

Les fortes détonations ébranlent tout l'organisme, causent une sorte de stupeur, de pesanteur de tête, des engourdissements musculaires, des douleurs articulaires, etc. Ces phénomènes, plus ou moins passagers ou durables, ne doivent point surprendre si l'on admet, comme on l'a avancé, que la commotion de l'air par les grosses bouches à feu et par le tonnerre peut renverser des maisons. Les malades, les infirmes, les blessés surtout ressentent les plus fâcheux effets des fortes détonations. Sur le champ de bataille, le bruit de la canonnade agite les malheureux renversés par la mitraille, il les prive du sommeil, les dispose aux convulsions, aux soubresauts, au tétanos, aux hémorragies. Il importe donc de leur éviter de tels bruits, en établissant des ambulances loin de la scène du combat, en plaçant du coton dans leurs oreilles, etc. Les personnes irritables, sujettes aux hémoptysies, aux épistaxis, les femmes enceintes, toutes les individualités nerveuses, délicates, doivent fuir, autant que possible, les lieux où se renouvellent des bruits ou des sons intenses.

Ce n'est pas le lieu de parler de l'influence des tons comparés (t. I, p. 287), c'est-à-dire de la *musique*. Le sens musical a son organe spécial au cerveau, et les sons vont droit à celui-ci pour l'impressionner, en passant par l'oreille, qui n'est pour eux qu'une porte ouverte.

## CHAP. IV. — INFLUENCES REÇUES ET EXERCÉES PAR LE GOUT.

*A*. A la différence près de l'excitant, ce que nous avons dit de l'odorat est applicable au *goût*. Neuf chez l'enfant, ce sens, ainsi que nous l'avons expliqué déjà, s'éduque et se perfectionne peu à peu. Les substances peu sapides le développent, tout en le ménageant ; les mets excitants, très assaisonnés, l'usent et l'émoussent. La gustation est sans éducation chez les campagnards, dont l'alimentation, peu variée, se compose spécialement de légumes grossièrement préparés et de laitage ; par contre, elle est plus sensible et fort impressionnée chez les riches usant de mets savoureux. De l'habitude des aliments de haut goût naît le désir de substances encore plus savoureuses ; et c'est ainsi que se blase le palais, à force d'être excité. A ces causes d'altération du goût se joignent la malpropreté de la bouche, les affections morbides de l'estomac, l'habitude de boire et de manger très chaud ou très froid, de mâcher des substances âcres, de fumer continuellement. Certaines maladies nerveuses produisent par action réflexe la perversion du sens dont nous nous occupons.

Voyons maintenant quelles influences le goût exerce sur l'économie. Elles sont mal déterminées, ces influences, sauf toutefois le sentiment de plaisir que les aliments d'une sapidité agréable procurent, et les avantages d'une bonne digestion. La *gustation* est l'acte fonctionnel qui désigne les saveurs qui conviennent à chaque tempérament, dans les divers climats et saisons ; elle prononce en faveur des fruits acidulés, des boissons froides, durant les chaleurs et chez les individus bilieux ; elle fait choisir les substances acerbes et âcres pendant l'hiver, dans les climats froids, par les individus à tempérament lymphatique.

*B.* Pour ramener le goût à sa délicatesse primitive, quand il est blasé par l'abus des saveurs fortes, il faut revenir aux aliments doux, avec eau pure pour boisson. L'abstinence complète est indiquée lorsque toute espèce de substance sapide répugne ; vouloir réveiller ce sens par des stimulants, c'est aggraver le mal ; de plus, c'est nuire aux organes digestifs, dont il est pour ainsi dire l'interprète. Ce point d'hygiène est important ; aussi blâmons-nous de toutes nos forces les personnes imprudentes qui émoussent prématurément le goût et la sensibilité gastrique des enfants, en leur donnant des liqueurs fortes, des aliments épicés, etc., lesquels sont si antipathiques à leur tendre organisme, bien qu'ils les recherchent très souvent. Du reste, on sait que le goût persiste encore vif, alors que les autres sens se sont évanouis sous le poids des années.

## CHAP. V. — INFLUENCES RELATIVES AU TACT ET AU TOUCHER.

La *peau*, organe principal de tact, est soumise à des influences hygiéniques qui s'adressent en même temps aux fonctions de relation et à celles de nutrition, car cette membrane est tout à la fois organe de tact, organe d'absorption et organe d'exhalation et de sécrétion. Mais, dans ce chapitre, nous ne traitons que de l'hygiène du tact ou toucher (ces deux mots étant synonymes), deux modes d'un même sens appartenant à la vie de relation, qui est celle dont nous nous occupons de diriger l'exercice, car il y a un tact ou *contact* inconscient de la part des aliments, par exemple, sur la muqueuse gastrique.

### Hygiène de la peau, comme organe tactile.

Le *tact* est réparti sur toute la surface de la peau ; il a pour but de présider à la sûreté de l'individu, de veiller à sa conservation en l'avertissant des impressions extérieures dangereuses, en même temps qu'il joue un rôle très actif et d'un attrait irrésistible dans l'acte de la génération. Le tact repose sur la sensibilité organique seule ; il s'excite ou s'émousse avec elle. Ebreard cite un cas dans lequel un malheureux, ayant perdu la sensibilité d'un bras qui avait conservé la mobilité, se le cassa sans s'en apercevoir. Un malade qui avait perdu le sentiment tactile dans les membres inférieurs, dit Rullier, se brûla les genoux placés trop près d'un poêle, assez profondément pour que de profondes escharres se formassent, sans qu'il en eût conscience.

La sensibilité cutanée, la délicatesse du tact, sont en rapport avec la finesse de la peau. Tout ce qui augmente la souplesse de cette membrane, comme bains, onctions, lotions, usage de vêtements doux, rend plus intenses et plus complètes les impressions tactiles, lesquelles s'émoussent au contraire, deviennent obtuses en proportion de l'action des frottements, poussières, travaux pénibles, et de l'habitude d'être exposé aux intempéries des saisons, etc.

### Effets de la température extérieure sur la peau et l'organisme entier.

*A.* L'exquise *sensibilité de la peau* ne peut que nous être nuisible, puisqu'elle nous rend plus accessibles aux effets des variations atmosphériques, auxquelles nous sommes continuellement exposés. La plupart des maladies sont dues à l'impression de l'atmosphère sur l'enveloppe cutanée; donc, c'est se prémunir contre leurs causes les plus puissantes que de s'accoutumer aux intempéries des saisons et aux changements de température par un exercice convenable en plein air, l'usage de vêtements qui ne soient ni trop chauds ni trop légers, etc. Aussi les habitants de la campagne sont-ils infiniment moins sujets aux dérangements de la santé que les sédentaires citadins. Ils seraient même affranchis de toute indisposition, n'étaient les autres causes morbigènes qui les entourent, telles que mauvais régime, malpropreté, émanations malsaines, fatigue poussée à l'excès, refroidissements subits, etc. L'usage de la flanelle sur la peau, quand il n'est pas commandé par des circonstances impérieuses, est une habitude mauvaise, attendu qu'elle rend l'économie plus accessible aux maladies. Il est bon de s'endurcir de bonne heure aux inconstances atmosphériques, en s'exposant prudemment à leur influence. Nous ne conseillons pas de braver les impressions pénibles. Cherchez plutôt les moyens de résister aux causes de malaise ou de douleur, mais n'essayez jamais de vaincre celle-ci.

*B.* En ce qui regarde l'*enfance*, on nous comprendrait mal si, d'après ce que nous venons de dire, on allait la priver des vêtements physiologiquement nécessaires, dans l'espoir trompeur de l'endurcir aux rigueurs de la température. L'enfant (nous parlons surtout de la première enfance) doit être tenu chaudement. Tous les hygiénistes s'accordent sur ce point. Le froid accroît les chances de mort aux deux extrêmes de la vie. Dans le premier âge il meurt en hiver le double d'enfants qu'en été; en Russie, sur 1,000 décès environ, 600 portent sur les jeunes sujets. Toaldo, prêtre et astronome, était tellement convaincu des pernicieux effets du froid sur les nouveau-nés, qu'il conseilla le premier de les ondoyer dans la maison de leurs parents, et de ne les porter à l'église qu'au bout de trente et quarante jours. Villermé voulait que, par une disposition législative, il fût prescrit à l'officier civil de constater les naissances à domicile, comme le médecin constate les décès. Du reste, à Paris et dans plusieurs villes de France, cette constatation se fait à domicile.

*C.* Il est donc important de défendre avec soin contre le froid l'enfant qui vient de naître. Après les six premières semaines, on l'habitue peu à peu à l'air; au bout d'un an, quinze mois, l'hiver ne lui est pas plus redoutable que les autres saisons, parce qu'alors sa faculté productive de calorique est suffisamment développée. On devra donc commencer, à partir de ce moment-là, à l'habituer aux variations atmosphériques, en le couvrant moins soigneusement, le sortant plus souvent par tous les temps, enfin en graduant toutes les pratiques ci-dessus, de manière à ce qu'il parvienne à braver l'inconstance du temps, sans pourtant être exposé à des sensations douloureuses, car celles-ci sont toujours un avertissement à écouter. Surtout, que les mères ou nourrices ne couvrent pas trop la figure du jeune enfant, du nourrisson tenu couché sur les bras, en le transportant d'un lieu à un autre : la face est destinée à recevoir l'impression de la lumière, comme les fosses nasales celle de l'air qui doit pénétrer dans la poitrine, et dont l'insuffisance serait dangereuse.

*D.* Passé l'âge tendre, le mouvement de nutrition produit assez de chaleur organique dans la période d'accroissement et de force, pour faire supporter le froid sans danger et nous faire braver les vicissitudes atmosphériques, surtout si nous avons eu la précaution de nous accoutumer de bonne heure et peu à peu à leur action. Plus tard, au décin de la vie, l'hiver recommence à faire sentir sa fâcheuse influence; il devient aussi redoutable pour le vieillard qu'il l'avait été pour le jeune enfant : il l'est même davantage au delà de quatre-vingts ans, âge où il meurt trois sujets en janvier pour un en juillet, non pas que les vieilles gens se refroidissent plus facilement, mais parce que les dangers de refroidissement sont plus irrémédiables à la fin qu'au commencement de la vie. Autant les précautions exagérées contre les vicissitudes atmosphériques sont inopportunes dans la jeunesse, autant elles deviennent nécessaires dans la vieillesse. Au surplus, formulés d'une manière générale et sans application aux cas particuliers, ces conseils doivent être soumis aux circonstances de constitution, d'idiosyncrasie, de sexe, etc.

*E.* N'oublions pas que, quand il s'agit de troubles de la santé en général, il y a lieu de tenir compte de la doctrine microbienne et des antiseptiques, sujets traités plus loin.

Toutes les impressions de froid, de chaud, d'humidité et d'électricité sont des effets de *contact*. L'influence de l'électricité va nous occuper dans ce chapitre; et c'est au docteur Londe que nous empruntons les lignes qui suivent :

### Effets de l'électricité atmosphérique.

*A.* « Tous les corps sont pénétrés de fluide électrique. Le globe terrestre, à raison de ses dimensions comparées à celles des corps qui en couvrent la surface, mérite réellement le nom de *réservoir commun*, qui lui est donné par les physiciens, puisque le fluide, rendu libre à la surface des autres corps, peut s'y répandre de manière à devenir insensible à nos investigations. Le fluide électrique est composé de deux éléments, désignés sous les noms de *fluide positif* et de *fluide négatif*. Ces deux éléments, combinés ensemble dans l'état ordinaire et dans des proportions égales, ne se manifestent par aucun phénomène sensible, et constituent le fluide à l'*état naturel*. L'électricité ne développe ses propriétés d'une manière appréciable que lorsqu'un des deux éléments est en excès, ou que lorsqu'ils ont été séparés. La chaleur, le frottement, les actions chimiques, etc., sont des moyens employés pour séparer les deux fluides. Mises à l'état de liberté, les électricités de même nom se repoussent, et celles de nom différent s'attirent. Un corps électrisé, mis en contact avec un corps conducteur, communique à celui-ci une partie de son électricité. Les métaux, beaucoup de substances animales, les acides, l'eau, sont *bons conducteurs* de l'électricité; le verre, les résines, la soie, l'air sec, les corps gras, l'éther, etc., sont *mauvais conducteurs* de ce fluide. Les corps conducteurs sont dits *isolés* quand ils sont séparés des autres conducteurs au moyen d'une substance qui conduit mal le fluide.

*B.* » Quand l'équilibre est parfait entre le fluide électrique du globe et celui de l'atmosphère, l'on n'aperçoit aucun phénomène électrique; mais si l'équilibre électrique vient à être rompu entre le nuage et le sol, il en résulte pour l'homme certains phénomènes plus ou moins sensibles suivant l'intensité de la cause qui les produit, surtout si l'air est très sec, soit absolument, soit relativement, eu égard à la température à laquelle on observe. L'équilibre se rétablit sans secousse s'il survient, par exemple, une chute de pluie ; mais si l'air est très sec, et que des nuages abondamment chargés d'électricité avoisinent le globe, le fluide électrique n'est plus silencieusement conduit vers la terre, et l'équilibre ne se rétablit que par de violentes explosions, avec production de lumière, qui donne lieu à ce qu'on appelle *tonnerre*, *éclairs*. Quand l'orage consiste en des roulements sans éclat, la scène se passe entre les nuées, dont les plus surchargées d'électricité se déchargent sur celles qui en sont le moins chargées. Quand la décharge électrique se fait de la nuée à la terre, on dit vulgairement que le *tonnerre tombe ;* et quand, dans cette prétendue chute, on aperçoit l'étincelle électrique passer à travers l'atmosphère, on dit que la *foudre sillonne l'air*.

» On conçoit maintenant que l'homme, placé au milieu de ces influences, doive en recevoir un effet plus ou moins marqué. C'est aussi ce qui a lieu des deux manières suivantes :

*C.* » Si les nuées chargées d'électricité restent quelque temps sans s'en décharger sur le globe, soit parce qu'elles ne contiennent pas encore assez de fluide libre pour que l'explosion ait lieu, soit parce que les nuages se maintiennent à une trop grande distance du sol, les personnes nerveuses éprouvent un accablement singulier, qui leur fait prévoir l'orage avant qu'il se soit annoncé par aucun signe. Cet accablement ne ressemble pas à celui qui serait produit par une forte chaleur, il est accompagné d'une agitation intérieure, d'un malaise particulier, de tremblements dans les membres, d'un sentiment d'oppression, d'une anxiété pénible. D'autres personnes éprouvent des troubles dans la digestion, et surtout des borborygmes, quelquefois la diarrhée et même des vomissements. D'autres ressentent des douleurs vagues dans les articulations, sur les cicatrices d'anciennes blessures, aux moignons des membres amputés, etc. Ces effets disparaissent quand l'équilibre commence à se rétablir, et, après les premières détonations, ils font place au calme. La frayeur peut en augmenter l'intensité, peut donner lieu à quelques-uns d'entre eux : mais certainement la majeure partie n'est pas due à cette cause, et survient avant qu'on ait encore aucune espèce de pressentiment de l'orage, survient chez des hommes qui sont au-dessus de la crainte du tonnerre, survient chez les animaux, chez les fous. »

Les mêmes moyens qui endurcissent contre les effets des vicissitudes atmosphériques nous rendent moins sensibles à ceux de l'électricité. Il est inutile de les rappeler. Quant à l'autre effet du fluide électrique, sa rentrée subite du nuage dans le sol, nous dirons encore avec le même hygiéniste :

« Si l'homme fait partie des conducteurs qui établissent la communication entre le nuage et le globe au moment où s'opère le brusque rétablissement de l'équilibre entre ce nuage et le globe, il reçoit la foudroyante décharge. La commotion peut être assez violente pour lui donner instantanément la mort ; il peut aussi être foudroyé sans être tué, car son corps étant un médiocre conducteur, la matière électrique peut glisser sur lui sans y entrer en totalité, surtout quand la surface n'est pas humide. La commotion peut être bornée à un ébranlement général très fort, qui laisse quelquefois des traces plus ou moins durables ; d'autres fois la foudre produit des eschares, des brûlures. Rien au reste n'est plus varié et en même temps plus extraordinaire que les accidents produits par la foudre ; pour se rendre compte de beaucoup d'entre eux, il faut connaître les circonstances au milieu desquelles se trouvaient les individus frappés, et notamment la matière de leurs vêtements.

*D.* » Pour prévenir les dangers qui résultent des décharges électriques, il faut user de quelques précautions. La première et la plus sûre de toutes est de faire mettre un paratonnerre sur la maison que l'on habite, et de s'y tenir enfermé pendant l'orage.

» A défaut de paratonnerres, les caves voûtées seront, pour les personnes craintives, le plus sûr refuge de la maison. La pierre est un trop mauvais conducteur du fluide pour qu'il puisse la traverser. Il n'arriverait donc aux caves que par l'escalier, circonstance bien rare, à moins qu'une rampe de fer ou de bois ne conduisît à ces lieux.

*E.* » D'autres précautions, un peu plus raisonnables que cette dernière, résultent des principes généraux précédemment émis sur le fluide électrique. Ainsi il faut fuir, pendant les orages, les maisons et les lieux très élevés et terminés en pointes ; se garder de chercher dans les églises ou sous les arbres, quand même ceux-ci seraient résineux, un abri contre l'orage. Ecoutons Guérard : « Il est d'observation que les arbres isolés dans la campagne sont fréquemment atteints par la foudre : leur élévation, le petit diamètre de leurs parties extrêmes, la profondeur à laquelle s'enfoncent leurs racines, rendent raison de cette sorte de prédilection ; mais comme ils n'offrent pas au fluide électrique un écoulement assez rapide, ils sont presque toujours brisés : aussi les abandonne-t-il facilement pour peu qu'il trouve à sa portée des conducteurs moins imparfaits : c'est ce qui rend leur voisinage si dangereux ; trop souvent on a vu périr ainsi les hommes et les animaux qui s'étaient réfugiés sous leur abri. Suivant quelques auteurs, certains arbres seraient respectés par le tonnerre. On assure qu'il est d'expérience populaire dans le Tennessee que le hêtre est dans ce cas. Un chêne isolé dans une forêt de hêtres serait seul frappé ! (De Candolle, *Physiologie végétale*, page 1092.) On a aussi assigné cette propriété aux arbres résineux, pin, sapin, etc., l'expliquant par la grande abondance de résine qu'ils renferment ; mais ces faits curieux, qui annonceraient seulement une différence de conductibilité, ne sont pas admis sans contestation, et réclament de nouvelles recherches. Il est donc sage de s'éloigner de toute espèce d'arbres.

» Quand la foudre tombe sur un bâtiment habité, c'est toujours de préférence sur les tuyaux de cheminée, tant à cause de leur élévation que parce qu'ils sont tapissés intérieurement de suie, qui conduit mieux l'électricité que les briques et les pierres. Elle suit ordinairement les ferrures qui se trouvent sur son passage. On doit donc éviter de se placer, dans les temps d'orage, près des cheminées, et, par des motifs semblables, se tenir hors du voisinage des masses métalliques tant soit peu volumineuses, et en particulier des tuyaux de conduite des eaux pluviales et ménagères.

» Enfin, comme la direction de la foudre peut être déterminée par celle de la pluie et du vent, il est prudent de s'abstenir d'exciter des courants d'air pendant qu'il tonne. On cite l'exemple de personnes foudroyées au moment où elles se présentaient à la fenêtre qu'elles venaient d'ouvrir. Cette remarque est d'autant plus importante, qu'il est reconnu que la puissance attractive de la face mouillée d'un bâtiment peut être supérieure à celle d'un paratonnerre, et qu'il pourrait arriver que la foudre abandonnât celui-ci pour se jeter sur elle. »

Si ce que nous venons de dire ne suffit pas pour faire sentir combien était dangereuse la coutume de faire sonner les cloches des tours pour conjurer les orages, et d'exposer un malheureux aux effets réunis de l'action attractive des pointes et de l'action conductrice des cordes humides, nous ajouterons que, pendant la nuit du 14 au 15 avril 1718, le tonnerre tomba en basse Bretagne, dans l'espace qui sépare Landerneau de Saint-Pol de Léon, sur vingt-quatre clochers et de préférence sur ceux dans lesquels on sonnait pour l'écarter : que le 11 juillet 1819, tandis qu'on sonnait dans le village de Château-Vieux, à l'occasion d'une cérémonie funèbre, la foudre fondit sur l'église, tua neuf personnes sur la place et en blessa quatre-vingt-deux ; enfin que, dans l'espace de trente-trois ans, la foudre a frappé trois cent quatre-vingt-six clochers, et tué cent trois sonneurs.

## SECT. IV. — HYGIÈNE DES FACULTÉS DU CERVEAU

Nous nous proposons, dans ce chapitre, de formuler quelques préceptes hygiéniques relatifs aux *fonctions intellectuelles, morales et instinctives*; c'est-à-dire de faire connaître les moyens les plus efficaces de diriger les facultés cérébrales.

Les fonctions du cerveau comprennent, outre les facultés intellectuelles et morales, celles qu'on désigne par *sensation*, *perception*, *volition*, *motilité*; mais celles-ci ne pouvant être séparées des appareils qui leur donnent lieu, leur hygiène doit être unie à celle de ces mêmes appareils. (V. *Hygiène des sensations.*)

*A*. En physiologie, s'il est une vérité incontestable et à l'état d'axiome, c'est la suivante : *Toute fonction, toute faculté se perfectionne ou se détériore avec le perfectionnement ou l'altération de l'organe chargé de la produire.* Dépendant essentiellement de l'encéphale, ayant ce complexe organe pour instrument, les facultés intellectuelles et morales sont nécessairement influencées par la manière d'être ou de percevoir, par l'état congénital ou accidentel dans lequel se trouve le sujet.

Depuis l'animal le plus simple jusqu'au plus parfait, depuis le *zoophyte* jusqu'à l'*homme*, l'accroissement insensible et gradué des facultés, n'importe leur espèce, correspond toujours et sans exception au perfectionnement de leurs organes respectifs.

En ce qui les concerne, les facultés cérébrales se développent peu à peu, d'une manière progressive, conformément aux progrès du développement de l'encéphale, depuis le jeune âge jusqu'au moment où cet organe atteint toute sa perfection ; elles s'affaiblissent en même temps que celui-ci se détériore par les années ou par les maladies. Ne suffit-il pas d'un peu de vin, de café ou d'opium ingéré dans l'estomac pour troubler, diminuer, exalter ou pervertir ces facultés, conséquence de la modification toute physique que ces substances, une fois absorbées, impriment à l'organe encéphalique ?

Ces mêmes facultés sont anéanties, paralysées, lorsque l'organe chargé de les produire devient le siège d'une altération assez profonde pour enrayer leur action.

Ainsi l'hygiène des facultés intellectuelles et morales, pour être bonne, doit être établie sur les mêmes principes que celle des autres fonctions. Admettre que ces facultés sont régies exclusivement par un être immatériel, immuable, n'ayant rien de commun avec la ma-

sans parler de la viciation de l'air qu'ils respirent par les poêles et l'encombrement. Les professions sédentaires, les travaux de cabinet, notamment, exposent aux hémorroïdes, aux affections des voies urinaires, à la constipation par suite de l'état congestif qu'ils favorisent et qui s'établit sourdement dans les organes du bas-ventre; ces professions tendent à déranger les fonctions digestives, à causer des palpitations nerveuses; elles prédisposent à l'hypocondrie, aux engorgements du foie par la prédominance du système nerveux d'abord, ensuite par le manque d'exercice musculaire qui en est la conséquence. Aussi conseillons-nous aux personnes livrées à de tels travaux : 1° d'éviter l'assiduité ou l'immobilité de plusieurs heures de suite; d'alterner l'action musculaire avec l'action cérébrale; 2° de combattre la constipation (V. ce mot), de choisir un siège peu moelleux, surtout de satisfaire aux besoins de l'excrétion urinaire aussitôt qu'ils se font sentir; 3° de faire usage d'une nourriture saine, substantielle, prise à des heures réglées, en s'abstenant d'excitants et se livrant à un exercice modéré après chaque repas; 4° enfin de choisir pour le travail les heures du jour où il est le plus facile (nous croyons que c'est ordinairement le matin, alors que le corps et l'esprit viennent de se retremper dans un sommeil réparateur). Il est vrai que les conditions dans lesquelles l'étude et la méditation sont le plus faciles varient pour chaque personne : qu'à l'une il faut le silence, l'isolement; à l'autre le mouvement, le bruit; à celle-ci la nuit, à celle-là le jour, etc : mais cela ne diminue en rien l'importance des règles que nous établissons.

*E.* Si, au lieu d'être exercé d'une manière lente, l'encéphale reçoit une impression violente et subite, l'effet est prompt, rapide dans sa marche, et présente un caractère de gravité en rapport avec l'intensité et la nature de la perception : c'est ainsi qu'on voit survenir une attaque d'apoplexie, la perte de la raison, la mort même à l'annonce d'une nouvelle fâcheuse ou à l'occasion d'une peur excessive. Au lieu d'un modificateur moral, que ce soit une action physique qui frappe le cerveau, l'effet est encore plus grave, les cellules nerveuses subissent une modification matérielle comme en produit une blessure, l'enfoncement des os du crâne, etc.

*F.* L'hygiène des facultés du cerveau se résume en peu de mots : ne les exercer ni trop, ni trop peu, car leur diminution ou leur exaltation, outre qu'elles ne sont pas dans le degré de développement convenable à leur balancement, troublent l'exercice des autres organes, notamment l'exercice musculaire, lequel s'élève ou s'abaisse en sens inverse de l'action cérébrale. C'est à cause de cela, en effet, que l'athlète ne se montre pour ainsi dire jamais grand penseur, et *vice versâ.* Chaque faculté ayant un modificateur spécial, c'est de la mise en action de ce dernier que dépendra l'effet particulier qu'on voudra obtenir; et de même qu'en exerçant le système musculaire on diminue la prédominance de l'encéphale, de même en exerçant davantage certaines facultés intellectuelles ou morales on calme l'excitation des autres. Ainsi, par exemple, pour distraire le jeune homme des idées et des actes que provoque chez lui l'instinct de propagation, il suffira souvent d'exercer sa faculté musicale, ou tout autre instinct naturellement prononcé, tel que celui d'ambition, de gloire, etc. Mais, avons-nous besoin de le dire, il est plus souvent nécessaire de réprimer que de développer les impulsions instinctives, car, d'une part dans les sociétés civilisées tout tend à exalter les passions, et d'autre part la prépondérance d'une faculté, non seulement détruit l'équilibre des fonctions de l'économie, mais encore blesse souvent les lois de la morale et de la société. Toutefois, pour réussir dans la direction morale de l'homme, il faut se mettre à l'œuvre de bonne heure; il faut attaquer les travers aussitôt qu'ils commencent à surgir. On ne doit pas oublier pourtant que si beaucoup de facultés et d'instincts se manifestent dès l'enfance, d'autres n'apparaissent que plus tard, et qu'il importe, avant d'agir, de s'assurer de la tendance qu'elles offrent, en laissant l'enfant manifester librement ses dispositions, en l'observant attentivement et sans idée préconçue. En tous cas, la douceur sera toujours préférable à la sévérité.

*G.* Vivant en société, soumis à ses lois et obligations, retenu par le respect humain, par ses relations, ses intérêts, l'homme s'étudie généralement à cacher son caractère, à dissimuler ses défauts sous des dehors prévenants, doux et polis. Tant qu'il est maître de lui-même, c'est-à-dire qu'une cause d'excitation inaccoutumée ne vient pas dominer l'impulsion calculée qui lui fait composer sa physionomie et son langage, il peut imposer au public; mais attendez une circonstance favorable; qu'une impression violente l'affecte, qu'une excitation générale soit produite par un excès de vin, par exemple, alors ses dispositions, auparavant dominées ou peu prononcées, s'exalteront, et il vous paraîtra, si vous êtes observateur et sans prévention, tel qu'il est. Il y a des causes qui excitent généralement toutes les facultés à la fois, mais on peut être certain que celles qui sont naturellement dominantes prédomineront encore davantage. Le menteur, pris de vin, ment bien plus encore, de même le circonspect redouble de circonspection. Toutefois, cette dernière qualité étant plus rare, on ne doit pas s'attendre à la rencontrer souvent dans l'ébriété : aussi l'adage *in vino veritas* ne signifie pas que l'homme ivre dit la vérité, mais qu'il paraît alors tel qu'il est réellement.

### Considérations médico-légales relatives aux passions et aux instincts.

*L'homme est-il responsable des actions qu'il a commises durant l'égarement des passions ?* Grave question sur laquelle les avis sont partagés. Il est certain que l'oubli momentané de soi-même, dans certaines circonstances, comme quand on est menacé tout à coup dans sa vie ou son bien-être, lésé dans ses droits, ou blessé dans ses plus chères affections, que cet oubli se comprend et doit être souvent excusé, car le sens moral est jeté brusquement dans un égarement momentané tel qu'on devient incapable d'appliquer convenablement son intelligence aux actes qu'on commet dans l'exaltation de la passion. Mais il y aurait, il faut en convenir, les plus graves inconvénients à considérer les passions violentes comme des aliénations mentales, et à décider qu'elles excluent la culpabilité. La loi a défini les cas, peu nombreux, où de justes motifs convertissent le crime en simple délit : c'est par exemple quand ce crime a été provoqué par des coups ou blessures, par l'adultère de l'épouse dans la maison conjugale ; la loi excuse encore le crime de la castration, lorsqu'il a été provoqué par un outrage à la pudeur. Mais la colère et les impulsions violentes ne sont invoquées que comme motifs d'atténuation de peine, elles maîtrisent quelquefois la volonté, sans doute, mais celle-ci peut les dominer le plus souvent. Du reste, il est établi en principe, surtout quand il s'agit de crimes commis dans les transports d'une passion vivement excitée, qu'avant d'appeler sur le coupable la rigueur de la loi, on doit peser attentivement toutes les circonstances du fait, principalement les antécédents et la moralité de l'accusé.

La loi pénale doit donc être entendue dans ce sens que le motif de justification qu'elle établit ne doit s'appliquer qu'aux seuls accusés qui sont atteints de démence : que la condition nécessaire pour que l'auteur d'un fait réputé crime ou délit soit justifié est qu'il y ait *maladie*, qu'il y ait lésion complète ou partielle des facultés de l'intelligence. (V. *Aliénation mentale*, *Délire*, *Ivresse*, *Hypnotisme*.)

### Direction de l'instinct de propagation.

Nous arrivons à l'hygiène spéciale ou particulière à chaque fonction du cerveau, sujet important qui embrasse des sujets de morale, de sociologie, de médecine légale, etc.

Ainsi que nous l'avons déjà dit, les fonctions génitales ne sont pas de tous les âges ; exercées avant ou après une certaine époque de la vie, elles ont des inconvénients plus ou moins graves, même en supposant qu'on y mette de la modération. Dans la période de la vie sexuelle, leur mise en exercice produit des effets divers, suivant le degré où il est porté.

Nous allons passer en revue les effets des *rapports sexuels prématurés*, des *copulations tardives*, de la *continence*, des *excès de coït*, ceux de la *masturbation*, et nous terminerons par un aperçu médico-légal sur les *attentats à la pudeur*.

### Effets des rapports sexuels prématurés.

L'adolescence est l'âge ou l'instinct génésique vraí commence à se manifester, bien que les enfants se livrent, trop souvent dès le bas âge, à des actes qui en rappellent les sensations. Il est rare qu'il soit nécessaire de développer la faculté génésique, à moins que son affaiblissement ou frigidité ne dépende d'un exercice prématuré et forcé, ce qui malheureusement n'est que trop fréquent. Donc le plus souvent les désirs vénériens doivent être réprimés. Pour cela, occupez de bonne heure l'esprit des jeunes gens de faits d'histoire sublimes, de découvertes scientifiques ; s'ils ont du goût pour la chasse et l'équitation, procurez-leur-en les distractions. On développera en même temps les facultés cérébrales languissantes, en particulier celles qui président aux voyages, aux rapports des tons, principalement l'instinct du sentiment religieux, au lieu de chercher à l'étouffer par un faux luxe d'un enseignement philosophique nouveau et inutile. Evitez qu'ils se trouvent dans des circonstances favorables au réveil des passions ; éloignez-les de la société des femmes, et faites qu'ils ne puissent se livrer à des lectures romanesques, ni posséder des livres et des tableaux indécents. D'autre part, en frappant l'imagination par l'exposé simple et vrai des maux qu'engendre le libertinage, on réussit souvent à éloigner les jeunes gens de l'habitude qu'ils étaient sur le point de contracter. Si cette habitude est déjà commencée et qu'il n'y ait plus d'inconvénient à aborder franchement la question, il peut être avantageux de conduire le jeune sujet dans un hôpital consacré au traitement des maladies vénériennes : le hideux tableau des fruits de la débauche (musée Dupuytren) fera une sensation profonde et peut-être durable sur son esprit épouvanté.

On a l'habitude de se renfermer, vis-à-vis des jeunes gens, dans un silence affecté à l'endroit des fonctions de reproduction. C'est peut-être un tort. Nous pensons qu'il y a moins d'inconvénients à leur donner quelques explications simples, sans exagération, sans emphase, sur le mécanisme de la génération, considérée dans les deux sexes, plutôt que de garder une réserve mystérieuse qui ne fait que rendre leur curiosité plus impatiente. Si les fonctions génitales promettent la volupté, ne font-elles pas entrevoir aussi de terribles maux à ceux qui en abusent ; et à côté de leur tableau aux couleurs vives et ardentes n'y a-t-il pas l'esquisse simple et froide ? C'est par cette considération que, dans cet ouvrage, quoiqu'il doive avoir sa place au foyer domestique, nous n'avons pas craint de traiter des phénomènes de la génération, d'en aborder les détails, et d'exposer simplement l'état de la science touchant la physiologie, l'hygiène et la pathologie des fonctions génitales. Quand on fait le bien pour le bien, on peut se tromper, mal comprendre sa tâche, mais on n'est pas blâmable.

Les rapports sexuels qui ont lieu *avant l'âge nubile*, c'est-à-dire avant le développement complet de l'organisme, préparent de grands maux. Celui qui s'y livre n'altère pas seulement sa propre constitution, il lègue à l'enfant qui doit en naître une santé chétive, misérable, Chez l'homme, c'est l'amaigrissement, l'énervation, le rachitisme, la carie vertébrale, la paraplégie, la phtisie, l'épilepsie, le marasme, une foule d'autres maladies, suivant ses prédispositions ; et, s'il s'agit d'une jeune fille, c'est, en sus de ces maux, l'altération des traits, les affections nerveuses, l'hystérie, les flueurs blanches, le dérangement des digestions, etc. Quant aux enfants nés de ces *amours précoces*, ils sont petits, chétifs, rachitiques ; s'ils vivent, ce qui est l'exception, ils procréent à leur tour des êtres encore plus faibles et plus maladifs ; en sorte que si des alliances contractées dans de meilleures conditions ne régénéraient la race usée par les excès et la débauche, les familles, l'espèce elle-même finirait par s'éteindre.

Cette conséquence a été tellement prévue que, dans tous les temps et chez tous les peuples, on a fixé par des lois l'*époque des mariages*. Platon voulait qu'un homme ne pût se marier avant trente ans ; une femme avant vingt. Lycurgue allait plus loin, il demandait trente-sept ans pour le premier. Chez les Germains, au rapport de Tacite, les jeunes gens des deux sexes ne se livraient à l'amour qu'après maturité complète des forces productrices, et celui qui perdait sa virginité avant vingt ans était diffamé. Ces lois n'avaient d'autre but que d'obtenir des générations plus vigoureuses, de meilleurs défenseurs de la patrie, et elles atteignaient le but. En France, à notre époque, le Code civil n'exige que dix-huit ans pour le jeune homme, quinze pour la femme, qui veulent contracter mariage. Cet âge est trop jeune, surtout pour le premier, dont le développement physique et moral est loin d'être complet. Il est cruel, en présence des progrès que font les maladies héréditaires, la phtisie, la syphilis, les scrofules, de voir l'espèce humaine, qui sait si bien s'y prendre pour améliorer les races des animaux domestiques, ne pouvoir rien tenter d'efficace pour arrêter la propagation des vices constitutionnels qui altèrent le type, et assister au spectacle d'une décadence d'autant plus sérieuse qu'elle est mieux dissimulée par l'aisance matérielle que procure la civilisation.

### Effets des copulations tardives.

Les rapports sexuels ne présentent pas moins d'inconvénients *dans un âge avancé* qu'avant l'âge de maturité. Ils épuisent rapidement les forces physiques, l'activité morale, la source de la vie qui tend à se tarir dans la vieillesse, et ils mettent le comble aux fatigues antérieures. En se livrant aux rapports sexuels, le vieillard s'expose encore à des accidents immédiats, tels que congestion cérébrale, convulsions épileptiformes, apoplexie, mort subite au sein du plaisir par l'ébranlement nerveux qu'occasionne cette fonction qui n'est plus de son âge. S'il lui vient des enfants, ils sont, comme ceux nés de parents trop jeunes, chétifs, lymphatiques, languissants. Les hommes doivent savoir qu'à 45 ans commence l'affaiblissement de la puissance de reproduction, qu'à 50, ils doivent se livrer rarement au plaisir de l'exercer, et qu'à 60 ans sonne l'heure de la retraite. Georget prétend que l'homme qui veut atteindre et passer une vieillesse exempte d'infirmités, posséder des facultés intellectuelles, motrices et digestives douées de force et d'énergie, doit, vers sa cinquantième année, renoncer à Vénus. Ce précepte est très sage ; il est peut-être un peu strict, car saint Augustin parle d'un vieillard de quatre-vingt-quatre ans qui fut forcé d'acheter une jeune fille pour satisfaire ses besoins; Thomas Para, au rapport de Huffeland, fut censuré publiquement, à l'âge de cent deux ans, pour motif d'incontinence. Mais ce sont là de très rares exceptions, ou plutôt des états maladifs qui n'ôtent rien à la valeur de la limite fixée par Georget.

Tout ce qui vient d'être dit sur l'influence des rapports prématurés et des rapports tardifs concerne plus spécialement l'homme ; car les femmes supportent en général beaucoup plus impunément que l'homme les fatigues des rapports sexuels : cependant elles en éprouvent quelquefois aussi de fâcheux effets, mais qui sont plutôt locaux que généraux, comme par exemple les pertes blanches, l'hémorragie utérine, le cancer de matrice, l'hystérie : et si elles deviennent enceintes à une époque avancée de leur vie sexuelle, leur accouchement sera plus laborieux, et ses suites en seront plus graves. Quant aux enfants, ils ne portent pas le cachet du déclin de la faculté procréatrice de leur mère, comme ils montrent celui de leur père, car la femme, quoique pouvant goûter les plaisirs vénériens jusqu'à un âge avancé, n'est fécondée ni avant ni après le temps marqué par la nature pour cette grande fonction.

### Effets de la continence et de l'incontinence.

Outre que la nature nous a donné des organes pour qu'ils fonctionnent, elle a eu soin de créer en même temps le désir, le penchant à les mettre en exercice, en vue d'assurer l'entretien et le perfectionnement de leurs fonctions comme de l'organisme. Les organes générateurs, comme tous les autres, perdent leurs facultés et s'atrophient quand ils sont plongés dans le repos et l'inaction complète, prolongée. Cet inconvénient serait peu compromettant pour la santé, si l'impulsion, le désir se taisait en même temps. Malheureusement il n'en est pas ainsi ; l'appétit augmente au contraire en proportion de la non-satisfaction du besoin. Or, il peut résulter d'une *continence absolue*, chez un sujet bien portant et d'un tempérament ardent, des érections continuelles, de la sensibilité aux testicules, des désirs ne laissant aucun repos, et précurseurs d'accidents plus sérieux. Dans ces circonstances, la *chasteté* est vraiment une vertu, en la considérant comme une victoire remportée sur les sens ; mais si elle apporte à la santé une atteinte grave, — ce qui est rare du reste, — comment la qualifier ? Lorsque les passions sont calmes, les désirs muets, soit par frigidité de tempérament, soit par suite d'un exercice outré de certaines autres facultés, la continence, devenue facile alors mais aussi moins méritoire, n'a plus d'inconvénients, ou plutôt elle peut rendre le corps plus dispos, plus alerte, l'esprit plus pénétrant et tous les autres plaisirs plus vifs et plus doux. Ces effets de la continence, bons ou mauvais, sont plus prononcés chez l'homme que chez la femme (celle-ci, comme nous l'avons déjà dit, ressent moins l'aiguillon de la concupiscence), comme aussi chez toute personne qui ne sait remplacer le souvenir des plaisirs passés par des occupations sérieuses.

La chasteté est plus facile aux hommes qui l'ont toujours observée qu'à ceux qui ont contracté des habitudes opposées. Aussi bien les personnes vouées aux ordres religieux et qui vivent loin du monde et de ses séductions qu'elles ignorent, peuvent-elles se priver des plaisirs de l'amour sans grande difficulté, en général, et sans de grands inconvénients. C'est ce que ne peuvent croire ni comprendre les libertins; c'est ce qu'il faut qu'ils sachent cependant. Le clergé, en France du moins, est assez généralement chaste.

Ici pourrait trouver place un long article sur le *mariage des prêtres;* mais nous nous abstenons; entre les lois physiologiques et le dogme religieux il existe une dissidence radicale.

Lorsqu'on se livre *sans modération aux rapports sexuels*, toute l'économie en éprouve de fâcheux effets : les fonctions de relation s'engourdissent, la nutrition s'altère, les sens s'affaiblissent, le système musculaire est sans énergie, les digestions se troublent, la maigreur se manifeste; des hémoptysies par afflux du sang à la poitrine, des anévrismes surviennent et l'excitation du cerveau engendre l'épilepsie, l'hystérie, la folie, l'apoplexie. « Les plaisirs de l'amour, pris immodérément et lorsque les organes nerveux n'ont pas acquis le complément de leurs forces ou sont mal disposés pour supporter l'ébranlement qui les affecte, détériorent les facultés de ces organes et, par suite, celles de toute l'économie, occasionnent des maladies graves, ou bien rendent telles celles qui, chez tout autre individu, ne seraient que locales ou sans symptômes cérébraux inquiétants. » C'est, en effet, par l'ébranlement, l'épuisement du système nerveux que les plaisirs vénériens produisent leurs effets les plus graves. Les pertes de semence, par elles-mêmes, ont une influence moins fâcheuse, peut-être, que celle que produit cette excitabilité cérébrale, toujours suivie d'un collapsus d'autant plus durable qu'elle a été plus fréquemment provoquée. Les rapports sexuels, répétons-le, quand ils ont lieu dans l'âge où les forces n'ont point acquis leur complet développement ou bien où elles baissent, produisent les mêmes effets que ceux des excès de coït faits à l'époque de la vie où, au contraire, légitimes et modérément répétés, ils sont une source de jouissance sans fatigue et sans amertume.

*Quelles règles à suivre dans l'exercice des fonctions génératrices ?*

Le sentiment du besoin est encore le guide le plus sûr à écouter; cet avertissement se manifeste d'une façon très différente, suivant les individus. Tel homme peut se livrer à l'acte copulateur une ou deux fois par vingt-quatre heures et pendant plusieurs années sans forcer ses moyens, tandis que tel autre ne peut le faire une fois par semaine sans fatigue, bien qu'il paraisse être dans les mêmes conditions de santé générale que le premier. Physiologiquement, l'époux peut s'approcher de l'épouse toutes les fois que, jouissant d'une bonne santé et s'occupant de ses affaires habituelles, il sent le désir se manifester de lui-même; naturellement. Ce désir, il ne faut jamais le provoquer par des pratiques externes, encore moins par des breuvages excitants ou par la variété du plaisir, parce que la stimulation engendrant l'excitation, des besoins factices se font sentir, et que l'on prend bientôt pour de la spontanéité ce qui n'est que le résultat d'une excitabilité organique surmenée. Aussi, quand il en est arrivé là, l'homme aveuglé, arraché à lui-même, s'égare presque toujours dans un labyrinthe de maux dont nous avons fait connaître les plus fréquents.

Lorsqu'il vit honnêtement dans le mariage, l'époux ne tombe jamais dans ces excès, parce que la variété, la nouveauté, le plus piquant aiguillon des désirs, lui manquant ou étant repoussées, il est en même temps exempt de cette vanité ridicule qui porte tant d'individus à des combats au-dessus de leurs forces. « C'est un jeune vaniteux qui veut prouver à sa maîtresse combien il est puissant dans ces sortes d'attaques: c'est un vieillard débile, qui, craignant l'abandon et le mépris de la jeune épouse qu'on lui a sacrifiée, veut montrer qu'il peut encore faire entendre le chant d'amour quand l'âge de la retraite a sonné; enfin, c'est un homme, dominé par un préjugé universellement répandu, qui croit naïvement devoir, pour s'attacher une femme, satisfaire de prétendus désirs qu'il lui suppose. Voilà encore autant de causes d'épuisement. »

La femme, elle, s'attache à l'homme par le cœur plutôt que par les sens. Si celle que vous épousez n'a pas cessé d'être sage, innocente, vous pouvez lui manifester votre amour, pendant des mois, des années, rien que par des caresses et des paroles tendres, elle ne souffrira guère du manque de rapports sexuels : si, au lieu d'entonner « le chant d'amour » sur un ton élevé que vous ne pourrez soutenir plus de quelques semaines, vous avez soin de vous régler d'après une mesure relative à vos moyens réels, vous n'aurez pas la honte (car c'en est une pour bien des hommes) de vous retirer prématurément du combat, et la crainte de ce malheur ne paralysera pas vos forces longtemps avant l'assaut. Il arrive assez fréquemment, en effet, que des hommes déjà fatigués s'épuisent tout à coup et tombent dans l'impuissance, par suite du préjugé que nous venons de signaler. Nous leur conseillons de laisser reposer leurs organes; au lieu de se livrer à des essais qui demeurent sans résultat, plutôt parce qu'un sentiment de honte et de confusion les obsède que par le manque réel de puissance virile, qu'ils fassent à leur femme l'aveu de l'état passager dans lequel ils se trouvent, quitte à attribuer à cet état telle ou telle cause, et alors, du moment qu'il sera bien convenu que, pendant tel laps de temps la continence devra être observée, le malheureux impuissant, débarrassé de sa préoccupation morale et se fortifiant par l'usage des bains froids, des bains sulfureux, d'un régime tonique, etc., sentira bientôt renaître les désirs et revenir avec eux les moyens de les satisfaire.

Ne devant écouter que la manifestation spontanée du besoin, l'homme préférera, pour l'acte copulateur, tantôt le matin, tantôt le soir ou le jour, suivant que le désir se fera sentir plus volontiers à telle heure qu'à telle autre. Le moment le plus favorable devrait être le matin, après le sommeil, alors que la fatigue a disparu, que l'influx nerveux s'est relevé, que l'estomac est vide; cependant c'est plutôt le soir, après les relations de la journée, que l'excitation se manifeste.

Un calcul financier de père de famille doit-il entrer pour quelque chose dans les devoirs du mariage; le sentiment religieux doit-il l'emporter sur l'instinct et sur toute autre considération relativement aux devoirs conjugaux? Questions délicates ressortissant tout à la fois à la théologie, à l'hygiène et à l'économie politique. Il est bien dit dans la Genèse : *Croissez et multipliez ;* mais il est certain que beaucoup d'hommes vertueux qui embrassent l'état de mariage dans les vues les plus pures s'épouvantent lorsqu'ils voient la population intérieure de leur foyer dépasser les *limites des subsistances* et des forces qu'ils peuvent consacrer à l'éducation, à la nourriture, aux soins que réclame une famille qui va croissant. Dieu nous commande de multiplier, mais pourvu que nous nous conformions aux lois et limites qu'il a fixées pour la conservation de la race, dans son type de force, de beauté, de longévité. Or, ces lois sont-elles observées dans ces fécondités où la misère tue les fruits ou les dégrade? L'homme, dans la fonction de propagation, doit faire acte de créature intelligente, morale et responsable. Dans cette question, où nous n'indiquons aucun remède, les économistes parlent de *contrainte morale*. « C'est une expression des plus équivoques et des plus élastiques, dit Devay : si elle s'applique aux moyens destructifs, c'est un enseignement corrupteur ; si l'on veut par là désigner la continence absolue, elle dépasse le but. Il y a dans la solution de cette question deux écueils : celui du libertinage et celui du mysticisme. Il faut, et ce sera notre dernière considération, qu'il jette aussi les yeux sur le sort de sa compagne (1).... »

L'époque menstruelle, la grossesse et la lactation commandent l'abstinence. Celle-ci peut cependant n'être pas absolue dans ces circonstances ; beaucoup de femmes peuvent goûter impunément les plaisirs vénériens pendant qu'elles sont enceintes ; il n'est pas non plus d'absolue nécessité que les nourrices s'en privent tout à fait, surtout quand leur nourrisson a atteint l'âge de cinq ou six mois, pourvu toutefois qu'elles n'éprouvent pas, dans l'acte charnel, trop d'ébranlement nerveux, car celui-ci est surtout susceptible de causer l'altération de la sécrétion du lait, l'avortement, la suppression du flux menstruel, etc. Néanmoins, nous donnerons aux époux le sage conseil de s'abstenir des plaisirs conjugaux pendant la grossesse et le temps des règles ; outre les inconvénients susdits pour la femme, c'est pour l'homme une cause d'éruptions à la verge, d'écoulement aigu et contagieux par l'urètre, sans compter qu'il est possible que la fécondation, opérée dans ces circonstances, produise des enfants de faible constitution.

### Dangers de la masturbation.

A. Les maux causés par les excès vénériens et les troubles qui résultent d'une continence forcée, absolue, ne sont rien en comparaison *des désordres produits par la masturbation.* Cette terrible habitude est d'autant plus redoutable qu'elle règne principalement dans l'âge où les forces vitales n'ont pas encore acquis leur complet développement, et que les masturbateurs ont plus souvent l'occasion de se livrer à leurs manœuvres. L'épuisement qu'elle produit est d'autant plus profond que la sécrétion spermatique manquant de son excitant naturel (la présence de la femme), le masturbateur, pour y suppléer, excite son imagination à se représenter des tableaux érotiques, obscènes, et par ainsi fait une plus grande dépense d'influx nerveux pour réveiller l'orgasme vénérien. L'onanisme ne dérive pas toujours de l'instinct de reproduction ; il peut être le résultat pur et simple d'une habitude suggérée, le plus souvent, par des conseils ou

(1) Nous écartons la question de *dépopulation*, conséquence de notre civilisation égoïste et de notre amour du bien-être.

des exemples, quelquefois par une circonstance fortuite, comme un attouchement inconsidéré qui aura provoqué une pollution. La première sensation voluptueuse éprouvée, tout est perdu. L'enfant ne résiste pas au désir de reproduire la même sensation ; son imagination travaille, et, stimulés sous l'influence de celle-ci, ses organes génitaux provoquent de nouveaux attouchements, qui ramènent de nouvelles pollutions. Trop fréquemment sollicités par la volonté qu'anime l'attrait du plaisir, les organes deviennent provocateurs à leur tour, et, dès ce moment, s'établit un cercle vicieux de sensations et de besoins factices, contre lesquels la volonté demeure bientôt impuissante, alors même que le tableau des maux sans nombre qu'entraîne à sa suite la masturbation est présent à l'esprit. C'est principalement entre sept et vingt ans que ce vice choisit ses victimes. Les petites filles, quoique naturellement moins portées que les garçons aux jouissances de cette nature, s'y livrent les premières, parce que la forme de leurs parties sexuelles, les démangeaisons qu'elles y ressentent si facilement dès que la malpropreté s'en empare ou que les vers oxyures s'y cachent, provoquent cette habitude et la rendent plus facile.

*B.* Les *dangers de l'onanisme* sont ceux que nous avons énumérés en parlant des copulations prématurées et des tardives. Résumons-les : trouble et agitation du sommeil, dérangement des digestions, amaigrissement, affaiblissement des sens et des facultés intellectuelles, surexcitation nerveuse, épilepsie, hystérie, folie, rachitisme, carie vertébrale (mal de Pott), pollutions nocturnes et leurs effets, maladies du cœur, phtisie pulmonaire, flueurs blanches, impuissance, stérilité, etc. ; de plus, chez les filles, c'est une exhalation muqueuse des organes qui, provoquée par des manœuvres que désavoue la nature, accuse ses fâcheux effets par l'épuisement nerveux. Il est donc d'une importance extrême de prévenir une habitude si pernicieuse et d'en corriger ceux ou celles qui la contractent.

Mais comment y parvenir ? On peut atteindre le premier but (prévenir le mal) en entourant les enfants de précautions capables d'éloigner de leurs organes génitaux toute cause d'irritation. Il faut agir avec prudence, circonspection, lorsque l'on soumet leurs parties sexuelles aux lotions et soins de propreté, si nécessaires pour éviter éruptions, démangeaisons, etc. Faites-leur de bonne heure un objet de honte de porter leurs mains aux organes génitaux, etc. Ne confiez vos enfants qu'à des personnes sûres ; trop souvent, hélas ! ils tiennent leur mauvaise habitude de ceux qui les entourent, les accompagnent, les instruisent.

Quant à attaquer le mal existant, la chose est plus délicate et beaucoup plus difficile. Avant de rien tenter à cet égard, il faut s'assurer d'abord si la mauvaise habitude existe réellement, car si cela n'est pas, on pourrait, par des conseils intempestifs, donner l'éveil à l'enfant et lui apprendre ce qu'il ne connaissait pas. Malheureusement la certitude en pareil cas est chose presque impossible, tant les sujets ont d'habileté à se cacher, à moins qu'on ne les surprenne sur le fait ou qu'on ne reçoive le rare aveu de leur faute. Mais l'état physique peut fournir une somme de présomptions d'une grande valeur.

*C.* Voici quels sont les *signes physiques* du vice honteux : chez les masturbateurs donc, peu de vivacité dans le regard, qui est incertain, sans franchise ; yeux cernés, pupilles dilatées et existence de quelqu'une des affections ci-dessus attribuées à l'onanisme. A noter : les petits garçons ont le pénis plus développé qu'il ne doit l'être à leur âge ; chez les filles, c'est une intumescence des grandes lèvres, souvent avec un écoulement leucorrhéique, pâleur de la face, alternant avec des rougeurs rapides de honte, un état de langueur, etc.

Quoi qu'il en soit, lorsqu'on sait avoir affaire à un masturbateur, on doit, pour le distraire de son penchant, lui procurer le plus d'amusements possible, le soumettre à des exercices gymnastiques poussés jusqu'à la fatigue, le faire coucher de bonne heure et lever de grand matin. Car c'est le matin que les masturbateurs se livrent à leurs manœuvres, le besoin de sommeil se faisant sentir avant tout le soir. Le lit sera ferme et dur, parce que la mollesse des matelas entretient une chaleur qui prédispose aux érections. Si le danger est pressant, le vice certain, avéré, après avoir inutilement exposé le tableau des malheurs qu'engendre la masturbation et avoir eu recours aux menaces et à la crainte, on se décidera à employer les moyens coercitifs, tels que la camisole, la chemise enveloppant tout le corps, certains appareils spéciaux qu'il n'est pas de notre sujet de décrire. Mais, hélas ! cette précaution est trop souvent vaine encore ; car, avec des organes surexcités depuis longtemps, les moindres frottements reproduisent les sensations voluptueuses, les pollutions elles-mêmes, et le sujet est en quelque sorte fatalement poussé à sa ruine.

### Considérations médico-légales relatives à l'instinct de propagation.

*Viol et défloration.* — Les lois punissent les écarts de l'instinct génésique quand ils sont publics, produisent du scandale, ou constituent le viol. S'occuper de ce sujet, c'est donc encore faire de l'hygiène.

Abuser d'une femme soit par violence ou par le narcotisme, alors même que cette femme aurait eu déjà des enfants, c'est commettre le crime de *viol*. Lorsqu'un attentat à la pudeur a été commis sur une jeune fille, le médecin est appelé à constater le fait de *défloration*, c'est-à-dire si l'acte a été accompli, puis s'il est récent, s'il y a eu violence, etc.

*La défloration peut-elle se reconnaître à des signes certains?* Non ; les signes certains manquent, comme dans le cas où il s'agit de prouver la virginité. Les filles vierges, a-t-on dit, ont les grandes lèvres épaisses, fermes, élastiques, vermeilles; mais, d'abord, beaucoup de femmes, jouissant d'une bonne santé et douées d'une forte constitution, conservent ces parties dans pareil état, malgré rapports sexuels réitérés ; d'un autre côté, les jeunes filles d'un tempérament lymphatique, sujettes à la leucorrhée, peuvent avoir les organes extérieurs flétris, mous, blafards, quoiqu'étant encore vierges. Chez les personnes non déflorées, l'orifice vaginal est ordinairement resserré, étroit ; mais très souvent aussi les règles abondantes, les flueurs blanches, l'usage des lotions et des bains chauds, la mollesse de la constitution surtout, en opèrent le relâchement. Quant à la membrane hymen, nous avons déjà dit que sa présence ne démontre pas plus la virginité que son absence ne l'exclut. Toutefois, nous ne prétendons pas que ces signes doivent être négligés ; seulement nous ne leur attachons qu'une faible importance, puisqu'ils n'offrent rien de certain. Sans doute, la présence de l'hymen fait naître une forte présomption en faveur de l'existence de la virginité, du moins apparente (car des rapports incomplets ont pu avoir lieu). Nous pensons aussi que la défloration récente peut se prouver par la déchirure de l'hymen et ses lambeaux encore sanglants, sauf à déterminer le genre de la cause qui a provoqué cet état des organes.

*La défloration est-elle le résultat d'un commerce volontaire, ou de viol, ou d'introduction d'un corps étranger dans le vagin?* Cette question est encore plus difficile à résoudre que la précédente. La rougeur, la tuméfaction et les meurtrissures des grandes lèvres ne prouvent pas que l'acte n'a pas été consenti, ni même qu'il y ait eu commerce charnel, car les jeunes filles érotiques livrées à l'onanisme emploient souvent des moyens mécaniques pour satisfaire leurs désirs. Ces signes disparaissent d'ailleurs au bout de cinq à six jours. Mais s'il existait en même temps des contusions, des meurtrissures, des *bleus*, suivant l'expression vulgaire, aux bras, aux seins et sur d'autres parties du corps, il y aurait une forte présomption de lutte et de viol. Il faut savoir, toutefois, qu'il y a des femmes qui, lors même qu'elles préparent leur défaite, ne veulent paraître céder qu'à la force. On en a même vu qui, dans un but de vengeance et pour accuser un homme d'attentat à la pudeur, se sont meurtries elles-mêmes.

Un point plus important est l'existence d'une affection vénérienne qui se serait déclarée quelques jours après l'époque à laquelle l'attentat est présumé avoir été commis. Il s'agit d'établir si cette maladie est antérieure ou postérieure à cet attentat ; antérieure ou même du jour, elle ne peut rien prouver. Il faut bien distinguer aussi les cas, ne pas considérer comme vénériens certains écoulements purement catarrheux, certaines ulcérations simples, etc. (Voir les articles *Leucorrhée*, *Blennorrhagie*, *Syphilis*.) « Une petite fille rendait par la vulve une mucosité blanchâtre des plus âcres ; les grandes lèvres et le mont de Vénus étaient rouges, gonflés, douloureux ; il y avait même quelques ulcérations assez profondes dont la suppuration ressemblait à l'écoulement vulvaire : le père et la mère regardaient cet état des organes génitaux comme la suite d'une infection vénérienne, et par conséquent ne doutaient pas que leur enfant n'eût été déflorée. Capuron reconnut facilement que cet écoulement et ces ulcérations dépendaient uniquement d'une affection catarrhale qui régnait alors à Paris ; et en effet, un régime convenable rétablit promptement la santé. » Nous avons indiqué ailleurs la marche à suivre pour résoudre la question de savoir si les taches blanches ou jaunâtres du linge sont dues à du sperme ou à du mucus (t. I, p. 449).

Terminons en disant qu'*une femme peut être violée à son insu*, pendant un assoupissement profond, dans l'état d'ivresse, de narcotisme, l'hypnotisme, une attaque d'hystérie, de catalepsie, et que dans ces cas le *viol peut être suivi de grossesse*, comme si la cohabitation avait eu lieu avec consentement des deux conjoints (t. I, p. 451).

Le médecin expert ne saurait apporter trop de circonspection, d'attention, de prudence, dans son examen, quand il s'agit d'une accusation de viol. Il doit s'enquérir de toutes les circonstances sur lesquelles se fonde la suspicion, comme âge, mœurs, constitution, etc., des individus qui ont eu commerce. Il devra même comparer les organes sexuels de l'un avec ceux de l'autre, car l'homme accusé pourrait présenter les caractères physiques de l'impuissance, ou bien encore un pénis très petit comparativement à la dilatation des parties de la plaignante. Dans le temps où le viol était puni de mort, Zacchias sauva de l'échafaud un jeune homme dont l'état chétif du membre viril ne coïncidait nullement avec la dilacération des organes de la fille qu'on l'accusait d'avoir déflorée. Mais de tels cas sont bien rares et peu probants.

### Direction de l'amour de la progéniture.

A l'exception de certaines marâtres qui martyrisent leurs enfants, comme nos annales judiciaires nous en fournissent trop d'exemples, le sentiment d'attachement que la femme a pour sa progéniture est tellement gravé dans son cœur qu'on n'a presque jamais besoin de le développer. Si pourtant cela devenait nécessaire, il faudrait *citer à la mauvaise mère de beaux exemples d'amour maternel*, lui faire pressentir les suites de son indifférence, éloigner d'elle tout ce qui pourrait lui faire négliger ses enfants. L'instinct en question est ordinairement assez prononcé pour faire diversion à l'exaltation des autres, et, sous ce rapport, il est d'une utilité incontestable pour mettre la jeune épouse à l'abri des sentiments dont la répression est à désirer. Il augmente d'autres facultés, comme par exemple le courage, la prévoyance, car chacun sait que, pour sauver la vie de son enfant, la femme la plus délicate, la plus frêle, devient capable des plus grands efforts et des plus grandes résolutions au moment du danger.

Il est quelquefois nécessaire de *combattre l'exaltation de l'amour de la progéniture.* Essayez alors de développer les sentiments les plus faibles, faites comprendre à la mère qu'elle nuit à son enfant en le gâtant, en prenant pour lui une sollicitude extrême. Si elle est nourrice, on lui dira combien ses préoccupations, ses veilles et ses craintes exagérées, sans fondement, peuvent influer défavorablement sur son lait, partant, sur la santé du nourrisson, etc.

Les conseils donnés à la mère contre l'habitude de gâter les enfants s'appliquent aussi au père. C'est une faiblesse qui leur est préjudiciable, de leur accorder tout ce qu'ils demandent, principalement en ce qui a rapport aux objets de consommation, bonbons, pâtisseries, etc.

### Considérations médico-légales relatives à l'instinct de progéniture.

Des questions très graves, intéressant tout à la fois le médecin et les magistrats, se rapportent à l'instinct de progéniture ; elles sont relatives à ce qu'on désigne par : *exposition*, *suppression*, *supposition*, *substitution d'enfant* et par *infanticide*.

Les quatre premiers délits ont pour but soit de dérober la preuve d'une faiblesse ou d'une infidélité conjugale, soit de faire disparaître un enfant dont la naissance prive des tiers d'une fortune qu'ils convoitent, soit de feindre une grossesse, pour présenter un enfant qu'on s'est fait apporter en secret, dans le but de priver des collatéraux d'un titre ou d'une succession, soit enfin de substituer à un enfant mort-né un enfant vivant, et *vice versâ*, quand le sexe ne répond pas aux vœux des père et mère.

Dans tous ces cas, le médecin légiste peut avoir à décider : 1° si la femme inculpée est réellement accouchée ; 2° si l'enfant qu'on lui attribue est bien le sien et si l'âge de cet enfant coïncide avec l'époque présumée de l'accouchement ; 3° en cas *d'exposition de part*, si l'enfant délaissé a pu souffrir du manque de soins, d'aliments ou par l'action du froid ; 4° en cas de *mort*, s'il était né vivant et viable ; si la mort est réellement la suite du délaissement, etc. Les deux premières questions trouvent leur solution dans l'exposé des signes de l'accouchement (t. I, p. 461) ; les autres se réduisent à un simple diagnostic, établi d'après les diverses circonstances particulières du fait ; dans la dernière on demandera à l'autopsie quelles ont été les causes de la mort.

*Infanticide.* — C'est là une question bien autrement importante que les précédentes, et grave sous tous les rapports. D'après l'état de la législation, il y a *infanticide* par le fait d'un homicide volontaire commis sur un nouveau-né qui a vécu de sa vie propre, lors même que son immaturité, une maladie ou un vice de conformation ne lui auraient pas permis de prolonger son existence au delà de quelques instants. Ce n'est pas un infanticide proprement dit, mais un meurtre, un assassinat quand : 1° le crime a été commis quelques jours après la naissance ; 2° que la vie de l'enfant est entourée des garanties communes ; 3° qu'on ne peut effacer jusqu'aux traces de son existence ; 4° qu'enfin il est inscrit sur les registres de l'état civil.

Pour qu'il y ait prévention d'infanticide, il faut que le *corps du délit* existe, qu'on ait le cadavre de l'enfant, car c'est sur lui que le premier examen doit porter, pour qu'il soit possible de résoudre les trois questions suivantes : 1° l'enfant est-il nouveau-né ? 2° est-il ou n'est-il pas à terme ? 3° est-il mort-né, a-t-il vécu ?

*L'enfant est-il nouveau-né ?* C'est par les données anatomiques de l'état du fœtus encore contenu dans le sein de sa mère, comparé à celui de l'enfant au moment de sa naissance et au développement successif de ses organes au fur et à mesure qu'il avance dans la vie qu'on arrive à résoudre cette première question. Ces connaissances se déduisent surtout des modifications survenues à la peau, aux ongles, au cordon ombilical, aux os, etc. (t. I, p. 475).

*L'enfant est-il mort-né?* Il peut avoir péri avant ou pendant l'accouchement : dans le premier cas, les causes de la mort sont celles indiquées à l'article *Avortement;* dans le second cas, ce sont celles mentionnées au tome I, p. 469.

Il se peut qu'une mère dénaturée prétende que son enfant est mort-né, alors qu'elle l'a fait périr. Elle fera valoir les considérations suivantes :

*Longueur et difficulté du travail.* Dans cette supposition, la tête de l'enfant sera déformée, allongée dans son grand diamètre, aplatie transversalement ; les pariétaux pourront même être fracturés par l'effet de la compression. Mais, si l'on reconnaît que la mère a un bassin bien conformé, si les lésions ont leur siège çà et là sur divers points du crâne du nouveau-né ; si la tuméfaction du cuir chevelu est irrégulière, étendue, il est à présumer que le faible être a été victime de violences exercées sur lui. Cette présomption atteindra presque le degré de certitude, si l'on constate par la *docimasie* (voir ci-après), que la respiration a eu lieu et que l'enfant a vécu.

*Compression du cordon.* Cet accident a pu, en effet, occasionner la mort. Dans ce cas, tantôt on ne trouve aucune lésion, tantôt au contraire on rencontre des symptômes de congestion cérébrale, mais pas de traces de violences extérieures.

*L'enfant peut avoir été étranglé par le cordon.* Quand ce malheur arrive au cours du travail, on trouve le cerveau congestionné, mais sans ecchymoses, sans traces d'étranglement sur le cou. Que si, au contraire, il existe une contusion, une lésion circulaire autour de cette partie, on doit concevoir de justes soupçons.

*Une hémorragie*, résultant du décollement du placenta, peut avoir causé la mort du fœtus. Dans ce cas, le nouveau-né est d'une pâleur générale, cireuse ; le cœur et les gros vaisseaux sont vides et affaissés, etc. Mais la question se résout surtout par les expériences de *docimasie*, ci-après consignées. Si on en conclut que l'enfant n'a pas respiré, on doit éloigner la présomption d'infanticide, à moins qu'il n'existe des traces de violences extérieures démontrant qu'elles ont causé la mort dès le premier moment de la naissance, avant l'établissement de la respiration.

*Comment reconnaître que l'enfant a ou n'a pas respiré et vécu?* Cela est assez facile. Il suffit de mettre du tissu pulmonaire dans de l'eau pure ; si ce tissu surnage, c'est que les vésicules en ont été dilatées par de l'air respiré, qui l'a rendu plus léger que le liquide ; si au contraire il se précipite, c'est que l'air ne l'a pas pénétré, partant qu'il n'y a pas eu respiration. Cette expérience bien simple se pratique sous le nom de *docimasie*. On juge encore que l'enfant a vécu quand on constate qu'il y a eu évacuation du méconium, exfoliation de l'épiderme, flétrissure et chute du cordon, voussure du thorax, dépression du centre tendineux du diaphragme, volume augmenté des poumons, oblitération des artères et de la veine ombilicales, oblitération du canal veineux, du canal artériel et du trou de Botal. La valeur de ces signes est indiscutable pour celui qui possède la connaissance des fonctions du fœtus et de leurs changements au moment de la naissance (t. I, p. 477).

Il ne suffit pas de savoir que l'enfant a vécu, il faut déterminer la *cause de la mort*. Or, celle-ci peut être fortuite, par omission, par commission.

La *mort fortuite* est due aux causes signalées ci-dessus. On peut leur adjoindre le cas où l'enfant serait expulsé brusquement et périrait des suites de sa chute ; toutefois ce cas est très rare. D'un autre côté, la chute du nouveau-né, des organes génitaux à terre, ne peut que rarement être mortelle. L'examen du cadavre ferait distinguer, d'ailleurs, si les lésions observées sont la conséquence de l'accident, ou si elles sont dues à toute autre cause.

*Mort par omission*. Elle résulte d'une coupable négligence à mettre le nouveau-né dans les conditions nécessaires pour que la respiration s'établisse librement, et pour empêcher que ni hémorragie par le cordon, ni froid ou privation d'aliments, etc., lui soient préjudiciables. On conçoit qu'une femme qui accouche pour la première fois, seule, loin de tout secours, soit, par suite de son trouble, de ses émotions, de sa faiblesse ou de son ignorance, hors d'état de donner à son enfant les premiers soins qu'il réclame ; mais il se peut aussi qu'une mauvaise mère laisse périr volontairement son fruit, et qu'elle donne pour excuse d'être accouchée à son insu ou de s'être trouvée, par suite d'autres causes, dans l'impuissance d'agir. Ce n'est que d'après l'ensemble des circonstances accessoires, et en les rapprochant du récit plus ou moins vraisemblable que fait la mère elle-même, qu'on peut découvrir s'il y a eu de sa part intention criminelle.

*Mort par commission*. Elle résulte de coups, blessures, plaies, luxations des vertèbres cervicales, asphyxies, etc., auxquels le nouveau-né a été soumis. Il n'est pas d'horribles moyens que des mères dénaturées n'aient employés pour faire périr leur enfant et soustraire ensuite ses dépouilles aux investigations de la justice. Nous ne pouvons passer ici en revue toutes ces lésions, dont l'examen se rattache d'ailleurs à diverses autres questions traitées dans l'ouvrage. Disons seulement que la plupart du temps l'examen de l'enfant fournit des preuves légales insuffisantes, et que toutes ces lésions peuvent être attribuées à une foule de causes diverses n'imprimant pas de caractères spéciaux, certains, à leurs effets respectifs.

### Direction du sentiment d'attachement.

Ainsi qu'il a été dit déjà, la *privation de cette faculté* rend les hommes indifférents et sourds à l'amitié; ils peuvent être sensibles, obligeants, mais ils ne souffrent pas de l'absence de ceux auxquels ils veulent du bien. Au contraire, ce sentiment trop prononcé rend inconsolable de la perte d'un être aimé. Gall et Pinel citent des exemples de personnes devenues folles après de tels malheurs. Le sentiment d'attachement est la source de la *sociabilité*, des rapports mutuels et de l'amour, conséquemment la source des plus pures et des plus douces jouissances. Une si noble faculté est donc précieuse. Il faut plaindre les personnes chez qui elle n'est point dans de justes limites; en effet, voici l'alternative : ou ces personnes sont privées des avantages que procure l'amitié, le mariage, dans la vieillesse surtout, où elles seront un jour malheureuses de la perte de ceux qu'elles chérissent. Or, pour diriger cette faculté, il convient de faire entrevoir à ceux qui ne l'ont pas assez développée les douceurs de l'attachement, et d'entretenir les autres de choses sérieuses, d'intérêt, de gloire par exemple.

Lorsque deux jeunes gens, de sexe différent, manifestent un grand besoin d'attachement, un *amour* qui doit éclater, il faut veiller à ce qu'ils ne se livrent pas à l'oisiveté, à la mollesse, à la solitude, conditions si favorables à l'exaltation de ce sentiment. On aura soin d'occuper leur esprit de lectures sérieuses, de projets d'amusement et de voyage; on éloignera d'eux surtout les livres où sont peints les amours ardentes et les attachements exagérés. Au jeune amoureux, on présentera les spéculations de la cupidité, le prestige de la gloire, les chimères de l'ambition. Les exercices corporels feront surtout une heureuse diversion à ses pensées platoniques; les chevaux, les armes, la chasse, lui seront offerts dans ce qu'ils ont de plus séduisant.

Quant à la jeune fille dont les soupirs et les pleurs mal dissimulés accusent les langueurs de l'amour, le mariage sera le plus sûr moyen de guérir une passion qui peut aller jusqu'à l'érotomanie. Chez elle, le sentiment change souvent d'objet. Après avoir longtemps soupiré pour un attachement humain qui n'a pu être satisfait, la jeune fille se jette quelquefois à corps perdu dans la mysticité. Différente alors de celle qui obéit au pur sentiment religieux, cette personne au cœur tendre et déçu n'écoute plus que l'impulsion de l'attachement qui dirige ses pensées vers un être qui écoute au moins ses prières et qui comprend l'élan de son cœur ; mais, hélas ! en voulant s'élever vers le ciel, elle reste peut-être plus attachée que jamais à la terre.... Or, ici le directeur de la conscience, le confesseur, doit posséder des connaissances physiologiques suffisantes pour discerner les cas et y conformer des conseils où n'aura pas trop de prépondérance l'éloquence religieuse.

### Hygiène du mariage.

*A*. Le *mariage* est l'union légale de l'homme ou de la femme, dont nous avons déjà parlé. Considéré au point de vue de l'hygiène, c'est la plus salutaire institution dont puisse jouir notre espèce. Car, d'une part, il régularise les actes de la vie, particulièrement les fonctions de génération, et devient un préservatif contre l'épuisement résultant de la variété dans les plaisirs de l'amour ; d'un autre côté, il développe le sentiment d'attachement qui, chez certaines personnes, ne saurait rester sans objet ; il offre enfin un appui mutuel aux époux et une garantie pour les enfants. Ce qui en prouve les heureux résultats sur la santé, c'est que presque tous ceux qui parviennent à l'âge le plus avancé ont vécu dans ses liens. Malgré ces avantages, le mariage ne peut être conseillé à tout le monde, car il prescrit des devoirs contraires à la santé de certaines personnes, qui, en les remplissant, usent leur frêle existence et procréent des êtres chétifs comme leurs auteurs.

*B*. Plusieurs conditions soit d'organisation, ou de maladie, doivent mettre *obstacle au mariage ;* la plus fréquente et la plus puissante, sans contredit, est la prédisposition à la phtisie pulmonaire. Elle n'offre pas seulement le danger d'être aggravée par l'accomplissement des devoirs du mariage et l'ardeur qu'elle allume pour les plaisirs de l'amour, elle transmet malheureusement aux enfants les prédispositions des parents à son développement. La phtisie pulmonaire décime le genre humain, dans les grandes villes surtout, et l'hérédité en est un des facteurs les mieux établis. Aussi bien, si on pouvait reconnaître à des signes certains les sujets qui en renferment le germe ou prédisposition, il serait opportun de défendre le mariage à ces êtres souffreteux, voués à une mort prématurée, et incapables de procréer des enfants sains de corps. Une telle mesure serait sans doute attentatoire à la liberté individuelle et d'ailleurs irréalisable, mais essentiellement conservatrice, tant de la santé privée que de la force publique. Les femmes contrefaites, rachitiques ou dont le bassin est déformé, doivent rester célibataires, puisqu'elles sont incapables de mettre au jour leur enfant.

On ne tient pas assez compte de la constitution, de l'état de santé ni des dispositions sympathiques des personnes qui doivent s'unir. On ne voit le plus souvent, dans le mariage, qu'une affaire de position ou d'agglomération immobilière. Pourvu qu'il y ait de la fortune, on ne craint pas de vendre une jeune fille à un homme qui porte le germe de maladies héréditaires ou diathésiques, ou à un vieillard dégoûtant et tyrannique qui transforme en autant d'instruments de supplice des actes qui devraient être remplis de charme et de volupté : point d'amour, point de paix, point de bonheur entre de tels époux, qui de plus voient naître et languir des enfants scrofuleux, syphilitiques, cacochymes.

Nous ne parlons point ici de l'influence des fonctions génératrices considérées en elles-mêmes, ni de l'âge requis pour cette union ; ces questions ont été examinées à propos de la direction de l'instinct de propagation (p. 44).

*C. Libertinage, onanisme conjugal.* — Les mœurs publiques, dit Devay, doivent en grande partie leur dégradation et les familles leurs désordres aux scènes scandaleuses de l'alcôve, trop souvent transformée en un véritable lupanar. L'immoralité du mari apprend à la jeune épouse les ingénieux stratagèmes inventés par la débauche. Il n'y a rien de plus honteux, a dit saint Jérôme, que de traiter sa femme comme une adultère. On peut le dire, tous les écarts de la passion vénérienne, toutes ses aberrations se résument dans une pratique où le mariage n'est souvent qu'un voile derrière lequel se cachent tous les raffinements du libertinage : il n'est pas un médecin qui ne puisse rendre témoignage de la multitude de cas d'onanisme conjugal qu'il rencontre dans sa profession, et il n'est personne qui n'admette que c'est là une cause occulte et bien avérée de la dégradation de l'espèce et des générations futures, privées de sève et obligées, selon l'expression énergique et vraie du docteur Dufieux, de surgir au milieu de ce vaste effort du néant.

L'onanisme conjugal est la source cachée d'une foule de maladies qui frappent l'homme et la femme, outre que les actes incomplets ou anormaux produisent plus souvent qu'on ne pense des enfants faibles et chétifs. Chez l'homme, l'acte génésique accompli normalement, complètement, laisse à sa suite un état de bien-être comparable à celui résultant de la satisfaction d'un besoin impérieux. Mais celui qui, par calcul, restreint les plaisirs légitimes que peut lui donner le mariage, regrette nécessairement ceux que lui fait perdre l'imperfection de ses actes; il cherche à se procurer des sensations plus voluptueuses et il outrage la nature. De là la cause de la grande fréquence des affections des centres nerveux (myélite, ramollissement cérébral, paraplégie, etc.) qu'on observe chez les hommes; de là chez les femmes la surexcitation nerveuse aux mille formes, dont le point de départ est au système génital; de là les dégénérescences de la matrice. « Nous n'hésitons pas à placer au premier rang, dans l'étiologie de cette redoutable maladie, le raffinement de la civilisation, et particulièrement les artifices introduits de nos jours dans l'acte génésique. Et il n'est pas difficile de concevoir le mode d'action de cette cause pathogénique, si l'on considère combien il est vraisemblable que l'éjaculation et le contact du sperme avec le col utérin constituent pour chacun des conjoints la crise de la fonction génitale, en apaisant l'orgasme vénérien, en calmant les convulsions de la volupté sous lesquelles s'agitait frémissante l'économie tout entière. Et puis, qui nous démontre qu'il n'existe pas dans la liqueur fécondante quelque propriété spéciale, *sui generis*, qui fait de sa projection sur le col de l'utérus et de son contact avec cet organe une condition indispensable à l'innocuité du coït? »

*D. Le mariage considéré comme source de maladies héréditaires.* — Il existe manifestement, chez toutes les espèces d'êtres organisés, une tendance à répétition, par voie de génération, de particularités corporelles une fois survenues dans une lignée. Si le mariage favorise le développement des dispositions morbides des parents, il le redresse aussi, en faisant subir à un certain nombre de générations, par des alliances convenables, une salutaire épuration. La nature morale se transmet comme la nature physique. Mais l'*hérédité* fait partie de l'étiologie des maladies, et nous n'avons pas à nous étendre ici sur ce point.

*E. Mariages consanguins.* — On les accuse d'amener, de créer, par le seul fait du non-renouvellement du sang, une cause spéciale de dégradation organique, fatale à la propagation de l'espèce. Les effets attribués au mariage entre parents, a-t-on dit, soit seuls ou peu marqués après une première alliance, se multiplient et s'aggravent à la deuxième, à la troisième, et ainsi de suite. La progéniture devient de plus en plus misérable, et la famille se dégrade peu à peu, en dépit des précautions dans le choix des conjoints. La consanguinité tendrait donc à annuler doublement le bénéfice recherché le plus souvent dans les alliances ; elle ferait obstacle au passage des qualités sanitaires des parents dans les produits de leur union, et elle rendrait au domaine de l'hérédité morbide, en vouant les fruits à des maladies qu'ils pourront transmettre plus tard, tout ce que le temps en retranche dans le système des alliances croisées. Oui, historiens, médecins, naturalistes, ont pu remarquer que la consanguinité, dans les mariages, amène à la longue la dégradation de la constitution physique et de l'intelligence, voire même la stérilité ; aussi, de temps immémorial les législateurs, la religion, ont-ils réagi contre cette coutume. Elle peut épargner la première génération, mais presque sûrement elle frappera les autres. Les mariages consanguins, pouvant être considérés, à la rigueur, comme une infraction à l'hygiène publique, devraient tomber sous la surveillance et le *veto* du législateur. Mais cette intervention rencontrerait de telles difficultés qu'il n'y faut pas songer ; il vaut mieux agir par la persuasion, en montrant le spectacle des fâcheux effets de ces alliances qui répugnent à la nature et à la morale, bien qu'elles flattent les intérêts matériels des familles.

Disons-le toutefois, l'accusation portée contre la consanguinité est trop sévère. Il faut distinguer : s'il est démontré qu'il peut résulter de mariages entre consanguins la transmission de vices diathésiques des parents aux enfants, il est non moins certain que quand le père et la mère sont parfaitement sains de corps et d'esprit, leur descendance hérite de ces heureuses dispositions. Les éleveurs ne sont-ils pas parvenus à améliorer singulièrement certaines espèces d'animaux domestiques, en alliant avec leurs parents les plus rapprochés les sujets qu'ils trouvaient doués des qualités qu'ils étaient désireux de voir se perpétuer ? C'est par l'inceste que les Anglais sont parvenus à obtenir la race estimée du bœuf Durham. « Les unions consanguines, à quelque degré de parenté qu'elles soient contractées, n'ont aucune influence fâcheuse sur la santé des enfants, *si les époux sont parfaitement sains*, si leur famille ne présente aucun vice héréditaire apparent ou caché, et s'ils sont d'*âge convenablement assorti.* » (Gallard.)

### Considérations médico-légales relatives au mariage.

Le mariage soulève plusieurs questions médico-légales. Elles ont trait aux motifs d'opposition à l'union projetée, aux circonstances qui peuvent frapper celle-ci de nullité, ainsi qu'aux causes de séparation de corps.

*A. Motifs d'opposition au mariage.* — D'après la législation, il n'y a d'autre motif d'opposition au mariage que la *démence;* ce serait en effet porter atteinte à la liberté individuelle que d'étendre à un trop grand nombre d'infirmités le droit de former empêchement à ce contrat. Cette raison donnée par le législateur est puissante, sans doute, mais il n'est pas moins regrettable qu'on n'ait pas mis au même rang les scrofules invétérées, l'épilepsie, la phtisie pulmonaire, les affections héréditaires, diathésiques ou de nature pouvant être exaspérées par le mariage, sans compter le rachitisme chez la femme, quand il déforme le bassin au point de mettre un obstacle insurmontable à l'accouchement, etc.

*B. Cas de nullité du mariage.* — Aux yeux de la loi, ils résultent de l'*interdiction* pour cause de démence et de l'*erreur dans la personne.* Ce dernier empêchement consiste non seulement dans l'erreur où serait un individu qui, ayant l'intention d'épouser *telle* personne, en épouserait une autre, mais encore dans cette circonstance qu'un individu aurait épousé une personne de même sexe que lui, bien que celle-ci eût passé toujours pour appartenir à l'autre sexe. Or, ceci nous reporte aux questions de *vice de conformation*, d'*impuissance*, d'*hermaphrodisme*, auxquelles nous renvoyons le lecteur.

Les seules causes qui entraînent de fait l'impuissance sont : chez l'homme, l'*absence de la verge ou des testicules;* chez la femme, l'*absence de l'utérus ou du vagin*, ou l'*oblitération irrémédiable de ces organes.* Les autres imperfections physiques, telles que disproportion des parties génitales, hypospadias, conditions anormales faisant supposer l'hermaphrodisme, ne peuvent faire annuler le mariage, si le sexe existe réellement, attendu que ces imperfections n'excluent pas le pouvoir d'exercer un coït fécondant, et que l'art peut y remédier. Quant à la *stérilité*, elle ne peut être alléguée comme cause de nullité de mariage, du moment que l'individu soupçonné d'en être atteint remplit toutes les conditions nécessaires à l'accomplissement de l'acte générateur.

*C. Motifs de séparation de corps.* — Les cas de séparation de corps se rapportent aux *excès*, *sévices* ou *injures graves* de l'un des époux envers l'autre, et au crime d'*adultère.* Il n'est pas de notre sujet d'examiner ces questions.

Mais faut-il comprendre parmi les injures graves le fait d'avoir communiqué la *maladie vénérienne?* Les arrêts en cette matière prouvent que le législateur n'admet pas la syphilis comme cause de séparation, attendu que la communication de cette maladie n'étant pas mise au nombre des causes de séparation spécifiées aux articles 229 à 232 du Code civil, elle en est exclue par cela même, d'autant qu'il est le plus souvent difficile de savoir quel est le véritable auteur de cette communication, laquelle est « mystérieuse et clandestine de sa nature. » Cependant, si les circonstances sont telles qu'elles présentent le caractère de l'injure la plus grave, le plaignant est admis à faire la preuve de la communication du mal. Par conséquent, il peut arriver que le médecin ait à décider si la maladie soumise à son examen est réellement vénérienne, et de quel côté a commencé l'infection, autre question grave, délicate, difficile à résoudre. (V. *Syphilis.*)

### Direction de l'instinct de défense de soi-même.

Nous connaissons les divers degrés de développement de cet instinct (t. I, p. 280). Un enfant donne-t-il des preuves de *pusillanimité*, de *poltronnerie* exagérée, il faut l'entretenir de récits où sont peintes les actions héroïques, l'habituer à la vue et à l'apprentissage du danger, faire naître les occasions propres à mettre en exercice le sentiment de courage qui lui manque. N'effrayez jamais les enfants. Corrigez-les quand ils le méritent, mais n'excitez jamais en eux la frayeur. Ne leur parlez ni de spectres ni de revenants; au contraire, habituez-les à marcher seuls dans l'obscurité, à entendre des détonations d'armes à feu, à voir des objets extraordinaires, des animaux hideux, etc. Plus tard, la vanité, l'attachement, l'amour de la progéniture, pourront faire exécuter de grands actes de courage, même aux individus les plus poltrons.

Quand l'instinct de propre défense est exagéré, qu'il y a *penchant à la rixe*, c'est à exercer le sentiment du juste et de l'injuste, à faire comprendre l'odieux de l'abus de la force et à développer en même temps les facultés morales et intellectuelles qu'il faut s'appliquer.

La *peur*, la *terreur*, qui sont des affections de l'instinct de propre défense, doivent être inconnues aux enfants, car elles annihilent la présence d'esprit dans le danger et peuvent causer les plus graves maladies, l'épilepsie, l'apoplexie, la folie, la chorée, les convulsions, voire même la mort subite par ébranlement du cerveau et suspension de l'innervation. Point de contes ridicules, absurdes, aux enfants, pas de menaces sottes et stupides qui n'obtiennent qu'une soumission forcée, factice, qui les intimident et les empêchent de porter une attention suffisante aux leçons qu'on leur donne. Entourez-les au contraire de bienveillance; captez leur confiance, éclairez leur esprit et donnez-leur des explications claires et simples sur les phénomènes de la nature.

### Direction de l'instinct carnassier.

« Il y a, dit J.-J. Rousseau, des caractères doux et tranquilles qu'on peut mener loin sans danger dans leur première innocence, mais il y a aussi des naturels violents dont la férocité se développe de bonne heure et qu'il faut se hâter de faire hommes pour n'être pas obligé de les enchaîner. » Or, faire des hommes, est-ce autre chose qu'inculquer aux enfants le sentiment du juste et de l'injuste, l'idée de la moralité des actions humaines? Lors donc que l'enfant montre un penchant à détruire, un caractère qui se plaît à faire souffrir les animaux, on doit s'appliquer à développer en lui les facultés intellectuelles et les principes de la morale. Faites-lui comprendre que l'animal est un être sensible, et que c'est une œuvre indigne de la supériorité de l'homme de le faire souffrir sans nécessité. Eloignez-les des théâtres où le sang coule, des spectacles de combats d'animaux; les peuples les plus cruels ne furent-ils pas ceux chez lesquels les jeux sanguinaires eurent le plus de vogue? A Rome, en effet, ne vit-on pas les gladiateurs suivre de près les animaux dans l'arène; et l'Espagne, ce pays avide de combats de taureaux (1), n'inventa-t-elle pas l'inquisition? On a toujours tort de sacrifier aux jeux des enfants des animaux qui meurent à petit feu dans leurs mains; en s'accoutumant à voir souffrir ces êtres martyrisés, ils endurcissent leur cœur, s'habituent au spectacle des rixes, des attaques, du meurtre peut-être, suivant le degré de développement de l'instinct carnassier. Ne souffrez pas qu'ils frappent qui que ce soit, car, comme dit Rousseau, leurs coups sont autant de meurtres dans leur intention. Rendez-leur avec usure ceux qu'ils portent, c'est le meilleur moyen de les corriger.

« Peut-être faudrait-il accoutumer au sang l'enfant qui se trouve mal en le voyant couler, parce qu'il y a dans la vie des circonstances où, faute de force, on peut faillir et manquer à ses concitoyens, à ses amis et à son devoir. Mais, au reste, il est bien rarement nécessaire, dans l'état social, de développer l'instinct carnassier. S'il n'est pas, dès la naissance, plus développé que les autres facultés, l'homme ne

(1) On a vu en 1889, à Paris, ville aux mœurs polies, aux goûts artistiques par excellence, s'élever une immense arène pour *courses de taureaux*, avec la tolérance du pouvoir et cela au mépris de la loi Grammont. Le mouvement vers les organisations de sociétés chorales s'arrêterait-il? la vue du sang et des tortures remplacerait-elle l'audition des sons harmonieux? Allons, il y a aussi du fauve dans le caractère des habitants de la plus spirituelle capitale du monde!

choisira pas, par vocation, ni la profession de boucher ni celle de bourreau. »

### Considérations médico-légales sur l'instinct carnassier.

Puisque le penchant à la rixe et au meurtre porte à commettre des attentats contre la santé et la vie de l'homme, le médecin légiste doit se pénétrer du rôle qu'il lui crée, lequel consiste dans une appréciation juste de la gravité des sévices. Ce n'est pas ici le lieu de parler des *contusions*, *blessures*, *asphyxie*, de la *submersion*, de la *strangulation* et de l'*empoisonnement*, instruments d'homicide. Nous renvoyons le lecteur à ces articles, pour l'appréciation des cas au point de vue pathologique. Bornons-nous à dire que le législateur doit prendre surtout en considération l'intention du prévenu, les conséquences plus ou moins graves du délit ou du crime, les circonstances qui doivent atténuer la rigueur de la peine ou qui ôtent au fait tout caractère de criminalité ; or, ces appréciations ressortent beaucoup moins du rapport du médecin expert que de celui des témoins et de l'examen de l'état moral et intellectuel du coupable. (V. *Aliénation mentale*, *Ivresse*, *Passions*.)

Quant aux dispositions pénales, spécifiées dans une série d'articles auxquels nous renvoyons le lecteur (Cod. pén., art. 295 à 329), elles se rapportent aux crimes ou délits suivants : 1° *meurtre* (homicide commis volontairement) ; 2° *assassinat* (homicide commis par préméditation) ; 3° *coups et blessures* occasionnant une maladie ou une incapacité de travail pendant moins ou plus de vingt jours ; 4° *homicide involontaire ;* 5° *blessures et meurtre provoqués par des coups ou violences graves* envers les personnes, par conséquent excusables ; 6° *blessures et homicides ordonnés par la loi*, commandés par l'autorité, ou résultant d'une légitime défense ; 7° enfin *violences exercées sur des magistrats ou des fonctionnaires publics.*

Les tribunaux donnent une grande extension au mot *blessure.* En traitant des *Plaies*, nous dirons quelque chose des diverses lésions comprises sous cette dénomination, ainsi que de leurs classification, causes, siège, etc., considérés au point de vue de la médecine légale.

### Direction de l'instinct de ruse et de finesse.

Les enfants ont souvent de la propension au *mensonge*, à l'*hypocrisie*, à la *ruse*. Il y en a même, dit Gall, qui, sans avoir contracté cette habitude par éducation, mentent à tout propos et sans nécessité, dénaturent tous les faits et ne font jamais que des rapports controuvés, quoiqu'il fût plus commode pour eux de dire la vérité. Si on veut réussir à les corriger, il faut s'y prendre de bonne heure, et la tâche sera difficile, délicate. D'abord, on commencera par montrer l'exemple : que devant eux aucune action basse, déloyale, ne soit commise ; qu'aucune promesse que l'on ne peut tenir, qu'aucun serment qu'on doive fausser, ne soient faits. Si vous leur défendez quelque chose, ne dites pas : « Ne faites pas cela parce que l'on vous verra, ou on le saura, » car ils concluront qu'en cachette ils peuvent le faire ; mais tâchez qu'ils comprennent, au contraire, que cela est prescrit par la nécessité ; qu'ils sentent, si c'est possible, les conséquences affreuses du mensonge, comme n'être jamais cru lors même qu'on dit la vérité, ou être accusé d'un mal dont on est innocent. Excitez en même temps les sentiments d'amour-propre, du juste et de l'injuste, le sentiment religieux surtout.

Dans le cours de la vie, il est souvent nécessaire d'avoir quelque peu l'instinct de ruse ; mais il ne s'obtient que trop facilement par la fréquentation des hommes et par la nécessité des circonstances et des choses dans lesquelles on veut réussir. Enseignez le bien, toujours le bien ; mais n'apprenez pas à avoir trop de confiance dans la reconnaissance des humains ni dans la foi et les promesses d'autrui. Inspirez un peu de méfiance contre les hommes, tant qu'il s'agit d'affaires matérielles, autrement vous ferez des dupes ou des sots ; mais dans les affaires du cœur, qu'on soit toujours dupe, au contraire : une bonne action en échange d'un mal est un baume pour la conscience honnête.

### Direction du penchant au vol.

Nous l'avons dit, le *penchant au vol* n'est que l'exagération maladive d'un sentiment naturel, louable en soi, nécessaire même, celui de la propriété. Il est d'une haute importance de donner une bonne direction à ce dernier instinct, tant pour prévenir son développement exagéré, qui peut conduire à la *passion du jeu*, à l'*avarice*, au *larcin*, que pour l'activer s'il manquait ou s'il donnait lieu à la *prodigalité*, à l'*insouciance*. Dans le premier cas, il faut plonger dans l'oubli tout ce qui est capable de développer chez les enfants le sentiment de la propriété, et exercer au contraire les facultés intellectuelles et les sentiments d'amour-propre et religieux. Ces moyens sont meilleurs que les châtiments et même que la réclusion, lesquels ont certainement bien aussi leur valeur, mais qui n'attaquent pas le mal dans sa source. Ne vaut-il pas mieux prévenir celui-ci que punir celui qui l'a commis?

« Mais si, lorsque vous avez donné un jouet à l'enfant, au lieu de s'y attacher, il semble ne pas y tenir, n'éprouve nul plaisir à le conserver, l'abandonne trop facilement, le donne à ses camarades après en avoir joui quelques minutes, laissez, pour remédier à cette *imprévoyance* et à ce désintéressement dont il peut avoir à souffrir plus tard, éprouver à cet enfant le malaise qui résulte d'une privation un peu prolongée ; laissez-le s'ennuyer, privé de ses jouets. Quand il sera d'un âge plus avancé, vous lui présenterez des exemples des déplorables suites de la *prodigalité*, du défaut d'économie. »

### Direction du sentiment d'amour-propre.

Le *manque d'estime de soi* est une chose désavantageuse en ce que cela nuit à l'avancement, à la dignité de l'homme ; il convient donc d'y remédier. Par conséquent, à l'enfant trop timide, trop humble, on parlera d'actions de grandeur, d'éloges et de récompenses accordées à tout ce qui est sublime et utile, on applaudira en sa présence aux succès de ses camarades ; on mettra entre ses mains l'histoire des grands hommes, des mâles vertus, etc. S'agit-il, au contraire, de réprimer l'orgueil d'un jeune insolent, ne lui accordez pas d'éloges, alors même qu'il les mérite ; répétez-lui que l'amour-propre est toujours une chose ridicule ; que les hommes les plus dignes sont précisément ceux qui en ont le moins ; que la modestie est le propre du vrai mérite, vérité trop méconnue. S'il commande et se montre exigeant, ne faites aucune attention à ses ordres, et accoutumez-le à se servir lui-même, etc.

Divers sentiments, quand ils sont affectés, font naître le *chagrin*, la *jalousie*, la *colère* ; mais ces affections morales sont souvent aussi le résultat d'une blessure faite à l'estime de soi et à l'amour de l'approbation. Comme elles peuvent avoir de fâcheux effets sur la santé, il importe de les prévenir, soit en évitant leurs causes occasionnelles, soit en diminuant l'activité des facultés dont elles dépendent. Ces effets sont le trouble du système nerveux, l'ébranlement de l'économie, la perturbation des fonctions, la suppression des règles et ses conséquences, les convulsions, l'épilepsie, l'apoplexie, la folie, etc.

### Direction de l'amour de l'approbation.

Il faut exciter le *sentiment de l'approbation* chez l'enfant qui aurait trop peu de *vanité*, par des louanges publiques et l'éclat des récompenses. Celui qui présente au contraire cet instinct trop développé ne doit pas être loué, il doit être surtout mis à l'abri de la *flatterie*, cette arme puissante dont se servent les hypocrites pour obtenir des vaniteux tout ce qu'ils désirent. Il faut signaler avec mépris ces hommes vils et rampants qui, pour se chamarrer devant la multitude et obtenir des approbations et des oripeaux, s'humilient, endossent la livrée, renoncent à eux-mêmes.

Nous venons de donner pour origine à la *jalousie*, à la *colère* et à la *haine* les blessures faites aux instincts de fierté et de vanité, et nous avons fait remarquer les fâcheuses influences qu'ont ces passions concentrées.

### Direction du sentiment de circonspection.

Les avantages que procure ce sentiment sont la *prudence*, le soin de préparer l'avenir, soin que prennent d'ailleurs tous les animaux. L'absence de circonspection fait naître la *légèreté*, l'*étourderie* et leurs conséquences ; son excès donne lieu aux inconvénients de l'irrésolution et de la *méfiance*. Il importe donc que cette faculté soit suffisamment développée. Faites que le jeune étourdi ressente les effets de son imprudence, et s'il est assez âgé pour les comprendre, montrez-lui les preuves de tous les dangers auxquels entraîne le défaut de circonspection et de prévoyance. « C'est par la bonne direction du sentiment de circonspection et de celui de la propriété que l'hygiène prévient les inquiétudes douloureuses et les funestes résultats de l'avarice. »

### Direction du sens des localités.

C'est pour dire un mot de l'*influence des voyages* que nous parlons de ce sens. Outre les avantages qu'ils procurent suivant qu'ils se font à pied, en voiture ou à cheval, les voyages habituent l'économie à l'action des modificateurs météoriques les plus différents, tels que le froid, le chaud, le sec, l'humide, et à celle des divers exercices et aliments, etc. Ils récréent, ornent l'esprit, activent la nutrition, donnent de l'appétit et impriment un mouvement favorable à tout l'organisme.

Mais des influences toutes spéciales aux climats que l'on visite doivent être notées. Ainsi les voyages dans les contrées méridionales sont utiles aux individus lymphatiques, aux scrofuleux, aux poitrinaires ; ils ne conviennent point, au contraire, aux personnes affectées de maladies de cerveau, du foie, du tube intestinal, ou prédisposées à ces affections. Au reste, pour être salutaires, les voyages doivent avoir encore un autre but que celui d'améliorer la santé :

certains malades, quand ils savent que c'est uniquement pour recouvrer celle-ci qu'ils les entreprennent, étant préoccupés, ennuyés, mélancoliques, dégoûtés de la vie peut-être, ne peuvent retirer les avantages qu'ils s'en promettaient.

### Direction du sens des rapports des tons.

Le sens des rapports des tons est dirigé, perfectionné tout simplement par l'*éducation musicale*. Mais la question est de savoir quelle influence exerce la musique sur la santé et dans la maladie. Généralement parlant, la culture de cet art adoucit les mœurs ; tel qui s'occupe d'une chose aussi suave et douce est peu porté à exercer des sentiments contraires. Aussi ferait-on bien d'instituer partout des écoles où la musique serait enseignée gratuitement : ce moyen puissant d'améliorer et d'adoucir les mœurs commence, d'ailleurs, à être mis en usage par l'organisation des orphéons, qui se répandent de plus en plus.

Considérée sous le rapport de son action sur les autres facultés, la *musique* est un excitant puissant du système nerveux, sans préjudice des autres. Selon le ton, elle nous porte aux actions élevées ou aux actes ridicules ; elle maîtrise notre volonté, excite au courage, aux combats, à l'amour ; d'autres fois elle agit sur la sensibilité générale, énerve et prédispose à la mollesse, à la langueur, aux vapeurs et aux affections nerveuses. On doit donc se soustraire à son influence quand elle peut produire des effets peu favorables sur l'économie. Dans les affections morales elle agit comme moyen de révulsion, en excitant une partie cérébrale autre que celle qui est affectée : c'est ainsi qu'elle calme l'ennui, le chagrin, la peur, la colère, etc. C'est par un effet semblable qu'elle paraît avoir quelque efficacité dans le traitement de l'aliénation mentale.

### Direction du sentiment de bonté, de bienveillance.

Lorsque ce sentiment est très *développé*, il est nuisible plutôt qu'utile à l'individu. Il fait souffrir à la vue des misères de ses semblables, même de celles des animaux, et peut laisser commettre le mal par compassion. Comment le modérer ? Est-ce à force de l'exercer, en multipliant les exemples de maux soufferts, de mauvais traitements endurés par les êtres vivants ? Sans doute, la sensibilité finirait par s'émousser, comme chez les tueurs des abattoirs, mais il vaut mieux éviter les occasions de la mettre en action et fortifier les autres facultés.

Au contraire, le sentiment de bonté et de bienveillance est-il absent ou remplacé par la *dureté* de cœur, il faut l'exercer, montrer au jeune homme insensible des exemples d'infortune ; le conduire dans la demeure des malheureux ; lui faire sentir les effets des privations et même de la douleur qu'il cause à celui qu'il maltraite. Toutes choses égales, les riches parvenus ont peut-être le cœur moins sensible que les autres hommes, par cela seul que le travail opiniâtre les ayant absorbés et façonnés de manière à les soustraire aux tortures de la misère, ils n'ont pas senti se développer en eux le sentiment de compassion et de bienveillance. Mais ceux dont l'éducation a été soignée, conduite chrétiennement, qui ont été frappés par l'adversité et ont souffert avant d'arriver à la fortune, se montrent plus bienveillants qu'on ne l'est dans la classe ouvrière, parce que, dans celle-ci, les bonnes facultés n'ont pu se développer, faute d'éducation et d'exemples.

### Direction du sens du juste et de l'injuste.

Gall avait rattaché ce sens à celui de bonté et de bienveillance, mais ses successeurs lui ont reconnu, avec raison, une existence indépendante. Quand on l'a *très développé*, on est disposé à se conduire avec équité, par amour de la justice ; dans le cas contraire, le sentiment de justice *peu développé* rend l'homme peu apte à distinguer le bien du mal ; il ne trouve plus son juge en lui-même, la loi le lui apprend.

La *conscience* est le sentiment intérieur d'une bonne ou d'une mauvaise action, c'est-à-dire une affection du sens moral. Elle est d'autant plus délicate que le sentiment du juste et de l'injuste est plus prononcé. Le *remords* naît d'une conscience timorée, elle-même due à l'exagération du sens en question.

Lorsque les enfants montrent des dispositions à oublier les notions de justice, à enfreindre les règles de leurs jeux, il faut mettre entre leurs mains des livres qui relatent les nobles exemples de la foi jurée ; surtout pratiquez vous-même la justice en leur présence, et condamnez sévèrement, méprisez tous ceux qui portent atteinte à l'équité. Soyez juste à leur égard, ne les corrigez jamais à tort, mais n'y manquez pas toutes les fois qu'ils le méritent ; signalez avec mépris les contraventions qu'ils commettent aux règles de leurs jeux avec leurs camarades.

Les *scrupules*, la *mélancolie*, la *misanthropie* naissent souvent de l'exagération du sentiment de justice.

### Direction du sentiment religieux.

Le philosophe de Genève voudrait qu'on laissât passer le jeune âge sans parler de religion, attendu que l'enfant n'a pas son intelligence assez forte, dit-il, pour avoir une juste idée de Dieu. Ceci est trop absolu. Il est vrai que s'il convient de l'entretenir de la Divinité, on s'y prend généralement assez mal. Au lieu de lui faire marmotter des prières dont il ne comprend pas le sens, il vaudrait mieux occuper son intelligence, la frapper des grands phénomènes de la nature ; et, remontant sans effort aux causes premières, lui faire sentir le besoin de se réfugier dans le dogme consolant et nécessaire d'un Dieu tout-puissant. Puis, lorsque ses facultés intellectuelles seront suffisamment développées, on l'entretiendrait des devoirs de l'homme envers le Créateur et des récompenses promises en retour.

Que si le sentiment religieux était assez exalté pour faire craindre qu'il sorte des bornes de la raison et produise la *théomanie* et le *fanatisme*, on éloignerait le sujet des prédications véhémentes, des lectures et méditations ascétiques, et l'on mettrait en usage, pour lui faire contrepoids, les voyages, l'étude des sciences naturelles, etc.

Il est nécessaire de faire marcher de front la culture des facultés intellectuelles et celle du sentiment religieux. Si le développement de ce dernier sentiment se fait au préjudice ou à l'exclusion des autres fonctions encéphaliques, l'homme deviendra pieux, plein de respect pour la Divinité et disposé à tout faire pour lui être agréable; mais comme son ignorance ne lui permettra pas de distinguer ce qui est vraiment raisonnable, utile et agréable à Dieu, il sera exposé à mille écarts aussi funestes pour lui que pour ses semblables; il négligera la morale pour des pratiques superstitieuses, se relâchera de la sévérité due à l'accomplissement des devoirs pour vaquer à des actes contraires au bon sens et à la morale naturelle. N'a-t-on pas vu même des hommes, profondément religieux, persécuter, faire périr leurs semblables dans les plus affreux supplices, sans aucune espèce de motif, si ce n'est qu'ils croyaient remplir un acte de devoir et plaire à Dieu? Combien, dans ces questions, il faut de prudence, de tact de la part du directeur d'une conscience bouleversée, maladive, pour ramener celle-ci, au moyen de tempéraments mi-mondains, mi-orthodoxes, dans la véritable voie !

D'autres fois, l'homme dont les facultés intellectuelles ne marchent pas de pair avec les sentiments religieux sera livré, pour n'avoir pas exécuté les actions les plus indifférentes, mais qu'il croira obligatoires envers Dieu, aux *remords* les plus cuisants, et conduit à une des monomanies les plus douloureuses et les plus incurables. Les consolations d'une piété éclairée et compatissante sont quelquefois utiles alors, pour délivrer des scrupules exagérés qui détruisent sa santé l'être humain disposé à la monomanie religieuse; mais plus souvent encore ces moyens échouent, parce qu'ils l'entretiennent dans ses idées. Aussi, un principe qu'on ne saurait trop répéter, non seulement aux gens du monde, mais encore aux médecins, c'est qu'on ne doit jamais raisonner avec un aliéné sur les objets qui ont rapport à son délire.

Les principes que nous venons de poser doivent suffire, nous le croyons du moins, pour tracer la ligne de conduite à tenir dans la direction des autres facultés et dans tous les cas qui peuvent se présenter.

### Hygiène relative aux phénomènes sommeil, rêves, cauchemar, somnambulisme et magnétisme.

Nous avons parlé du sommeil, considéré comme acte physiologique (t. I, p. 300). Reprenons ce sujet en l'envisageant au point de vue de l'hygiène.

Le *sommeil* a pour but de réparer les forces vitales, de redonner aux muscles des mouvements, aux sens la pensée, c'est-à-dire à la vie de relation l'excitabilité épuisée par la veille. Pour qu'il ait véritablement cette influence, il faut qu'il se manifeste spontanément, sans être provoqué ni par des substances médicamenteuses, ni par quelque maladie du cerveau. Dans le premier cas, étant dû à l'ingestion d'une substance narcotique ou alcoolique qui stupéfie le centre nerveux et engourdit son excitabilité, il est lourd, pénible, agité, et ne répare pas les forces; dans le second cas, il est menaçant, souvent même suivi de mort, parce qu'il dénote l'existence d'une maladie grave.

Le besoin de repos est indiqué par la diminution de l'activité des fonctions de relation, par un sentiment de fatigue, de langueur, d'épuisement. Si l'on méconnaît la voix de la nature, et si l'on y résiste, on éprouve du malaise, et l'économie tout entière souffre. Or cette souffrance, réelle quoique peu marquée et à peine sentie, fait que, l'heure du sommeil étant passée, le besoin de dormir devient moins impérieux. Un sommeil insuffisant ne produit qu'une réparation imparfaite; il cause de la faiblesse, excite les organes, trouble la nutrition, fait maigrir. Trop prolongé, au contraire, il énerve, engourdit les facultés physiques et intellectuelles ; il favorise l'embonpoint, non seulement parce que, à ce moment, l'assimilation est plus active, mais parce que dans l'inaction les pertes manquent.

C'est ordinairement l'habitude qui fixe la *durée du sommeil*, qui soumet à notre volonté et à nos passions les instants de repos et de travail. Cependant l'âge, le sexe, la constitution, la font varier. L'enfant, sans cesse en mouvement, a plus besoin de dormir que l'adulte ; celui-ci plus que le vieillard. Le sommeil doit être de douze heures pour le premier, de huit à dix pour les jeunes gens, de six à huit pour les adultes. On dit généralement que la femme a plus besoin de sommeil que l'homme, parce qu'elle est plus faible; ceci n'est peut-être pas vrai, mais la femme enceinte et celle qui nourrit ont tout particulièrement besoin d'un repos parfait et suffisamment prolongé, surtout si elle est d'une constitution nerveuse.

C'est pendant la nuit qu'il convient de se livrer au sommeil ; le sommeil du jour n'est ni assez profond ni assez réparateur. Ceux qui, par profession, sont obligés de faire du jour la nuit et de la nuit l'instant du travail, s'exposent à tous les inconvénients du manque de lumière solaire, d'air pur, de réparation incomplète, et se préparent une sorte d'étiolement. Si dans les grandes villes, tant de femmes du monde sont pâles, chétives, ont la vie usée prématurément, cela tient à ce que, malgré le repos prolongé auquel elles s'abandonnent pendant le jour, elles ne réparent qu'imparfaitement les fatigues des nuits, passées dans les bals et les spectacles, où l'air est plus ou moins vicié.

Le *coucher* est généralement horizontal, la tête un peu élevée. On est porté instinctivement à s'incliner plutôt sur le côté droit que sur le côté gauche, parce que dans cette dernière attitude, le cœur est moins libre, étant gêné dans ses mouvements par une sorte d'immobilité des côtes, et que le foie restant suspendu dans le flanc droit cause des tiraillements. Ajoutons que les rêves pénibles, les cauchemars, se produisent plus facilement lorsqu'il existe de la gêne dans la circulation centrale ou quelque affection du cœur. Le corps ne doit jamais reposer sur la plume, qui échauffe, provoque des démangeaisons, des attouchements même, causes fréquentes d'habitudes pernicieuses chez les enfants. Le lit doit être plutôt dur que moelleux; la chambre à coucher saine, à l'abri de toute humidité ; car c'est pendant le sommeil que l'on contracte le plus souvent les rhumatismes et autres maladies dues au froid humide. Comme l'absorption se continue durant le sommeil, qu'elle semble même plus active que pendant la veille, on doit se livrer au repos dans des lieux où ne se développent point d'émanations malfaisantes. Pas de lampe, point d'animaux, point de fleurs dans la pièce où l'on couche, rien qui puisse altérer l'air. Pour faciliter le renouvellement de celui-ci, laissez alcôve et rideaux de lit ouverts. Cette précaution si négligée dans les campagnes est pourtant d'une grande importance.

*A*. Les *rêves* ont une influence fâcheuse sur la santé de certaines personnes craintives et superstitieuses. Ils provoquent quelquefois un réveil brusque, accompagné d'agitations et de palpitations. Avoir indiqué la cause des rêves (t. I, p. 304), c'est avoir signalé les précautions à prendre pour les éviter.

*B*. Le *somnambulisme* peut entraîner des suites funestes; il faut s'efforcer de mettre les personnes qui y sont sujettes dans des conditions favorables à la non-reproduction de ce phénomène singulier et à leur sûreté personnelle. Gardez-vous de réveiller le dormeur somnambule lorsqu'il se trouve dans une situation périlleuse qu'il ne pourrait garder sans choir s'il était en état de veille (t. I, p. 306).

*C*. Le *magnétisme* devrait être interdit, comme provoquant une excitation nerveuse, des phénomènes spasmodiques, comme offrant même des dangers pour les personnes de bonne foi. Quant à celles qui se font magnétiser dans un but de lucre, elles ne craignent rien; car elles sont trop occupées du rôle menteur qu'elles jouent pour se laisser aller à l'influence mesmérienne et au sommeil agité qui la suit.

### Considérations médico-légales relatives aux somnambulisme, suggestion, etc.

Quelle influence peuvent avoir sur la *liberté morale* le somnambulisme, l'état intermédiaire entre le sommeil et la veille, la suggestion ?

Le somnambule ne peut être considéré comme ayant conscience de ce qu'il fait et maître de ses actions, car chez lui, sauf la faculté qui se trouve pour l'instant en exercice, toutes les autres sont fermées à la plupart des impressions. Quelques médecins légistes ont prétendu que si pendant le somnambulisme un individu avait commis un attentat contre un autre individu, connu pour être son ennemi personnel, il devrait être déclaré coupable, par cette raison que l'attentat ne serait que l'exécution de projets criminels précédemment conçus et nourris dans sa pensée. Mais ne serait-ce pas vouloir prouver une intention incertaine par des présomptions? D'un autre côté, se présenterait l'inconvénient que le coupable pourrait invoquer pour excuse un prétendu état de somnambulisme. Mais si ce cas se présentait, il faudrait que l'accusé prouvât que cet état lui est habituel et qu'il y était soumis au moment du crime ou du délit.

Dans l'état intermédiaire entre le sommeil et la veille, on peut commettre des actions répréhensibles sans en avoir conscience et sans en encourir la responsabilité. « Un individu s'éveille subitement dans le milieu de la nuit; il se figure voir un spectre s'avancer; la frayeur, l'obscurité, ne lui laissent rien distinguer de plus; en un moment il s'est élancé de son lit, il a frappé.... Le prétendu fantôme était sa femme, qui mourut le jour suivant. » Ainsi, l'imagination étant frappée d'idées bizarres, extravagantes, nées pendant le sommeil, on peut, au moment d'un réveil brusque, mêler à ces idées les obscures sensations des objets environnants et être poussé à commettre des actes dont on ne peut apprécier la moralité. Mais dans des cas de ce genre, les magistrats, pour éclairer leur conscience, doivent examiner attentivement les circonstances du fait, le caractère de l'individu, l'intérêt qui pourrait le guider, etc.

Les exemples de *suggestions* hypnotiques (t. I, p. 311) sont maintenant affirmés. Voici deux faits entre autres. 1° Une jeune femme B. était arrivée à être d'une suggestibilité et d'une crédulité telles, à l'état de veille, que ses compagnes lui faisaient croire tout ce qu'elles voulaient, lui faisaient exécuter des actes burlesques sans qu'elle fît même de résistance. Elle avait commis bien des actes délictueux par suite de pratiques hypnotiques exercées sur elle par un complice. Il s'agissait de vols dans les magasins du Louvre. Examinée par le docteur Aug. Voisin, celui-ci obtint son acquittement; car, dit-il : « Si le délit de vol a pu être commis par cette femme sous l'influence de suggestions hypnotiques, l'hypnotisme m'a permis, par contre, de faire connaître au juge d'instruction les conditions dans lesquelles B. avait volé et d'obtenir que sa culpabilité fût écartée. » (*Gaz. des trib.*)

2° Il s'agit de faux témoignages suggérés chez les enfants. Le docteur Eg. Bérillon conclut de ses expériences : 1° que chez les enfants de six à quinze ans, il est facile, par simple affirmation, soit à l'état de veille, soit à l'état de sommeil, de provoquer des illusions de perception, des amnésies partielles, des déformations de souvenirs et des hallucinations de la mémoire;

3° Que la réalisation des suggestions faites expérimentalement chez l'enfant est la règle, la non-réalisation, l'exception; et que de ces suggestions peuvent résulter de faux témoignages, etc. (*Soc. d'hypn.*, 9 nov. 1891.)

Si la loi se désarme en face d'actions telles que celles que nous venons de citer, quand elles sont commises pendant le sommeil, la conscience individuelle, quelque timorée qu'elle soit, ne doit pas, à plus forte raison, s'inquiéter des rêves qui occupent l'esprit, quels que soient les actes qu'ils rappellent, surtout quand ces actes sont du nombre de ceux que l'organisme doit exécuter physiologiquement. On comprend que nous voulons faire allusions aux *rêves lascifs* qui obsèdent quelquefois l'imagination des personnes engagées dans les ordres religieux et vouées au célibat. Dans l'état de veille, ces personnes trouvent dans le sentiment du devoir assez de force pour éloigner toute pensée contraire à la pudeur; mais lorsque leurs sens sont fermés aux impressions du dehors, que tout en elles sommeille, excepté l'instinct de reproduction, on conçoit alors que les impulsions nées de cet instinct, non réprimé par la volonté, agitent, tourmentent l'individu endormi et produisent les effets de rapports sexuels réels. Ces sortes de rêves, qui amènent des pollutions, ne doivent pas porter atteinte à l'innocence de la personne qui les éprouve, même à ses propres yeux.

---

DEUXIÈME CLASSE D'INFLUENCES

# INFLUENCES RELATIVES AUX FONCTIONS DE NUTRITION

Les préceptes hygiéniques qui concernent la vie de nutrition ou intérieure peuvent être rapportés à cinq chefs principaux, qui ont pour rubriques : 1° digestion ; 2° absorption ; 3° respiration ; 4° circulation ; 5° sécrétions et exhalations.

## SECT. I. — HYGIÈNE DE LA DIGESTION

Cette partie de l'hygiène comporte les quatre ordres suivants : 1° soins réclamés par les organes digestifs, principalement ceux de mastication ; 2° propriétés des aliments ; 3° l'alimentation ; 4° propriétés culinaires ; 5° les boissons.

### CHAP. Ier. — SOINS QUE RÉCLAMENT LA BOUCHE ET LES DENTS.

Toutes les parties constituantes de la bouche, membrane muqueuse, appareil salivaire, dents, exigent des soins qu'il importe de ne pas négliger, tant pour conserver la sensibilité et l'intégrité fonctionnelle des unes que pour éviter aux autres des altérations qui deviennent très nuisibles, soit par les douleurs qu'elles causent, soit par l'imperfection de la mastication qui en est l'effet, sans compter le dommage qu'en reçoivent la beauté du visage et la pureté de l'haleine.

Ayant déjà parlé des influences que subissent les organes salivaires et la muqueuse gustative, il nous reste à dire un mot de l'usage du tabac ; nous passerons ensuite à l'hygiène des dents.

### Effets du tabac fumé ou chiqué.

*A*. Puisque l'habitude de *fumer* menace de devenir générale, il faut bien qu'elle présente quelques avantages ; mais quels qu'ils soient, combien ceux-ci sont au-dessous des inconvénients. Au dire de l'amateur, le fumage procure une sensation agréable (recherchée d'ailleurs par lui seul), laquelle, jointe à l'action d'aspirer et de rejeter la fumée, distrait, désennuie, émousse l'aiguillon des soucis, enfante la gaieté, et même, dit-on, apaise la faim. Au nombre des inconvénients (que le fumeur n'avoue pas, mais que le physiologiste prévoit et constate), il faut noter particulièrement l'altération des dents, la puanteur de l'haleine, la perspective de tourments affreux dans le cas où manque le tabac, les pertes salivaires, l'épuisement ; quand il y a abus, il conduit au cancer de l'estomac ou des lèvres, aux névroses, à l'anémie, à une certaine dépression de l'intelligence, voire même à l'atténuation de la faculté procréatrice.

Les *pertes salivaires* déterminées par le fumage peuvent causer l'amaigrissement, la pâleur du visage, le trouble des digestions, en privant le bol alimentaire de la quantité de salive qui lui est nécessaire. Toutefois, ces accidents ne sont pas également à craindre chez tous les hommes et dans tous les climats : les individus lymphatiques, à tempérament froid, s'accoutument plus vite et impunément à la pipe que ceux qui sont d'une constitution sèche et nerveuse. L'action de fumer est moins funeste aussi dans les contrées basses et humides, où elle est d'ailleurs bien plus répandue que dans les pays chauds. En somme, l'usage de la pipe et du cigare peut être utile au soldat, au marin, à l'artisan, comme propre à abréger le temps, à chasser l'ennui, à faire supporter les privations ; mais pour les jeunes gens et les hommes qui cultivent leur esprit, il constitue une habitude qui n'offre que des inconvénients, d'autant plus graves que l'abus est plus invétéré.

*B*. Le tabac exerce ses *dangereux effets* par la *nicotine*, son alcaloïde, un des poisons les plus violents que l'on connaisse.

*C*. L'usage du tabac peut conduire à l'habitude la plus dégradante, l'ivrognerie. « L'accoutumance de la bouche à une stimulation mordicante finit par la rendre insensible à la douce excitation des aliments; dès lors, les petites glandes chargées de fournir la salive propre à délayer et à envelopper la bouchée alimentaire restent dans l'engourdissement et ne fournissent rien; et comme, après tout, l'action de cette humeur est indispensable à la digestion, il résulte de sa suppression inopportune que la nature, qui veille sur son œuvre, suscite la soif à chaque bouchée, et appelle de préférence, pour la satisfaire, les boissons les plus stimulantes. »

*D*. Que dire de l'action de *chiquer*, si ce n'est qu'elle est pire que la précédente, tant par le dégoût qu'elle inspire que parce qu'elle use davantage le sens du goût, épuise la source de la sécrétion salivaire et introduit dans l'économie une plus forte dose de nicotine. Elle ne se rencontre d'ailleurs que chez les individus de bas étage, chez les vieux marins, etc.

Une société (*contre l'abus du tabac*) s'est fondée à Paris et dans d'autres capitales dans le but d'éclairer le public, principalement les fumeurs, sur les dangers de l'usage abusif du tabac, dangers dont nous n'avons signalé que les principaux.

### Soins que réclament les dents.

*A*. Par cela seul qu'elles prêtent du charme à la beauté, les dents mériteraient les plus grands soins; mais quand on sait le rôle si grand qu'elles jouent dans la digestion, par le broiement nécessaire des aliments qu'elles opèrent, on ne peut rester indifférent aux précautions qu'il convient de prendre pour les conserver. Ces précautions, nous allons les résumer.

Le matin à jeun et après chaque repas, il faut avoir soin de se laver la bouche avec de l'eau pure ou additionnée de quelques gouttes d'eau de Cologne ou autre teinture, comme celle de quinquina, de pyrèthre, etc.

Une fois le jour, au moins, et particulièrement le matin, il faut se nettoyer les dents au moyen d'une brosse molle ou d'une éponge fixée à une tige inflexible. Cette brosse sera promenée, non de droite à gauche ou transversalement, mais de haut en bas et de bas en haut, suivant le sens de la longueur des dents, afin que les soies, qui sont alors comme autant de petits cure-dents, glissent entre ces os et enlèvent jusqu'à la dernière trace du limon.

Si par la négligence de ces précautions il s'est formé autour de la racine dentaire de cette matière limoneuse blanche, appelée *tartre*, que les uns attribuent à une sécrétion d'organes particuliers, d'autres à un mélange de mucus buccal, de sels salivaires et de molécules alimentaires exposées à une certaine décomposition par l'action de l'air et de l'humidité (ce qui en cause l'odeur fétide), il faut faire enlever au plus tôt cette matière, qui causerait un suintement muco-purulent, le décollement des gencives, des ulcérations à ces parties, la fétidité de l'haleine, et finalement la perte des dents.

*B*. Afin de conserver à ces organes leur blancheur, on emploie différentes poudres ou opiats qui ne sont pas tous sans inconvénient. Les poudres dépourvues d'action chimique sont inertes, elles n'agissent que par frottement et sont avantageuses : telles celles de quinquina, de charbon, pourvu qu'elles soient parfaitement porphyrisées et tamisées. Il n'en est pas de même des opiats, qui contiennent des substances acides. De même qu'ils agissent sur les instruments tranchants dont ils détruisent le poli, émoussent le fil, de même et à plus forte raison ils corrodent l'émail des dents, rendent ces parties moins glissantes, les *agacent*, comme l'on dit. Si l'oseille, le citron, les fruits verts produisent ces effets, quels ne doivent pas être ceux des acides plus actifs! Toutes les *poudres* ou *eaux* décorées de l'épithète de *dentifrices*, qui renferment ces substances, doivent être proscrites, quels que soient les noms dont on les baptise. Le moyen de les reconnaître, c'est, outre la sensation d'acidité qu'elles produisent sur l'organe de gustation, d'en faire tremper une petite partie dans de l'eau : en essuyant ensuite cette eau avec le papier de tournesol, on voit que celui-ci rougit au contact. Les *opiats*, les *eaux dentifrices* consistent presque tous dans une solution alcoolique d'huiles essentielles et de résines. Mêlées à l'eau, à la dose de quelques gouttes, ces préparations sont sans inconvénients. L'*eau de Botot* réunit les conditions d'un bon dentifrice.

Considérant l'action pernicieuse des acides sur les dents, action que la salive elle-même exerce dans certains cas de maladie d'estomac, Pelletier composa un savon qu'il appela *odontine;* ce savon, composé de sous-carbonate de magnésie et de beurre de cacao, étant par conséquent alcalin de sa nature, est avantageusement employé dans l'hygiène de la bouche.

*C*. Ce n'est pas tout, il faut débarrasser soigneusement les dents des parcelles d'aliments engagées dans leurs intervalles; le cure-dent, soit dit en passant, ne doit jamais être en métal. Il faut s'abstenir de boire et manger très chaud ou très froid, de briser des corps durs avec ses dents, de fumer surtout avec une pipe dont le tuyau est trop court, de mâcher du tabac, etc. Le froid subit à la tête, le refroidissement des pieds, l'abus des liqueurs fermentées et des assaisonnements, ce sont là autant de causes qui préparent la perte prématurée des dents. — Mais il faut bien dire qu'une certaine prédisposition ou constitution, idiosyncrasie, fait que certaines personnes perdent les dents de bonne heure, quoi qu'elles fassent, tandis que chez d'autres ces organes se conservent très longtemps, malgré le défaut absolu de soins.

## CHAP. II. — PROPRIÉTÉS DES ALIMENTS EN GÉNÉRAL.

Est un *aliment* toute substance solide ou liquide qui, introduite dans les organes digestifs, fournit, par suite des changements qu'elle y subit, des matériaux assimilables dont l'organisme s'empare pour réparer ses pertes et concourir à son développement.

Le sujet dont nous allons nous occuper est sans contredit l'un des plus importants de l'hygiène, puisque la conservation de la vie, la réparation des forces vitales, l'entretien de la santé, l'activité des fonctions intellectuelles, voire même la guérison d'un grand nombre de maladies organiques, dépendent du choix, du mode de préparation, de l'usage enfin des aliments.

Pour mettre de l'ordre dans cette étude, nous considérerons les *aliments* : 1° au point de vue de leurs principes chimiques et classification ; 2° de leurs préparation et qualité.

### Des aliments considérés sous le rapport chimique.

Les aliments sont de deux genres, suivant qu'ils contiennent ou non de l'azote : ceux dépourvus de ce principe contiennent des sels, de l'eau, etc.

*A*. Les aliments *azotés* sont fournis par les deux règnes animal et végétal, mais plus particulièrement par le règne animal; on leur donne le nom d'*albuminoïdes* : ils contiennent de l'albumine, de la fibrine, de la caséine, de la gélatine et divers extraits qui forment la partie essentielle du bouillon. Il y a aussi des aliments azotés d'origine végétale, contenant albumine végétale, gluten, mucilage, etc., mais dans lesquels l'azote est en très faible proportion. L'azote manque aussi dans certaines substances d'origine animale : graisse, beurre, miel, etc., par exemple.

Les aliments azotés sont ceux dont les propriétés nutritives sont le plus marquées, et qui stimulent le plus les organes de la digestion.

*B*. Les aliments *non azotés* sont d'origine végétale ; c'est l'amidon, sucre, gomme, pectine, huile; quant aux non azotés d'origine animale, nous venons de les indiquer. Toutes ces substances jouissent de propriétés peu nourrissantes et stimulent peu les organes, ou plutôt elles rafraîchissent et relâchent les tissus. Nous reviendrons sur ce sujet, en parlant de chaque classe d'aliments en particulier.

Ce qui importe surtout, en fait d'alimentation, ce n'est pas tant que les substances alimentaires soient de telle provenance plutôt que de telle autre, mais qu'elles contiennent des principes azotés, parce que nos tissus en contiennent naturellement, et qu'ils ne peuvent remplacer que par cette source ceux qu'ils perdent dans le mouvement nutritif et d'échanges continuels.

*C*. Il est démontré que les aliments non azotés ne sauraient, eux seuls, entretenir la vie, pas plus d'ailleurs que les azotés exclusifs, auxquels il faut adjoindre les premiers. Or, examinons le rôle respectif de ces deux genres de substances alimentaires.

Tandis que les *principes azotés* paraissent destinés à la rénovation des tissus dont ils rappellent la composition, les *principes non azotés*, au contraire, sont, par une véritable combustion, réductibles en acide carbonique et en eau, à l'aide de l'oxygène introduit dans l'organisme par la respiration. Ils paraissent être les matériaux propres à entretenir la chaleur animale. De là leur nom d'*aliments respiratoires*, par opposition aux *plastiques*.

Les aliments *plastiques* sont plus nécessaires à l'entretien de la vie que les aliments *respiratoires*; mais il y a dans l'économie un produit accumulé non azoté, la *graisse*, qui peut fournir pendant un certain laps de temps les éléments de la combustion, lorsque les aliments plastiques font défaut.

*D*. Pour comprendre le rôle des aliments respiratoires, il faut se rappeler que, par la respiration, l'homme introduit sans cesse de l'oxygène dans ses poumons pendant toute la durée de son existence. Que devient cette énorme quantité d'oxygène qu'il prend à l'atmosphère, quantité équivalente à 800 livres environ par an ? Aucune partie de ce gaz ne reste dans le corps ; la totalité en sort au contraire sous forme d'une combinaison carbonée ou hydrogénée (acide carbonique, vapeur d'eau). Or, pour compenser cette perte incessante qui résulte de la combinaison des parties constituantes de l'économie avec l'oxygène, le corps de l'homme doit retrouver dans les aliments l'hydrogène et le carbone qu'il abandonne à chaque mouvement de la respiration. La quantité de ces deux derniers corps fournis par les aliments azotés étant très faible et nullement en rapport avec la consommation de l'oxygène absorbé par les poumons, les aliments non azotés, qui sont beaucoup plus riches en carbone et en hydrogène, ont précisément pour but de fournir des éléments de combustion à l'oxygène.

*E*. Ainsi, pour l'accomplissement régulier des phénomènes de la nutrition, chez les carnivores comme chez les herbivores, trois ordres de substances, variables dans leurs proportions, doivent entrer dans le régime alimentaire : 1° les *substances albuminoïdes* ou azotées proprement dites; 2° les *sucres* ou substances susceptibles d'être transformées en *glycose* dans l'économie; 3° les *corps gras*.

En outre des *plastiques* et des *respiratoires*, les aliments forment une troisième classe, dite des *antidéperditeurs* ou aliments d'épargne. Ce sont des substances qui, peu ou point modifiables en traversant l'économie, paraissent ralentir les combustions. Tels sont le café, le thé, la coca, la noix de kola, l'alcool.

### Aliments considérés sous le rapport de leur choix et préparation.

La digestibilité, la qualité, le mode de préparation, sont à considérer.

*A*. *Digestibilité des aliments*. — Une substance alimentaire donnée est rendue plus ou moins digestible par sa qualité, sa préparation, le broiement qu'elle a subi dans la mastication, l'énergie de l'estomac, l'idiosyncrasie de l'individu. — La *qualité* de l'aliment mesure le degré de sa digestibilité, cela va sans dire; mais une condition indispensable, c'est que cet aliment soit soluble dans les sucs digestifs. Certaines parties animales et végétales (poils, corne, substance ligneuse, enveloppes de graines, etc.), sont tout à fait insolubles dans ces liquides : aussi sont-elles rejetées telles qu'elles ont été avalées, ou à l'état de division plus ou moins incomplète. Toute substance qui n'est soluble ni dans l'eau, ni dans la bile, ni dans les acides, ne peut être attaquée par l'estomac. Pour être bien digérée, il faut, en outre, qu'elle soit susceptible d'éprouver une fermentation quelconque en traversant le canal intestinal. Les substances azotées sont seules susceptibles de cette fermentation ; les fécules, la gomme, les graisses, tous les corps privés d'azote, enfin, ne seraient digestibles que parce qu'ils sont unis à d'autres corps plus ou moins azotés. Suivant une nouvelle théorie proposée par Dumas, la digestion serait beaucoup plus simple : « Les matières solubles passeraient dans le sang, inaltérées pour la plupart ; les matières insolubles arriveraient dans le chyle, étant assez divisées pour être aspirées par les orifices des vaisseaux chylifères ; l'animal recevrait et s'assimilerait presque intactes des matières azotées neutres, qu'il trouverait toutes formées dans les animaux ou les plantes dont il se nourrit ; il recevrait, provenant des mêmes sources, des matières grasses et des matières amylacées ou sucrées. La matière alimentaire ne ferait que se dissoudre et se diviser sans éprouver aucune de ces transformations chimiques, qui n'auraient jamais existé que dans l'imagination des auteurs. »

Nous avons précédemment exposé une autre théorie de la digestion (t. I, p. 328). Parmi les aliments, les uns sont chymifiés en totalité : ce sont les plus digestibles ; d'autres ne le sont qu'en partie ; d'autres arrivent au terme de leur voyage dans le canal intestinal presque sans être altérés. Il résulte d'expériences relatives à la digestibilité et à la nature des substances alimentaires : que les aliments tirés du règne animal apaisent pour plus longtemps la faim que les végétaux ; qu'ils sont plus propres à être attaqués par les organes digestifs ; qu'ils séjournent plus longtemps dans ces organes ; que les aliments, soit animaux ou végétaux, séjournent d'autant plus longtemps dans le tube digestif qu'ils contiennent davantage de matériaux nutritifs ; qu'à quantité égale de matériaux nutritifs, l'aliment qui a le moins de cohésion traverse le plus vite le canal digestif ; que l'altération que subissent les aliments est aussi en rapport avec les besoins de l'économie.

La *digestibilité* des aliments est en rapport avec leur propriété nourrissante, qui les fait demeurer plus longtemps soumis à l'action de l'estomac ; car ceux qui offrent peu de matériaux nutritifs traversent plus vite les voies digestives. Par conséquent, les aliments azotés (viandes, poissons, œufs) sont plus facilement digérés que les aliments non azotés (sucre, beurre, fécule). Cela est certain si l'on considère le phénomène au point de vue de la quantité de chyle fourni dans un temps donné ; mais ce n'est pas ainsi que le vulgaire comprend la digestibilité, qui pour lui consiste dans la qualité de la substance alimentaire qui ne provoque, de la part de l'estomac, qu'une très faible action ; les épinards sont très digestibles, croit le profane. Il se trompe ; ce légume est assez léger pour traverser le tube intestinal sans éprouver une complète altération, voilà tout.

La digestibilité est soumise au degré de division des morceaux par la *mastication*. Le broiement des aliments a une influence telle, en effet, que, d'après les expériences de Magendie, les morceaux les plus gros, quelle qu'en soit la nature, restent toujours les derniers dans l'estomac, tandis que les plus petits, appartenant même aux substances les plus indigestes, passent promptement dans les intestins. Ce résultat est facile à pressentir, en considérant l'action plus dissolvante de la salive et du suc gastrique dont s'imprègne plus aisément le bol alimentaire, quand celui-ci est préalablement trituré.

Il importe de tenir compte, pour l'appréciation de la digestibilité des aliments, de l'état des organes digestifs et de leur mode de sentir et de réagir. Sous ce dernier rapport, on peut dire que la faculté digestive est extrêmement variable selon les divers individus. Rien n'est aussi capricieux que l'estomac : tel aliment qui se montre réfractaire à l'action de cet organe chez Pierre, passe facilement chez Paul. Il n'est pas rare de voir des personnes qui, étant soumises par nécessité à un régime doux et léger, peuvent digérer tels mets grossiers, lourds, indigestes que d'autres estomacs plus énergiques ne sauraient chymifier sans difficulté. Ces bizarreries, ces *idiosyncrasies de l'organe digestif* sont encore plus prononcées dans l'état de maladie que dans l'état physiologique. Il résulte de là un fait que tous les gastralgiques doivent méditer : savoir, que patient et médecin se trouvent tout aussi embarrassés l'un que l'autre, quand il s'agit de déterminer le genre d'alimentation qui peut convenir le mieux au goût ou à l'estomac de tel individu. Aussi bien, comme nous aurons occasion de le redire, *chacun doit être son propre médecin* en ce qui concerne les *troubles de la digestion*, attendu que mieux que personne chacun peut étudier les exigences, les sympathies ou les antipathies de ses propres organes digestifs.

*B. Qualité des aliments.* — La qualité des substances alimentaires est chose de première importance. Celle de la *viande* dépend de l'âge, du genre de nourriture, de vie, de l'espèce animale qui la fournit. Plus le sujet est jeune, plus sa chair est tendre, gélatineuse ; mais elle devient très nutritive et savoureuse dans l'âge adulte, et dure, coriace dans la vieillesse. Lorsque l'animal a été élevé en liberté, à l'abri de la domination de l'homme, sa chair est ferme, colorée, sapide ; dans les cas contraires, elle est pâle, blafarde : pour s'en convaincre, il suffit de comparer la chair du lapin de garenne avec celle du lapin privé, la chair du bœuf qui s'est engraissé en liberté dans les pâturages naturels avec celle du même animal nourri à l'étable et soumis à des travaux pénibles. — La qualité du *végétal* dépend également de l'âge, de la culture, du climat sous lequel l'individu a été élevé, de l'époque de sa récolte, de la manière dont il a été conservé, etc. Nous croyons inutile de nous étendre davantage sur ces notions générales que chacun connaît.

A la qualité des aliments se rapportent les *altérations* qu'ils éprouvent et les *falsifications* qu'on leur fait subir ; vaste sujet qui exigerait de longs développements, dans lesquels nous ne pouvons ni ne devons entrer (1).

Nous dirons seulement que les viandes trop jeunes ou trop vieilles, trop maigres ou grasses ; que la chair des animaux malades ou morts d'épizootie ; que les poissons et les œufs peu frais ; que les végétaux mal cultivés, les fruits peu mûrs ; que toutes les substances alimentaires altérées par leur mélange avec d'autres substances d'un prix inférieur ou avariées, etc., etc., sont nuisibles, qu'elles nourrissent mal, engendrent des maladies, et même qu'elles peuvent compromettre l'existence. Toutefois, la chair des animaux mal portants n'est point aussi malfaisante qu'on le pense généralement, à moins que ces animaux ne soient malades du charbon, du claveau, de la ladrerie ou d'autres affections épidémiques ayant un certain degré de malignité ou étant dues à un principe septique, virulent. Eh bien ! dans ces cas même, il n'y a nul danger à en faire usage, pourvu qu'on ait eu soin de les soumettre à une bonne cuisson. (Decroix.) Les inflammations franches, le météorisme, le tournis, ne sont pas de nature à communiquer des qualités essentiellement nuisibles à la viande. — Dans l'histoire particulière de chaque aliment, nous signalerons les altérations que cet aliment peut subir.

*C. Préparation des aliments.* — L'association des condiments aux aliments, le degré et le mode de cuisson ont leur importance. La préparation des aliments a pour but de les rendre plus digestibles et plus agréables au goût. Elle constitue l'art précieux célébré par Brillat-Savarin. Nous n'avons pas à nous en occuper : cet art a ses règles, ses principes, ses influences, sa poésie même, qu'il faut aller chercher dans la *Physiologie du goût* de l'auteur que nous venons de nommer. Nous voulons seulement dire un mot de la cuisson des aliments, considérée en général, et des vases servant à leur conservation et à leur préparation.

La *cuisson* a pour but d'attendrir, d'amollir les substances alimentaires. Elle est nécessaire surtout pour les aliments azotés, pour les

(1) Les chimistes, depuis quelques années, font une concurrence redoutable aux industriels qui se contentent de retirer des produits de la nature les substances utiles à l'homme. Ils ont trouvé des formules pour fabriquer de toute pièce du vin, du cidre, de la bière. Le raisin, la pomme et le houblon sont remplacés par des essences, des alcools et des éthers, additionnés de suffisante quantité d'eau, de sels et de matières colorantes. Ils ont favorisé la falsification du lait, de la crème, du beurre et des fromages. Ils ont indiqué les procédés les plus simples à employer pour falsifier les farines, les fécules, les amidons ; même le poivre, la cannelle, les cornichons, etc. (*Petit Journal*, 1er juillet 1892.)

chairs d'animaux et les poissons, dont la crudité fait obstacle à leur chymification. Quelques végétaux, tels que les radis, qui contiennent naturellement des principes stimulants, d'autres substances végétales non azotées auxquelles on a communiqué des propriétés excitantes, comme la salade, l'artichaut au sel ou à la poivrade, doivent à ces principes de pouvoir être digérés crus. Les aliments qui renferment une grande quantité d'albumine, comme les huîtres, le blanc d'œuf, par exemple, sont moins digestibles cuits que crus.

Quel mode de cuisson faut-il préférer pour les viandes ? Vaut-il mieux les faire bouillir, ou les faire rôtir ? Les viandes *bouillies* sont les plus digestibles ; elles seraient préférables si elles ne perdaient pas, par l'ébullition dans l'eau qui s'en empare, la plus grande partie de leurs sucs nutritifs. Celles que l'on fait *rôtir* sont les meilleures sous le rapport de leurs propriétés corroborantes, sinon sous celui de leur digestibilité ; mais celle-ci, ainsi que la saveur, est plus prononcée quand surtout l'on a eu soin de battre la viande et de l'exposer à un premier degré d'altération avant de la soumettre à l'incandescence. Dans tous les cas, la cuisson ne doit pas être poussée trop loin, parce qu'elle diminuerait les qualités nutritives et savoureuses de l'aliment. Mais si on leur soupçonnait un principe morbigène, on les ferait cuire plutôt plus que moins. Decroix n'a pas craint de manger de la chair d'un animal mort de la rage, après l'avoir soumise à une forte cuisson.

Les *vases* destinés à la préparation et à la conservation des aliments méritent une grande attention. Les meilleurs sont en *fonte*, en *argent*, en *faïence*, ou en *porcelaine ;* ceux en *cuivre*, *zinc*, *plomb*, *plaqué*, ont des inconvénients, à moins qu'ils ne soient entretenus dans la plus grande propreté. Le *cuivre* est dangereux à cause du vert-de-gris qu'il fournit au contact des corps acides ou gras à froid : il doit être bien étamé, car le défaut de soins, sous ce rapport, a causé plusieurs empoisonnements. Le *zinc* est dissous par plusieurs corps : Chevalier ayant fait fabriquer des capsules en ferzingué dans lesquelles il mit du vin, de la bière, du cidre, du lait, de l'eau de rivière, s'est assuré que ces liquides avaient dissous du métal : d'où il conclut que les vases en zinc, que le *fer galvanisé* (fer recouvert de zinc) sont attaqués par tous les liquides. Le *plomb* passe avec une grande facilité à l'état d'oxyde hydraté, puis à l'état de carbonate sous les influences réunies de l'air et de l'humidité : on ne doit donc rien conserver dans des vases faits avec ce métal ; et c'est avec raison qu'on a défendu aux marchands de vin d'avoir des comptoirs revêtus de lames de plomb. Les vases en *plaqué* exigent la même surveillance que ceux étamés. Les *poteries* communes sont enduites d'un vernis tendre, contenant de l'oxyde de plomb qui peut se dissoudre, même à froid, dans les acides que renferment les liquides et les aliments qu'on y laisse séjourner. Il en est d'excellentes cependant; celle dite de Saint-Amand (Nièvre) peut être placée au premier rang.

## CHAP. III. — DE L'ALIMENTATION.

Nous considérerons ici : 1° effets généraux ; 2° choix des aliments; 3° heures des repas; 4° régime; 5° influence de l'alimentation sur le chiffre de la population.

*A. Effets généraux.* Pris en quantité modérée et avec appétit, les aliments de bonne qualité, appropriés à la susceptibilité particulière de l'estomac, produisent la sensation agréable d'un besoin satisfait. Les forces, qui avaient diminué dans l'abstinence, se réparent promptement, et toutes les fonctions s'exécutent plus librement. Nous avons dit déjà que l'action cérébrale s'engourdit un peu pendant la digestion ; que la circulation et la respiration sont un peu gênées par la réplétion de l'estomac, et nous avons indiqué les raisons de ces faits (t. I, p. 333). Ainsi les *repas modérés* sont favorables au développement des fonctions ; *trop copieux*, ils produisent des effets contraires et peuvent développer outre mesure les forces digestives, non seulement sans profit pour le reste de l'économie, mais même au détriment de l'intelligence, car l'on sait qu'en général les gros mangeurs sont paresseux, dormeurs, lourds au moral comme au physique. Comme tous les autres organes, l'estomac, s'il est trop exercé, surchargé de besogne, s'irrite et s'enflamme, et alors les digestions, au lieu d'être profitables, sont imparfaites et impropres à une bonne chylification. Introduire dans l'estomac une quantité d'aliments qui dépasse ses forces digestives, c'est amener l'*indigestion*. L'absence ou l'insuffisance d'aliments se nomme *abstinence;* il en a été question déjà assez longuement. Bien qu'essentiellement différente de l'habitude de la bonne chère, l'abstinence produit les mêmes effets que celle-ci sur l'estomac; la faim prolongée provoque l'irritation et même l'inflammation de la membrane muqueuse gastrique. Il est des personnes qui ne peuvent faire abstinence pendant quelques jours sans en éprouver des inconvénients, alors que d'autres, placées dans les mêmes conditions, se soumettent au jeûne pendant quarante jours sans en être sensiblement incommodées. Cependant le *jeûne* au carême qui, du reste, n'est pas difficile à observer, ne paraît pas influer d'une manière fâcheuse sur la santé de ceux qui l'observent, comme le prétendent les amateurs de bonne chère ; il est même utile, salutaire, en ce qu'il délasse l'estomac des fatigues imposées par les digestions de viande pendant l'hiver, et qu'il sert de transition pour passer du régime gras, très azoté, à un plus léger et moins excitant que le printemps et l'été nous préparent. Néanmoins, le jeûne, prescrit en vue spéciale d'imposer des privations et ordonné à tout le monde indistinctement, est une chose qui aurait des inconvénients, si l'Eglise ne se montrait disposée à accorder des dispenses moyennant une aumône légère et facultative. L'Eglise doit comprendre, d'ailleurs, que priver le corps d'une partie des matériaux nécessaires à la réparation de ses pertes, c'est diminuer les forces physiques et peut-être, avec elles, l'activité des facultés psychiques ; que si ce moyen peut calmer les penchants mauvais, refroidir les excitations des sens, il peut agir pareillement sur les aspirations d'une autre nature, affaiblir le sentiment religieux, quoique pourtant l'ascétisme se soit montré souvent extrême dans l'abstinence, laquelle peut bien être favorable à la vie contemplative, mais sera toujours contraire à la vie militante. Il résulte de là, par conséquent, que le jeûne ne serait pas le meilleur moyen d'augmenter le zèle des fidèles dans l'accomplissement des pratiques de dévotion prescrites pendant le saint temps. Mais, nous le répétons, chez les personnes mystiques, à sensibilité très grande, le jeûne, en faisant prédominer le moral sur le physique, dispose l'âme à la contemplation. Reste à voir si cet état de surexcitation de l'esprit n'est pas de nature à troubler la santé, en rompant l'équilibre des fonctions, ce qui, même aux yeux des doctrines religieuses, devrait être considéré comme un premier pas vers le suicide.

*B*. Choix ou guide de l'alimentation, suivant les divers âges, constitutions et tempéraments. Aux *enfants sevrés* (nous traiterons plus tard de l'*allaitement*), il ne faut que des aliments doux, non excitants, de facile digestion, tels que le lait, les fécules, les farineux ; jamais de vin (entendez-vous, jamais !), ni café, ni liqueurs fermentées à ces jeunes êtres. Plus leur régime alimentaire sera simple, mieux cela vaudra. On n'y fera entrer de la viande que lorsque l'enfant aura toutes ses dents. Sans doute une nourriture plus stimulante ne leur occasionne pas toujours des maladies, mais elle a pour le moins l'inconvénient d'accélérer les actes de l'organisme et d'abréger la vie en la faisant, dès le principe, marcher avec trop d'intensité. Aux *adolescents*, des aliments plus nourrissants, mais non échauffants, seront donnés ; on leur permettra le vin coupé d'eau. — L'*adulte* qui jouit d'une forte constitution peut user de tous les aliments, pourvu qu'ils soient de bonne qualité et pris avec modération. « Ce serait se tromper gravement de regarder, à l'exemple de quelques auteurs, comme conforme aux lois de l'hygiène, cette tempérance exagérée qui porte à se priver d'une manière absolue de certains excitants, de liquides fermentés par exemple. D'abord, l'usage d'une boisson fermentée quelconque n'est pas plus contraire aux vues de la nature que celui des préparations culinaires : le premier, sans doute, est la conséquence du second ; et si l'eau fraîche peut suffire à la digestion d'aliments simples et pris en quantité modérée, on nous accordera sans doute qu'il n'en est plus de même, du moins chez la plupart des individus, lorsqu'ils font usage, dans le même repas, d'aliments très variés, et surtout que l'estomac se trouve chargé à la suite de festins copieux dans lesquels peuvent engager les relations sociales. Ensuite l'usage exclusif de l'eau peut avoir cet inconvénient que, si une nécessité imprévue oblige à user passagèrement d'une boisson fermentée, l'excitation qui suit l'ingestion de cette boisson devient alors d'autant plus nuisible qu'on a de longue date doté les organes d'une plus grande susceptibilité. »

Relativement aux tempéraments, les *sujets faibles et irritables*, les enfants, les femmes, les convalescents, useront d'aliments doux en même temps que nourrissants, tels que fécules, œufs, poissons, viandes blanches. Les *individus lymphatiques*, froids, scrofuleux, doivent faire usage de substances savoureuses, toniques, très réparatrices, telles que viandes azotées (mouton, bœuf, gibier), avec vin généreux, etc. Les *personnes nerveuses* se trouveront mieux d'une alimentation féculente, de l'usage du lait, de légumes frais, de viandes blanches. Les *gens bilieux* peuvent tout digérer, tant sont actives en général leurs forces digestives ; mais, vu la prédominance du foie et sa disposition à l'irritation, ils doivent se mettre en garde contre les stimulants.

L'alimentation varie suivant le climat et exerce une influence non seulement sur le physique, mais sur le moral des peuples, suivant les régions. A la vérité, on prend peut-être la cause pour l'effet ; car au lieu que ce soit le régime, c'est plutôt la température et la nature du sol qui modifient l'organisme et font préférer tel genre d'alimentation à tel autre. Quoi qu'il en soit, les habitants des pays septentrionaux se nourrissent principalement de chair d'animaux ; ils ont besoin, en effet, d'une alimentation substantielle, stimulante, fortement réparatrice, pour résister à la rigueur du froid ; aussi ces hommes sont robustes, doués d'une puissance calorigène très grande, courageux, hardis, parfois même sanguinaires. — Les populations qui s'alimentent principalement de fruits et de végétaux offrent des dispositions inverses; elles sont plus faibles de constitution, ont le caractère doux, paisible, peu belliqueux. Si certains peuples méridionaux montrent un penchant au meurtre, ils le doivent à d'autres causes que le genre de nourriture.

Dans nos climats tempérés, le régime participe des deux genres d'alimentation ; il est tout à la fois animal et frugal. Il est bon qu'il soit tel, car si l'usage de la viande augmente les forces physiques, il prédispose à la pléthore, aux affections bilieuses, aux hémorragies, aux inflammations. D'autre part, un régime exclusivement végétal appauvrirait le sang et disposerait l'économie aux affections atoniques, telles que la chlorose, les scrofules, le scorbut, la faiblesse génitale, etc. — Le *régime lacté* produit des résultats analogues. Nous y reviendrons en parlant du lait. Le moyen de se préparer une vie calme et longue, c'est de tempérer l'usage du gras par celui du maigre. On a remarqué que la bonté, la douceur, la droiture de caractère, le sentiment du beau et du juste, se trouvaient plus souvent chez les hommes sobres et aimant la frugalité que chez ces individus dont l'estomac, par ses exigences, fait oublier le cœur.

*C. Heure des repas.* Elle est soumise aux conditions d'habitude, de position, de profession, etc. Le repas ne doit pas être fait quand manque l'appétit, de même que si la sensation du besoin et le sentiment du plaisir que procure l'organe du goût en fonction font défaut. C'est cette sensation interne, commune à tous les animaux d'ailleurs, qui doit régler l'alimentation, plutôt que le raisonnement fondé sur l'évaluation des pertes que nous avons faites ou devons faire. L'homme qui vient de se livrer à de grands travaux, qui s'est exposé à des pertes excessives de transpiration, doit même s'abstenir tout à fait s'il n'éprouve pas le désir et le besoin de manger, parce qu'alors ses forces digestives, affaiblies par la dépense considérable des propriétés vitales, seraient insuffisantes à opérer la chymification.

*D. Quantité d'aliments.* Les repas doivent être légers plutôt que copieux, et éloignés suffisamment les uns des autres. « Cependant il ne faut pas s'imaginer que la mesure des aliments doive être réduite au strict besoin, qu'on ne doive manger que pour faire cesser la souffrance de la faim. Raisonner ainsi, c'est prouver qu'on entend mal la voix de la nature, qui ne nous présente la coupe du plaisir que pour que nous en usions. Il n'y a pas d'inconvénient pour l'homme sain à céder à l'attrait d'un plaisir naturel ; car si la cessation de la peine émanée du besoin suffit à la conservation de la vie, la plénitude de la jouissance qui ne va pas jusqu'à la satiété a des effets moins restreints : elle agrandit, elle perfectionne cette vie en laissant plus d'essor à l'exercice des organes ; seulement n'oublions pas qu'il est dangereux de dépasser les limites du plaisir naturel et d'en solliciter d'artificiel : celui-ci est toujours payé par l'irritation ou par l'insensibilité prématurée des organes, par leur destruction ou leur impuissance. »

Deux repas, trois au plus suffisent. Les anciens en faisaient quatre où régnait la somptuosité : c'était trop de deux. Toutefois les enfants, en raison des pertes occasionnées par leur mouvement continuel et à cause du besoin qu'ils ont de se procurer des matériaux pour l'accroissement de leur corps, doivent manger plus souvent, de même qu'ils doivent dormir plus lontemps. Répétons que chaque individu ne doit prendre des aliments que selon ses besoins ; mais on sait quelle différence énorme existe entre les hommes sous ce rapport. La *sobriété* consiste non pas à manger peu, mais à ne pas dépasser les bornes du besoin ; bien comprise, elle est une vertu réelle, au lieu que l'abstinence inspirée par des principes religieux sévères peut produire des effets fâcheux sur la santé, parce qu'elle est souvent en opposition avec la nature.

*E. Quelle influence a sur la population l'abondance ou la disette des aliments ?* Des statistiques répétées prouvent : *a.* que dans les années où la nourriture est chère, il y a plus de maladies et de décès, moins de mariages et moins de naissances ; *b.* que la pauvreté et la misère primitives, causes de disette perpétuelle, produisent les mêmes effets. Ainsi, tandis que le premier arrondissement de Paris (ancien) ne perdait qu'un individu sur 52, le douzième en perdait un sur 26. Il meurt en France deux pauvres pour un riche. La vie moyenne de ce dernier est, à Paris, de quarante-deux ans, celle du pauvre de vingt-quatre. — L'élément de richesse et de bien-être général réside principalement dans la fertilité du sol, le mode de culture, l'abondance des engrais etc. : les gouvernements ne sauraient donc trop s'occuper des progrès de l'agriculture, protéger et honorer le cultivateur, que malheureusement le raffinement de notre civilisation éloigne trop des travaux des champs.

## CHAP. IV. — ALIMENTS CLASSÉS D'APRÈS LEURS PROPRIÉTÉS CULINAIRES.

Les diverses substances alimentaires ont été divisées en : fibrineuses, albumineuses, gélatineuses, féculentes, mucilagineuses, acidulées, huileuses, caséeuses. Toutes se réduisent à deux types, les *azotées* et les *non azotées ;* les premières constituent les aliments plastiques, les secondes les aliments respiratoires (p. 79).

**Aliments fibrineux.**

*A.* Les aliments de cette classe ont pour base la *fibrine*, principe immédiat des animaux (t. I, p. 17); ils ne sont pas exclusivement fibrineux, car certains d'entre eux contiennent de l'albumine, de la gélatine.

La *fibrine* se présente sous la forme d'une substance liquide qui peut se coaguler spontanément, et qui se montre alors demi-solide, blanche, insipide. Chimiquement, elle est composée de 53,36 de carbone, 19,69 d'oxygène, 7,02 d'hydrogène et 19,93 d'azote. Elle existe dans le sang, dans le tissu musculaire, le chyle, la lymphe. On l'obtient par le battage du sang sortant de ses vaisseaux. A mesure qu'elle se dessèche, elle devient jaunâtre et cassante. — Seule, pure, la fibrine est insuffisante pour l'alimentation ; toute autre substance d'ailleurs, azotée ou non azotée, partage le même sort, puisque l'entretien de l'économie animale exige que les aliments soient à la fois plastiques et respiratoires (p. 80, *C*). Magendie a vu maigrir et mourir au bout de deux mois les chiens qu'il avait soumis à l'usage de la fibrine pour toute nourriture.

*B.* Les aliments fibrineux sont fournis par la chair musculaire des animaux parvenus à l'âge adulte. La fibrine y est unie à d'autres principes azotés, tels que gélatine, albumine, osmazôme, et y prédomine. Mulder considère la fibrine, l'albumine et la caséine comme ayant une base commune, la *protéine*, laquelle s'y trouve associée, dans des proportions diverses, avec du soufre et du phosphore.

La chair musculaire est d'autant plus fibrineuse que sa couleur est plus foncée, partant plus azotée. Cet aliment séjourne le plus de temps dans l'estomac, est le plus complètement digéré et donne le moins de résidu fécal. Sa digestion impose à l'estomac un travail actif; il excite cet organe, augmente la chaleur animale, accélère la circulation, et ne convient point aux personnes dont les organes digestifs sont faibles et irritables. Mais pour les individus sains, bien portants, les lymphatiques, les scrofuleux, les aliments fibrineux constituent la nourriture la plus convenable, la meilleure, en général. Toutefois, leur usage ne doit être ni exclusif ni trop prolongé ; en abuser, c'est engendrer la pléthore, la goutte, la gravelle : les riches amateurs de bonne chère peuvent en témoigner. Par contre, s'en priver, c'est diminuer l'activité des propriétés vitales, favoriser les maladies atoniques, les scrofules, la phtisie, l'anémie, peut-être amener l'infécondité en amortissant l'instinct génésique.

*C.* Les viandes nourrissent d'autant plus qu'elles perdent moins de leurs parties solubles, de leurs sucs par la cuisson. Rôties, elles conservent plus de sucs que bouillies; mais dans ce dernier cas, quoique moins sapides, elles sont en général plus faciles à digérer. Les plus usités des aliments fibrineux sont les viandes de boucherie (bœuf, mouton, cochon); le gibier (chevreuil, lièvre, lapin, faisan, perdrix) ; la volaille (pigeon, poulet, dinde, canard, oie). — Le gibier donne ce qu'on appelle les *viandes noires*, substances très azotées et stimulantes, dont l'usage abusif prédispose à la goutte et aux affections calculeuses.

*a. Bœuf.* Viande très nourrissante et assez facile à digérer; sa tendreté est surtout marquée dans le muscle *psoas* (*filet*), dont les fibres sont plus fines et dépourvues d'aponévroses. Grillée ou en *beefsteaks*, elle est délicate, excellente. Le bouilli est encore fort bon, quoique inférieur, quand la viande n'a pas été épuisée par une ébullition prolongée dans une quantité d'eau relativement considérable, et surtout lorsqu'elle provient des muscles fessiers (*culotte*), ou de la portion charnue de la cuisse (*tranche*), parties les plus riches en sucs nutritifs.

*b.* Le *bouillon* (décoction de viande) contient une très grande quantité d'eau (985 p. 1,000) et très peu de substances azotées. C'est un aliment peptogène (p. 330); il a l'avantage d'être d'une digestion facile. Le bouillon de bœuf est le plus employé; il contient, outre la fibrine, la gélatine, l'albumine et de l'*osmazôme*, principe complexe et matière particulière azotée d'une odeur et d'une saveur agréables, donnant la couleur et l'arome. Plusieurs conditions sont nécessaires pour faire le bon bouillon : la viande doit être de bonne qualité et provenir d'un bœuf jeune et vigoureux, car le taureau et la vache qui servent à la reproduction sont durs et moins agréables au goût. Il faut ensuite que cette viande soit mise au pot à froid, parce que, quand on la plonge dans l'eau chaude, l'albumine se coagule et emprisonne les autres principes; il importe enfin qu'elle cuise très lentement. Les légumes contribuent à sa qualité en lui fournissant des principes aromatiques. — Le *consommé* est le bouillon chargé de sucs nutritifs et presque privé des matières grasses proprement dites, lesquelles sont réfractaires à la digestion et d'un goût peu agréable. Voici la formule du bouillon pour les hôpitaux de Paris :

| | |
|---|---|
| Viande crue désossée, | 1 kil. |
| Eau, | 4 litres. |
| Légumes verts, | 400 gr. |
| Sel, | 10 gr. |

*c.* Nous ne pouvons nous dispenser de parler de la *viande de che-*

*val*. Grâce aux efforts d'Is. Geoffroy Saint-Hilaire, de Decroix et d'autres philanthropes, l'*hippophagie* ne rencontre plus les préjugés qui la faisaient repousser. Cette viande, en effet, non seulement n'est ni insalubre ni repoussante, mais au contraire fait un bouillon très riche de goût, très corsé, excellent enfin; le bouilli lui-même est bon, savoureux, exquis. Du cheval a été servi deux fois à l'auteur de ces lignes, à sa propre table et sans qu'il en ait été prévenu à l'avance, et il avoue ne s'être pas aperçu de l'innocente fraude. Pendant le siège de Paris, en 1870-71, il a reçu pendant deux mois sa petite ration de cheval, et ne s'en est nullement fatigué. Il ajoute seulement que si le bouillon était parfait, la chair cuite offrait un tissu à fibres plus serrées et plus foncées en couleur que celles du bœuf, sans cesser pour cela d'être suffisamment tendre. On estime qu'en France les chevaux abattus dans les conditions de salubrité voulues peuvent fournir plus de mille kilogrammes de viande par jour. N'est-il pas désirable qu'une telle quantité d'excellente nourriture ne soit pas perdue pour la classe la moins aisée de la société, puisqu'elle est à un prix bien au-dessous de celui des autres viandes de boucherie?

*d. Mouton*. — Le mouton ou agneau châtré, ayant six mois au moins, donne une viande très nourrissante, en même temps très facile à digérer, et qui n'excite pas comme le gibier. L'animal qui paît sur les hauteurs, dans le voisinage de la mer, où il trouve des pâturages aromatisés ou salés, est de beaucoup préférable à celui qui se nourrit dans les plaines basses et humides. Les moutons de Dieppe, du Berry, de Bourgogne, surtout ceux dits de *pré-salé* sont les plus renommés. Les parties les plus recherchées sont les côtelettes et le gigot. La chair de la *brebis* est molle, fade, visqueuse et a besoin d'être très assaisonnée. Elle ne paraît d'ailleurs que sur la table des gens peu aisés.

*e. Cochon*. — Cet animal donne toutes ses parties en aliment. Chair nourrissante, assez tendre, mais grasse, compacte, indigeste. Elle ne convient qu'aux estomacs robustes, aux individus jeunes et vigoureux, livrés à des travaux pénibles. Elle se mange soit à l'état frais *(porc frais)*, soit bouillie avec le bœuf, rôtie ou grillée, soit salée ou fumée, et sous une infinité de *préparations de charcuterie*, qui sont des plus indigestes, très souvent altérées et malfaisantes. Le *cochon de lait* est lui-même d'une digestion difficile à cause de la viscosité de sa chair. — Le *sanglier* ou cochon sauvage fournit une viande plus agréable, plus facile à digérer et très recherchée, surtout quand l'animal est jeune et gras. Le cochon est sujet à une maladie parasitaire grave. (V. *Trichinose*.)

*f. Chevreuil.* — Quand il n'a pas passé deux ou trois ans, cet animal donne une viande savoureuse et nutritive. On la fait préalablement mariner et faisander. Les côtelettes, le gigot et le filet sont les parties les plus estimées. — La *chevrette* est plus tendre.

*g. Lièvre.* — Chair noire, très azotée, d'une saveur agréable, très nutritive, excitante. Elle ne convient qu'aux estomacs sains et robustes. — Le levraut est préférable, surtout quand il a été élevé dans des lieux montagneux.

*h. Lapin.* — Il est moins sapide, moins nourrissant, plus léger que le lièvre. — Le *lapereau* lui est inférieur pour le fumet, mais il est un peu plus digestible. — Le *lapin domestique* ne peut être comparé au *lapin de garenne* ou *sauvage.*

*i. Faisan.* — Gibier très recherché, dont la chair est très savoureuse, tonique et stimulante; a besoin d'être faisandée pour être rendue plus tendre et agréable. Ne convient qu'aux individus bien portants.

*j. Perdrix.* — Mets délicat, d'une digestion facile. On laisse faisander quelques jours. La perdrix *rouge* est plus estimée que la perdrix grise. Mais il faut distinguer le *perdreau*, rôti tendre, savoureux, de la perdrix généralement accommodée *aux choux.*

*k. Bécasse, bécassine, grive, alouette, ortolan.* — Oiseaux délicats, assez faciles à digérer.

*l. Râle d'eau, râle de genêts.* — Le premier est peu agréable, difficile à digérer, surtout quand il n'est ni jeune ni gras; le second, au contraire, est délicat, succulent, d'une digestion facile.

*m. Dinde.* — La chair du dindonneau ou dindon est blanche, tendre, agréable, facile à digérer, mais moins délicate que celle du poulet. Bourrée de viande hachée, de truffes, etc., elle devient moins digestible et un peu échauffante, ce qui ne l'empêche pas d'être très recherchée pour sa délicatesse.

*n. Canard.* — Le jeune canard est tendre, succulent, agréable; le vieux est dur, indigeste. — Le *canard sauvage* est plus savoureux, plus estimé que le privé; mais il convient peu aux estomacs faibles.

*o. Poulet.* — Les jeunes poulets ont une chair blanche, gélatineuse, agréable, légère, très digestible. — Les *coqs* qui ont fait l'amour et les *poules* qui ont pondu sont moins tendres, coriaces. — Le poulet châtré ou *chapon*, et la poule à laquelle on enlève les ovaires pour la rendre stérile (*poularde*) conservent toujours une chaire tendre, savoureuse et plus nourrissante que celle du poulet. Les meilleurs chapons et poulardes nous viennent du Mans. Ces mets sont peu digestibles pour certains estomacs à cause de leur graisse. Il est certain aussi que s'ils se présentent avec avantage sur les tables bien servies, à cause de la blancheur de la chair, ils perdent sous le rapport du goût, si on les compare à la volaille nourrie de grains et en liberté dans les basses-cours.

*p. Oie.* — Mets commun, de difficile digestion. Il y a cependant des *oies engraissées*, tendres et agréables au goût. A Strasbourg et autres lieux, on serre les oies dans des cages étroites et on leur cloue les pattes (horreur!) pour leur donner une maladie de foie, de laquelle résulte le *foie gras*, qui sert à faire des *pâtés truffés* exquis, mais lourds et excitants.

*q. Pigeons.* — Les jeunes pigeons ou pigeonneaux sont tendres, nourrissants, toniques. Bon mets pour les convalescents.

*r. Viandes d'animaux atteints d'épizootie.* — On a objecté, quant à l'usage de la viande de cheval, que les solipèdes sont atteints de maladies contagieuses, telles que farcin, morve, et que dès lors il fallait s'abstenir de les utiliser comme aliment. Cette objection s'adresse tout aussi bien aux ruminants, au bœuf par exemple, que le charbon atteint très souvent, à tous les animaux enfin dont nous nous nourrissons et qui sont sujets aux épizooties, à des maladies contagieuses graves. Il faut qu'on se rassure à cet égard, et que les préventions et les craintes s'évanouissent. Des faits nombreux attestent que des hommes ont mangé, sans éprouver aucun accident, de la chair provenant d'animaux morts de la pustule maligne, du typhus, de la rage (Fleury). Pendant la révolution de 1789, des indigents de Saint-Germain et d'Alfort mangèrent sept à huit cents chevaux morveux et farcineux sans en être le moins du monde incommodés. Il n'existe aucune raison sanitaire de prohiber de l'alimentation porcs et poules nourris avec des débris des clos d'équarrissage quels qu'ils soient (Renault), mais il est bien entendu que c'est d'une *bonne cuisson* que l'on attend l'innocuité de ces aliments.

### Aliments albumineux.

*A.* Portent ce nom les substances alimentaires dans lesquelles domine l'*albumine*, principe immédiat des animaux et qui se présente ou à l'état liquide ou à l'état concret. On distingue deux espèces d'albumine dans l'économie animale : l'une est celle du sang, de la lymphe, du chyle, de la sérosité, du tissu nerveux et de quelques liquides sécrétés ; l'autre celle des œufs des oiseaux dont elle enveloppe le jaune. Il y a aussi une *albumine végétale*, existant dans un grand nombre de végétaux, mais dont les caractères très variés ne sont pas suffisamment déterminés.

On prend pour type de l'albumine liquide le *blanc d'œuf*, substance incolore, inodore, insipide, transparente, filante, écumeuse lorsqu'on l'agite à l'air, composée de 52.88 de carbone, 23.87 d'oxygène, 7.54 d'hydrogène et 15.70 d'azote. Soumise à une température dépassant 65 degrés, l'*albumine se coagule*, c'est-à-dire se prend en une masse solide, blanche, cohérente, qui renferme toujours une grande proportion d'eau. Cette coagulation a lieu aussi sous l'influence de l'alcool et d'un grand nombre d'agents chimiques. Elle se dissout dans les acides très étendus, mais un excès d'acide la précipite. Elle diffère de la fibrine en ce qu'elle ne se coagule pas spontanément comme elle.

Manquant de plusieurs éléments constitutifs de l'organisme, l'albumine est incapable de fournir toute seule une nourriture suffisante, bien qu'étant un principe très important de l'alimentation. Les animaux que l'on prive d'autre nourriture, et que tourmente une faim des plus dévorantes, la délaissent et la repoussent bientôt.

Mais l'albumine se trouve unie aux autres éléments qui entrent dans la composition du corps, dans les substances alimentaires dont elle constitue la base, telles que le sang, le cerveau, le ris de veau, le foie, les œufs, les huîtres, lesquels sont en même temps nourrissants et doux. Toutefois, les qualités digestives de ces aliments varient suivant le degré de coction. Peu cuits ou crus, ils séjournent peu de temps dans l'estomac et sont facilement digérés : il paraît même que l'albumine liquide, pure, passe en nature dans les vaisseaux absorbants. Très cuits, ils deviennent moins digestibles, plus lourds, à cause de leur plus grande cohésion. Ils laissent peu de résidu et développent peu de chaleur : aussi conviennent-ils aux personnes nerveuses, irritables, convalescentes, etc.

*a. Œufs.* — Aliment très réparateur. Comme il donne très peu de résidu stercoral, le vulgaire croit qu'il échauffe, constipe. Cru, il est léger et nourrissant, mais il répugne par sa viscosité ; deux ou trois minutes de coction dans l'eau bouillante lui communiquent un état laiteux sous lequel il est agréable et d'une digestion très facile, pourvu que l'œuf soit frais pondu. Cuit dur, il devient lourd. L'omelette n'est point légère à cause des corps gras qui entrent dans sa confection. On mange les œufs de mille autres manières.

*Œufs de poissons.* — Mêmes propriétés, mais quelques-uns, ceux du barbeau, par exemple, irritent le canal intestinal et engendrent des éruptions à la peau qui, toutefois, sont de peu de durée.

*b. Huîtres.* — Mangées crues et bien vivantes, elles se digèrent facilement. Cuites, la cohésion de l'albumine les rend plus réfractaires à l'action de l'estomac. Il faut s'abstenir d'en manger depuis le mois de mai jusqu'au mois de septembre, parce qu'elles deviennent souvent malades et qu'elles jettent leur frai pendant la saison chaude. Les huitres s'altèrent promptement ; elles peuvent causer les symptômes attribués aux substances animales putréfiées.

*c. Moules.* — Aliment agréable, mais moins facile à digérer que l'huître, parce qu'on le mange cuit. La moule produit chez certaines personnes des symptômes gastro-encéphaliques acompagnés quelquefois de rougeur et d'éruption à la peau, mais qui sont sans durée et sans danger en général. Il faut s'en abstenir pendant la saison chaude.

*d. Cerveau.* — La cervelle des animaux est nourrissante, douce, digestible, à moins qu'on ne la relève avec des sauces piquantes qui détruisent ces qualités ; elle convient aux estomacs délicats, aux convalescents.

*e. Ris de veau.* — Cet aliment est fourni par une glande analogue au thymus des enfants ; il est adoucissant et facile à digérer. — La *fraise de veau*, qui provient du mésentère de l'animal, a des propriétés pareillles, mais est beaucoup moins délicate et moins recherchée.

*f. Foie.* — Doué de plus de cohésion que les mets précédents, il offre plus de résistance aux forces digestives. Il est plus lourd nécessairement quand on l'a lardé.

*g. Sang.* — On emploie celui du porc pour faire le *boudin*, aliment que la cuisson, le lard et les aromates qui entrent dans sa confection rendent lourd. Les estomacs faibles doivent s'en abstenir.

### Aliments gélatineux.

*A.* Les *aliments gélatineux* sont ceux dans lesquels domine la *gélatine*, principe immédiat desanimaux, qui se montre sous la forme d'une substance de consistance variée, incolore, transparente, inodore, fade, soluble dans l'eau, surtout à chaud, et dont la solution concentrée se prend en gelée par le refroidissement. Cette substance est formée de 47.48 de carbone, 27.20 d'oxygène, 7.91 d'hydrogène, et 16.98 d'azote. Elle n'existe pas toute formée dans les matières animales, mais celles-ci contiennent les principes propres à la former en se décomposant : les os en donnent plus de la moitié de leur poids. Aucun principe immédiat, pris en aliment, n'est capable de maintenir à lui seul la vie au delà d'un certain temps; la fibrine ne l'entretient, chez les chiens, que pendant deux mois au plus, et la gélatine est encore plus insuffisante; car, ingérée et absorbée, elle se retrouve dans les urines, où elle arrive de toutes pièces sans avoir servi à la nutrition; d'ailleurs, par son insipidité, elle excite une répugnance telle que les animaux chez lesquels on l'a expérimentée préfèrent l'abstinence complète à son usage.

La question de savoir « *si la gélatine, isolée des principes auxquels la nature la tient unie, est nutritive, si elle peut contribuer à l'alimentation, si elle est insuffisante, si elle est nuisible à l'organisation,* » a beaucoup occupé les chimistes et les physiologistes, parce qu'il était important de savoir si le désir louable d'apporter un adoucissement aux privations des malheureux, en faisant servir les os à la préparation d'un aliment nutritif peu coûteux, si ce désir, dis-je, pouvait être satisfait, et jusqu'à quel point il pouvait l'être, Or, les travaux contradictoires des Darcet, Gannal, Donné, Edward, Magendie, et surtout les expériences de ce dernier, ont donné lieu aux conclusions suivantes, qui sont encore trop favorables à ce principe organique considéré comme aliment :

« 1° De même que tous les produits immédiats, soit végétaux, soit animaux, lorsqu'ils sont donnés isolément, la gélatine administrée seule est insuffisante à l'alimentation.

» 2° Bien qu'insuffisante à l'alimentation, la gélatine n'est pas insalubre.

» 3° La gélatine contribue à l'alimentation lorsqu'elle est unie à une quantité déterminée d'autres produits, qui, donnés seuls, ne suffiraient pas.

» 4° La gélatine extraite des os étant identique à celle que l'on extrait des autres parties ; les os étant plus riches en principes gélatinifiables que les autres tissus, et pouvant fournir les deux cinquièmes de leur poids de gélatine, il y a avantage incontestable à faire servir les os à la nutrition, à les faire concourir à la préparation du bouillon, des gelées et des pâtes dites *tablettes de bouillon.*

» 5° Pour que le bouillon de gélatine soit convenablement réparateur et digestible, il suffit de mêler un quart de bouillon de viande à trois quarts d'une solution de gélatine.

» 6° En prenant ainsi ce bouillon, il existe un avantage très grand pour la nutrition des individus, puisque ce bouillon ayant des qualités nutritives suffisantes, on conserve en plus pour un autre mode de préparation plus appétissant et plus réparateur que le bouilli, les trois quarts restants de la viande.

» 7° Les gelées doivent, ainsi que nous l'avons dit, être associées à quelque principe immédiat, pour être digestibles et nutritives. »

*B.* Les aliments gélatineux sont donc beaucoup moins nourrissants que les fibrineux et les albumineux. Ils stimulent peu l'estomac, partant sont mal digérés par beaucoup de personnes. Fournissant moins de matériaux nutritifs, ils séjournent aussi moins longtemps dans les organes digestifs ; et, comme leur expulsion est prompte, on leur suppose des propriétés relâchantes. Dans tous les cas, ils sont adoucissants, à moins qu'on ne les assaisonne fortement, qu'on ne les associe à des substances excitantes, ce qui, du reste, est souvent nécessaire pour rendre leur digestion plus facile.

Les principaux aliments gélatineux sont : veau, pieds d'animaux, tripes, gelées grasses, chair de tous les jeunes animaux, tortue, huîtres, grenouilles, etc.

*a. Veau.* — « Le veau ne devrait pas être mangé, même sous forme de rôti, avant l'âge de cinq à six semaines ; c'est à cette époque que la gélatine, jusqu'alors prédominante, a diminué de proportion, et que les muscles sont devenus plus consistants et plus riches en osmazôme. » Même à cet âge, il n'est pas bien digéré par tous les estomacs. Néanmoins c'est une viande douce, qui convient aux organes digestifs irritables.

*b. Pieds.* — Les pieds de veau, de mouton et d'agneau, roulés dans de la pâte et de la farine, et frits ou accommodés à la sauce blanche, sont adoucissants ; mais ils perdent cette propriété lorsqu'on les assaisonne avec force épices, vinaigre ou aromates. Il en est de même de la *tête de veau*, du *gras-double*, des *tripes*.

*c. Gelées de viande.* — Elles résultent des parties gélatineuses des animaux soumises à une ébullition forte et prolongée, et dont la solution concentrée se prend en gelée. Légèrement aromatisées, elles sont agréables, légères et douces.

*d. Tortue.* — Chair blanche, nourrissante, digestible ; fait des bouillons adoucissants et analeptiques.

### Aliments fibrino-gélatino-albumineux.

*A.* Cette classe renferme les aliments dans lesquels entrent la *fibrine*, l'*albumine* et la *gélatine* dans des proportions à peu près égales. Ils sont fournis par les poissons et les crustacés, tels que homard, langouste, écrevisse, crevette, etc. Ces animaux diffèrent des mammifères et des oiseaux en ce qu'*ils ne contiennent pas d'osmazôme*, ce principe savoureux et excitant qui donne aux viandes rôties leur couleur et au bouillon sa saveur (p. 92).

*a. Poissons.* — Ils développent peu de chaleur pendant la digestion et nourrissent sans exciter; conviennent aux tempéraments bilieux, aux personnes qui ont besoin de réparer sans être stimulées, aux convalescents; sont en général facilement digérés; cependant ceux qui ont les tissus denses, serrés, et dans lesquels la fibrine est abondante, comme le homard, le brochet, le saumon, l'anguille, exigent un plus long travail de la part du tube digestif que ceux où prédominent l'albumine et la gélatine. Ils doivent être mangés le plus frais possible. Ils s'altèrent comme les viandes, et plus promptement encore; ils peuvent causer alors des accidents graves.

*b. Limande, merlan, éperlan, perche.* — Poissons à chair blanche et légère, qui conviennent aux personnes délicates et convalescentes. On les mange frits, grillés, au gratin ou accommodés à diverses sauces.

*c. Alose, barbeau, carpe, maquereau, sole, hareng frais.* — Poissons moins légers que les précédents.

*d. Anguille, turbot, saumon, brochet, truite.* — Quoique d'une digestion assez difficile, sont recherchés pour leur saveur exquise.

*e. Morue, raie.* — La première, fraîche, est un assez bon manger; sèche et salée, est moins digestible et moins agréable. La seconde, au contraire, est dure et coriace étant fraîche : elle exige une certaine mortification. — La raie fait donc exception à la règle générale de manger les poissons très frais.

*f. Homard, langouste, écrevisse, crevette.* — Crustacés savoureux, recherchés, mais de digestion assez difficile. Ils sont en outre échauffants par les assaisonnements qu'ils exigent. Ils ne conviennent qu'aux estomacs sains et robustes. Souvent ils irritent le tube intestinal et provoquent des éruptions à la peau; mais ces accidents appartiennent plus particulièrement aux crevettes, moules et œufs de barbeau.

*g. Poissons salés et séchés à la fumée.* — Aliments âcres, irritants, dont l'usage peut à peine être toléré par les habitants des pays froids et humides. De plus, ils s'altèrent comme les poissons frais lorsqu'ils sont placés dans des endroits humides.

### Aliments caséeux.

Sont dits *caséeux*, du nom d'un principe immédiat contenu dans le lait, la *caséine*, les aliments constitués par le lait et ses diverses transformations, telles que crème, fromage, caillé, petit-lait.

*A.* La *caséine* est une substance organique naturellement à l'état liquide dans l'économie, mais coagulable par les acides acétique, lactique et autres, et par la présure, mais non par la chaleur. Son existence n'a été démontrée jusqu'ici que dans le lait. C'est une matière très azotée. Suivant Liebig, la caséine et l'albumine se distinguent de toutes les autres matières azotées en ce qu'elles contiennent une certaine quantité de *soufre;* elles renferment en outre du *phosphore.*

*B. Lait.* — Liquide blanc, d'une saveur douce et agréable, contenant 80 à 90 parties d'eau pour 100, une substance azotée (*caséine*), une grasse (*beurre*), une sucrée particulière (*sucre de lait*) et des *sels* divers : c'est-à-dire qu'il constitue l'aliment complet de l'homme.

« Abandonné à lui-même, le lait se sépare en trois parties principales. L'une vient à la surface former la *crème*; l'autre, d'abord en dissolution dans le lait, forme le *caséum* (fromage); la troisième portion ou *sérum* (petit-lait) est un liquide jaunâtre, limpide ou légèrement opalin, constitué par de l'eau tenant en dissolution des matières salines et une substance particulière nommée *sucre de lait.*

Ainsi de l'eau, du caséum, du beurre, du sucre de lait et des sels, telle est en somme la constitution chimique du lait : *aliment complet*, répétons-le, où l'azote est représenté par le caséum ; où le beurre et le sucre de lait jouent le rôle d'aliments non azotés ; où l'eau et les sels, dont le besoin n'est pas moins impérieux dans l'alimentation de l'enfant, représentent les principes inorganiques.

*a.* Les proportions des divers principes qui entrent dans la composition du lait sont assez variables, non seulement suivant l'espèce de l'animal, mais encore suivant les conditions d'âge, de régime, suivant l'époque de la traite, etc. Voici la composition des laits les plus employés.

| | VACHE | ANESSE | CHÈVRE | FEMME |
|---|---|---|---|---|
| Eau . . . . . . . . . | 87,4 | 90,5 | 82,0 | 88,6 |
| Caséum, etc. . . . . . | 3,6 | 1,7 | 9,0 | 3,9 |
| Beurre . . . . . . . . | 4,0 | 1,4 | 4,5 | 2,6 |
| Sucre de lait, etc. . . . | 5,0 | 6,4 | 4,5 | 4,9 |

On voit donc qu'une différence assez sensible existe entre les laits de femme, de vache, d'ânesse et de chèvre. Le plus aqueux est celui d'ânesse, qui est considéré en effet comme le plus léger; le plus riche en caséum, le moins aqueux en même temps, est celui de chèvre, qui passe avec juste raison pour le lait le plus stimulant, le plus azoté, partant nourrissant. Il y a moins de différence entre le lait de vache et celui de femme; ce dernier contient un peu moins de beurre et de sucre de lait.

*b*. La nature des herbages, etc., modifie les qualités du lait. Chacun sait que les animaux qui paissent sur les hauteurs donnent un lait plus riche, surtout plus savoureux, que ceux qui se nourrissent dans les plaines humides. Les herbes odoriférantes communiquent à ce produit un arome, un principe tonique (lait alpestre par exemple); le *lait de chèvre* est particulièrement salutaire aux enfants pâles, débiles, lymphatiques. La qualité de la nourriture donnée aux bestiaux influe plus que la quantité sur la sécrétion laiteuse. Il est inutile de dire que de riches pâturages, comme ceux de la Normandie, donnent un lait à la fois abondant et riche. Certaines plantes ingérées dans l'estomac communiquent à la sécrétion laiteuse leur saveur et leur odeur propres. Lorsqu'elle se nourrit plus particulièrement de végétaux, de légumes, quoiqu'elle ne doive pas s'abstenir d'aliments gras si elle veut devenir bonne nourrice, la femme a un lait plus abondant et meilleur. Les affections morales influent défavorablement sur la sécrétion laiteuse, même chez les animaux, car on a vu des vaches retenir leur lait lorsqu'elles étaient environnées de personnes inconnues. Le nourrisson peut-être incommodé par le lait formé dans le sein au moment d'une violente impression, de quelque nature qu'elle soit d'ailleurs.

*c*. Relativement à la *traite*, le lait obtenu dans les premiers jours qui suivent la parturition est visqueux, filant, doué de propriétés relâchantes, purgatives même, dues à une grande proportion de beurre et à une matière muqueuse. Dans une même traite, le lait qui vient au commencement est moins riche que celui qu'on tire à la fin. Le lait s'appauvrit en séjournant dans les mamelles : il doit par conséquent être trait souvent.

*B. Lait comme nourriture.* — Ce produit naturel est beaucoup plus nourrissant que ne le croit le vulgaire ; mais il ne convient pas à tous les tempéraments ni même à tous les organes digestifs, ainsi que nous le verrons bientôt. Peu de temps après être arrivé dans l'estomac, il se caille : le sérum est absorbé à la manière des boissons, et le caillot (caséum et matière grasse) est digéré comme les aliments solides. La digestion du lait n'élève pas la température, n'accélère pas la circulation, par conséquent n'imprime qu'une faible stimulation à l'estomac. Cet aliment nourrit sans exciter et produit des effets analogues à ceux des mucilagineux. Il passe pour donner de la douceur au caractère et calmer les passions. Cela peut être vrai ; mais ce n'est pas par une propriété spéciale, c'est parce qu'il modère l'activité de toutes les fonctions, et que, par son usage exclusif, il produit une constitution molle.

*a*. Le lait convient en général aux sujets nerveux, à ceux dont la nutrition s'est écartée du type normal sous l'influence des stimulations et des médications irritantes. Il s'emploie journellement dans le régime diététique des malades affectés de névrose, de goutte, de syphilis, de phtisie aiguë, de gastrite, etc., en un mot toutes les fois qu'il est besoin de soutenir les forces sans produire d'excitation. Il est ordinairement peu profitable aux tempéraments lymphatiques, aux personnes renfermées dans des lieux bas et humides, aux enfants scrofuleux. Il cause souvent de la diarrhée chez des individus habitués à une nourriture plus excitante et qui n'en prennent qu'accidentellement. Dans les circonstances opposées, il produit plutôt de la constipation. Est-ce à dire que le lait ait des propriétés purgatives ou astringentes? Nullement; ces effets diffèrent selon la susceptibilité des organes digestifs; et, comme il est très assimilable, on conçoit qu'il ne donne pas ou presque pas de résidu quand il est bien digéré. On ne peut indiquer d'une manière précise, en se fondant sur sa composition, l'espèce de lait qui convient à chaque personne; car on ne saurait trop le répéter, c'est d'après l'expérience faite d'un aliment, bien plus que de la connaissance des principes qu'il fournit à l'analyse chimique, que le médecin hygiéniste doit se prononcer, tant au sujet des propriétés de cet aliment et de ses effets sur l'organisme que des cas dans lesquels on doit en user.

*b*. Le lait est la nourriture première de l'homme; il lui suffit au premier âge. Mais il n'est bientôt plus assez nourrissant. On augmente ses propriétés nutritives sans diminuer ses vertus adoucissantes, en lui associant des fécules ou farines de certaines céréales. Pour qu'il produise tous les effets qu'on est en droit d'en attendre, il doit être pris à la campagne, et presque à l'exclusion de toute autre substance alimentaire. Dans les grandes villes, le régime lacté n'a pas les mêmes avantages, parce que d'abord le lait y est falsifié, que souvent il provient de vaches malades; puis parce que son influence n'est pas secondée par l'action d'un air pur, sans cesse renouvelé, et que les habitants des grandes cités sont, en général, exposés à une foule de causes morbides, soit excitantes, soit débilitantes, qui annihilent ses effets.

*C*. Le lait qu'on vend à Paris est de deux sortes; l'un arrive des pays circonvoisins, l'autre provient de vaches nourries dans l'intérieur de la ville. Le premier est presque toujours mêlé à un ou deux dixièmes d'eau; de plus, il a été déjà écrémé et ne contient que 30 ou

32 grammes de beurre par litre. Outre cela, il est souvent falsifié avec de l'eau albumineuse, de l'eau d'amidon, de l'émulsion d'amandes ou de gomme, de la cassonade, ou avec une petite quantité de potasse qui a pour but d'empêcher qu'il ne caille pendant les chaleurs. Voici comment reconnaître ces fraudes : *a.* Le lait étendu d'eau est moins consistant que le lait pur. Quevenne et Donné ont inventé des instruments pour faire reconnaître le degré de sophistication ou de pureté de ce liquide ; mais si les *lactomètres* peuvent dévoiler la présence de l'eau, il n'en est pas de même quant aux autres substances, qu'il faut découvrir par d'autres procédés. Et puis, quelle n'est pas la difficulté d'affirmer que ce lait est ou n'est pas frelaté, alors que ce produit varie tant suivant les espèces animales, leur nourriture et leurs habitudes ! — *b.* Le lait qui contient de l'eau albumineuse a une odeur particulière un peu nauséabonde, et, par l'ébullition, l'albumine se coagule et forme des grumeaux. — *c.* La présence de l'amidon est décelée par la teinture d'iode, qui colore ce liquide en bleu. — *d.* On reconnaît qu'il y a de l'émulsion d'amandes par les gouttelettes huileuses qui se présentent à la surface de la pellicule, lorsque le lait a été chauffé. — *e.* Le sucre décèle la saveur qui lui est propre. — *f.* La matière cérébrale employée, dit-on, pour sophistiquer le lait, voire même pour en fabriquer de toutes pièces, serait décelée par l'analyse chimique, qui démontrerait la présence du phosphore.

*D.* Quant au lait recueilli dans l'intérieur de Paris, il est riche en beurre lorsqu'il est pur ; mais, comme il provient de vaches qui ne paissent pas en liberté et que l'on nourrit constamment renfermées dans les étables, où la plupart tombent phtisiques, ce lait ne vaut pas celui qu'on apporte de la campagne, tout frelaté qu'il est, parce qu'il manque de l'arome que lui communique l'alimentation dans les prairies. Les vaches malades des nourrisseurs de Paris donnent un lait qui ne diffère pas sensiblement de celui des vaches bien portantes des mêmes établissements, et ce lait n'est pas plus malsain que l'autre. Mais il y a à craindre que l'animal qui l'a fourni ne soit phtisique, ce qui est commun malheureusement. Alors il peut contenir le bacille (microbe) de la tuberculose, et de là est née la *stérilisation du lait* (lait chauffé à plus de 120° sous pression et conservé à l'abri de l'air).

*a. Crème.* — Elle est due aux globules crémeux ou gras qui, plus légers que les globules caséeux, s'élèvent à la surface du liquide. Elle renferme donc le beurre, plus un peu de caséum et de sérum. Douce, onctueuse, agréable au goût, la crème forme un aliment très délicat, nourrissant et adoucissant. Elle est moins digestible pure que mêlée à du sucre.

*b. Beurre.* — Substance formée par l'agglomération des globules gras de la crème, et résultant du battage de celle-ci. Frais, pur et non salé, le beurre est un aliment doux, émollient, nourrissant, plus souvent employé comme condiment qu'en nature.

*c. Caillé.* — Matière blanche, tremblotante comme de la gelée, pleine d'humidité, n'étant autre chose que le caséum renfermant du sérum entre les globules agglomérés. Nourrissant.

*d. Fromages.* — Les divers fromages sont formés de crème et de caséum, isolés ou réunis dans différentes proportions, et préparés de diverses manières. Ils sont généralement azotés. On les distingue en frais et en fermentés. Les *fromages frais* sont doux, agréables, rafraîchissants, comme la crème ou le caséum qui les forme. — Les *fromages fermentés* sont plus ou moins échauffants, âcres et stimulants. Pris en petite quantité à la fin du repas, ils sont utiles comme excitants de la digestion ; très avancés, ils deviennent malfaisants. Le plus riche en azote est le gruyère.

*e. Sérum* ou *petit-lait.* — Partie séreuse du lait résultant de la coagulation du caséum, dans la préparation des fromages. Boisson tempérante, laxative, plutôt qu'aliment. Saveur acidulée, agréable, certains estomacs le supportent difficilement, car il cause des coliques.

On prépare à volonté du petit-lait en versant dans le lait un acide dont la propriété est de faire cailler le liquide, et en soumettant le tout à la chaleur, qui favorise la coagulation. On l'obtient d'abord trouble à cause du caséum qu'il tient en suspension, mais ensuite on le clarifie par différents procédés. La *présure* (1) agit dans la préparation du caillé et des fromages par son acidité. Le petit-lait passe rapidement à la fermentation.

### Aliments féculents.

*A.* Les *aliments féculents* sont ceux dont la *fécule* forme la base. — La fécule ou *amidon* est une substance qui, à l'état de pureté, se présente sous l'aspect d'une poudre blanche, sans saveur ni odeur, craquant sous les doigts, insoluble dans l'eau froide, l'alcool et l'éther, composée de 43,55 de carbone, 49,68 d'oxygène, 6,77 d'hydrogène. La fécule ne contient point d'azote ; mais elle est plus riche en car-

(1) Matière qu'on trouve dans le quatrième estomac ou caillette du jeune veau : c'est un mélange de suc gastrique et de lait presque réduit au caséum.

bone que les matières azotées. Elle se rencontre dans presque tous les végétaux, particulièrement dans les *graines des légumineuses* et *des graminées*, dans les tiges de plusieurs *palmiers*, dans les *marrons*, les *châtaignes*, les *pommes de terre*, les *racines d'arum*, *de brione*, etc. Dans toutes ces substances, elle est associée à d'autres principes, tels que le gluten, le sucre, l'albumine, des résines, des sels, du mucilage, etc.

Les aliments féculents nourrissent moins que ceux des classes précédentes ; par contre, ils fournissent à l'économie des éléments combustibles en plus grande quantité et plus de calorique (p. 87-88). Celui-ci est proportionnel à l'action de l'oxygène sur ces aliments et à la promptitude de leurs métamorphoses. Les habitants des campagnes doivent à une oxygénation plus grande du sang une combustion plus active de carbone et d'hydrogène ; aussi peuvent-ils se nourrir plus facilement d'aliments féculents que les habitants des villes, qui digèrent moins bien et ont besoin par conséquent d'une nourriture plus azotée et plus réparatrice. — Nous n'avons point à voir ici l'action du suc gastrique sur la fécule, ni la conversion de celle-ci en glycose (t. I, p. 329).

La digestibilité des féculents varie suivant le mode de préparation, et suivant qu'ils ont ou non fermenté. Il faut distinguer, en effet, les féculents contenant du gluten de ceux privés de ce principe. Le *gluten* est une substance azotée, éminemment fermentescible, qui se trouve dans les graines de céréales, particulièrement dans le froment. C'est à lui que la farine du blé doit de passer à la fermentation et que la pâte doit de lever. L'on sait que le pain bien levé est léger, tandis que celui fait avec des farines pauvres en gluten, celles d'orge, de maïs, par exemple, est épais, lourd à l'estomac comme il l'est à la balance, quoique plus nourrissant.

*B. Froment.* — Nous ne dirons rien de la culture de cette précieuse céréale, dont la qualité diffère suivant le sol, le climat, le mode de culture, etc. On en conserve la graine en tas dans des greniers bien aérés, avec la précaution de la remuer et de la vanner souvent pour éviter qu'elle s'échauffe, se détériore ou soit attaquée par les charançons et autres insectes. Il faut l'employer dès qu'elle commence à vieillir. Différentes maladies peuvent l'atteindre. On l'en préserve par le *chaulage*, opération qui consiste soit à l'arroser avec une certaine quantité de chaux vive délayée dans de l'eau, soit à y mêler une petite quantité d'arsenic, 54 milligrammes pour 324 kilogrammes de grains.

La *farine* de froment contient 8 à 14 parties sur 100 de gluten. Sa qualité varie suivant la proportion de cette substance fermentescible, le choix des grains, la bonne confection du moulin, etc. En vieillissant elle s'échauffe, s'altère et fait de mauvais pain. Employée immédiatement après sa fabrication, elle peut causer de la diarrhée. Elle est souvent impure par sa nature ou la sophistication. Elle peut contenir de la poudre de semence de nielle, de blé de vache ou rougeole, etc., substances peu nuisibles, seulement la dernière colore le pain en rouge violet; elle peut contenir de la poudre de seigle ergoté, poison dangereux capable de causer de graves accidents, la gangrène par exemple, bien qu'une partie de ses propriétés se perde par la cuisson; elle peut être mêlée à d'autres farines, celles de pommes de terre, de haricots, dont le prix est moins élevé, et qui, bien qu'impropres à une bonne panification, sont sans inconvénients sur la santé; elle peut contenir de la poudre de plâtre, de chaux ou de magnésie, introduite par la cupidité; elle peut enfin être altérée par l'humidité, le charançon : or, dans tous ces cas elle est moins riche en gluten. Toutes les altérations ou falsifications de la farine sont reconnues par des procédés chimiques très simples, quand elles ne le sont pas par les seuls sens.

Pour comprendre la *théorie de la panification*, il faut savoir que, vue au microscope, la farine ou mieux la fécule est composée de petits grains globuleux, sortes de vésicules pleines d'une substance gommeuse durcissant au contact de l'air par l'évaporation de ses parties aqueuses. Or « la panification a pour but de faire éclater les grains de fécule qui se trouvent associés à une substance éminemment fermentescible, le gluten. Les *pains* les plus beaux et les mieux cuits sont ceux qui proviennent des farines riches en un gluten élastique; car alors, se soulevant en larges crevasses par la dilatation des gaz qu'il emprisonnait, il permet à chaque grain féculent d'assister à la communication du calorique et d'éclater comme par l'ébullition. Aussi, après la panification, si la pâte a été préalablement bien pétrie, ne trouve-t-on plus un grain de fécule intègre. Le pain sera donc d'autant moins bien fait et cuit qu'il renfermera moins de ce gluten élastique. Voilà pourquoi le pain de seigle et d'orge, toutes choses égales d'ailleurs, est moins nourrissant que celui de froment. Le pain de froment sera à son tour d'autant plus mat et moins parfait que la farine aura été plus ou moins mélangée avec telle ou telle autre, telle ou telle fécule.

» On peut faire entrer sans inconvénient pour la santé, dans la composition du pain, plusieurs des substances dont nous avons donné la liste, pourvu que celles qui contiennent du gluten s'y trouvent mélangées en certaine quantité : sans cette condition, le pain ne lève pas, est mat et ne convient qu'aux estomacs robustes. On peut mêler, par moitié avec le froment, le maïs, l'orge, le seigle, l'avoine, le sarrasin ou la pomme de terre. »

*b*. Le *pain* est le principal aliment de l'homme. Il est d'autant plus digestible qu'il a plus fermenté et est mieux cuit. Il doit être mangé rassis ; frais, il est lourd, indigeste. La croûte est d'une digestion plus facile que la mie, parce qu'elle est plus azotée. Le pain moisi est très nuisible. L'addition d'un peu de sel au pain le rend plus digestible ; celle d'alun, de magnésie, de carbonate d'ammoniaque, faite dans l'intention de le rendre plus blanc et plus léger, n'a pas de grands inconvénients pour la santé, bien qu'elle réalise une altération. C'est ce qui fait, sans doute, qu'à Paris, où l'on tient surtout à l'apparence en toutes choses, le pain est très blanc, mais peu agréable au goût, surtout lorsqu'il a plus de vingt-quatre heures. La loi punit sévèrement et avec raison toute sophistication ayant pour but d'augmenter le poids de cet aliment indispensable.

*c*. Le *biscuit*, espèce de pain à peine levé et privé de son humidité, est léger et très nourrissant.

*d*. Les *pâtisseries* grasses sont généralement malfaisantes, lourdes à l'estomac.

*e*. La *bouillie*, qui est une farine cuite avec du lait, est légère et nourrissante. Pour convenir au premier âge, elle doit être bien cuite.

*f*. La *semoule*, le *vermicelle*, les *pâtes d'Italie*, le *macaroni*, sont des préparations dont la farine de froment fait la base, et qui sont légères, alibiles et réparatrices.

*g*. *Orge*. La *farine* contient peu de gluten ; aussi fait-elle un pain épais, grossier, gris, qui lève et cuit mal. Mêlée à la farine de froment, elle fait un pain assez bon, rafraîchissant, laxatif, qu'on devrait recommander souvent.

*h*. *Seigle*. Est plus riche en gluten que l'orge. Mélangée avec la farine de froment, la farine de seigle donne de bon pain. Le *pain d'épice* se fait avec farine de seigle, farine d'orge, mélasse, miel et certains aromates. Le seigle est sujet à une maladie appelée *ergot*, qui donne à cette céréale des propriétés vénéneuses.

*C. Pomme de terre.* — Ce tubercule, transporté de l'Amérique en Angleterre en 1586, par sir W. Raleigh, est devenu chez nous, grâce aux efforts de Parmentier, d'un usage général. Légère et nourrissante, la pomme de terre se mange de toutes sortes de manières, mais la meilleure est par cuisson sous la cendre, à la vapeur ou à l'eau. — La *fécule de pomme de terre* est un excellent aliment, qui serait préféré peut-être à toutes les fécules exotiques, n'était son bas prix.

*Sagou, arrow-root, salep de Perse, tapioka.* — Fécules fournies : la première par la moelle d'une espèce de palmier, la seconde par la racine de différentes plantes qui croissent aux Antilles, la troisième par différents orchis, la quatrième enfin par la racine d'un petit arbrisseau originaire d'Afrique. Elles sont nourrissantes, digestibles et douces. On peut les remplacer parfaitement par la fécule de pomme de terre, qui non seulement jouit des même propriétés, mais encore a l'avantage d'être moins chère et toujours pure.

*D. Riz.* — De toutes les plantes connues, c'est la plus utile au genre humain ; les trois quarts de la population du globe s'en nourrissent presque exclusivement. Chez nous, quoiqu'on en fasse un grand usage, le pain et la pomme de terre lui sont préférés. Le riz est sain, nourrissant et de facile digestion. Le vulgaire croit qu'il resserre et constipe ; non. L'usage en est suivi de selles rares et peu abondantes, précisément parce que, étant très assimilable, il donne peu de résidu excrémentitiel. Pris comme régime diététique, il diminue par ses propriétés adoucissantes l'état inflammatoire dont dépendent le plus souvent les évacuations alvines.

*a. Maïs.* — Ne pouvant lever faute de gluten, le maïs ne s'emploie qu'en bouillie. L'énorme quantité de fécule qu'il contient le rend très nourrissant. On prétend qu'il donne beaucoup de lait aux nourrices. Les peuples qui se nourrissent de maïs seraient plus grands qu'ailleurs par la taille ; ils n'auraient ni calculs ni maladies de vessie. Pourtant, on a accusé son usage exclusif de produire la *pellagre*, maladie très grave, endémique en Lombardie et dans le Milanais.

*b. Châtaignes, marrons.* — Le fruit du châtaignier est un aliment sain, utile aux habitants d'un grand nombre de provinces. Cuite à l'eau, à la vapeur, la châtaigne est nourrissante et légère ; grillée dans des poêles trouées, elle devient un peu plus lourde à l'estomac. On en prépare des purées et des bouillies excellentes.

*c. Haricots, fèves, pois, lentilles.* — Légumes peu nourrissants, mais digestibles à l'état frais ; plus nutritifs et d'une digestion moins facile à l'état sec et en maturité. Ils ont l'inconvénient de provoquer des flatuosités. La *purée* de haricots et celle de lentilles sont très digestibles et réparatrices.

### Aliments mucilagineux.

*A.* On range dans cette classe les aliments qui ont pour base le *mucilage* ou gomme. — La *gomme*, principe immédiat végétal, non cristallisable, forme avec l'eau un mucilage composé de 42,43 de carbone, 50,84 d'oxygène et 6,93 d'hydrogène ; pas d'azote. Ce mucilage est associé, dans les substances alimentaires qui le contiennent, à un principe amer, sucré, âcre ou acide, qui en rend la digestion plus facile.

*a.* Les aliments mucilagineux sont fournis par les légumes, qui s'appellent *carotte*, *betterave*, *asperge*, *chicorée*, *épinards*, *haricots*, *pois verts*, *choux*, *choux-fleurs*, *oseille*, *cardon*, *melon*, *courge*, *concombre*, *artichaut*, *champignons*, *truffe*, etc. Peu nutritifs, ils séjournent peu de temps dans le tube digestif, excitent faiblement l'estomac et diminuent l'énergie de toutes les fonctions. Ils conviennent aux personnes pléthoriques, irritables, ardentes ; mais les individus lymphatiques, mous, ne sauraient puiser dans leur usage des éléments réparateurs et fortifiants.

La plupart des aliments mucilagineux se mangent cuits dans l'eau, qui les débarrasse ordinairement de leurs principes âcres ou aromatiques, tels sont le *céleri*, le *navet*, la *chicorée*, etc. Pour qu'ils ne perdent pas toutes les qualités douces qui en font la base, ils ne doivent point être assaisonnés. Ceux mangés crus, comme les *radis*, les *raves*, l'*artichaut*, contiennent ordinairement un principe excitant. Quelques-uns (*graines légumineuses*) demandent à être décortiqués lorsqu'ils commencent à durcir. L'*artichaut* produit l'insomnie chez quelques personnes. Les *truffes* sont nutritives, stimulantes, et passent pour être aphrodisiaques.

*B.* Les *champignons*, assaisonnement plutôt qu'aliment, sont nutritifs, azotés, plus excitants que la plupart des végétaux précédents. Tous ne sont pas propres à l'alimentation ; il en est d'extrêmement vénéneux. Nous ne pouvons indiquer ici leurs caractères respectifs. Disons seulement que les espèces les plus saines peuvent devenir vénéneuses lorsqu'on les récolte trop tard, ou qu'elles se sont développées dans des lieux humides comme aussi quand on les conserve trop longtemps. En général, il faut rejeter les champignons qui offrent une odeur désagréable, une chair mollasse, un goût amer, une teinte livide ou très brillante, et dont la couleur change quand on les cueille. Une précaution importante, lorsqu'on n'est pas sûr des espèces que l'on veut employer, consiste à les *passer à l'eau vinaigrée* ; le vinaigre a la propriété de dissoudre leur principe vénéneux, mais il atténue leur bon goût.

### Aliments acidulés ou fruits.

« Les *fruits* sont, en général, composés de mucilage, de gelée végétale (pectine), de sucre, d'eau, des acides malique, acétique, citrique, tartrique, oxalique et gallique. Quelques fruits conservent, étant mûrs, le principe acerbe qu'ils contenaient avant leur maturité.

» En général, les fruits séjournent peu dans le tube digestif. M. Nick prétend qu'après l'ingestion des fruits, le nombre des pulsations diminue un peu ; mais il n'indique pas après quelle espèce de fruits. Les fruits desséchés séjournent plus dans l'estomac que les fruits frais ; les fruits mûrs plus que les verts ; les fruits où le mucilage et le sucre sont très concentrés plus que ceux dans lesquels ces corps sont très étendus d'eau. Les fruits sont d'autant plus nourrissants qu'ils sont plus abondamment doués des propriétés qui prolongent leur séjour dans l'estomac. Aux plus nourrissants se rapportent les *figues*, surtout les sèches, les *dattes*, les *raisins secs*, les *pruneaux*. Les moins nourrissants sont les *oranges*, les *groseilles*, les *cerises*, les *fraises*, les *framboises*, les *mûres*, les *pêches*.

» Les fruits conviennent presque à tout le monde ; mais il en est qui ne conviennent pas à tous les tempéraments ; ainsi par exemple la *pêche*, les *fraises* exigent, pour beaucoup de personnes, l'association d'une certaine quantité de sucre et de vin. Les individus d'un tempérament bilieux savourent avec délices les *fruits acidulés*, qui incommodent fréquemment des personnes douées d'une autre constitution.

» Les fruits conservés dans l'alcool, ou *fruits à l'eau-de-vie*, sont malfaisants : leur parenchyme se durcit et s'imprègne des propriétés stimulantes de ce liquide.

» On a souvent attribué à l'usage de certains fruits des épidémies de dysenterie. Il faut en rechercher la véritable cause dans l'abus et dans le défaut de maturité de ces produits.

» On a vanté avec quelque raison la *cure* dite *de raisins*. Ce que nous savons pertinemment à cet égard, c'est que l'ayant recommandée à des malades atteints de certaines formes de dyspepsie et de constipation, à d'autres souffrant de graves affections dartreuses et ayant ce qu'on appelle le *sang échauffé*, ils en ont obtenu les plus précieux avantages. »

### Aliments oléagino-féculents ou huileux.

*A*. Cette classe d'aliments a pour base, outre la fécule, *l'huile*, corps gras liquide plus léger que l'eau, composé de 1,000 de vapeur de carbone, de 1,437 de gaz hydrogène et de 46 d'oxygène en volume.

*a.* Les *amandes* douces, les *faînes*, les *noisettes*, les *noix*, la *noix du cocotier* et le *cacao*, tels sont les aliments huileux. Comme ils contiennent beaucoup de fécule, ils auraient les mêmes effets que les substances féculentes, si l'huile ne les rendait pas plus réfractaires aux forces digestives. Les graines fraîches sont plus nutritives et adoucissantes, pourvu qu'elles soient privées de leur épiderme. Celui-ci irrite le larynx ; et si les noix et les noisettes sèches altèrent la voix, cet effet est dû sans doute à l'âcreté de la pellicule. Les graines huileuses sont susceptibles de s'altérer en vieillissant et de devenir très irritantes. L'huile qu'elles contiennent rancit et leur communique un goût âcre, désagréable, qui en fait rejeter l'emploi.

*b. Noisettes, amandes douces.* — Fraîches, sont délicates, estimées. Les amandes amères contiennent un atome d'acide prussique qui leur communique leur amertume et des propriétés calmantes.

*c. Noix.* — A l'état frais, privées de la pellicule, sont agréables et recherchées. Non encore mûres (*cerneaux*), on les assaisonne avec sel et verjus. Sèches, c'est un assez bon aliment, seulement les pellicules irritent la gorge.

*d. Faînes.* — L'usage abusif peut avoir de grands inconvénients ; elles possèdent un principe délétère inconnu qui cause des coliques, des vomissements, de la céphalalgie.

*B. Cacao.* — L'amande du fruit du cacaotier, étant mondée, torréfiée et broyée à chaud avec du sucre et des aromates, constitue le *chocolat*. Celui-ci renferme souvent des fécules qui, tout en le rendant plus nourrissant, plus digestible, n'en constituent pas moins une sophistication. Le chocolat commun renferme de la farine de blé, de riz, de lentilles ou d'amidon ; aussi le voit-on s'épaissir quand on le prépare à l'eau ou au lait, ce que ne fait point le chocolat pur. Aliment doux, nourrissant, mais quelquefois lourd pour les estomacs faibles. On le rend plus digestible par addition de quelque aromate, tel que cannelle, vanille, ce qui, par contre, lui ôte de ses propriétés adoucissantes.

*Kola*, noix du *sterculia acuminata.* — On fait, avec l'extrait de kola, des biscuits dits rations accélératrices. (Keckel.)

## CHAP. V. — ASSAISONNEMENTS.

*A.* Substances solides ou liquides employées dans la préparation des aliments pour en relever la saveur ou changer les qualités, ou pour les rendre plus agréables et plus digestibles. Les *assaisonnements ou condiments* sont utiles, nécessaires même pour stimuler la membrane muqueuse de l'estomac, accroître la sécrétion du suc gastrique et rendre ainsi la digestion des aliments plus facile. D'ailleurs, en associant des acides au mucilage des fruits, un arome à certains légumes, la nature nous invite à en faire usage. Toutefois, l'assaisonnement doit être modéré, pour ne pas provoquer un appétit artificiel, solliciter l'ingestion d'une trop grande quantité d'aliments, ni déterminer à la longue l'atonie de l'estomac en rendant nécessaires des doses toujours croissantes de ces stimulants, sans compter l'inflammation gastrique dont il est souvent la cause.

Certains troubles digestifs peuvent se rattacher à deux causes essentiellement différentes : la sur-stimulation de l'estomac par l'usage abusif des substances excitantes, ou l'atonie, la faiblesse de cet organe. Les phénomènes symptomatiques étant à peu près les mêmes dans les deux cas, il est difficile de les rattacher à leur cause réelle, et pourtant cette distinction est très importante, car le régime peut devenir diamétralement opposé. Les personnes étrangères aux connaissances médicales se trompent d'autant plus facilement sur ce point que l'ingestion d'aliments un peu excitants soulage presque toujours, du moins pour un instant, alors même qu'il y a irritation gastrique. Mais ce soulagement, de peu de durée, est bientôt suivi d'un plus grand malaise ; il est perfide, car il sollicite les malades à fournir sans cesse un nouvel aliment à leur maladie. Si les assaisonnements conviennent dans l'apathie gastrique, chez les sujets froids, lymphatiques, chez ceux qui se livrent à de rudes travaux et dont l'estomac épuisé ne saurait digérer convenablement la nourriture abondante qu'ils prennent, sans ces excitants, ils sont nuisibles dans les cas contraires, souvent même dangereux. Au reste, l'habitude, en émoussant la sensiblité de l'organe digestif, atténue beaucoup leurs effets.

On divise les *assaisonnements* en : *salins*, *acides*, *sucrés*, *gras*, *huileux*, *aromatiques*, *âcres*. Les principales substances de cette classe, sont : sel, vinaigre, citron, verjus, graisse, beurre, huile, poivre, gingembre, piment, girofle, ail, oignon, persil, cerfeuil, thym, romarin, laurier, truffes, poissons marinés, viandes fumées, etc.

*a. Sel.* — Le sel de cuisine (chlorure de sodium) est d'un usage aussi ancien que l'est l'homme, car il est tout à fait indispensable soit pour exciter la muqueuse gastrique et la sécrétion de ses follicules, soit pour réparer les pertes des principes minéraux de l'économie, car, parmi les sels du sang, le chlorure de sodium est le plus répandu et son intervention est nécessaire à la constitution de ce liquide, dont il entretient l'alcalinité. Le chlorure de sodium favorise, sans doute, les métamorphoses des éléments organiques mis en présence de l'oxygène. Une alimentation sans sel serait promptement suivie d'une altération grave de la santé. — Le sel est aussi utile aux animaux qu'à l'homme. Si un lot de bestiaux augmente en moyenne en une année de 6 kilos par 100 kilos de foin consommé sans sel, un autre lot, soumis au régime du foin salé, augmente dans le même temps de 7 kilos par 100 kilos de foin consommé.

*b. Vinaigre.* — Le vinaigre, produit du vin fermenté, stimule légèrement les glandes salivaires, l'estomac, et réveille l'appétit. En abuser, c'est déranger les fonctions digestives, produire des gastralgies, de l'amaigrissement; toutefois celui-ci n'est point l'effet spécial du vinaigre, il résulte plutôt de la maladie à laquelle l'usage de l'acide a donné lieu. Les mets dans lesquels entre le vinaigre doivent séjourner le moins de temps possible dans les vases de cuivre ou de plomb, à cause de la promptitude avec laquelle se forment des composés vénéneux. Le vinaigre très étendu d'eau est une limonade rafraîchissante, désaltérante; cette boisson doit être préférée à l'eau pure par les habitants de la campagne. Nous parlons toujours du vinaigre de vin.

Mais ce que l'on vend le plus souvent pour du vinaigre, c'est un produit fermenté quelconque. Ou bien le vinaigre est falsifié par des acétates de fer, de soude, de cuivre, l'acide sulfurique. Comment déceler la fraude? « L'acide azotique démontre la présence du cuivre; la concentration à feu nu donne naissance à des vapeurs blanches formées d'acide sulfurique; enfin, évaporé aux neuf dixièmes et traité par l'alcool concentré, puis par le chlorhydrate de baryte, le vinaigre falsifié avec de l'acide sulfurique donne naissance à des sulfates insolubles et à des sulfovinates cristallisables. »

*c. Sucre.* — Nous ne dirons rien de l'origine ni des propriétés bien connues de cette substance. Condiment d'un emploi extrêmement fréquent, qui rend plus agréables et plus digestibles une foule de substances âcres, amères, acides, mucilagineuses ou fades; entre dans la composition des compotes, gelées, glaces, liqueurs de table, etc. Mais consommé en nature et sans modération, il constipe, échauffe, altère, dispose aux cachexies. N'étant pas nutritif et ayant le pouvoir de tromper la faim, son usage en nature est nuisible. On doit donc donner peu de bonbons aux enfants, d'autant que ces *sucreries* sont souvent colorées avec des substances qui peuvent occasionner des symptômes d'empoisonnement.

*d. Miel.* — Suc visqueux, sucré, recueilli par les abeilles dans les nectaires et sur les feuilles de quelques végétaux. Substance douce, agréable, un peu relâchante. Le miel doit être blanc ou jaunâtre, d'une saveur sucrée, balsamique, et d'une odeur aromatique. Ses qualités varient suivant la contrée où il est recueilli. — Il est souvent falsifié avec farine, amidon, fécule, pulpe de châtaigne. On peut reconnaître la fraude aux caractères suivants : l'alcool faible ne dissout pas la farine torréfiée ; la chaleur liquéfie difficilement le miel renfermant de l'amidon, de la farine ou de la pulpe de châtaigne ; de plus, le miel qui contient de l'amidon est coloré en bleu par l'iode ; l'eau froide dissout en totalité le miel pur.

*e. Huile.* — Les corps gras en général et les huiles en particulier sont peu attaquables par les forces digestives. Étant mal digérées, les huiles deviennent, à doses plus élevées, relâchantes, laxatives : celles d'olives, de noix, d'amandes douces, sont les plus employées dans l'art culinaire. Elles doivent être pures et fraîches. Rancies par le temps, elles acquièrent des propriétés irritantes qui les rendent impropres à l'alimentation. — *L'huile d'olive*, qui est la plus employée, est aussi le plus souvent falsifiée. C'est avec l'huile d'œillette (graines de pavot), dont le prix est inférieur, qu'on la mélange, et ce mélange est préférable à l'addition d'huiles de diverses graines oléagineuses.

*f. Graisse.* — Les corps gras, répétons-le, sont réfractaires à l'action de l'estomac. La graisse de volaille est la plus agréable et la plus digestible. Considérées comme assaisonnement, les graisses ont les mêmes propriétés adoucissantes que l'huile. Nous avons parlé ailleurs des conditions de l'absorption des huiles et des graisses (t. I, p. 344), et de leurs usages dans la nutrition. (T. I, p. 331, *E*.)

*g. Condiments aromatiques et âcres.* — Leur nombre étant considérable, nous ne les passerons pas en revue. D'ailleurs, l'appréciation de leurs effets rentre complètement dans nos généralités.

## CHAP. VI. — LES BOISSONS.

Les *boissons* sont des liquides que nous ingérons dans l'estomac pour favoriser la dissolution des aliments solides, étancher la soif, stimuler les organes de la digestion selon les cas. On les distingue en simples, non fermentées et en fermentées.

### Boissons non fermentées.

Les unes sont rafraîchissantes, les autres aromatiques. Les *bois-*

*sons rafraîchissantes* sont l'eau pure ou chargée de divers sucs, sirops, acides ou vins ; elles calment la soif, diminuent la température du corps et l'activité de la circulation. Prises aux repas, elles délaient le bol alimentaire et le rendent plus digestible ; mais quelques-unes peuvent troubler la digestion en énervant la muqueuse gastrique.

*A. Eau simple, potable.* — C'est la plus naturelle et la plus essentielle de toutes les boissons ; elle entretient la vie dans tous les végétaux, et beaucoup d'animaux semblent n'avoir qu'elle pour toute nourriture. L'eau apaise la soif, avant même d'être absorbée ; elle rafraîchit le sang et répare ses pertes causées par les exhalations et les sécrétions. Bue en petite quantité et à différentes reprises, elle n'a pas d'action sensible sur le pouls ; prise en excès, elle le ralentit plutôt qu'elle ne l'élève.

Mais, pour remplir ces conditions, elle doit être aérée, c'est-à-dire contenir de l'air en dissolution ; pouvoir dissoudre le savon et cuire les haricots (nous dirons pourquoi) ; être limpide, inodore, privée de proto-organismes nuisibles. (V. *Microbes.*)

L'eau, boisson essentiellement tempérante, ne convient pas à tout le monde. Elle rend quelquefois la digestion lente, pénible, en diminuant l'excitation dont l'estomac a besoin, et les personnes habituées aux toniques ne se trouvent pas bien de son usage exagéré. Elle peut causer, dans certains cas, le vomissement ou la diarrhée ; mais elle n'échauffe point, ne glace point, n'engendre point de crudités, comme le croit le vulgaire. On sait, d'ailleurs, que nombre de personnes préfèrent l'eau au vin aux repas.

*B.* Dans les maladies, prise en petite quantité et de temps en temps, l'eau ne saurait avoir des inconvénients, à moins que ce ne soit par sa température basse, laquelle doit être évitée dans les fièvres éruptives, le catarrhe pulmonaire, et qu'on peut corriger d'ailleurs, rien qu'en gardant le liquide dans la bouche pendant quelques instants, avant de l'avaler.

« L'eau est la boisson la plus salutaire dont puissent user les hommes nerveux et tous ceux qui sont d'une constitution sèche, excitable, ceux dont l'estomac digère facilement, dont la peau est chaude et aride. Au contraire, les boissons purement aqueuses ne sauraient convenir aux individus d'un tempérament lymphatique, à ceux chez lesquels l'estomac est depuis longtemps habitué aux toniques, ou qui se livrent à des travaux intellectuels ou musculaires portés assez loin pour faire diversion aux forces gastriques. Dans tous les cas, les substances alimentaires un peu résistantes ou trop douces ne sont digérées que difficilement lorsqu'on se borne à l'eau pure pour boisson. »

*C.* La cupidité ne falsifie pas un produit aussi généralement répandu que l'eau, mais la nature nous l'offre dans divers degrés de pureté. Il faut faire une distinction entre les eaux, suivant qu'elles proviennent de pluie, de source, de puits, de rivière, de canaux, de lacs, de marais.

Les citernes sont le meilleur moyen de conservation. L'eau provenant de la fonte des neiges a l'inconvénient de ne pas contenir suffisamment d'air.

*a. Eau de pluie.* C'est celle qu'il faut préférer, pourvu qu'on l'ait recueillie et conservée suivant les règles de l'hygiène. En effet, les premières pluies entraînent les corpuscules tenus en suspension dans l'air; d'autre part, pour sa conservation saine, il ne faut employer ni zinc ni plomb; et même l'eau qui tombe sur des toitures faites en zinc ne doit pas servir de boisson.

*b.* L'*eau de puits* est moins bonne que celle qui tombe du ciel, d'abord parce qu'elle n'est pas suffisamment aérée, et surtout parce qu'elle contient divers sels dont elle s'est chargée en traversant les fissures du sol pour arriver jusqu'à son réservoir. C'est à ces matières calcaires ou salines qu'elle doit de ne pouvoir ni cuire les haricots ni dissoudre le savon; dans le premier cas, en effet, le légume se recouvre d'une couche de ces matières; dans le second, l'eau étant comme saturée de celles-ci, elle ne peut dissoudre le composé savonneux.

*c.* L'*eau de source* n'est autre que de l'eau de pluie filtrée à travers la terre; elle est à l'état de pureté relative, quand elle traverse des couches sablonneuses, mais elle tient en dissolution des sels si elle coule sur de la vase.

Les eaux chargées de sulfate de chaux sont dites *séléniteuses*. On leur a attribué la production du *goitre*, mais cette opinion n'est rien moins que fondée. En tout cas, si le goitre est dû à la qualité des eaux, on ignore le mode d'action de celles-ci. Boussingault pense que la diminution de l'oxygène dissous dans l'eau, diminution relative à la hauteur des lieux d'où provient le liquide, est la cause de cette maladie. Nous reviendrons en pathologie sur l'étiologie de cette affection.

*d.* L'*eau des canaux* renferme des sels abondants et des matières organiques dont la quantité est en proportion de la lenteur du courant, outre que cette lenteur est un obstacle à l'aération.

*e.* L'*eau des lacs, marais, étangs,* contient plus ou moins de matières végétales et animales, suivant leur masse. C'est à la décomposition de ces matières qu'elles doivent l'odeur et le goût désagréables (*odeur de croupi*) qui les caractérisent. Si l'on est forcé de boire de ces eaux, on doit les faire bouillir : par ainsi les gaz malfaisants se dégagent, et les matières organiques modifiées dans leur constitution, ou tuées, se précipitent en partie, mais après l'ébullition il faut les aérer par l'agitation. On filtre les eaux en les faisant passer à travers le sable ou le charbon pulvérisé (1 kilo par 10 litres d'eau) ou au moyen d'appareils spéciaux.

A bord des vaisseaux, l'eau, préalablement purifiée, est embarquée dans des tonneaux charbonnés à l'intérieur; sans cette précaution elle contracterait bientôt une altération semblable à celle des eaux stagnantes. — Dans les maisons particulières, elle doit être déposée dans des jarres de terre ou de faïence vernissées, ou dans des fontaines de marbre ou de pierre, jamais dans des vases en fer, en cuivre ou en plomb.

L'*eau de rivière*, quand elle coule rapidement sur un lit de sable ou sur le roc, sans avoir séjourné sur la vase, réunit toutes les qualités désirables.

*h*. L'eau chaude peut être rafraîchie en plongeant les vases qui la contiennent dans d'autres vases remplis de glace ou de neige, ou dans des fontaines ou des citernes très froides. En Espagne, on se sert de vases poreux appelés *alcarazas*, qui laissent suinter le liquide à leur surface, et par une évaporation continuelle lui enlèvent du calorique.

*i*. *Eau froide*. L'eau à zéro et au-dessous ne doit être introduite dans l'estomac qu'en petite quantité à la fois; bue en abondance lorsque le corps est en sueur, elle offre des dangers; mais la sueur étant entretenue par une température élevée, l'ingestion est moins à redouter. L'eau de puits, de citerne, de source, à la température des caves, est susceptible de causer la mort par pleurésie, quand on boit beaucoup dans un moment où la chaleur du corps résulte d'un exercice violent. Un exemple célèbre de ce genre d'accidents est celui offert par le Dauphin, fils de François Ier, qui, jouant au jeu de paume à Tournai et excédé de soif et de chaleur, but un verre d'eau fraîche et mourut en quatre jours de pleurésie aiguë. Un effet si subit parut et peut paraître encore extraordinaire. Le cri d'empoisonnement du prince retentit dans toute la France; le comte Montécuculli, son échanson, fut soupçonné et mis à la question; vaincu par la douleur, il déclara avoir mis de l'arsenic dans l'eau destinée au prince, et fut écartelé.

*j*. La sueur résultant d'efforts considérables commande des précautions autres que celles dictées par la transpiration due à une haute température. Dans le premier cas, on évitera de boire froid, tandis que dans le second cas on ne risquera rien de prendre des glaces, comme cela se fait journellement dans la saison chaude ou dans les grandes réunions. Voici l'explication physiologique. « Dans l'exercice violent, comme dans la course, par exemple, le sang s'accumule, par les contractions générales des muscles, dans les organes intérieurs; les poumons s'engorgent, le cœur se distend, ainsi que le foie et la rate; le cerveau lui-même s'injecte, et la congestion est imminente. Voilà donc tous les organes gorgés de sang et préparés, en quelque sorte, au développement de l'inflammation. Il ne faudra, pour amener ce dernier résultat, qu'un refroidissement subit de la peau ou de la membrane muqueuse intestinale. Le sang qu'elles contiennent étant, à son tour, refoulé vers les organes profonds, les globules, pressés en trop grand nombre dans les vaisseaux capillaires, sont arrêtés dans leur marche, et la phlegmasie éclate. (Scoutteten.) — Il n'en est point ainsi quand, le corps étant en repos, la sueur succède à une température élevée. Comme il n'y a point alors de mouvements congestifs à l'intérieur, l'introduction d'un air frais dans les poumons ou d'un liquide froid dans l'estomac peut alors impunément refouler le sang dans les organes profonds; et cet effet sera sans inconvénient, puisque le fluide déplacé est en trop petite quantité pour occasionner une phelgmasie dans les tissus sains, dont les vaisseaux ne sont pas distendus par un engorgement accidentel. »

Il faut qu'on sache que l'eau de rivière et à plus forte raison celle des canaux et lacs, etc., contiennent des microbes pathogènes (v. *Microbisme*), particulièrement ceux de la fièvre intermittente, de la fièvre typhoïde, etc. L'eau de Seine en est contaminée, même prise en amont de Paris.

*k*. L'usage de prendre des *glaces à la fin du repas* est blâmable, car elles suspendent ou ralentissent la digestion. Mais la coutume où l'on est en Italie de les prendre à différentes heures de la journée est salutaire ; cela donne aux chairs de la tonicité, au sang un principe de condensation, et cela retarde les effets de la chaleur sur le corps.

*l*. On prépare les boissons rafraîchissantes avec des sucs, des sirops acidules ou mucilagineux, ou avec du sucre et de l'eau. C'est le plus souvent avec l'*orange*, le *citron*, la *groseille*, qu'elles se composent. Leurs effets sont analogues à ceux de l'eau pure, avec cette différence, pourtant, que l'acidité agace certains estomacs, surtout chez les sujets d'une constitution nerveuse. Les tempéraments sanguins et bilieux, au contraire, se trouvent bien des boissons acidules, prises comme rafraîchissantes seulement.

*D.* L'*eau vineuse* est très bonne aux repas. Rafraîchissante pour ceux qui ont l'habitude du vin, elle excite un peu les personnes qui ne prennent jamais que de l'eau pure.

### Boissons aromatiques.

*A.* Les *boissons aromatiques* sont des infusions aqueuses tenant en suspension l'arome et quelques autres principes de certaines plantes, telles que le thé, le café, la camomille, etc. Elles sont plus ou moins stimulantes. On les prend chaudes le plus habituellement, après le repas, pour seconder l'estomac dans le travail digestif. Elles diffèrent des boissons fermentées en ce que, bien qu'excitantes pour la plupart, elles ne produisent point l'ivresse, pas même la moindre confusion d'idées.

*B. Thé.* — Arbuste qui croît en Chine, au Japon, à la Cochinchine. Ses feuilles, préalablement torréfiées et roulées par les indigènes, puis infusées dans l'eau, donnent la boisson dont il est question. Cette infusion doit être faite dans des vases de faïence ou de porcelaine, jamais de vases métalliques, à cause du tannin que le thé contient et de la saveur désagréable que ce principe, en contact avec le métal, communique à la liqueur. — Il existe plusieurs espèces de thé; les plus usités sont le vert et le noir. Le *thé vert* est le plus amer, le plus astringent et le plus actif; il provient des feuilles de la première des trois récoltes annuelles. — Le *thé noir* est plus doux, moins astringent, moins fort; on le recueille dans la dernière récolte. On mélange ordinairement les deux espèces dans diverses proportions, suivant les goûts et les habitudes des consommateurs.

Le thé agit à la manière des excitants : il porte son action principalement du côté de la peau et du cerveau, activant la transpiration et réveillant les sens engourdis. Il convient aux individus froids, phlegmatiques, aux habitants des contrées humides et froides; c'est pour cela que les Anglais et les Hollandais en font une immense consommation. La sourde excitation que produit cette boisson peut être agréable et salutaire à ces peuples septentrionaux; mais nous ne saurions comprendre que le Français, au tempérament excitable, impressionnable, nerveux, en fasse jamais sa boisson habituelle; il l'adopte bien plus par imitation que par goût. Néanmoins, lorsque notre corps est humide, que nous avons froid ou que notre digestion est laborieuse, nous nous trouvons bien de l'usage du thé, qui est alors bienfaisant.

« L'abus du thé peut causer, comme celui du café, chez les personnes nerveuses, l'amaigrissement et parfois, dit-on, une affection organique des reins qui amènerait la sécrétion d'une urine trouble, filante et très abondante.... Ce n'est pas à raison de son état liquide, de sa température chaude, de la prétendue débilité qu'il cause à l'estomac, comme on l'a encore avancé, que le thé produit des accidents nerveux, mais en raison de ses propriétés stimulantes, non réparatrices, qui montent les organes à un haut degré de vitalité, pour les laisser bientôt retomber dans un profond affaissement. Les soupes, les bouillies, en tant que liquides chauds, ne seront jamais accusées de produire les mêmes effets. La petite quantité de lait que l'on ajoute au thé peut en atténuer légèrement l'action ; aussi lorsqu'on veut prendre cette boisson pour faciliter la digestion, il y a plus d'avantages à l'employer sans mélange.

*C. Café.* — Boisson préparée en faisant infuser dans l'eau les semences du caféier (*caffea arabica*), arbrisseau indigène des contrées chaudes de l'Éthiopie, d'où il a passé dans l'Inde, aux Antilles, à Bourbon, etc. Ces semences doivent être préalablement mondées, torréfiées et pulvérisées. La torréfaction est très importante, ayant pour but de développer l'arome de la graine ; elle ne doit être ni en deçà ni au delà du degré convenable ; car, dans le premier cas, le but n'est pas complètement atteint ; dans le second, la graine étant rendue charbonneuse, l'arome est détruit.

Dans tous les ouvrages d'hygiène, de matière médicale et de médecine, le café est regardé comme un stimulant énergique qui porte son action plus spécialement sur les systèmes nerveux et circulatoire. Toute personne qui en boit pour la première fois est presque sûre d'être privée d'une partie de son sommeil, d'éprouver de l'agitation, un besoin de mouvement, des palpitations ; mais l'habitude atténue et fait cesser ces effets.

*D.* Le café est pour les uns une liqueur bienfaisante qui réveille, excite favorablement tous les organes ; pour d'autres, c'est un breuvage qui trouble, énerve, abrège la vie. Le café agit différemment suivant le tempérament, l'idiosyncrasie, l'habitude, et suivant le mode de préparation qu'il a subie, mais on s'y accoutume aisément.

Prise après le repas, l'infusion de café (*café à l'eau*) rend généralement la digestion plus facile et prompte, sans cesser de conserver le pouvoir d'exciter la circulation et le cerveau. Quand l'estomac est vide, cette action est nécessairement accrue ; l'usage habituel du café élève les forces vitales à un degré auquel elles ne peuvent se maintenir que par des doses toujours croissantes; aussi tiraillements d'estomac, gastralgie, tristesse, tremblement sénile prématuré, amaigrissement, telles peuvent être les conséquences de l'abus de cette liqueur.

*E.* Les sujets lymphatiques, mous, étiolés, dont l'action vitale est languissante, mais dont les organes digestifs sont sains, se trouvent bien de l'usage modéré du café noir. Par contre, cette liqueur ne saurait convenir aux personnes irritables, nerveuses, mais le café préparé dans les établissements publics est presque généralement affaibli ou sophistiqué.

Comme pour les autres influences hygiéniques, l'idiosyncrasie individuelle doit être prise en considération; car, indépendamment des prédispositions générales nées des tempéraments, chaque individu peut aimer, rechercher le café pour le bien qu'il lui fait, ou le fuir et le condamner à cause des troubles qu'il produit sur sa santé. Nous avons déjà dit que l'habitude émousse ces fâcheux effets, mais l'habitude conduit facilement à l'abus, soit sous le rapport de la concentration de l'infusion, soit sous le rapport de la dose ingurgitée.

*F.* Le *café au lait* est moins excitant sans doute; mais il a l'inconvénient d'émousser l'appétit, de tromper la faim et de faire négliger les aliments plus réparateurs. Mêlé de chicorée, ce n'est pas sans raison qu'on l'accuse de produire la pâleur, les dérangements des digestions et surtout des écoulements leucorrhéiques chez certaines femmes.

Le café agit sur le moral; il donne la bonne humeur, crée les saillies piquantes; nulle autre liqueur ne procure au poète des rimes plus harmonieuses, aux musiciens des accords plus mélodieux, à l'homme de lettres des tours de phrase plus élégants. On a appelé l'infusion de café la *boisson intellectuelle;* mais nous pensons qu'elle donne autant d'agilité au danseur que d'esprit au penseur.

Par sa propriété d'exciter le système nerveux, le café est un bon antidote de l'ivresse, et surtout du sommeil narcotique.

*G. Chicorée, gland.* — On a proposé et on emploie ces végétaux comme succédanés du café; il est certain que la fraude les fait entrer chaque jour dans le café. L'infusion de la racine de chicorée, torréfiée et pulvérisée, n'a rien d'excitant ni de nuisible. Celle de gland *(café de gland)* est tonique et très convenable aux enfants.

### Boissons fermentées simples.

*A.* Les *boissons fermentées* proviennent de la réaction, à une certaine température, de sucre, d'eau et d'un ferment. Ces substances se trouvent réunies par la nature dans certains sucs végétaux, ou y prennent naissance sous diverses influences que nous n'avons point à examiner; le principe dominant en est l'alcool.

Les boissons fermentées contiennent en outre divers principes dans des proportions variables, dont les effets généraux sont dus à l'alcool. Chaque liqueur fermentée en produit de spéciaux dus aux autres principes qui peuvent doubler l'action de l'alcool. C'est ainsi, par exemple, que s'explique la différence existant entre le vin de Bordeaux, agissant comme astringent, tonique sur les muqueuses, et la bière, qui augmente au contraire la sécrétion de ces membranes.

Les boissons fermentées possèdent des propriétés excitantes; étant prises en quantité modérée avec les aliments, elles activent la digestion en produisant un sentiment de bien-être et de vigueur. Lorsque la quantité ingérée est exagérée, à ces effets d'abord plus marqués succède un état inverse : l'estomac perd son énergie et le cerveau, sous l'influence alcoolique dominante, cesse de percevoir nettement et de réagir avec précision. Si l'ingestion est poussée plus loin, il se développe alors une série progressive de phénomènes (ivresse) dont le terme est la stupeur complète. Puis, l'excitation tombée, un état de langueur se manifeste d'autant plus prononcé que cette excitation a été poussée plus loin.

*B.* Nous n'avons pas à tracer le tableau de l'*ivresse,* de ses divers degrés; disons seulement qu'il suffit, pour la dissiper sur-le-champ, d'avaler 8 à 10 gouttes d'ammoniaque dans un demi-verre d'eau sucrée, ou 30 à 40 gouttes d'acétate de cette base; on renouvellerait la dose au bout de quelques minutes si le rejet de la première avait lieu.

L'usage modéré des boissons fermentées (vin, bière, cidre) convient aux personnes débiles, lymphatiques, aux individus qui se livrent à des travaux pénibles, ou qui ont l'estomac paresseux, etc. Toutefois, pour que cet usage soit salutaire, le canal intestinal doit être exempt de maladies. L'estomac ne doit jamais recevoir de boissons fermentées dans son état de vacuité; l'excitation qu'il en ressent alors est plus prompte et plus intense.

*C. Vin.* — Produit de la fermentation du suc du raisin avec son enveloppe (*moût*), il est composé des éléments suivants : eau, alcool, mucilage, principe colorant, acide acétique, tartrate acide de potasse, tartrate de chaux, hydrochlorate de soude et de potasse, plus une huile essentielle qui lui donne son bouquet. On sait que celui-ci diffère suivant les crus. Les diverses qualités de vins sont soumises aux divers degrés d'alcool, de principe colorant et de bouquet. La quantité d'alcool varie dans les divers crus, en moyenne, de 9° à 12 et 14°. C'est à l'alcool seul qu'ils doivent leurs propriétés stimulantes.

Les *vins rouges* sont généralement moins excitants que les blancs. Les plus capiteux sont ceux du Roussillon, du Languedoc, de Madère, de Malaga. Ceux de Bourgogne le sont moins, mais se montrent toniques, plus digestifs, et leur bouquet est exquis. Les vins de Bordeaux et du Rhin sont moins excitants, mais plus toniques en raison de la matière extractive colorante, du tannin et du tartre qu'ils contiennent et auxquels ils doivent leur âpreté lorsqu'ils sont jeunes. La vieillesse développe toutes leurs qualités.

*a.* Les *vins blancs* les meilleurs, à part les Graves et les Sauternes, sont ceux de Chablis, de Pouilly-Bourgogne, de Sancerre (Cher). Ils ne doivent pas servir de boisson habituelle. Les vins mousseux et piquants, le Champagne en particulier, sont peu nutritifs, peu stimulants, ou plutôt ils stimulent vite, légèrement et pour peu de temps. Ils sont favorables à la fin du repas. On sait que la propriété qu'ils ont de mousser leur vient de l'acide carbonique qu'ils tiennent en dissolution ; gaz qui résulte soit de la non complète fermentation du liquide au moment de sa mise en bouteilles, soit d'une certaine préparation à laquelle on les soumet.

Les vins doux de Frontignan, de Lunel, d'Espagne, d'Italie, contiennent moins d'alcool que les secs, mais davantage de principes nutritifs. Étant sucrés, ils réveillent moins l'énergie de l'estomac, qu'ils empâtent plutôt, partant sont moins digestifs. Leur saveur sucrée résulte de la glycose dont une proportion excède celle nécessaire à la fermentation.

*b.* Pour qu'un vin soit bon, il faut que ses couleur, saveur, limpidité, odeur, ne laissent rien à désirer. Les parfaits dégustateurs sont encore plus rares que les bons vins, à Paris surtout, où les marchands, comptant sur le défaut de connaissance des consommateurs, livrent des produits presque toujours dénaturés par des mélanges avec des vins d'une espèce différente et de qualité inférieure : encore est-ce heureux quand la falsification ne consiste que dans des mélanges de vins de diverses sortes. Les principales altérations que la cupidité fait subir aux produits sont : la *dulcification* des vins aigres, acides, par la litharge (ce qui constitue un véritable empoisonnement); la *coloration* par les baies de sureau, de troène, de myrtille, de mûres, ou par la fuchsine; l'*astringence* par l'extrait d'écorce de chêne ou de saule; la *saturation* des acides malique et tartrique par la craie (plâtre); l'*alcoolisation* des vins faibles par l'eau-de-vie; l'*affaiblissement* par l'eau; l'*addition du cidre;* la *mixtion* des gros vins d'Auvergne avec les vins légers rouges ou blancs; la *fabrication* du vin sans raisin, au moyen de l'eau qu'on fait bouillir sur des fleurs de sureau, de sauge, d'ivette, et que l'on colore avec les baies de sureau ou d'yèble, ou avec le bois d'Inde, après lui avoir communiqué du montant par addition d'eau-de-vie ou d'alcool.

*c.* L'abstinence volontaire, raisonnée à faux, du vin à l'heure des repas est quelquefois, surtout pour les femmes, une véritable infraction à l'hygiène. Retenues par la crainte d'irriter leur estomac, d'exciter leurs nerfs, certaines d'entre elles s'asservissent au régime faux de ne boire que de l'eau pure pendant des années. Mais, loin de prospérer sous l'influence de ces prétendues règles diététiques, leur anté décline de plus en plus; les digestions deviennent difficiles, douloureuses et le système nerveux de plus en plus troublé, etc.

*D. Bière.* — Cette boisson résulte de la fermentation de l'orge préalablement germée et torréfiée. Il y entre de l'eau, de la gomme, du sucre, un principe amer, du gluten et un peu d'alcool, 5 à 7 pour 100. Mais divers modes de préparation et de principes composants distinguent les qualités. La bière est *forte* ou *légère.* La première contient des principes nutritifs, et produit un effet tonique et légèrement excitant; si on en prend une grande quantité, elle cause une véritable ivresse avec indigestion. La *petite bière* offre moins de parties nutritives; elle stimule très légèrement, désaltère bien, est digestive : aussi convient-elle à tous les estomacs, et dans une foule de cas de dyspepsie. Toutefois, pour être bonne, assez stimulante, la bière doit avoir fermenté suffisamment, mais prise immodérément, non seulement elle détermine l'ivresse, mais encore peut produire des écoulements muqueux aux parties génitales. — Comme le vin, la bière est falsifiée de plusieurs façons.

*E. Cidre.* — Produit du suc de pomme fermenté; composé d'eau, de sucre, de ferment, de mucilage et des acides malique et oxalique. Par la fermentation le sucre et le ferment, en réagissant l'un sur l'autre, donnent naissance à l'alcool, lequel se trouve dans le cidre en quantité variable et lui communique des propriétés excitantes. Le cidre peut contenir jusqu'à 10 pour 100 d'alcool; il sert de boisson assaisonnante dans la Normandie, la Bretagne, le Perche, où il remplace le vin, même dans les habitudes d'ivrognerie. — Le cidre nouveau est doux, sucré, lourd à l'estomac; il n'excite pas assez, faute d'alcool; il produit une action purgative, et son usage n'est nullement salutaire. Mis en bouteilles de bonne heure, il subit une fermentation étouffée, se charge d'acide carbonique, devient mousseux, plus stimulant, et d'autant plus léger et digestif que sa partie sucrée s'est plus complètement convertie en alcool.

### Boissons fermentées distillées.

*A.* Cette classe comprend les liqueurs, eaux-de-vie, alcools, éthers. L'alcool en est la base. C'est un liquide volatil, inflammable, composé de 51,98 de carbone, 34,32 d'oxygène et 13,70 d'hydrogène. L'*alcool rectifié* marque 42 degrés à l'aéromètre de Baumé; celui du commerce, appelé *trois-six,* marque 36 degrés; affaibli et formant l'*eau-de-vie*, il n'a plus que 21 au plus. Avalé pur, l'alcool produit d'abord un sentiment de chaleur brûlante sur les parties qu'il traverse ; puis son absorption cause une vive stimulation, l'ivresse, la stupeur, le collapsus et même la mort, suivant la quantité ingérée. Injecté dans les veines d'un chien, il le tue rapidement, parce qu'il coagule l'albumine du sang. Nous parlons de l'alcool provenant du vin ou de l'eau-de-vie par distillation. Mais toute matière contenant du sucre donne des produits liquoreux susceptibles de fournir de l'alcool : comme betteraves, fruits, pommes de terre, etc.

L'alcool serait un aliment antidéperditeur (Bouchardat), il serait brûlé en partie par l'économie, mais agirait aussi en nature sur les centres nerveux; à dose élevée, il abaisse la température; de là ses applications nombreuses comme médicament antithermique. (Dujardin. Beaumetz.)

*B.* Les liqueurs spiritueuses ou alcooliques les plus employées sont l'*eau-de-vie*, le *rhum*, le *kirsch*, et diverses préparations d'eau-de-vie, de sucre et d'aromates, qui constituent les *liqueurs de table.* Toutes ces boissons agissent d'une manière analogue par l'alcool qu'elles contiennent. Elles ne sont utiles que dans les climats froids, humides ou très chauds, pour contre-balancer l'action débilitante du froid ou de la grande chaleur, et chez les individus lymphatiques, livrés à des travaux pénibles, pour stimuler l'estomac et le disposer à digérer la nourriture abondante, souvent grossière, dont usent ces individus. Toutefois, elles ne doivent être prises qu'en très petite quantité, lorsque l'estomac contient des aliments, car, répétons-le, user des spiritueux à jeun est la plus pernicieuse de toutes les habitudes. Nous estimons qu'à Paris cet usage, joint à la multiplicité des arts sédentaires dans des lieux bas, humides et mal aérés, est une des causes principales de la dégénération de l'espèce dans la classe ouvrière. L'abus de l'eau-de-vie, en effet, émousse la sensibilité de l'estomac, fait taire le sentiment de la faim, cause l'amaigrissement, rend les sens moins actifs, produit l'abrutissement, des altérations de l'organe digestif, le tremblement sénile prématuré, l'apoplexie, le ramollissement du cerveau, la folie, etc., etc. L'ivrognerie ne dégrade pas seulement les individus, la société elle-même en souffre. Si l'on fait, disait Matthieu Hale, cinq parts des rixes, des meurtres, des assassinats, des vols, des adultères, des viols, de toutes les mauvaises actions, enfin, on trouve que les quatre cinquièmes ont pour cause les excès dans les boissons alcooliques.

*C. Eau-de-vie.* — Elle provient de la distillation du vin, du cidre, des fruits, etc. : celle de vin est la meilleure. Les eaux-de-vie les plus estimées sont (disons plutôt étaient) celles dites de Cognac, d'Aix, de Montpellier. Elles doivent avoir vieilli dans les fûts, attendu que ce n'est que par l'âge, et dans ceux-ci, qu'elles perdent l'acide acétique qui les rend dures. On peut les vieillir artificiellement et prématurément en neutralisant cet acide par un peu d'alcali. Une très petite quantité de bonne et vieille eau-de-vie, prise après le repas, ne peut être nuisible ; souvent même elle est utile à la digestion dans les estomacs paresseux. Femmes, enfants et vieillards doivent toujours s'en abstenir. L'ivresse par l'eau-de-vie excite les passions, rend violent et pousse à commettre des crimes, et cela plus facilement encore lorsque cette liqueur est de mauvaise qualité.

*a. Rhum.* — Produit alcoolique du suc de canne fermenté, soumis à la distillation. Effets semblables à ceux de l'eau-de-vie.

*b. Kirschwasser.* — Produit de distillation des merises pilées avec leurs noyaux ; saveur prédominante d'amandes amères, due à la présence d'atomes d'acide prussique. Mêmes effets que ci-dessus.

*c. Absinthe.* — Teinture alcoolique de cette plante. Liqueur que l'on prend avec de l'eau avant le repas, soi-disant pour *creuser* l'estomac. Beaucoup plus que l'eau-de-vie et le rhum, l'absinthe peut produire des inflammations et dégénérescences de l'estomac, et divers accidents cérébraux qui aboutissent à la démence et à la paralysie.

L'*absinthisme* résume les troubles intellectuels et de mouvement que produit l'alcoolisme. Ce mot exprime aussi la passion dégradante qui devient cause de convulsions épileptiques, de manie, ramollissement cérébral, paralysie générale, etc., troubles dus à l'action vénéneuse de l'essence d'absinthe.

*d. Liqueurs.* — On les prépare en faisant macérer des aromates dans de l'eau-de-vie, et en ajoutant du sucre qui fait perdre à celle-ci de sa force. Moins excitantes et moins digestives que les précédentes, conviennent moins aussi après le repas.

*D.* Un effet singulier et mal expliqué des spiritueux pris en excès et pendant longtemps, c'est celui qu'on nomme *combustion humaine spontanée*. On a vu des individus habitués de longue main à l'usage des alcooliques et dont les tissus organiques en étaient comme infiltrés, s'enflammer spontanément dans l'engourdissement de l'ivresse, et être consumés, réduits en débris charbonneux. Ils brûlent avec production d'une flamme légère, mobile, bleuâtre, que l'eau n'éteint pas et qui continue de luire jusqu'à ce que les parties atteintes soient charbonnées, réduites en cendres. Une fumée épaisse et noire s'élève du cadavre, et dépose une suie humide et fétide sur les objets environnants, lesquels d'ailleurs sont rarement endommagés. Comment expliquer l'incandescence première ? Se formerait-il, entre les vapeurs alcooliques dégagées par l'expiration pulmonaire et les matières grasses, des produits inflammables au contact de l'air? ou, ce qui est plus probable, une étincelle provenant d'une chandelle allumée, d'une chaufferette ou de tout autre corps en ignition, allumerait-elle cet incendie extraordinaire qui peut d'ailleurs se borner à une partie du corps plus ou moins étendue?

Le phénomène de la combustion spontanée se montre rarement : peu d'exemples en sont connus; presque tous ont été remarqués chez les femmes grasses et adonnées aux alcooliques. Voici une observation rapportée par le docteur Bertholle :

« Le 1er août 1869, vers huit heures du soir, je fus mandé par le commissaire de police pour l'accompagner rue Lemercier, 79, et constater les causes du décès d'une femme qu'on venait de trouver carbonisée dans sa chambre. Nous avons été suffoqués en entrant par une odeur nauséabonde, et nous avons trouvé le cadavre de cette malheureuse couché sur le côté gauche, entre la cheminée et le lit, qui n'étaient séparés l'un de l'autre que par un espace de 70 centimètres : la tête était à moitié sous le lit, et les jambes étaient placées en travers de la cheminée, qui était sans feu et dont la trappe était d'ailleurs baissée. Le parquet était complètement détruit, plutôt carboné que brûlé, et formait sous le corps une excavation qui ne s'étendait qu'à quelques centimètres, et dans laquelle on voyait des fragments d'os, de côtes, une main et des débris incomplètement incinérés. La tête était bouffie, rouge, violacée, mais elle ne présentait aucune trace de brûlure, pas même sur la face et les lèvres. Les cheveux, roulés en chignon derrière la tête, n'étaient pas brûlés. Le cou et la partie supérieure du tronc étaient intacts et seulement recouverts d'une poussière noirâtre qui paraissait être le résidu des vêtements. Le bras gauche avait totalement disparu depuis l'épaule, et ses débris se trouvaient probablement dans l'excavation dont nous avons parlé. Le bras droit avait perdu la main, désarticulée dans la jonction du poignet; l'articulation du coude était largement ouverte et laissait saillir l'olécrâne dénudé ; les muscles de l'avant-bras et du bras n'étaient pas détruits. La paroi latérale gauche et une grande partie de la paroi antérieure de la cage thoracique était enfoncée, largement ouverte, et il n'y existait plus trace des organes qu'elle contenait. Les côtes inférieures étaient en grande partie détachées; l'abdomen n'avait plus de parois, et sa cavité était complètement vide des viscères, qui se trouvaient réduits en une suie grasse et noire accolée contre la colonne vertébrale. A ce niveau, il ne restait plus que les os du rachis; les muscles et les aponévroses avaient entièrement disparu. Il en était de même du bassin, dont il n'existait plus que le squelette, les muscles fessiers eux-mêmes étaient totalement détruits. Les deux membres inférieurs, à partir de la naissance de la cuisse, étaient entiers; la peau était recouverte comme les épaules d'une poussière noirâtre, mais on ne voyait aucune trace de phlyctènes sur les parties conservées.

» On nous a raconté ensuite que cette femme, âgée de trente-sept ans, s'adonnait aux boissons spiritueuses, et presque exclusivement à l'eau-de-vie et à l'absinthe. Ce jour-là, on l'avait vue boire dès cinq heures du matin, et son mari nous a appris que souvent elle était prise d'un tremblement nerveux convulsif. Elle était rentrée vers cinq heures de l'après-midi, et c'est vers sept heures, deux heures après, que le mari, en voulant ouvrir la porte de la chambre, la trouva tellement chaude qu'elle lui fit éprouver une sensation de brûlure. Il donna aussitôt l'alarme, et l'on pénétra par la fenêtre dans la chambre qui était située au premier étage. On trouva alors le cadavre dans l'état et la position que nous avons décrits; le parquet brûlait encore, mais sans flamme, ou plutôt charbonnait tout autour du corps. Aucune trace d'incendie n'existait dans la chambre : les matelas, les draps, les rideaux du lit n'avaient subi aucune atteinte du feu, bien que, comme je l'ai dit, la tête fût en partie engagée sous ce meuble. On n'a trouvé près du cadavre aucun corps en ignition, ou ayant pu être en ignition, qui aurait pu communiquer le feu ; la cheminée était vide et la trappe baissée ; il n'y avait ni bougie, ni chandelier, ni réchaud, ni allumettes qui aient pu indiquer l'origine de la combustion. Aucun bruit, aucun cri n'ont été entendus soit par les voisins, soit par le marchand de vins, dont la boutique est située immédiatement au-dessous ; enfin les habitants de la maison en face n'ont aperçu ni lueur, ni fumée, ni flamme qui ait pu donner l'éveil. »

### Considérations médico-légales relatives à l'ivresse.

*Erreurs auxquelles ont donné lieu les combustions spontanées.* — Les combustions spontanées ont jadis, par de funestes erreurs, donné lieu à des accusations d'homicide. Mais on ne peut plus les confondre aujourd'hui avec les brûlures ordinaires. En 1725, Millet, de Reims, est accusé d'avoir assassiné sa femme et de l'avoir ensuite brûlée pour qu'il ne restât point de trace de son crime. Quelques vertèbres à demi consumées, quelques parties de la tête et des membres trouvées dans la cuisine, à un pied et demi de la cheminée, sont, aux yeux des juges, des preuves irrécusables. Millet est condamné. Il interjette appel, et le célèbre médecin Lecat, consulté, fait proclamer son innocence en démontrant que la mort a été l'effet d'une combustion spontanée.

*L'état d'ivresse exclut-il la criminalité d'une action ?* — De nombreux arrêts ont décidé que non, attendu que l'ivresse étant un fait volontaire et repréhensible ne peut jamais constituer une excuse que la morale et la loi permettent d'accueillir. Cela ne veut pas dire que l'homme ivre ait la conscience de ses actes ; dans cet état, en effet, son esprit est certainement égaré et sa volonté directe, expresse, réfléchie, ne s'applique pas au crime ou délit qu'il peut commettre. Néanmoins, la loi s'est montrée sage en ne plaçant pas l'ivresse sur la même ligne que la démence, en ne l'élevant pas au rang des excuses par une mention spéciale. De cette façon, elle laisse à la sagacité et à la conscience des juges à distinguer l'ivresse accidentelle, pour ainsi dire imprévue, de celle qui est habituelle et qui constitue déjà par elle-même une sorte d'infraction à la morale, contre laquelle une loi spéciale a été édictée.

## SECT. II. — HYGIÈNE DE L'ABSORPTION

S'exécutant au sein de la matière organique, obéissant à une force intime dont l'action paraît en quelque sorte indépendante de toute influence extérieure, l'*absorption* n'est modifiée que d'une manière secondaire dans les fonctions respiratoires, digestives et sécrétoires, comme aussi dans les états morbides de ses propres organes. L'hygiène des fonctions d'absorption n'est autre, en conséquence, que celle concernant la Respiration, la Circulation, la Digestion, les Sécrétions, et celle des Vaisseaux absorbants. D'où autant de chapitres auxquels le lecteur doit se reporter.

## SECT. III. — HYGIÈNE DE LA RESPIRATION

Mille influences s'exercent sur les organes et les fonctions respiratoires. Elles peuvent être ramenées, ces influences, aux quatre chefs suivants : 1° impressions morales; 2° exercices musculaires; 3° degrés de réplétion de l'estomac; 4° quantité de l'air respiré. — Celles se rapportant aux trois premiers chefs ne s'exercent que d'une manière indirecte; et comme elles ont été étudiées déjà dans différents chapitres de la Physiologie et de l'Hygiène, nous passons outre en ce qui les concerne.

Nous arrivons, en conséquence, à l'étude de l'air, considéré sous le rapport des effets qu'il peut produire sur la respiration, dont il est le modificateur direct et essentiel. Or, cette étude forme deux chapitres principaux : *a. Air atmosphérique*, composition, altérations; *b. Habitations*, au point de vue de l'air qu'on y respire.

### CHAP. Ier. — DE L'AIR AU POINT DE VUE DE L'HYGIÈNE DE LA RESPIRATION.

L'air nous est déjà connu sous le rapport de sa composition, de sa pesanteur, de son influence sur la respiration. (T. I, p. 346.)

L'air constitue comme le premier aliment : il est la source de la vie. On peut rester très longtemps sans prendre de nourriture, sans fournir du chyle au sang, mais celui-ci ne saurait se passer, pour quelques minutes seulement, de l'action vivifiante de l'air atmosphérique sans qu'il en résulte des accidents graves, la mort même. L'importance du rôle que joue l'air dans l'entretien de l'organisme vivant indique assez celle de l'hygiène qui s'y rattache.

Dans tous les points du globe où on le recueille, l'air atmosphérique présente, à très peu de chose près, les mêmes qualités. D'où vient cependant qu'il exerce sur l'économie des actions si diverses, et pourquoi ses effets sont-ils dissemblables, suivant qu'il est respiré à la campagne ou dans les grandes villes, sur les hauteurs ou dans les plaines humides, dans les bosquets ou dans les lieux infects, etc. ? C'est que l'air varie continuellement sous le rapport de sa pesanteur, de sa température, de son état hygrométrique, de son électricité, surtout de son état de pureté ou d'altération. L'air, en effet, tient toujours en suspension des principes plus ou moins nuisibles, des ferments, spores, champignons microscopiques, vibrions, etc. (v. *Microbisme*), dont les effets sont malheureusement plus palpables que ne l'est leur existence.

N'oublions pas son autre principe appelé *ozone*, qui n'est, du reste, que de l'oxygène condensé. Or l'oxygène ozonisé a la propriété de se combiner plus rapidement que l'oxygène ordinaire avec tous les corps oxydables, de se combiner à froid avec l'azote, etc. On n'a point démontré la présence dans l'air de ce corps gazeux, ni ses rapports avec les productions d'épidémies. Il n'est appréciable que par son odeur forte particulière, et est remarquable par sa disparition prompte des lieux où abondent des substances organiques en voie d'altération. Sa présence dans l'atmosphère purifie celle-ci. On peut le préparer en faisant passer des étincelles électriques à travers l'oxygène pur et sec. Aussi est-ce une vérité de dire qu'après un orage l'air se trouve purifié.

Ce n'est pas que l'air n'exerce son influence que sur les poumons, il agit aussi sur la peau. Si nous sommes avertis par nos sens de quelques-uns de ses effets, il en est d'autres qui se produisent à notre insu et qui, sans que nous nous en doutions, portent les plus graves atteintes à la santé : ainsi se comporte l'air chargé de certains principes, miasmes ou virus malfaisants, que l'on ne peut ni voir, ni sentir, ni même découvrir à l'aide de l'analyse chimique la plus délicate, et qui s'infiltrent dans l'économie sans que nous puissions nous en apercevoir. Il importe donc d'étudier les circonstances dans lesquelles peuvent se développer ces principes dangereux, afin que nous puissions éviter leur contact ou en paralyser l'action.

Ne considérant l'air atmosphérique que relativement à son action sur la respiration (plus tard il sera parlé de ses effets sur la peau), nous étudierons cette action sous quatre points de vue : 1° sa pesanteur; 2° sa température; 3° sa composition chimique; 4° les émanations ou principes miasmatiques auxquels il sert de véhicule.

### Influence de la pesanteur de l'air.

*A.* L'air est pesant. Il a été question déjà de la pression qu'il exerce sur le corps (t. I, p. 347) : cette pesanteur est la propriété de l'atmosphère qui nous affecte le moins, parce que ses variations sont très peu sensibles à la surface du globe.

Cependant, quand la colonne de mercure du baromètre se soutient à 28 pouces (76 centim.), maximum de la pesanteur de l'air, on se sent plus agile, la respiration et autres fonctions s'exécutent mieux. Lorsque le baromètre baisse beaucoup, au contraire, on respire péniblement, un sentiment de malaise qui peut aller jusqu'à l'anxiété se manifeste en nous, et c'est ainsi que dans les temps chauds et par les vents du sud, à l'approche des orages, particulièrement en été, on éprouve des sensations d'accablement qui tiennent au défaut de pesanteur de l'air (quoiqu'on dise généralement, bien à tort, que l'air est lourd). L'air semble lourd parce que l'équilibre entre la pression qu'il exerce extérieurement et l'expansion des fluides internes étant troublé, ceux-ci affluent à la périphérie du corps avec une force insolite, qui distend les tissus et fatigue.

*B. Air condensé.* — La vie ayant sa principale source dans la respiration et son stimulant dans l'air, on conçoit que la densité de ce fluide soit favorable à cette fonction, puisque, par ce fait, plus d'air respirable est fourni sous un volume donné. C'est à cause de cela que la pression produite par une forte colonne d'air augmente l'énergie vitale, et que, sous une pression inférieure à celle qu'on regarde comme moyenne, la respiration devient plus fréquente afin de suppléer par la vitesse de ses mouvements à ce qui lui manque du côté du principe vivifiant. On respire un air d'autant plus dense et pesant qu'on est plus près de la terre, et d'autant plus raréfié et léger qu'on s'élève à des hauteurs plus grandes. Comme conséquence de ce fait, les habitants des basses terres devraient être doués de plus d'énergie, de plus de force corporelle que ceux des montagnes, et cependant cela n'est pas; la raison en est que : sur les hauteurs moyennes, la très faible diminution de la pesanteur de l'air est plus que compensée par la condensation qu'éprouve en réalité ce fluide, en raison de sa température généralement plus basse et de sa plus grande sécheresse; en sorte que, tout balancé, l'habitant des montagnes peu élevées respire une masse d'air plus considérable que l'habitant des plaines. C'est dans cette faible diminution de pesanteur de l'atmosphère, qui rend la respiration plus fréquente sans être moins ample, la circulation plus rapide, les mouvements plus prompts, la digestion plus facile, c'est dans la vivacité de l'air, dans la facilité de son renouvellement, dans l'abaissement de sa température, dans son état de sécheresse, que doit être cherchée la cause de la supériorité du montagnard, comme vigueur, sur l'habitant des plaines et des vallées.

*C. Air raréfié.* — Lorsqu'on s'élève à des hauteurs considérables, la diminution de la pression atmosphérique peut être telle que l'équilibre entre son action comprimante et l'expansion des fluides internes soit rompu, et que ceux-ci, surmontant la force de cohésion des tissus, s'extravasent dans la peau ou à la surface des muqueuses : de là production de ces hémorragies nasales et pulmonaires qu'on a observées chez plusieurs personnes exécutant des voyages aérostatiques.

*D.* Il résulte naturellement de ces faits que les sujets prédisposés aux congestions du cerveau ou des poumons doivent fuir le séjour des montagnes, où les hémorragies, les inflammations de poitrine ou autres phlegmasies sont plus faciles que dans les basses contrées. Au contraire, les sujets lymphatiques, scrofuleux, ceux dont les actions vitales sont languissantes, choisiront leur demeure sur les hauteurs plutôt que dans les plaines.

### Influence de la température de l'air.

La température ambiante agit sur l'air atmosphérique comme sur tous les autres corps : le froid condense ceux-ci, la chaleur les dilate. Il n'est point de notre sujet de parler des causes qui font varier la température générale. Mais voici ce que l'on sait : indépendamment de l'obliquité des rayons solaires, cause principale du froid en hiver, du chaud en été, suivant leur plus ou moins grande accentuation, un sol calcaire et sablonneux contribue à l'accroissement de la chaleur, en reflétant les rayons ; la température décroît à mesure qu'on s'élève au-dessus du niveau de la mer, c'est-à-dire au-dessus du foyer de réflexion du calorique, qui est le globe ; l'évaporation des eaux rafraîchit les lieux qui les avoisinent ; les vents font varier la température suivant la nature des pays qu'ils ont traversés, etc. Cherchons donc à déterminer les effets qui peuvent être produits sur l'économie, sur l'appareil respiratoire en particulier, par l'air, suivant que celui-ci est froid, chaud, tempéré, humide.

*A. Air froid.* — A une température au-dessous de zéro l'air, étant très condensé, est par conséquent plus propre à activer la respiration et à augmenter l'énergie de toutes les fonctions ; il aiguise l'appétit, rend plus agile, mais il dispose aux inflammations de poitrine, non seulement par le surcroît fonctionnel qu'il impose aux poumons, mais encore parce qu'il tend à diminuer ou supprimer les fonctions de la peau. Chez les enfants et les vieillards, son influence n'est guère salutaire. Aussi répétons que le froid est l'ennemi de la vie aux deux extrémités de l'âge, moins par son action sur la respiration que parce qu'il enlève au corps plus de calorique que ses moyens d'échauffement ne le permettent.

*B. Air chaud.* — Au-dessus de vingt degrés, l'air peut être considéré comme chaud ; ce n'est pas à cette température qu'il est le plus favorable à la santé ; car étant plus dilaté, plus raréfié que l'air froid, il ne contre-balance pas par sa pression l'expansion interne des fluides ; d'un autre côté, il ne fournit pas à la respiration une quantité suffisante du principe vivifiant ; partant, les expirations augmentent de fréquence, l'hématose est au-dessous des besoins, et de là naît de l'anxiété, de l'étouffement, des angoisses, et même menace d'asphyxie lorsque la température est très élevée. Ajoutons que ces effets tiennent aussi à l'influence de l'état électrique de l'air.

*C. Air tempéré.* — Lorsque le thermomètre est entre cinq et quinze degrés, l'air est tempéré ; c'est celui qui convient le mieux à la santé ; il tient les fonctions respiratoires en bon état, et maintient l'équilibre entre la force d'expansion des fluides intérieurs et la pression externe atmosphérique. C'est celui de notre climat, qui règne au printemps et à l'automne, saisons où nous nous porterions le mieux si elles ne succédaient pas à l'hiver et à l'été, c'est-à-dire à une température ou plus basse ou plus élevée, et si elles n'étaient elles-mêmes très changeantes dans leurs conditions météorologiques, comme nous le verrons plus loin.

### Influence de l'état hygrométrique de l'air.

Suivant qu'elle est sèche ou humide, l'atmosphère a sur la respiration une influence qui varie ; mais, disons-le d'avance, cette influence est bien moins importante dans la question qui nous occupe, toutes choses étant égales d'ailleurs, que quand il s'agit des fonctions de la peau. Le *froid sec* (température des beaux jours d'hiver dans nos climats) agit à la manière de l'air très condensé ; il active l'appétit, l'hématose, prépare une constitution riche en sang artériel et donne aux organes une force athlétique. Mais il prédispose aux phlegmasies et aux hémorragies, en refoulant le sang vers les organes intérieurs. — L'*air froid et humide* exerce une fâcheuse influence par l'intermédiaire de la peau. La respiration n'en est pas modifiée d'une façon qui diffère beaucoup de ce qu'elle est sous le froid sec, seulement l'humidité met obstacle à la condensation de l'air. — L'*air chaud et humide* est celui qui contient le moins de fluide respirable ; sous son influence débilitante on respire avec moins de facilité, le sang artériel n'est pas suffisamment hématosé et tous les organes sont par là jetés dans la langueur. Cet air peut être avantageux aux personnes d'une constitution sèche, dont les appareils sont irritables, aux individus atteints de phlegmasie aiguë, mais il ne convient pas autant que l'*air sec et chaud* aux tempéraments lymphatiques, qu'il paraît plutôt développer chez les êtres menant une vie sédentaire. Cependant, par cela même qu'il est chaud, alors même qu'il paraît sec, l'air atmosphérique contient plus d'eau que l'air froid ou même humide et froid ; seulement cette eau est à l'*état latent* parce qu'elle y est maintenue par la chaleur.

Répétons encore que pour apprécier l'influence de l'air dans toute sa portée sur la santé, il faut l'étudier tout à la fois comme modificateur des poumons et des fonctions d'exhalation.

### Influence de la composition chimique de l'air.

L'air subit plusieurs sortes d'altérations, qui, presque toutes, proviennent de ce qu'il n'est pas suffisamment renouvelé. L'air peut être altéré, modifié dans sa constitution chimique : *a.* par la respiration animale ; *b.* par le mouvement nutritif des végétaux ; *c.* par les corps en combustion ; *d.* par les corps en fermentation. En outre, il peut tenir en suspension des molécules malfaisantes, des poussières minérales, des principes contagieux, etc. ; mais ceci doit être le sujet d'un chapitre spécial, relatif à l'hygiène des fonctions d'exhalation.

*A. Air vicié par la respiration.* — Nous savons déjà les changements que l'air atmosphérique subit de la part de la respiration (t. I, p. 352), qu'il perd de son oxygène et acquiert davantage d'acide carbonique et d'azote. La vie peut être entretenue tant qu'il reste encore, dans le lieu où l'on est, 18/300 d'oxygène ; mais, en deçà, l'*asphyxie* se produit. Il y a alors asphyxie par défaut d'une suffisante quantité d'oxygène, mais, en plus, il se produit une véritable intoxication ; or, pour la production de ce phénomène morbide, de ce genre d'accidents, on admet l'intervention d'une matière organique, de microzoaires, lesquels seraient rejetés par les surfaces cutanées et pulmonaires, et exerceraient ensuite leur fâcheuse influence sur les organismes soumis à leur action, car l'action de l'azote et de l'acide carbonique seule ne saurait les expliquer.

D'après Brown-Séquard, la propriété toxique de l'*air confiné* dépend moins de la production d'acide carbonique ou de la présence de microbes que d'un produit toxique particulier, qui s'échappe avec l'air sortant de la poitrine. (*Ac. des sc.*, 1891.)

Entre autres exemples, on cite toujours les prisonniers anglais qui furent enfermés par le vice-roi de Bengale dans une prison de six mètres carrés, n'ayant que deux petites fenêtres ouvertes sur une galerie ; de 146, on ne trouva, le lendemain, que 23 vivants, parmi lesquels plusieurs moururent de la fièvre maligne des prisons : les autres avaient péri faute d'air respirable. « On peut observer les effets de l'air non renouvelé, à un degré moindre, parce qu'il n'agit que passagèrement, dans les salles de spectacle, où l'on voit chaque jour encore des femmes éprouver des syncopes et des défaillances dues à cette seule cause. Ces accidents, qui sont ordinairement de peu de durée, peuvent avoir des suites mortelles pendant la grossesse. »

*B.* L'*air non renouvelé* prédispose à la phtisie, aux scrofules, au scorbut, à la dysenterie, à la fièvre typhoïde, à une foule d'autres maladies; il est donc d'une haute importance de veiller à son renouvellement, d'aérer les salles, là surtout où il y a de grandes réunions d'individus, comme dortoirs, hôpitaux, casernes, ateliers, vaisseaux, etc. En parlant des habitations, nous aurons occasion de revenir sur ce sujet. (V. *Désinfection.*)

*C. Air vicié par les végétaux vivants.* — Les végétaux ont besoin d'air, et ils l'altèrent d'une façon peu différente des animaux. Si l'on met une plante sous le récipient de la machine pneumatique et qu'on fasse le vide, cette plante ne tarde pas à périr. Si l'on place une plante sous une cloche pleine d'air, disposée de manière que cet air ne puisse s'y renouveler, la plante périt encore. Si l'on examine l'air de la cloche, il se montre diminué de volume ayant moins d'oxygène, et ce gaz y est remplacé par une égale portion de gaz acide carbonique. Si l'on place une plante dans du gaz carbonique pur, elle y périt promptement. Jusque-là tout se passe comme chez les animaux. Mais il existe d'autres phénomènes desquels on a pu conclure que si les végétaux altèrent l'air dans certaines circonstances, dans d'autres, les plus ordinaires, ils sont destinés à le purifier. En effet, pour s'accroître, les plantes s'emparent de ce qui nuit à la respiration des animaux, l'azote, et donnent en échange le gaz nécessaire à cette respiration, l'oxygène. (T. I, p. 401 et suivantes.)

Ce sont là des phénomènes déjà indiqués et qui s'expliquent comme suit : décomposition du gaz acide carbonique par les plantes, qui s'emparent du carbone et mettent l'oxygène à nu; absorption d'une partie du gaz azote répandu dans l'air et exhalation d'oxygène par ces mêmes plantes ; maintien de l'équilibre des principaux éléments de l'atmosphère par ce fait que les végétaux s'emparent de l'azote provenant des animaux, et que ceux-ci absorbent l'oxygène dégagé par ceux-là. Et comme les rayons du soleil opèrent la décomposition de l'acide carbonique, et que, pendant la nuit, les plantes absorbent de l'oxygène plutôt qu'elles n'en produisent, il s'ensuit qu'il ne faut pas garder de végétaux dans les appartements où l'on couche; que l'air respiré le soir dans les bois est altéré, malsain, tandis que le matin cet air est pur, très oxygéné, etc.

Indépendamment de leur action sur la composition de l'air par leurs parties vertes, les végétaux répandent des odeurs qui peuvent causer des accidents. Les émanations odorantes qui s'échappent des fleurs causent aux femmes nerveuses de la céphalalgie, de la somnolence, des angoisses, la syncope, des convulsions; si en même temps l'air est altéré par les animaux ou par ces mêmes plantes, il peut survenir des accidents d'asphyxie. Signaler ces inconvénients, c'est indiquer les moyens de s'en préserver.

*D. Air vicié par les corps en combustion.* — Les corps en combustion, bois, charbon, braise, huile ou autres matières servant à l'éclairage, changent les proportions normales des principes constituants de l'air : ils diminuent l'oxygène et donnent naissance à divers produits plus ou moins malfaisants. Le *bois* qui brûle dans l'âtre n'a pas d'inconvénients, parce que les produits s'échappent par la cheminée, et que sa combustion est souvent un moyen puissant de renouvellement de l'air, sans lequel d'ailleurs elle ne saurait se faire. En parlant du chauffage, nous reviendrons sur ce sujet important. — Le *charbon* en combustion dégage du gaz acide carbonique, de l'hydrogène carboné et de l'azote, lesquels exercent une action délétère promptement mortelle sur les individus qui les respirent au milieu d'un air non renouvelé. (V. *Asphyxies.*) — La *braise*, le *charbon de terre* et le *coke*, quand l'ignition ne produit plus de flamme, donnent lieu à des accidents analogues, mais moins prononcés. Conséquemment, il est imprudent, très dangereux même, de garder dans les appartements clos des réchauds de charbon ou de braise allumée, de fermer avant de se coucher, pour concentrer la chaleur dans la pièce, la soupape du tuyau de poêle ou de cheminée à la prussienne, etc. — L'*éclairage artificiel* altère l'air de la même manière, car il diminue l'oxygène et produit des gaz nuisibles; mais son usage n'étant pas de longue durée, ses effets sont rarement bien sensibles, quoique réels. — *L'éclairage au gaz* est le plus malsain, surtout étant employé dans les maisons particulières, car il fournit de la vapeur d'eau, de l'acide sulfureux, de l'acide carbonique, du charbon qui noircit le plafond, outre que, par la vive chaleur qu'il produit, il raréfie l'air à un haut degré. L'éclairage *électrique* est appelé à détrôner tous les autres, même au point de vue domestique.

*E. Air vicié par les substances en fermentation.* — Les préparations du vin, du cidre et de la bière donnent lieu à un dégagement considérable de gaz acide carbonique, et exposent ceux qui s'y livrent aux inconvénients, aux dangers de la respiration de ce produit gazeux, qui, mélangé avec l'air dans la proportion d'un cinquième seulement, peut asphyxier en deux ou trois minutes.

*F. Viciation de l'air dans les mines.* — Le gaz acide carbonique, l'azote et l'hydrogène carboné sont les trois principaux fluides qui altèrent l'atmosphère des mines. Outre l'asphyxie et autres inconvénients qui s'y rattachent, la continuité du travail dans les mines produit des accidents dépendant du manque de renouvellement de l'air, de l'excès de travail, du défaut de bonne nourriture et de vêtements convenables, de l'humidité, etc., accidents qui consistent en fièvres intermittentes plus ou moins graves, arrêt de développement des jeunes gens, diverses maladies atoniques, etc. Un bon système de ventilation, des précautions bien entendues, une alimentation corroborante, peuvent conjurer ces maux. Voyez *Eléments pratiques d'exploitation*, par Brard.

Pour compléter ce sujet, il faut se reporter à l'article *Asphyxie*, qui se rattache à la *Pathologie* et à la *Médecine légale*.

### Influence des émanations miasmatiques.

*A.* On appelle *effluves*, *émanations*, *microzymas*, tous fluides qui se dégagent des différents corps, soit animaux, végétaux ou minéraux, et qui, tenus en suspension dans l'air, vont porter atteinte à l'économie, chacun suivant sa manière d'agir, par voie de respiration ou d'absorption cutanée. Si le dégagement a lieu sous l'influence de l'air et de l'eau, sans décomposition apparente du corps qui le produit, l'effluve prend le nom d'*émanation;* si l'émanation se montre sous forme de vapeur, elle constitue l'*exhalaison;* enfin quand l'effluve exerce une action dangereuse sur l'économie animale, il prend le nom de *miasme*, de *virus septique volatil*, *germe vola-*

*til*, *microbe*, etc. Ces distinctions sont peu importantes, au fond, et nous donnerons indistinctement le nom de *miasmes* à toutes les molécules, visibles ou invisibles, qui se dégagent des végétaux et des animaux malades, des matières en décomposition, et celui d'*émanations* aux poussières et aux gaz qui s'échappent des corps bruts non soumis à la décomposition putride. Les miasmes provenant des corps organiques sont le plus souvent *infectieux;* les émanations des corps inorganiques ne le sont point.

Les miasmes, d'après Pasteur, sont des *ferments* constitués par des organismes infiniment petits, ayant leur existence propre, appelés *champignons*, *animalcules*, *bacilles*, *bactéries*, *microbes*, etc., lesquels, répandus dans les humeurs de l'économie, donnent lieu à des troubles divers, qui caractérisent les fièvres intermittentes, les fièvres éruptives, la fièvre typhoïde, la peste, le choléra, les épizooties chez les animaux domestiques, la morve, et tous les principes septiques, virulents et infectieux. (V. *Microbisme.*)

*B. Miasmes végétaux.* — Dus à une décomposition putride de débris de végétaux, ils proviennent principalement des eaux stagnantes, dont le limon abondant est imprégné de débris de plantes diverses (marais, mares, étangs).

Ces miasmes (microzymas), auxquels on attribue les fièvres paludéennes, ont été connus d'Hippocrate. « Dans les lieux où se trouvent les eaux marécageuses, dit-il, l'été est fécond en dysenteries, en diarrhées et en fièvres quartes de longue durée ; ces maladies, en se prolongeant, amènent des hydropisies et causent la mort ; les femmes sont sujettes aux œdèmes et aux leucophlegmasies.... Leurs enfants sont d'abord gros et boursouflés, puis maigrissent et deviennent chétifs. L'intermittence est le caractère des affections fébriles par émanations marécageuses ; ces maladies sont endémiques dans les pays qui contiennent un grand nombre de marais. Au reste, les accès se prolongent et revêtent un caractère pernicieux à mesure que l'on s'avance vers les pays chauds. »

On constate bien dans l'air imprégné de particules impures la présence de divers gaz, l'hydrogène carboné, l'hydrogène sulfuré, l'acide carbonique ; mais ces fluides ne sont pas des miasmes, car lorsqu'ils s'exercent sur l'économie dans des circonstances qui éloignent l'influence miasmatique, ils ne donnent pas lieu aux effets spéciaux des émanations marécageuses proprement dites.

*C.* Les miasmes végétaux, disait-on avant Pasteur, sont dus probablement à une fermentation putride de la vase, dont le résultat est un travail de fécondation organique microscopique. Entraînés, au milieu du jour, par l'eau réduite en vapeur sous l'influence de la chaleur, ils sont tenus en suspension dans l'atmosphère; mais lorsque le soir ramène la fraîcheur et condense la vapeur d'eau, ils tombent avec celle-ci et sont absorbés par la respiration avec l'air qui les entraîne. Comme conséquences, on peut dire que les émanations marécageuses sont moins à redouter l'hiver que l'été; que dans cette dernière saison, c'est le soir que leur influence malfaisante se fait le plus sentir; que l'on doit fuir les eaux stagnantes, surtout après la chaleur du jour ou en automne, lorsque les soirées sont fraîches. Si l'on ne peut prendre ces précautions, il faut essayer de neutraliser leurs effets au moyen d'un bon régime, de toniques, de vêtements imperméables. Les ouvriers employés aux travaux de dessèchement ne doivent commencer leur journée qu'après la dissémination des miasmes sous l'influence de la chaleur, et la terminer avant qu'ils soient condensés par le frais du soir; ils doivent, de plus, être bien nourris, bien vêtus, et sustentés par des boissons toniques et même excitantes, etc.

*D. Miasmes animaux.* — Les émanations animales sont généralement beaucoup plus malfaisantes que les végétales. Elles paraissent dues à des microorganismes impalpables que le microscope découvre et auxquels on donne le nom de *bactéries*, *microbes*, etc. Ce sont des *virus volatils* dont les effets consistent dans des fièvres continues d'un caractère grave, telles que fièvre typhoïde, dysenterie, typhus, fièvre puerpérale épidémique, abcès septiques, etc. Ces émanations ou miasmes sont distingués suivant qu'ils proviennent d'être vivants ou de corps morts.

Hommes et animaux vivants répandent autour d'eux, par les voies pulmonaires et la perspiration cutanée, des émanations qui ont une influence d'autant plus pernicieuse qu'elles sont plus concentrées, que les individus qui les fournissent sont plus nombreux dans un espace limité, et que leur état physique et moral est plus détérioré. Si une réunion d'hommes bien portants dans une salle mal aérée altère l'air au point d'en faire le foyer de maladies graves, ces effets sont bien plus intenses quand ces hommes sont soumis à un mauvais régime, ou plongés dans le découragement, la nostalgie, le désespoir, comme cela se voit dans les prisons, les camps, les vaisseaux ; ils deviennent plus pernicieux encore si des maladies règnent déjà dans ces lieux d'encombrement. Nous avons signalé ci-dessus les accidents dus à l'altération chimique de l'air par la respiration. Bientôt, en parlant de la contagion, nous indiquerons les précautions de ventilation et de désinfection à prendre.

Les miasmes provenant d'animaux *morts*, de cadavres en décomposition, sont les plus dangereux de tous. Ils causent des maladies d'une gravité épouvantable suivant leur état de concentration; ils peuvent même tuer presque subitement. Voici quelques exemples de leurs terribles effets. En 1720, à Marseille, trois ouvriers, creusant dans un terrain où pourrissaient des cadavres, périrent suffoqués. A Saulieu, en Bourgogne, sur 170 personnes présentes à l'exhumation d'une femme morte depuis vingt-trois jours, 149 furent atteintes de fièvre putride. En 1572, une fièvre pestilentielle éclate à Cayenne sous l'influence d'exhalaisons putrides s'échappant d'un puits où il y avait plusieurs cadavres.... Par suite d'une démonstration anatomique faite par Chambon sur un foie et ses annexes très avancés en putréfaction, une personne sur quatre tomba en syncope et mourut 79 heures après, deux autres furent malades, et Fourcroy, l'un des assistants, eut un exanthème. Ces faits prouvent assez l'importance de la désinfection de l'air et des matières putréfiées par des lotions chlorurées, des arrosements d'eau de chaux, des fumigations, la ventilation, l'emploi des étuves, les antiseptiques, etc., moyens sur lesquels nous reviendrons bientôt. (V. les art. *Putréfaction*, *Désinfection*, *Antisepsie*.)

**Emanations non miasmatiques.**

Certaines professions exposent les organes respiratoires à des influences plus ou moins fâcheuses, suivant la nature des molécules dont l'air se charge et la nature des poussières qui sont fournies par elles.

*A. Matières pulvérulentes.* — Elles sont de deux sortes comme leur mode d'agir : les unes, inoffensives par elles-mêmes, ne nuisent que par une action mécanique; les autres, indépendamment du contact, exercent une action nocive due aux propriétés dont elles sont douées. Les premières (farines, poussières des granges, des filatures, du charbon, du plâtre, etc.) déterminent des irritations plus ou moins graves au pharynx, aux bronches et aux poumons; mais leur action toute mécanique se borne aux organes sur lesquels elles sont déposées. Les secondes, au contraire, agissent en même temps par absorption, tels, par exemple, le tabac, la jusquiame, l'aconit, les cantharides, une foule d'autres auxquelles sont exposés les hommes de peine travaillant au pilon chez les droguistes, les élèves en pharmacie, etc.

*B. Poussières métalliques.* — Celles du mercure, du plomb, de l'arsenic, du cuivre, de l'antimoine, du zinc, occasionnent des accidents plus ou moins prononcés. Il paraît cependant que tant qu'on opère sur le cuivre rouge pur, on n'a rien à craindre, car les coliques, la diarrhée qu'on lui reproche, se rattachent à la présence du vert-de-gris. Les ouvriers employés à l'étamage des glaces, les doreurs en métaux, tous ceux qui emploient le *mercure*, sont exposés à des troubles nerveux, tels que tremblements, paralysie, apoplexie ; les peintres en bâtiments, les plombiers et tous ceux qui travaillent ou préparent le *plomb* sont sujets à des coliques violentes avec constipation, et à des paralysies. (V. *Colique de plomb.*) Les émanations *arsenicales*, lorsqu'elles sont abondantes, causent un dépérissement rapide, ou une mort prompte précédée de graves symptômes.

*C.* On ne saurait faire trop de *recommandations aux ouvriers*, ceux surtout qui travaillent dans les mines, emploient les métaux ou leurs diverses préparations dans les arts, tous ceux enfin qui s'exposent aux poussières, de quelque nature qu'elles soient. Ces recommandations sont : *a.* de se laver souvent la bouche, les fosses nasales, et prendre des bains de temps en temps pour débarrasser la peau des molécules étrangères mises en contact avec les bouches absorbantes et qui peuvent pénétrer par cette voie dans l'économie ; *b.* de se servir de voiles ou de masques pour s'opposer à l'introduction des poussières dans la poitrine par voie respiratoire ; *c.* de changer de vêtements après le travail ; *d.* d'aérer avec soin les ateliers ; *e.* d'user d'une nourriture saine, tonique, arrosée d'un peu de vin généreux afin de contre-balancer les effets de l'absorption.

Il est des *précautions spéciales pour chaque profession ;* mais nous ne pourrions les indiquer sans donner à cet article des limites trop étendues. Il est facile d'ailleurs de les formuler et d'en faire l'application d'après ce qui précède, surtout quand il s'agit de germes pathogènes qui peuvent flotter dans l'air.

## CHAP. II. — DES HABITATIONS AU POINT DE VUE DE L'AIR QU'ON Y RESPIRE.

Il y a à considérer dans les habitations : 1° le lieu où elles sont établies ; 2° le mode de construction ; 3° le mode de chauffage qu'on y emploie.

### Choix du lieu pour l'habitation.

Comme les habitations n'ont d'autre destination que de nous mettre à l'abri des influences atmosphériques, ce que nous avons à en dire ne peut être que le complément des considérations précédentes sur les effets de l'air suivant ses diverses modifications. Il est presque inutile, par conséquent, que nous recommandions d'établir notre demeure loin des lieux marécageux, des eaux croupissantes, égouts, tueries, voiries. — Quant à l'*hygiène* publique, c'est d'éloigner, de détruire ces foyers d'infection toutes les fois que cela se peut....

*A*. Sans doute le séjour à la campagne est préférable à celui des villes. Mais très souvent il existe près des maisons, dans les bourgs et villages, des mares, des citernes, des fumiers, des lieux de rouissage qui communiquent à l'air des émanations malfaisantes ; leur influence cependant est peu redoutable, étant annihilée par la masse d'air sans cesse renouvelé qui circule, et par la grandeur des habitations. Dans les grandes cités les inconvénients de pareils voisinages n'existent pas, sans doute, mais l'étroitessed es rues, la hauteur des maisons qui cachent le soleil toute l'année, l'exiguïté des appartements, l'encombrement, rendent l'air moins pur, et par conséquent malsain. A ces causes d'insalubrité des villes si l'on joint les effets de la débauche, de l'ivrognerie, des privations, des maladies contagieuses et héréditaires dans la classe pauvre, on s'explique l'espèce de dégénération, d'étiolement, que présente la tourbe des individus qui y végètent.

*B*. Dans certaines contrées marécageuses les habitants offrent un spectacle encore plus triste : empoisonnés par les miasmes paludéens, décimés par les fièvres intermittentes qui y règnent sans fin, ceux qui résistent au fléau endémique restent pâles, bouffis, hydropiques, crétins, sans force et sans énergie ; et quel résultat désolant si les conditions hygiéniques des villes s'ajoutaient à celles-là ! N'empêche que l'air de la campagne est toujours le plus pur et salubre, car les lieux malsains dont nous venons de parler y constituent une exception rare, qui tend d'ailleurs à devenir plus rare encore en raison des travaux de dessèchement qui se font partout où l'exigent la nature du sol et l'intérêt de la santé publique.

*C*. Dire que l'habitation dans les contrées méridionales est favorable aux personnes lymphatiques, scrofuleuses, phtisiques ; qu'elle convient moins aux tempéraments bilieux, nerveux ; que les individus sanguins et prédisposés aux irritations de poitrine, aux phlegmasies, aux hémorragies, ne doivent pas choisir leur séjour sur les lieux élevés ; que le voisinage d'une forêt peut être favorable tant par le dégagement de l'oxygène qu'elle opère que par l'espèce de barrière qu'elle oppose aux vents, etc., c'est répéter des vérités que nous avons énoncées déjà précédemment.

### Mode de construction des maisons.

Il y aurait beaucoup à dire sur ce sujet, si la spéculation des entrepreneurs, la soif d'argent, l'économie des propriétaires, ne prévalaient sur les exigences de la santé et ne réduisaient à néant les règles de l'hygiène. Toutefois, si l'on fait actuellement par exemple les planchers trop bas, les pièces trop étroites, on rachète ces inconvénients par des améliorations importantes.

Les maisons doivent être bâties sur cave afin d'éviter l'humidité, dont l'action est pernicieuse, comme nous le verrons bientôt ; les fenêtres doivent être ouvertes au midi dans notre climat et dans le nord. Les matériaux de construction seront, autant que possible, la brique bien cuite et le mortier de chaux ; le plâtre a le grand inconvénient d'entretenir pendant longtemps de l'humidité, etc.

### Mode de chauffage.

Le chauffage mérite une attention particulière. Diminuant les principes vivifiants de l'air et produisant des gaz non respirables, il peut donc devenir cause de méphitisme, d'asphyxie, s'il n'est pas bien ordonné. Une source d'air doit être ménagée du dehors, sans que cela nuise au but qu'on se propose, qui est l'échauffement de la pièce. Quand l'air pénètre suffisamment par les fentes des fenêtres et des portes, le feu s'entretient tout seul ; mais dans les petites pièces bien closes, il faut le faire arriver par des conduits en fonte venant du dehors et placés dans les parties basses et latérales des foyers. — Cheminées, poêles et calorifères, voilà les systèmes de chauffage employés.

*A*. Les *cheminées* donnent moins de chaleur à cause du calorique qu'elles font perdre et du renouvellement d'air continuel qu'elles provoquent ; mais c'est précisément en celui-ci que consiste l'avantage. Elles font naître des vents coulis que l'on ressent au foyer lorsque fenêtres et portes sont mal jointes. L'apposition de bourrelets obvie à ces inconvénients, non toutefois sans faire souvent fumer, alors que le tirage du foyer devient insuffisant. C'est encore aux ventouses placées sur les parties basses et latérales de la cheminée qu'il faut avoir recours dans ce cas.

*B*. Les *poêles* chauffent davantage, mais ils ont l'inconvénient de ne pas renouveler l'air et de le dessécher. On remédie jusqu'à un certain point au manque d'humidité en plaçant sur eux un vase contenant de l'eau que la chaleur vaporise. Ils échauffent plus fortement les parties moyennes et élevées des locaux que les parties inférieures; aussi causent-ils de la céphalalgie, des vertiges, des étouffements. Ils ont encore un grand inconvénient, celui de nous rendre plus sensible au froid extérieur et de nous exposer au rhume et autres inflammations.

Le *poêle mobile*, auquel on a adressé les accusations les plus graves, n'a pas plus d'inconvénients que les autres, *pourvu que l'on ait soin de prendre les précautions nécessaires*, consistant à établir un tirage suffisant par la cheminée ou le tuyau d'appel. Il offre et réalise les avantages qui l'ont popularisé.

*C.* Les *calorifères* placés hors ou au-dessous des pièces qu'ils doivent échauffer constituent le meilleur mode de chauffage, mais il n'appartient guère qu'à la classe riche de pouvoir en jouir.

Quant au combustible, le *charbon de terre* ne paraît pas plus insalubre que le *bois*, malgré sa fumée et son odeur désagréable.

## SECT. IV. — HYGIÈNE DE LA CIRCULATION

La circulation ne reconnaît pas d'hygiène qui lui soit spéciale, propre, attendu que les modificateurs des organes circulatoires et du sang agissent d'abord sur le cerveau, les poumons, les organes digestifs et la peau. C'est donc à l'hygiène de ces appareils que le lecteur doit se reporter.

## SECT. V. — HYGIÈNE DES SÉCRÉTIONS ET EXHALATIONS

*A.* L'Anatomie et la Physiologie nous ont montré l'existence de trois classes d'organes sécréteurs, savoir : 1° des surfaces purement exhalantes (membranes séreuses, tissu cellulaire); 2° des petites ampoules s'ouvrant à la surface des membranes muqueuses et de la peau (follicules muqueux et cutanés) ; 3° des glandes proprement dites (organes sécréteurs). Tous ces appareils élaborent des fluides destinés, les uns à humecter les parties pour faciliter leurs glissements les unes sur les autres, d'autres à épurer la masse des humeurs. Les premiers de ces fluides, renfermés dans les membranes séreuses, rentrent dans le torrent circulatoire, et sont soumis à l'action vivifiante de l'*hématose;* les seconds, au contraire (urine, bile), sont rejetés au dehors parce qu'ils ne pourraient qu'être nuisibles.

*B.* Nous savons que les sécrétions et exhalations ne peuvent se faire qu'aux dépens du sang; que, lorsqu'elles s'exercent avec trop d'activité, elles peuvent épuiser l'économie ; que leurs fonctions respectives, à l'état normal, se balancent de telle sorte que les unes n'augmentent pas sans que les autres diminuent proportionnellement, etc. Il devient donc important de régulariser des actes fonctionnels qui jouent un rôle si grand dans l'organisme.

Quels sont les modificateurs des sécrétions ? Il en est un qui les résume tous, le sang. Mais quels sont les modificateurs de ce liquide ? Les aliments, l'air atmosphérique, les exercices, les influences miasmatiques, en un mot tout ce qui agit sur les organes de la nutrition. Tous ces sujets ayant été passés en revue, nous y renvoyons le lecteur.

Toutefois, il est un organe qui, par les sympathies qu'il entretient avec les autres appareils de sécrétion, joue un rôle considérable dans l'hygiène des fonctions sécrétoires : cet organe est la *peau ;* or, en étudiant les influences qui s'exercent sur cette vaste membrane, nous ferons l'histoire hygiénique tout entière des sécrétions et des exhalations.

## CHAP. Ier. — HYGIÈNE DES ORGANES DE SÉCRÉTION ET D'EXHALATION. HYGIÈNE DE LA PEAU.

Nous savons que la *peau* est tout à la fois membrane exhalante par ses pores et organe sécréteur par ses follicules sébacés. Mais sa fonction la plus importante consiste dans son pouvoir exhalant, d'abord parce que ce pouvoir a une action continue quoiqu'à un degré quelquefois insensible ; ensuite parce qu'il épure les humeurs et sert de voie de dégagement au calorique excédant introduit par l'atmosphère ou développé par un exercice violent. Or, cette fonction peut être modifiée, troublée par une foule de causes qui préparent la bonne ou la mauvaise constitution. Ces causes sont : lumière solaire ; calorique ; humidité ; variations atmosphériques ; bains ; lotions et cosmétiques ; vêtements ; poussières et gaz ; principes contagieux. — Nous ne parlons point des influences morales ni des alimentaires qui, bien qu'obscures et indirectes, produisent des effets qui vont jusqu'à l'état morbide.

### Influence de la lumière solaire sur l'économie.

*A.* La *lumière*, stimulant spécial de l'œil, exerce aussi une action excitante sur la peau. Nous avons vu combien son influence sur la nutrition des végétaux est remarquable, en décomposant l'acide carbonique dans les parties vertes et y fixant le carbone. (V. t. I, p. 401 à 422.) Or, celle qu'elle exerce sur notre constitution n'est pas moins importante. En effet, la lumière est l'agent principal de la coloration de la peau; son action tonique s'étend à toute l'économie, et de même qu'une plante privée de lumière perd sa couleur, sa tonicité et une partie de ses propriétés, de même l'être humain qui n'en ressent pas les bienfaits pâlit et s'étiole. Les habitants des lieux sombres, privés de lumière solaire, les ouvriers qui travaillent dans les rez-de-chaussée, les sous-sols, surtout dans les rues étroites des grandes villes, les portiers, les prisonniers, sont non seulement frappés de cette décoloration, mais offrent une sorte d'atonie et de langueur générale; leur sang est moins coloré, moins consistant; leurs fluides blancs sont prédominants; ils sont sujets aux scrofules, aux hydropisies, au rachitisme, etc. Si au manque de lumière s'ajoute l'action de l'humidité et du froid, ces inconvénients sont encore plus graves, comme nous le verrons tout à l'heure.

*B.* Qu'on examine, au contraire, les individus qui vivent exposés à la lumière solaire, les agriculteurs, par exemple; ne sont-ils pas remarquables par leur vigueur et leur coloration? C'est, en grande partie, à l'exposition de toute la surface du corps à ce fluide que les habitants des climats où la nudité n'est point incompatible avec la santé doivent leur conformation si régulière. Il importe donc, pour conserver la santé, de n'être pas soustrait aux effets toniques de la lumière; de ne pas faire du jour la nuit, à la manière des acteurs, des boulangers; surtout de ne pas priver de l'action bienfaisante de la lumière les enfants chez qui domine naturellement le système lymphatique. Si les enfants de la campagne, à âge égal, sont plus colorés et plus forts que ceux des villes, n'est-ce pas parce qu'ils jouissent des avantages d'un air pur sans cesse renouvelé et de l'action solaire? Le moyen le plus efficace de contre-balancer la disposition au rachitisme et à l'anémie est donc d'exposer les enfants aux rayons du soleil printanier.

*C.* S'il est nuisible à la santé de passer la plus grande partie du temps dans les lieux obscurs, de vivre habituellement à l'ombre, cela ne veut pas dire qu'il faille s'exposer au soleil sans précaution, car ses rayons trop ardents ont très souvent causé des accidents, même des maladies graves. Une *insolation* directe de quelques heures, de quelques moments sur la tête, a suffi bien des fois pour produire de la céphalalgie, un érythème, un érysipèle, l'apoplexie, la fièvre cérébrale, l'aliénation mentale. Sur 1,266 individus exposés à un soleil ardent, Esquirol a compté 12 cas de folie; Martinet en a observé 2 sur 100. En Algérie, on a vu de nos soldats tomber comme frappés de la foudre sous l'ardeur du soleil. Il faut de la prudence; ayez soin, lorsque vous êtes forcé de demeurer sous les rayons solaires, de vous tenir la tête et même le corps couverts d'un vêtement qui soit mauvais conducteur calorique. (V. *Vêtements.*)

### Influence de la température sur l'économie.

La peau ressent, la première, l'influence de la *température* atmosphérique, dont les effets ne tardent pas à s'étendre à l'économie tout entière. Mais celle-ci en est modifiée différemment suivant le degré de froid, de chaud ou de température moyenne.

*A. Action du froid.* — Sous cette influence, la peau, comme les autres tissus, se resserre, se ride, devient rugueuse, et se décolore par suite du mouvement centripète des courants sanguins. Les vaisseaux capillaires semblent vides de sang, à moins qu'il ne se manifeste une réaction vitale, comme lorsqu'on se frotte les mains engourdies avec de la neige. Cette réaction ne tarde pas à s'effectuer quand la vie a de l'énergie. Mais si les propriétés vitales sont affaiblies par l'âge, les liqueurs alcooliques prises en excès ou par toute autre cause, il peut arriver que les organes intérieurs ne puissent lutter avec avantage contre la force qui tend à annihiler leur action, et que la mort survienne. Le froid intense engourdit les fonctions organiques, soit en enlevant trop de calorique au corps, soit en congestionnant le cerveau. Il dispose au sommeil, sommeil perfide qui peut ne finir jamais, surtout quand le sujet est en état d'ivresse. Et ceci est un accident commun, en hiver, parmi les gens du peuple, qui s'imaginent que les alcooliques les feront mieux résister au froid : ils ne font que s'y rendre plus sensibles.

Par un froid ordinaire, tous les organes jouissent de plus d'énergie. Toutefois, il y a lieu de faire une exception relativement aux fonctions de la peau. Si la transpiration cutanée diminue, les autres sécrétions, devenant plus actives, suppléent à ce défaut. L'exhalation pulmonaire, l'excrétion de l'urine surtout sont plus copieuses, ce qui fait qu'on urine d'autant plus abondamment qu'on transpire moins. Les organes intérieurs prédisposés à l'irritation, à la congestion sanguine, se trouvent plus mal du froid, qui refoule les fluides de la périphérie au centre, que du chaud, qui les appelle à l'extérieur; c'est à cause de cela que les maladies des poumons, du cerveau, des reins, s'aggravent en hiver. — En traitant des *vêtements*, nous indiquerons les moyens de se préserver du froid.

*B. La chaleur.* — Elle est la source physique du principe vie, de même que, par contre, le froid en est l'ennemi le plus redoutable. Mais une température trop élevée produit de fâcheux effets sur ceux qui n'y sont point accoutumés. Outre qu'elle nuit à la respiration, elle congestionne la peau, y appelle les fluides, provoque une exhalation très abondante et énerve l'organisme. Elle congestionne aussi les viscères internes, diminue l'activité de l'hématose : de là gêne de la respiration, pesanteur de tête, étourdissements, apoplexie.

*C. Température moyenne.* — C'est la plus favorable au fonctionnement de l'économie ; c'est celle de la France au printemps. Toutefois, ses effets sont subordonnés à la température qui a précédé; car bien qu'elle soit, à peu de chose près, la même en octobre et en avril, elle cause dans ce dernier mois moins de maladies que dans le premier, parce que le printemps succédant à une saison froide, est comparativement plus chaud que l'automne succédant à l'été. Le froid et le chaud sont moins à redouter, chacun de son côté, que le passage de l'un à l'autre.

### Influence de l'humidité.

*A.* Nous avons déjà étudié les diverses modifications hygrométriques de l'air, à propos de l'hygiène de la respiration (p. 135) ; ici il nous faut dire un mot du *froid humide.* C'est la condition atmosphérique la plus défavorable, non que les accidents qu'il cause soient plus graves, plus prompts, mais parce que ceux-ci sont plus tenaces et plus difficiles à combattre. Le froid humide, lorsqu'il agit longtemps, modifie sourdement, mais profondément, l'économie : d'abord, il a les inconvénients du défaut de lumière solaire (p. 161); puis il soustrait au corps une grande quantité de calorique, vu que l'humidité est un corps bon conducteur de ce fluide; c'est pourquoi nous sommes plus refroidis, plus *frileux*, comme on dit vulgairement, sous une température *humide* de 4° au-dessus de 0, que par un froid *sec* de 1 ou 2 au-dessous de 0. Enfin l'humidité froide entrave tout à fait la transpiration cutanée, et alors s'explique l'augmentation des exhalations muqueuses, c'est-à-dire des rhumes, maux de gorge, diarrhées, de toutes les affections catarrhales en un mot. Sous la longue influence de cette température débilitante, la chaleur du corps diminue, l'appétit languit, la circulation se ralentit, le sang s'appauvrit, les humeurs blanches deviennent prédominantes : de là des rhumatismes, des engorgements blancs, la scrofulose, la phtisie pulmonaire, la chlorose, etc.

*B*. Ces diverses affections, quoique dépendantes de causes générales communes, ont en général pour genèse le développement de germes microbiens, dont chaque espèce caractérise le génie et la gravité de l'affection spéciale.

*C*. Le froid humide est donc pour l'homme un ennemi redoutable, surtout pour les personnes faibles, molles, lymphatiques; c'est sur les enfants chétifs, mal nourris, mal vêtus, qu'il produit ses plus redoutables effets; les individus secs et bilieux n'y sont pas aussi sensibles. Dans les climats brumeux, où règne habituellement pareille influence de milieu, les habitants n'en sont pas plus mal portants, parce qu'ils y sont accoutumés dès leur naissance. On sait cependant qu'ils n'ont point cette vivacité physique, ni cet enjouement moral des peuples des climats tempérés. L'on sait aussi qu'ils éprouvent le besoin de contre-balancer l'action débilitante de cette température par l'usage habituel de boissons excitantes, telles que thé, café, vin, etc.

### Vicissitudes atmosphériques.

Les variations atmosphériques peuvent être considérées comme constituant les causes de maladies les plus puissantes; elles sont aussi malheureusement les plus fréquentes : « Le passage brusque d'une température à une autre qui lui est extrêmement opposée offre des dangers, dus à ce que les modifications que nécessitent dans l'organisme les nouvelles conditions atmosphériques exigent un temps assez long pour s'accomplir. Pendant la durée de cette transformation, il y a perturbation des fonctions en général, et en particulier de celles dont l'activité est directement influencée par la température extérieure. » Le passage du chaud au froid, répétons-le, suspend les fonctions de la peau, accroît celles des muqueuses, des glandes, et fluxionne les organes intérieurs. Il est d'autant plus dangereux qu'il est plus brusque, parce que le corps, surpris à l'improviste, n'a pas le temps de préparer ses moyens de résistance, et alors se déclarent des phlegmasies, le rhumatisme aigu, la pneumonie, par exemple. Quand, au contraire, le froid succède peu à peu à la chaleur, ses effets peuvent être nuls, l'économie ayant le temps de préparer ses moyens d'échauffement.

Le passage du froid au chaud offre moins de dangers que l'inverse, par cette raison que le corps peut produire rapidement du refroidissement, en versant des liquides perspiratoires à la surface cutanée. Cela n'empêche cependant que, par l'expansion des fluides, il ne survienne, dans les temps de chaleur intense, de l'oppression, de l'angoisse, l'évanouissement, l'apoplexie même. Le remplacement du froid par le chaud n'est-il que local, comme lorsqu'on approche du foyer les pieds ou les mains, il survient des engelures fréquentes, surtout chez les enfants et les personnes lymphatiques.

**Bains, affusions, massage, etc.**

*A.* Les *bains* sont l'immersion et le séjour plus ou moins prolongé du corps dans l'eau. On se sert des bains, en général, dans l'état de santé, soit pour nettoyer la peau et en faciliter les fonctions, soit pour se rafraîchir. Pris à des températures exagérées, comme le font certains peuples, ils ne doivent plus être regardés comme agents hygiéniques; il n'y a qu'une sorte de bains méritant réellement ce titre : ce sont ceux qui, en tout temps, ne produisent jamais sur la peau qu'une impression agréable. Mais de même que nos vêtements, les bains agissent différemment suivant la température extérieure : ils sont frais en été pour nous enlever du calorique, chauds en hiver pour en empêcher la déperdition. Tous bains qui déterminent des sensations pénibles doivent être rejetés du domaine de l'hygiène : car, pour l'homme et les animaux, une sensation pénible n'est, ainsi que nous l'avons dit en un autre lieu, qu'un avertissement ayant pour objet de faire éviter, comme nuisible à l'existence, ce qui détermine cette sensation.

Les bains agissent sur l'économie de plusieurs manières : 1° par le poids de l'eau, qui fait éprouver, au moment où on y entre, un sentiment d'oppression et de malaise; 2° par la température du liquide qui, comme il vient d'être dit, communique ou soustrait du calorique au corps. Nous ferons remarquer que la température de l'eau nous paraît toujours ou plus basse ou plus élevée que celle de l'atmosphère, parce que le liquide nous touche par un plus grand nombre de molécules, effet de sa densité plus grande que celle de l'air. Nous dirons aussi que la température la plus convenable ne peut être estimée *à priori*, et qu'elle doit varier suivant l'idiosyncrasie individuelle; 3° les bains agissent par une sorte d'imbibition, de pénétration des tissus, imbibition rendue évidente par la souplesse et les rides qu'on observe à la peau, surtout aux pieds et aux mains : ils font pénétrer par absorption dans l'économie une quantité d'eau plus ou moins notable, suivant leur température; 4° ils exercent une action tonique ou débilitante, selon que l'eau est froide ou chaude.

Les bains entiers se distinguent en froids, chauds et tièdes.

*B. Bain froid.* — C'est celui que l'on prend, en été, dans les rivières, les étangs ou la mer. Il soustrait promptement du calorique à l'économie, et rafraîchit. Mais il ne rafraîchit que les sujets riches en chaleur animale, tout comme la saignée ne soulage que ceux qui ont trop de sang. Suspendant l'exhalation cutanée, il augmente la sécrétion urinaire ; il produit un léger spasme de la peau et refoule les liquides de la périphérie au centre. Si l'on est bien portant, au sortir du bain une réaction se manifeste promptement ; dans le cas contraire, cette réaction est lente à venir ou ne se fait pas, et alors le bain froid n'est pas convenable, car il peut congestionner et enflammer l'organe prédisposé à l'irritation. Le bain froid est-il tonique? Oui, il tonifie les personnes que la chaleur accable, comme une évacuation sanguine fortifie les pléthoriques; mais si un sujet débile, lymphatique, incapable de réaction vitale, se plonge dans l'eau froide, il en sort plus faible qu'avant. Au surplus, ces sortes de bains ne sont toniques qu'autant qu'on n'y reste pas inactif. Le bain trop froid peut avoir de grands inconvénients, sans offrir les avantages du bain frais : la lividité de la peau, l'excavation des yeux, la constriction de la poitrine, le claquement des mâchoires, le mal de tête, etc., prouvent assez qu'il trouble profondément la respiration, la circulation et l'innervation. Il faut donc le proscrire.

Le bain froid est employé quelquefois comme moyen thérapeutique, à 18, 20°, dans les maladies où il y a hyperthermie, fièvre typhoïde, par exemple, etc.

*C.* Le *bain de mer* est plus tonique que celui de rivière, en raison de la forte percussion qu'exerce la vague sur le corps, par les substances salines que l'eau contient et dont une partie est absorbée, enfin par l'influence de l'air des bords de la mer, air plus vif et plus riche en iode, et qui convient aux personnes lymphatiques et de constitution molle.

*D. Bain tiède.* — Celui qui se prend dans les baignoires, à une température qui varie entre 28 et 35 degrés centigrades. Il fournit beaucoup d'eau à l'absorption cutanée et nettoie bien la peau. Il relâche les tissus, diminue la tonicité nerveuse, ralentit les mouvements du cœur, leur donne plus de liberté, et délasse. Le bain tiède est utile à tout le monde comme moyen de propreté; mais il convient particulièrement aux personnes nerveuses, irritables et bilieuses, aux femmes vers la fin de leur grossesse, à ceux dont les organes digestifs sont malades ou qui portent quelque affection dartreuse, etc. Toutefois leur usage immodéré énerve et favorise la laxité des chairs.

*E. Bain chaud.* — Celui qui dépasse 34 degrés, à 35 devient excitant, parce qu'il communique de la chaleur au corps. En effet il rougit la peau, dilate les fluides, d'où battements de cœur, injection de la face, céphalalgie, oppression, etc. Les parties hors de l'eau ruissellent de sueur, sans que celle-ci suffise pour diminuer le calorique excédant que reçoit malgré elle l'économie, et alors les plus graves accidents, l'apoplexie par exemple, peuvent survenir. Donc le bain trop chaud, au lieu de calmer excite, ramine l'irritation organique, et à cette stimulation artificielle succède une grande débilité.

*F. Bains partiels.* — Ceux dans lesquels une partie plus ou moins étendue du corps est seule exposée à l'action des liquides : tels les *demi-bains*, les *bains de siège*, les *pédiluves* et les *manuluves*. Comme moyens hygiéniques, ils sont peu employés et remplacés par les bains entiers ou les simples lotions. On en fait usage spécialement dans des vues thérapeutiques.

*G. Affusions.* — Elles se font avec de l'eau froide versée sur des parties déterminées du corps. Employées sur tout le corps après le bain chaud (*Bain russe*), elles détruisent l'excitation développée à la peau, produisent des effets toniques, ou une perturbation favorable dans les affections nerveuses et la débilité des organes. Peu répandues parmi nous, elles sont très usitées dans le Nord. — Faites sur la tête, le corps étant dans un bain tiède ou modérément chaud, les affusions froides peuvent prévenir des congestions cérébrales, dissiper certains troubles nerveux ; on les emploie fréquemment dans les cas d'aliénation mentale, de névroses cérébrales.

*H.* Quant aux *Bains d'étuve* ou *de vapeur*, ils ne sont employés qu'en hygiène générale, ou comme moyen thérapeutique visant à appeler une vive excitation à la peau, à provoquer des sueurs et débarrasser les humeurs des principes qui, suppose-t-on, les altèrent.

### Massage, frictions, hydrothérapie, lotion.

*A.* Le *Massage.* — Il agit comme tonique fortifiant. Voici comment un auteur décrit celui en vogue chez les peuples orientaux : « Un des serviteurs du bain vous étend sur une planche et vous arrose d'eau chaude ; ensuite il vous presse tout le corps avec un art admirable ; il fait craquer les jointures de tous les doigts et même de tous les membres ; il vous retourne et vous étend sur le ventre ; il s'agenouille sur vos reins, vous saisit par les épaules, fait craquer l'épine du dos en agitant toutes les vertèbres, donne de grands coups sur les parties les plus charnues et les plus musculeuses, puis il revêt un gant de crin et il vous frotte tout le corps au point de se mettre lui-même en sueur ; il lime avec une pierre ponce la peau épaisse et dure des pieds ; il vous oint de savon ; enfin il vous rase et vous épile. »

*B.* Mais le massage *thérapeutique*, celui qu'on emploie dans le but de guérir, consiste dans des frictions ou onctions faites à pleines mains, des malaxations, un pétrissage, etc. Toutes les parties du corps peuvent être soumises à ces pratiques ; elles ont pour but de tonifier les tissus, d'activer le mouvement des liquides, l'influx nerveux, de dissiper les engorgements chroniques. Le massage des membres est le plus usité ; il ne consiste que dans une compression méthodique, intermittente, produite par des frictions manuelles, d'abord douces, puis énergiques, enfin très puissantes, opérées de bas en haut et dont l'effet immédiat est de réduire le volume de la partie massée.

L'état pathologique où le massage produit les plus remarquables résultats est l'*entorse ;* on sait que celle-ci est souvent guérie par des empiriques dont le seul talent consiste à exercer des frictions et pressions méthodiques sur la partie gonflée pour en opérer le dégorgement.

*C. Frictions.* — Après un bain tiède, les frictions achèvent le nettoiement de la peau ; elles appellent en outre le sang dans les capillaires, excitent les orifices absorbants, augmentent les phénomènes organiques de la peau, et remédient à la faiblesse et à l'atonie. « Les frictions sont très utiles aux individus d'un tempérament lymphatique, aux vieillards, et généralement à toutes les personnes dont la peau manque d'action. Elles sont employées avec beaucoup de succès en thérapeutique, comme révulsif à la fois doux et très puissant, dans toutes les maladies chroniques, mais particulièrement dans les irritations lymphatiques et surtout dans celles des glandes mésentériques. »

*D.* Les *onctions* ne sont usitées que comme moyen thérapeutique ; elles se pratiquent avec des corps gras : c'est presque toujours avec l'axonge, servant d'excipient à diverses substances médicamenteuses.

*E. Lotions* ou *ablutions.* — Elles consistent dans l'action de laver les différentes parties du corps pour les débarrasser des matières étrangères dont elles peuvent être couvertes. Chez plusieurs peuples la religion les rend obligatoires, comme toutes les pratiques de propreté. On les néglige trop aujourd'hui ; leur oubli occasionne bien des affections qui naissent soit de l'absorption de poussières déposées à la surface de la peau, soit d'une dépuration imparfaite des humeurs.

Les lotions sont de première nécessité *dans toutes les professions* exposées aux poussières et émanations végétales ou minérales. Pour les mettre en pratique, on se sert tout uniment d'eau, plutôt tiède que froide ou chaude, car froide, elle cause des réactions qui ternissent la fraîcheur de la peau, trouble la perspiration cutanée et entraîne les inconvénients résultant de l'application du froid ; chaude, elle nuit encore à l'éclat du teint, à la souplesse de la surface cutanée.

*F.* Les lotions sont *nécessaires aux enfants ;* on se sert d'eau tiède, mais on peut diminuer graduellement la température du liquide pour les renforcer. « Lavez souvent les enfants, dit J.-J. Rousseau, leur malpropreté en montre le besoin. Quand on ne fait que les essuyer, on les déchire; mais à mesure qu'ils se renforcent, diminuez par degrés la tiédeur de l'eau, jusqu'à ce que vous les laviez été et hiver à l'eau froide et même glacée. Comme, pour ne pas les exposer, il importe que cette diminution soit lente, successive et insensible, on peut se servir du thermomètre pour la mesurer exactement. » Il y a bien loin du sens de ces paroles à celui qu'on leur prête par ouï-dire, car on entend répéter sans cesse cette absurdité que Rousseau conseille de plonger dans l'eau froide l'enfant sortant du sein de sa mère. Il n'y a rien à ajouter à son conseil, qui devrait être généralisé. On peut mêler à l'eau des essences, des savons, de la pâte d'amande.

Si l'on emploie l'eau très froide ou la *neige* pour les lotions, il faut s'attendre à une réaction proportionnelle au froid produit et au degré de vitalité des tissus. On se gardera bien alors d'approcher du feu les parties qui y auront été soumises. (V. *Congélation.*)

### Usage des cosmétiques.

Pris dans le sens le plus général, le mot *cosmétique* s'applique à toutes les préparations destinées à être appliquées, soit sur la *peau*, en vue d'entretenir sa fraîcheur et sa souplesse ; soit sur les *cheveux*, pour les assouplir, les lisser, les faire croître ou les teindre.

*A. Cosmétique pour la peau.* — Le premier de tous est l'*eau tiède.* Pour rendre celle-ci aussi agréable qu'utile, on y mêle un parfum. Le lait est aussi excellent, ainsi que les savons onctueux, la poudre d'amande, etc. Mais toutes les préparations qui contiennent du plomb, du bismuth, du mercure, tout *fard* en général, doivent être repoussés. Le *rusma* qu'employaient les anciens pour débarrasser la peau des poils surabondants qui la couvrent, est une préparation dangereuse parce qu'elle contient du sulfure d'arsenic et de la chaux.

*B. Cosmétiques des cheveux.*— Les meilleurs cosmétiques pour la chevelure sont le *peigne*, la *brosse*, les *lotions d'eau pure* ou légèrement savonneuse. Nous ne rejetons pas l'usage modéré des huiles et pommades odorantes en vue d'assouplir les cheveux, mais nous ne saurions assez nous élever contre l'erreur de ceux qui croient trouver une *pommade* ou une *eau* ayant la propriété de prévenir ou d'arrêter la chute des cheveux, la calvitie, etc. : ils paient généralement fort cher des préparations sans vertu aucune, ou plutôt qui vont à l'encontre du but proposé.

*Soins de toilette aux enfants.* — « Pendant les quatre premiers mois qui suivent la naissance, l'enfant n'a besoin d'être peigné ni brossé. On peut débarrasser la tête avec précaution des *croûtes* (vulg. Cr. *laiteuses)* qui en couvrent la peau, lorsque ces croûtes se détachent d'elles-mêmes, puis pratiquer de légères lotions avec l'eau tiède ; mais toutes les frictions conseillées, soit avec la brosse de chiendent, soit avec tout autre corps, ne tendent qu'à attirer le sang à la tête, causer des éruptions à la peau du crâne, ou des congestions cérébrales. »

*C.* La *coupe des cheveux* augmente la vitalité des bulbes pileux et surexcite légèrement la peau de la tête. Elle n'a pas d'inconvénient, faite chez le sujet bien portant et par une température douce. Mais réitérée, surtout chez l'individu très jeune et mal portant, elle appelle les fluides à la tête et favorise le développement des *gourmes*. Le vulgaire croit qu'il est important d'entretenir ces affections au moyen de coiffures chaudes : c'est une grande erreur, c'est favoriser au contraire la chute des cheveux, et occasionner des accidents plus graves.

*D.* C'est à tort que le vulgaire regarde comme salutaire la *présence des poux* à la tête des enfants. C'est un préjugé de considérer ces insectes comme un moyen de dépuration dont se sert la nature pour les débarrasser de leurs humeurs. On prend souvent l'effet pour la cause. Les poux sont le stimulus le plus propre à faire naître ces prétendues humeurs, car, causant de la démangeaison, ils provoquent l'action irritante des ongles : de là des excoriations, des ulcérations et l'exhalation d'un liquide ichoreux, fétide, suivie de croûtes. Il faut donc détruire ces animaux parasites. Si le peigne et la main ne suffisent pas, le meilleur moyen est de frotter légèrement une feuille de papier brouillard avec de l'onguent mercuriel simple, de lui donner la forme d'une coiffe, et de placer cette calotte sur la tête sans rien retrancher de la chevelure. Il y a une foule d'autres moyens que nous passons sous silence, parce qu'ils ont des inconvénients ou qu'ils sont insuffisants. (V. *Phthiriase.*)

*E*. Couper les cheveux près de leur racine, les *raser* pour les faire repousser et épaissir, c'est là un mauvais moyen si leur chute dépend d'un excès de vitalité du bulbe pileux. Lorsque les cheveux tombent alors qu'existe un état de santé apparent, leur chute doit être attribuée à une altération locale, à une faiblesse de vitalité du cuir chevelu ; dans ce cas, il ne repoussent ordinairement pas, quoi qu'on fasse. Quand ils tombent à la suite d'une maladie, inutile d'agir; on les voit repousser au fur et à mesure que l'organisme répare ses pertes. (V. *Alopécie.*) « Mais il faut bien se convaincre, répéterons nous, que la *graisse d'ours*, la *moelle de bœuf*, les préparations *philocômes*, les *huiles de Macassar*, de *Sévigné*, et mille autres inventions modernes, n'entrent pour rien dans cette reproduction, et ne pourraient que lui nuire. L'action du rasoir même ne peut être dans ce cas d'aucun avantage; elle donne au bulbe une excitation passagère, prématurée, quand elle n'a pas les inconvénients précédemment énoncés. »

Les préparations destinées à *teindre les cheveux* sont toujours nuisibles lorsqu'elles séjournent sur le cuir chevelu ; pourtant, ce contact est inévitable si l'on veut que la racine soit de même couleur que le reste.

## Considérations médico-légales relatives à la chevelure.

Dans la question d'*identité* (t. I, p. 516), la *couleur des cheveux* joue un certain rôle ; outre les changements de teintes que la chevelure peut éprouver à la suite d'une maladie, d'une affection morale, de l'âge, il y en a d'autres susceptibles de lui être communiquées dans un but de déguisement. Or, divers procédés sont employés dans ce cas.

Pour noircir la chevelure, les poils, plusieurs préparations ou méthodes sont en usage. Voici les principales : 1° pommade contenant du charbon léger en poudre ; 2° laver les cheveux avec de l'eau ammoniacale, les mouiller avec une dissolution de chlorure de bismuth, puis les mettre en contact avec de l'acide hydro-sulfurique; 3° au lieu de chlorure de bismuth, suivant les uns, employer l'acétate de plomb, seulement les cheveux, en se séchant, deviennent d'un brun rougeâtre; 4° suivant les autres, imprégner les cheveux d'un mélange de litharge, de craie et de chaux vive récemment éteinte, en couvrir la tête, et au bout de quelques heures, frotter avec du vinaigre étendu d'eau, puis avec du jaune d'œuf; 5° autre procédé : dégraisser les cheveux avec jaune d'œuf, les mouiller ensuite pendant une heure avec un *solutum* chaud de plombite de chaux. —

Il y a des moyens de reconnaître à quelle préparation est due la coloration factice : inutile de les indiquer.

On peut *décolorer* les cheveux noirs de leur nature, au moyen du chlore étendu d'eau. Le temps plus ou moins long pendant lequel on les laisse en contact avec cet acide décide des nuances, depuis le châtain foncé jusqu'au blond clair et même au blanc. Seulement, l'odeur de chlore persiste malgré toutes les lotions ; les cheveux deviennent durs, cassants, et la teinte communiquée n'est pas uniforme.

### Les vêtements au point de vue de l'hygiène.

On peut donner le nom de *vêtement* à tout ce qu'on applique sur le corps de l'homme dans le but de le garantir des impressions et vicissitudes atmosphériques. La matière, la couleur, la forme, le mode d'action ou effet, sont à considérer.

*A. Matières des vêtements.* — Elles se tirent du règne végétal et du règne animal. Les premières sont le chanvre, le lin, le coton ; les secondes la laine, la soie, le poil. Leur distinction essentielle repose sur leur propriété d'être plus ou moins aptes à conserver la chaleur ou la fraîcheur.

Les vêtements *bons conducteurs du calorique* sont ceux qui, se laissant pénétrer par la chaleur propre du corps et la laissant échapper, sont par ainsi rendus *frais ;* les *mauvais conducteurs* sont les plus *chauds*, par un effet inverse, c'est-à-dire qu'ils s'opposent à la déperdition du calorique du corps. Mais il faut tenir compte de la température atmosphérique. En effet, si celle-ci est supérieure à celle du corps, il est évident que le vêtement *bon conducteur* sera le plus chaud, puisqu'il laissera passer plus facilement le calorique extérieur, et que le *mauvais conducteur* devra être préféré. Exemple, le *lin* et le *chanvre* sont bons conducteurs du calorique ; à ce titre, ils sont préférés pour vêtements d'été, dans notre climat, parce que le calorique du corps est supérieur à celui de l'air ambiant. Mais, dans les contrées méridionales, où le soleil darde ses rayons brûlants, on a recours aux étoffes de laine ou de soie, qui, étant mauvais conducteurs du calorique, préservent mieux le corps de la chaleur extérieure. Ces derniers sont généralement en usage chez nous pendant l'hiver, parce qu'ils opposent une barrière moins pénétrable à la chaleur animale comme au froid extérieur.

Quelle que soit, d'ailleurs, la nature de la matière employée à leur confection, les vêtements sont d'autant plus mauvais conducteurs du calorique, partant plus chauds, qu'ils sont plus tomenteux, plus hérissés d'aspérités et d'un tissu moins serré. Ainsi une camisole de laine lâchement tricotée est plus chaude que le même vêtement contenant la même proportion de matière, mais tissé d'une façon plus serrée.

Les propriétés qu'ont les matières des vêtements de s'emparer et de céder l'humidité les rendent plus ou moins froids, selon qu'ils jouissent de cette faculté à un degré plus ou moins prononcé. Les *tissus de chanvre*, par exemple, qui s'imbibent rapidement de l'humidité du corps et s'en débarrassent avec la même promptitude, causent plus de refroidissement que ceux de laine, qui s'imbibent plus lentement, sont le siège d'une évaporation bien moins rapide, et peuvent contenir une grande quantité d'humidité sans qu'elle devienne sensible. En conséquence, les *tissus de lin et de chanvre*, se mouillant facilement et ne pouvant retenir que très peu d'eau à l'état latent, condensent celle-ci sur la peau et deviennent, dans les temps humides, causes d'affections rhumatismales, catarrhales et autres, résultant des impressions réunies du froid et de l'humidité. Mais comme ils sont frais, ils sont indiqués chez les personnes sujettes aux affections dartreuses et exanthémateuses.

*B.* Les *tissus de coton* étant moins bons conducteurs du calorique, par conséquent ne laissant échapper du corps que peu de chaleur, sont préférables à la toile pour chemises destinées aux personnes faibles. Le coton a aussi l'avantage d'absorber et de retenir une certaine quantité d'humidité ; c'est donc à tort qu'on l'accuse d'être moins salutaire que le lin et le chanvre.

*C.* Les *tissus de laine* sont les plus employés dans la confection des vêtements. Leurs avantages sont nombreux. Etant mauvais conducteurs de la chaleur et susceptibles de s'imbiber et de retenir une grande quantité d'humidité, ils s'opposent, d'une part, à la déperdition du calorique du corps, et d'autre part, s'emparant du produit de l'exhalation cutanée, ils ne permettent pas que la sueur se refroidisse à la périphérie du corps. De plus, comme ils déterminent sur la peau, par le contact de leurs aspérités, une irritation, des démangeaisons et un appel de fluides, ils sont très favorables aux personnes faibles, molles et lymphatiques, vu qu'ils stimulent toute l'économie en quelque sorte, en excitant l'enveloppe cutanée. La laine est un des plus puissants moyens que possède l'hygiène et même la thérapeutique ; mais plus elle est précieuse, plus on doit en ménager l'usage, du moins en tant qu'appliquée immédiatement sur la peau. S'y accoutumer de bonne heure et sans nécessité, c'est se priver d'une excellente ressource dans des circonstances ultérieures qui peuvent en exiger l'emploi devenu alors inutile. D'ailleurs, pourquoi se faire esclave d'une habitude que l'on n'est pas sûr de pouvoir toujours satisfaire, et qui, rendant le corps très sensible aux impressions atmosphériques, peut devenir la source d'une multitude d'affections? Accoutumez-vous, au contraire, à supporter toutes les variations de température, et vous vous préserverez des maladies qui en sont les effets habituels, parce que vous vous rendrez moins sensibles à leur action.

Aussi bien, l'adoption du gilet de flanelle par les jeunes gens à qui la nécessité ne s'en fait pas sentir est blâmable ; il en est de même de la manie d'obliger les *enfants* à porter des bas de laine, lesquels les tourmentent par des démangeaisons incommodes. — Un usage tout opposé, consistant à laisser les enfants les jambes presque nues par un temps froid relatif, est tout aussi blâmable.

*D.* Mais l'excitation de la peau par le *gilet de flanelle* et le *caleçon de laine* est particulièrement efficace pour remédier aux rhumes, rhumatismes, affections intestinales chroniques, flueurs blanches et affections catarrhales de toutes espèces. Ces vêtements doivent être fréquemment renouvelés, parce qu'ils empruntent aux fluides atmosphérique et perspiratoire, aux émanations cutanées et à l'humidité leurs qualités mauvaises. Une fois qu'on en a continué l'usage pendant un temps suffisant pour y accoutumer l'économie, il est dangereux d'y renoncer; mais si on ne les a pris qu'accidentellement, en vue de se débarrasser de quelque affection chronique, celle-ci étant guérie, on peut s'en affranchir, pourvu que l'on choisisse pour cela la saison chaude. On peut les adopter pour les hivers seulement.

Les matières des vêtements sont plus ou moins propres à retenir ou à développer l'électricité animale. Les *tissus de soie* sont mauvais conducteurs de l'électricité, comme ils le sont également du calorique : aussi conviennent-ils parfaitement pour procurer beaucoup de chaleur sans être ni lourds ni épais.

*E. Couleurs des vêtements.* — On sait que le *noir* absorbe la chaleur, et que le *blanc* la réfléchit sans l'absorber. Par conséquent les tissus de couleur *noire* doivent être les plus chauds, puisqu'ils absorbent les rayons lumineux chargés de calorique ; les tissus *blancs* sont les moins chauds, puisqu'au contraire ils ont la faculté de réfléchir la chaleur solaire. Toutefois, ici encore faut-il tenir compte des différences de température entre le corps et le milieu ambiant. Il est certain que si le vêtement noir absorbe le calorique extérieur, il absorbe aussi celui de l'économie ; que si le blanc le réfléchit par sa face externe, il en fait de même par sa face interne ; d'où il résulte qu'il faudrait des étoffes qui fussent d'une couleur foncée sur une face et d'une couleur claire sur l'autre, et qu'on pût, en retournant son habit, appliquer sur la peau tantôt l'une, tantôt l'autre, suivant la saison. S'agit-il de se réchauffer à un foyer ardent, on conçoit que le noir convienne mieux, puisqu'il se laisse pénétrer davantage par le calorique.

*F. Forme, nature des vêtements.* — Une attention toute particulière doit être prêtée à la forme des vêtements, car elle a une influence considérable sur l'économie en général, et sur certaines fonctions en particulier. Suivant qu'elles sont larges ou étroites, les pièces d'habillement favorisent la circulation ou gênent le cours du sang et de la lymphe ; ou elles permettent aux cavités thoracique et abdominale de se développer aisément, ou elles s'opposent à leur dilatation. Elles cachent ou laissent à découvert, suivant le caprice de la mode ou de l'habitude, certaines parties du corps qui se trouvent alternativement exposées au chaud et au froid. Les vêtements étroits n'ont qu'un seul bon côté : ils conservent le calorique ; mais, avec des dimensions raisonnables, ils ne perdent pas de chaleur et réalisent des avantages nombreux.

En résumé, toute pièce d'habillement doit être dans des conditions de forme et d'ampleur telles qu'elle protège, maintienne et soutienne les organes avec lesquels elle est en rapport, sans les gêner ni les comprimer. Combien d'attitudes vicieuses, de tournures grotesques, de mouvements maladroits, de déviations, courbures, sont dus à l'étroitesse des vêtements, à la gêne causée par certaines pièces que la mode stupide impose !

*G. Mode d'action des vêtements.* — Ce n'est pas tout, il faut avoir égard à l'âge, au sexe.

*a.* D'abord, les enfants ne doivent être couverts que dans le seul but de les tenir chaudement. Jamais rien qui les serre : pas de têtières, bandes, ni maillot : des *langes* flottants et larges, permettant la liberté des membres et ne garantissant pas trop complètement des impressions de l'air, voilà ce qui leur convient lors de leur entrée dans la vie. Autrefois c'était le contraire ; l'enfant était comme momifié dans son *maillot*, le corps immobile, ses bras appliqués sur le devant ou le long du thorax, les cuisses et les jambes rapprochées l'une de l'autre, la tête enfoncée dans des langes contournés et fixés autour du cou. Les choses, heureusement, ont bien changé, mais point encore assez pour que nous n'insistions sur les dangers de l'emmaillotement et sur les avantages des vêtements larges, dans la disposition desquels il ne doit entrer aucune épingle. Laissez à l'enfant la faculté d'exercer ses petits membres, puisque l'exercice est si favorable aux organes de locomotion ; qu'il soit placé dans un grand berceau capitonné, rembourré, où il puisse se mouvoir à l'aise et sans danger. Lorsqu'il commence à se fortifier, laissez-le ramper par la chambre, et vous le verrez se renforcer de jour en jour, surtout s'il est soumis en même temps à l'influence des rayons solaires. — Que la *coiffure* des enfants ne soit ni chaude ni pesante : autrement vous augmentez la perspiration à la tête, qui peut être portée jusqu'à une sorte d'état maladif, et c'est produire ces gourmes qui ne s'observent pas chez les sujets dont la tête est modérément couverte. — Pas de *lisières*, car elles deviennent cause de difformités en élevant inégalement les épaules. — *Chaussures* larges, plates et souples.

*b.* Relativement au *sexe féminin*, c'est surtout contre l'usage du *corset*, usage désavoué par la raison, mais toujours entretenu par la coquetterie, que nous aurions à nous élever, si nous ne savions que des hommes éloquents n'ont rien pu obtenir par leurs conseils sincères et l'exposé des dangers que cette espèce de lien constricteur, ce véritable étau entraîne. Néanmoins, si faible qu'elle soit, notre voix se fera entendre dans le concert de réprobation contre cette pièce de vêtement homicide.

*c.* Qu'on y réfléchisse un instant : le corset serre simultanément la poitrine et le ventre. Or, ces deux cavités coniques étant formées de telle façon qu'elles se joignent par leur base respective (le sommet du thorax étant, par la nature, dirigé en haut et celui de l'abdomen en bas), la pièce de vêtement en question change violemment cette disposition normale, et donne l'image de deux cavités qui s'étranglent au point de jonction de leur plus large extrémité. Par l'effet de cette constriction qui rétrécit la poitrine par en bas et le ventre par en haut, les viscères contenus dans ces cavités sont nécessairement comprimés. Ce n'est pas tout : comme le thorax et le ventre varient leurs dimensions à chaque instant, à chaque seconde même, pour effectuer l'acte de la respiration, le corset les maintient forcément dans une sorte d'immobilité. Et alors les graves inconvénients qui en résultent sont ceux-ci : 1° circulation et respiration gênées, d'où palpitations, hémoptysies, anévrismes, syncopes, préparation à la phtisie, etc.; 2° viscères du bas-ventre comprimés, refoulés, d'où mauvaises digestions, engorgement du foie, déviations de la matrice, etc. En outre le corset, dans la grossesse, nuit au développement du fœtus ; il comprime les seins, les atrophie, quoique pourtant, selon l'expression d'une énigme célèbre, il ait pour mission de *contenir les superbes*, de *soutenir les faibles* et de *ramener les égarés ;* enfin il trouble l'équilibre entre le côté droit et le côté gauche du corps, en rendant l'épaule qui exécute le plus de mouvements plus grosse que l'autre, etc. Nous ne voulons pas arguer de là, tant s'en faut, que les femmes doivent renoncer à toute pièce d'habillement ayant pour but de s'opposer à ce que le corps s'affaisse sur lui-même et d'ajouter tant de grâce aux autres vêtements; seulement nous disons qu'au lieu du corset armé d'un busc métallique et de baleines, elles devraient faire usage d'une espèce de gilet à parois résistantes, sans être dures, maintenues par des cordons plats et élastiques. Accoutumées de bonne heure à son action, les jeunes filles se tiendraient fermes et raides; et, ne comptant plus sur un soutien infidèle et dangereux, les muscles du dos et de la poitrine pourraient acquérir toute leur force, la respiration toute son ampleur, le teint tout son brillant. Et ces femmes-*guêpes* ne blesseraient pas la vue des hommes de goût en même temps que la nature, en exhibant, à force de compression, une taille parfois plus petite que la tête. Les femmes nues peintes par nos grands artistes devraient leur montrer où est la véritable beauté (1).

*d*. Chaque pièce d'habillement mériterait une attention particulière; mais nous ne pouvons dire qu'un mot de quelques-unes. La *coiffure* doit être assez large pour ne pas comprimer la tête, et faite d'un tissu plutôt mauvais que bon conducteur du calorique, afin de ne pas entretenir vers le cerveau une température qui peut être nuisible. Par contre, les cultivateurs et autres gens exposés à l'insolation, n'ayant qu'un bonnet sur la tête, doivent choisir celui-ci en laine, parce que cette étoffe les garantira mieux des rayons ardents du soleil. (P. 160 *C*.)

*e*. Les *cravates* ne doivent point être serrées, autrement elles nuisent aux mouvemements du larynx, à la force de la voix, au retour du sang veineux de la tête.

*f*. *Pantalons*, *ceintures*, *culottes*, *caleçons*, rien de tout cela ne doit exercer de constriction, surtout autour de la taille, car outre qu'ils gênent la liberté des mouvements et les flexions du tronc, ils troublent les digestions, causent de l'étouffement, des palpitations et des congestions dans les viscères abdominaux.

*g*. Les *jarretières* trop étroites déterminent souvent des varices et

(1) Une *jolie taille* est celle rendue plus sensible par l'ampleur des épaules et du bassin.

des engorgements lymphatiques aux jambes en gênant la circulation veineuse en retour. On devrait toujours placer ces liens au-dessus des genoux ; les personnes dépourvues de mollets ont au moins cet avantage d'être forcées de les attacher là.

*h.* La *chaussure* ne doit être ni trop étroite ni trop large ; dans les deux cas ses inconvénients sont d'exposer au développement des cors et durillons. Il faut proscrire les talons élevés qui font descendre les pieds, les exposent à la compression, aux blessures, aux cors, et facilitent les chutes et les entorses en diminuant la base de sustentation. — Les *bottes* ne sont préférables aux *souliers* qu'en hiver, parce qu'elles préservent mieux de l'humidité.

*H. Précautions exigées pour l'usage des vêtements.* — Lorsqu'ils sont mouillés par la pluie ou salis de quelque façon que ce soit, les vêtements doivent être remplacés par d'autres, secs et propres. Il ne faut pas laisser sécher sur soi les pièces vestimentaires, parce que l'évaporation enlève au corps une trop grande quantité de calorique, outre que l'humidité sur la peau a de grands inconvénients. — Les vêtements, considérés en général, et principalement ceux en laine, en poils de certains animaux, peuvent se charger de miasmes, d'émanations organiques, d'insectes, etc.; il importe de les nettoyer, de les laver et de les désinfecter. (V. *Désinfection.*) — Le linge doit être renouvelé suivant le besoin, lessivé avant d'en faire usage. Il ne faut pas se servir des vêtements qui sont à l'usage d'autres personnes, à moins qu'ils ne puissent être lessivés comme le linge ou désinfectés.

Les saisons apportent des changements dans le mode d'habillement. Devenues nécessaires par la seule habitude, ces modifications doivent s'opérer progressivement, en consultant plutôt la susceptibilité de l'organisme et la température de l'air que les saisons elles-mêmes, qui sont si variables dans notre climat.

### Influence des poussières et des gaz.

Au chapitre : hygiène de la respiration, il a été question des inconvénients des poussières diverses auxquelles sont exposés surtout les ouvriers. Répétons que les lotions, les bains, le changement de linge, etc., sont les précautions à prendre pour en débarrasser la surface cutanée.

## CHAP. II. — PRINCIPES CONTAGIEUX ; HYGIÈNE QUI S'Y RATTACHE.

Certaines maladies se transmettent de l'individu qui en est atteint aux sujets sains : on les dit *contagieuses ;* et leur mode de transmission est la *contagion*. — Or, celle-ci s'opère de trois manières : par infection, par contact, par inoculation.

*A. Contagion par infection.* — C'est la communication opérée dans le milieu ambiant chargé de principes contagieux, lesquels sont de la nature du *miasme* (p. 139); elle se produit d'autant plus facilement que les molécules miasmatiques, les germes ou microbes, etc., sont plus concentrés et que les hommes qui y sont soumis sont plus exposés au foyer d'infection. Les miasmes proprement dits ne sont contagieux que par leur grande quantité ou leur concentration; ils infestent l'air et agissent sur l'économie en s'y introduisant soit par les voies pulmonaires, soit par la surface cutanée. Certains d'entre eux, sorte de virus, se communiquent avec la plus grande facilité, ceux de la rougeole, de la scarlatine, de la variole, par exemple; d'autres ne produisent leurs effets que dans certaines circonstances difficiles à déterminer. — L'*infection* est l'état morbide qui précède l'évolution de la maladie infectieuse; c'est comme une incubation de celle-ci.

Toute maladie infectieuse doit à la présence de *microbes* d'être contagieuse.

*B. Contagion par contact.*— Elle résulte de l'application immédiate ou médiate du principe morbigène sur la peau ou les muqueuses, principe appelé *virus*, essentiellement contagieux de sa nature.

*C. Contagion par inoculation.* — Transmission d'une maladie par application de son principe ou produit (*virus*) sur une surface muqueuse ou sur le derme mis à nu. Propriété de produire, chez un individu sain, une affection semblable à celle qui lui a donné naissance, laquelle possède à son tour le pouvoir d'en déterminer une semblable par voie d'inoculation, et ainsi de suite sans dégénérer. Les virus résident en général dans des produits de sécrétion morbide : celui de la syphilis dans le pus du chancre, de la rage dans la salive, de la morve dans le mucus nasal, de la variole dans le pus des boutons varioleux, de la vaccine dans l'humeur du cow-pox; mais il en est qui infestent le sang, le cerveau, la moelle, etc. Introduits sous la peau, appliqués sur les muqueuses ou mis en contact avec des bouches absorbantes, semblables à la graine soumise à la germination, ils donnent des produits spécifiques qui, nous le répétons, sont inoculables à l'infini. Tout virus contient des *microbes pathogènes;* il y a toutefois des virus non vivants.

Les principes contagieux, quels qu'ils soient, ne produisent pas leurs effets immédiatement après leur introduction dans l'économie. Le temps qui s'écoule entre le contagium et le développement des accidents est appelé *incubation*. Ce temps est de huit à vingt jours jours en général. L'incubation de la rage peut être de plusieurs mois.

*D. Maladies contagieuses.* — Un très grand nombre de maladies sont susceptibles de se transmettre par *infection*, par *contact* ou par *inoculation*. Autrefois la police sanitaire n'en admettait que cinq : la peste, la fièvre jaune, le typhus, la lèpre, le choléra-morbus, parce qu'elles sont importées de pays lointains, et c'est contre ces maladies qu'ont été établis les *lazarets* et les *quarantaines;* les autres, telles que fièvres éruptives, croup, coqueluche, gale, morve, charbon, syphilis, etc., sont abandonnées au pathologiste. Aujourd'hui, il faut ajouter à cette liste la tuberculose, la pneumonie, etc., et généralement toute affection reconnue microbienne.

*E. Epidémies.* — Les questions relatives aux maladies épidémiques et contagieuses sont très embrouillées.

Ces maladies peuvent être divisées en trois classes : celles dues à des émanations marécageuses et qui sont spéciales à certaines localités ; celles causées par les miasmes provenant d'hommes ou d'animaux malades ou morts ; celles produites par certains principes essentiellement contagieux, appréciables ou non. Toutes ont cela de commun que leur développement est favorisé par les privations, les chagrins, l'encombrement, l'oubli des règles premières de l'hygiène.

*F. Maladies marécageuses* ou *paludéennes* (1re classe). Ce sont la fièvre intermittente, la fièvre jaune, le choléra, la peste. Elles sont dues aux émanations des marais de l'intérieur des terres ou des eaux stagnantes (*fièvre intermittente*) ; ou des marais maritimes (*fièvre jaune*) ; ou de certaines contrées de l'Asie (*choléra*) ; ou enfin des parties de l'Égypte soumises au débordement du Nil, à la misère et à l'incurie des habitants (*peste*). Quoique différentes par leurs symptômes, leur gravité, etc., ces maladies paraissent provoquées par des causes connues agissant constamment ou à certaines époques dans les mêmes localités. Elles sont sporadiques ou épidémiques, dans ce dernier cas, susceptibles de se transporter d'un lieu en un autre. Or, ce mode de transmission a fait le sujet de longues discussions, pour ce qui concerne particulièrement la peste, laquelle a provoqué la mesure des quarantaines et des cordons sanitaires.

La *peste* peut-elle être transportée par les hommes ou les vêtements ? Toute la question est là : si oui, et cela est, il faut conserver les *quarantaines ;* dans le cas contraire, ces moyens préservatifs sont inutiles et préjudiciables aux relations commerciales.

D'après la doctrine microbienne, les quarantaines seraient non seulement inutiles, mais plutôt un danger, car ni cordon sanitaire ni stationnement de navire ne saurait immobiliser les germes. De plus, en temps d'épidémie, de choléra, fièvre jaune, typhus, le vaisseau en quarantaine deviendrait un véritable foyer d'infection. Or c'est ici que s'impose la *désinfection*, complément obligé de toute précaution sanitaire. (Pasteur.)

La *fièvre intermittente* ne se montre épidémique que dans les lieux où elle prend naissance. Due à des miasmes *infectieux* plutôt que *contagieux*, elle se propage bien à la manière d'une maladie contagieuse, mais ce n'est que dans son *foyer d'infection :* un individu qui l'a contractée au sein de l'épidémie peut changer de lieu sans crainte de la transmettre.

La *fièvre jaune*, le *choléra*, la *peste*, se comportent d'une manière analogue, mais combien leur gravité diffère en raison de l'intensité de leur miasme respectif. Chervin a combattu toute sa vie pour prouver que la *fièvre jaune* est non transmissible par les individus et leurs hardes ; cela a été accepté pendant trente ans, puis on est revenu aux quarantaines. Le *choléra asiatique* se distingue sans doute par la facilité avec laquelle il se transporte par les individus, leurs hardes, les marchandises ; néanmoins il paraît être sans propriété contagieuse lorsque les malades sont isolés ou que les miasmes morbigènes sont en quantité trop faible pour infecter l'atmosphère.

La *peste* paraissait être dans le même cas. C'est une erreur. Il résulte d'études internationales, faites sur une grande échelle, que le *choléra* se propage par importation. Un seul sujet ou un ballot de marchandises peut apporter le germe de la maladie. Comment ce germe isolé peut-il devenir la source d'une épidémie étendue et meurtrière? On suppose que c'est par une sorte de *prolifération*, c'est-à-dire que le germe engendre d'autres germes et ainsi de suite ; et l'on explique ainsi comment une épidémie, qui semblait disparue, se réveille tout à coup.

*G. Maladies dues aux émanations animales* (2e classe). — Elles se nomment : *typhus*, *dysenteries* des camps et des vaisseaux, *peste*. Elles sont contagieuses par infection due à l'action de miasmes animaux. Il se fait un foyer d'infection très actif, et l'affection se propage par respiration de l'air chargé de ces miasmes au sein de l'épidémie ; il suffit alors d'isoler, de disperser les malades, d'aérer les salles, pour rendre les émanations inoffensives et réduire à néant leur propriété contagieuse. Toutefois, il faut ici encore prendre en considération l'opinion émise ci-dessus au sujet de la peste.

*H.* Les maladies *essentiellement contagieuses* par infection

(3e classe) sont les fièvres éruptives : *variole*, *rougeole*, *scarlatine*, *miliaire* et aussi la *fièvre typhoïde*, car toutes jouissent réellement de la propriété de pouvoir être transmises par les malades isolés et hors du foyer d'infection. Faisons remarquer l'énorme différence qui existe entre les maladies des deux premières classes et celles de la troisième. Effectivement, la fièvre intermittente, la fièvre jaune, le choléra, la peste, ne connaissent que des causes externes, des causes locales, mises en action par un état météorologique particulier; or, le raisonnement et l'expérience se montrent d'accord pour démontrer qu'il est possible de débarrasser à tout jamais l'espèce humaine de ces fléaux, en détruisant les conditions telluriques qui les entretiennent. Au contraire la variole, la rougeole, la scarlatine, ainsi que les affections dues à un virus, sont, pour ainsi dire, un triste privilège de l'organisme, qui semble leur être fatalement voué, puisqu'elles l'atteignent partout et en tout temps, souvent malgré toutes les précautions hygiéniques. Leur principe est donc véritablement contagieux, infectieux, dans toute l'acception du mot, puisqu'il se transmet de l'individu malade à l'individu sain, sans qu'il y ait à prétexter ni foyer d'infection ni épidémie.

*I*. La *fièvre typhoïde* est contagieuse et infectieuse. Les médecins ne l'ont pas cru pendant longtemps, parce que, disait-on, l'on peut considérer cette maladie comme une fièvre éruptive particulière dont l'éruption s'opère à la muqueuse intestinale, au lieu de se faire à la peau, ou comme une maladie spéciale à l'espèce humaine, pouvant naître dans toutes les classes de la société, dans les plus aisées comme les plus pauvres. Or, suivant qu'elle résulte de l'une ou de l'autre cause, elle peut se montrer ou non contagieuse, transmissible, et c'est là probablement que réside l'explication de l'éternelle divergence d'opinion des pathologistes, prétendant les uns que la fièvre typhoïde est contagieuse à la manière des fièvres éruptives, les autres qu'elle ne l'est qu'au sein d'une épidémie, au milieu d'un foyer d'infection. La fièvre typhoïde, étant de nature microbienne, est par cela même infectieuse, et s'il y a une contagion sans infection, celle-ci est presque toujours contagieuse, au moins par inoculation.

### Moyens de se préserver des germes contagieux.

Ces moyens sont la ventilation, la purification de l'air et des vêtements, l'isolement des malades, les quarantaines, les cordons sanitaires, l'antisepsie. (V. *Désinfection*.)

*A*. *Ventilation*. — Elle consiste à renouveler l'air d'un lieu plus ou moins clos en établissant des courants d'air au moyen de procédés et de machines appelés *ventilateurs*. Les cheminées où le feu pétille font quelquefois l'office de petits ventilateurs en raréfiant l'air de l'appartement ; cette raréfaction atmosphérique des appartements, rompant l'équilibre entre l'air intérieur et celui du dehors, fait que celui-ci s'introduit par les ouvertures des portes et des croisées, ce qui cause en hiver ce sifflement que chacun connaît.

*B. Isolement des malades.* — C'est la précaution indispensable : les malades réunis en trop grand nombre entretiennent et même engendrent de toute pièce un foyer d'infection. Cette mesure devient une nécessité dans les prisons, les camps, les maternités, où une épidémie règne ou est à craindre.

*C. Purification de l'air et des vêtements.* — Elle se fait par la ventilation d'abord, par des lavages, des fumigations et arrosements *désinfectants*. Voici comment se font les *fumigations de Guyton-Morveau*. « Pour une salle d'hôpital de 13 mètres sur 6m50, dans laquelle il ne se trouve plus personne, on mêlera ensemble, dans une capsule de terre cuite dure ou de toute autre matière non métallique, 300 grammes d'hydrochlorate de soude ou d'oxyde de manganèse, 180 d'acide sulfurique et 120 d'eau ; on abandonnera le vase au milieu de la salle dont on aura fermé toutes les issues, et l'on n'y rentrera qu'après dix ou douze heures. — Les proportions seront plus faibles si les salles sont occupées. Dans ce cas, la personne chargée des fumigations tiendra d'une main la capsule qui contiendra le mélange d'hydrochlorate de soude et d'oxyde de manganèse, et de l'autre un flacon contenant de l'acide sulfurique délayé, dont elle versera, de temps en temps, de petites quantités dans la capsule, en la promenant dans les salles ; elle suspendra pendant quelques instants l'opération dès qu'elle s'apercevra que les vapeurs provoquent de la toux.

» On évite cet accident en remplaçant les fumigations de chlore par celles d'acide nitrique employées par J.-C. Smith. On les obtient en versant sur 15 grammes de nitrate de potasse 15 grammes d'acide sulfurique pour une chambre de 3 mètres en toutes dimensions. »

*D.* Les chlorures de chaux et de soude sont très employés pour détruire toute espèce d'émanations ; on en fait souvent usage pour les appartements habités. On place de distance en distance des assiettes contenant une dissolution concentrée de chlorure de chaux, et on laisse le dégagement s'opérer à l'air ; on peut aussi faire des arrosements avec une dissolution plus étendue (un litre d'eau de chaux concentrée par douze litres d'eau) ; on désinfecte de même les latrines, les plombs et on proportionne toujours la quantité de chlorure à l'intensité des miasmes et au degré d'infection.

S'il ne s'agit que de purifier les vêtements imprégnés de quelque odeur désagréable, on les suspend dans une armoire ou dans un lieu étroit et fermé où l'on place deux assiettes contenant environ 60 grammes de chlorure. Mais si les vêtements provenaient d'individus atteints d'une maladie épidémique, il serait nécessaire de les soumettre, à plusieurs reprises, à l'eau chlorurée ou plutôt à une température très élevée, dans une *étuve*.

Dans les hôpitaux de Paris, voici quelles sont les précautions prises pour désinfecter air, lieux, hardes, foyers d'infection, de putréfaction, literies, etc.

Maintenir les matelas, couvertures, les vêtements, le lainage, etc., pendant vingt minutes, dans une étuve à vapeur sous pression, à une température de + 105° au moins. L'air sec, à + 120° même, ne désinfecte pas, même après plusieurs heures, le centre des objets volumineux ; il roussit les tissus de laine (1).

Le sang, les matières fécales, les déjections albumineuses colorées laissent des taches indélébiles sur les objets portés d'emblée à + 100°. Les parties souillées des couvertures, des enveloppes de matelas seront d'abord lavées avec une solution de chlorozone (hypochlorite de sodium peroxydé), dans la proportion de 1 décilitre de chlorozone pour 30 à 40 litres d'eau.

Les chaussures seront lavées avec la solution suivante : eau, 1,000 grammes ; sublimé, 2 grammes ; sel de cuisine, 3 grammes.

*E. Selles virulentes, contaminées.* — Placer par avance, au fond du bassin en porcelaine, 100 à 200 grammes d'une solution à 5 °/₀ d'acide chlorhydrique ou de chlorure de chaux, ou la solution suivante : sulfate de cuivre et acide sulfurique, de chacun 50 grammes ; eau, 1 litre.

*Fumigations sulfureuses dans les chambres non occupées.* — Boucher les issues et les fissures ; faire bouillir de l'eau pendant une heure au moins, dans une large bassine placée sur un réchaud. Placer des fragments de soufre dans des récipients en tôle de 30 centimètres de diamètre, à bord très bas de 5 centimètres au plus, reposant sur une couche de sable ; enflammer avec un peu d'alcool versé à la surface. Brûler 20 grammes de soufre par mètre cube. Ouvrir et ventiler largement au bout de vingt-quatre heures.

*F. Auto-infection.* — La chimie révèle deux espèces d'infection

(1) La ville de Paris met gratuitement à la disposition du public des étuves de désinfection à vapeur sous pression. Il suffit à tout intéressé quelconque de formuler une demande à l'une des vingt mairies d'arrondissement, etc.

par soi-même : l'une résulte de combustions exagérées dans le mouvement nutritif produisant les *toxines ;* l'autre est due à l'action intime de celles-ci ou aux *pneumaïnes* qui n'ont pu être éliminées. Le cerf, forcé, éprouve, du fait du surmenage, des accidents tétaniques causés par cette sorte de poison auquel on a donné le nom de *toxine.*

Inutile de faire remarquer que les substances aromatiques odorantes, telles que camphre, vinaigre, huiles essentielles, benjoin, vapeurs de sucre, etc., ne sont pas *désinfectantes* et ne font que masquer les odeurs fétides sans détruire les miasmes. (V. *Antisepsie.*)

---

**TROISIÈME CLASSE D'INFLUENCES**

# HYGIÈNE DES FONCTIONS DE REPRODUCTION

Comme l'organe cérébral qui préside aux fonctions de génération et les gouverne, pour ainsi dire, se trouve circonscrit dans la masse encéphalique, et comme la faculté génésique a son siège au cervelet, nous avons dû étudier l'hygiène de cette faculté en traitant de l'instinct de reproduction. Nous y renvoyons donc le lecteur pour ce qui concerne la continence, les plaisirs de l'amour, la débauche, la masturbation, le célibat, le mariage, considérés au point de vue de leurs effets.

Pour compléter l'hygiène des fonctions de reproduction, il nous reste à passer en revue : 1° les soins de propreté que réclament les organes génitaux et les moyens de les préserver des maladies contagieuses à eux propres ; 2° les précautions à prendre durant la menstruation ; 3° les soins à donner à la femme pendant la grossesse et après l'accouchement ; 4° les soins que réclame le nouveau-né ; 5° les moyens de rendre l'allaitement aussi profitable que possible ; 6° le sevrage.

## SECT. I. — HYGIÈNE DES ORGANES GÉNITAUX.

Indiquer les soins de propreté que réclament les organes de génération, faire connaître les moyens qu'on peut employer dans le but de les préserver des maladies contagieuses, tels sont les deux sujets à examiner.

### CHAP. Ier. — SOINS DE PROPRETÉ.

Chez les deux sexes, les parties sexuelles sont recouvertes d'une membrane muqueuse, siège d'une sécrétion folliculaire, qui a pour fonction de lubrifier ces parties, et qui nécessitent en même temps des soins de propreté minutieux, à cause de l'odeur et de l'âcreté qu'acquiert le produit de sécrétion, de l'irritation, de l'inflammation, des excoriations même que ledit produit détermine par son contact prolongé sur les parties voisines.

*A*. Chez l'homme, autour du gland et sous le prépuce, des follicules nombreux donnent une humeur odorante rappelant celle du vieux fromage, et qui, s'accumulant, soit à l'état séreux, soit à l'état concret, produit des démangeaisons incommodes, de la douleur même. Il importe donc de ne pas négliger les soins de propreté nécessaires à cette partie. Les individus chez qui l'étroitesse du prépuce ne permet pas de découvrir le gland ne sauraient recourir à ces soins efficaces; c'est pour obvier à cet inconvénient que les législateurs égyptiens, juifs et mahométans prescrivent, au nom de la religion, l'ablation d'une partie ou de la totalité du prépuce, opération connue sous le nom de *circoncision*.

*B*. Chez la femme, les organes génitaux réclament des précautions encore plus minutieuses, en raison des nombreux replis de la membrane muqueuse, de son étendue plus considérable et de l'abondance plus grande des fluides sécrétés. Les écoulements blancs déterminent des démangeaisons fort incommodes; ils ont même souvent pour effet de conduire à l'onanisme et à la nymphomanie. Chaque jour donc des lotions doivent être faites avec de l'eau, pure ou aromatisée, plutôt froide que tiède, excepté pendant le temps des règles, en ayant soin d'écarter les grandes et les petites lèvres, si l'on veut que ces lotions baignent toutes les parties et soient efficaces. On ne saurait trop veiller à ce que les petites filles soient à l'abri de toute cause d'irritation du côté des organes génitaux; car la malpropreté, l'irritation, provoquant des démangeaisons, les sujets sont excités à se gratter, à se frotter, d'où commencement d'habitudes honteuses et pleines de dangers.

### CHAP. II. — PRÉSERVATION DES ORGANES GÉNITAUX DES MALADIES CONTAGIEUSES.

Les organes génitaux sont les premiers exposés à l'affection vénérienne et aux écoulements contagieux. Chez l'homme, c'est sur les muqueuses du gland, du prépuce, de l'urèthre, que ces maladies se développent par inoculation de contact. On essaie de prévenir leur développement, soit en rendant les surfaces muqueuses imperméables au principe virulent, soit en neutralisant le virus avant qu'il soit absorbé ; mais on n'est arrivé à aucun résultat satisfaisant. Le moyen le plus sûr et assurément le plus moral est d'éviter les occasions et de ne pas s'exposer à la contagion. Comme, malheureusement, la sagesse elle-même succombe quelquefois, voici les précautions que l'on peut prendre (1). Faire, sur les parties qui peuvent être exposées au contact virulent, des onctions avec l'onguent mercuriel, ou tout simplement avec un corps gras quelconque, huile, axonge, suif ou beurre, lequel a pour effet d'obstruer les follicules sébacés et de former à la surface de la muqueuse une certaine couche qui empêche le produit de sécrétion morbide d'adhérer aux parties sexuelles. Ce moyen n'est certainement pas infaillible, mais il n'est pas à négliger. L'introduction du membre viril dans certain fourreau membraneux extrêmement mince, nommé vulgairement *capote*, *ruban*, n'est pas non plus un préservatif sûr ; cet étui se déplace ou se déchire facilement dans la copulation. Voilà, pour empêcher le contact direct du virus.

Quant à s'opposer à l'absorption de celui-ci, on peut y réussir quelquefois en ayant recours, immédiatement après les rapports sexuels, aux lotions d'eau chlorurée ou savonneuse, ou salée, ou vinaigrée, et même, en leur absence, aux lotions avec de l'urine.

Déjà peu efficaces pour préserver l'individu, ces précautions, appliquées dans le *but de restreindre la contagion syphilitique*, sont tout à fait insuffisantes. Pour obtenir ce dernier résultat, il faudrait remonter à la source du mal, c'est-à-dire que l'autorité exerçât la plus active surveillance sur les maisons de prostitution ; que les femmes fussent soumises à des visites répétées tous les trois ou quatre jours au moins ; que les charlatans, qui vendent fort cher des drogues sans efficacité réelle, fussent gênés dans leurs moyens de publicité, discrédités, poursuivis.

La honte, le remords, le danger rendu terrifiant par une visite au musée Dupuytren, tels sont les moyens de préservation à invoquer.

(1) Ce chapitre a été critiqué. C'est immoral, a-t-on dit, de donner un encouragement au vice en enseignant la manière d'en éviter les épines. Nous concédons : mais nous taire, c'est donner prise au reproche d'être incomplet ; et quand l'autorité mettra fin à sa tolérance envers les maisons de prostitution, nous supprimerons ces conseils.

## SECT. II. — HYGIÈNE DE LA MENSTRUATION.

*A*. La *menstruation* mérite une attention toute particulière, en raison de l'influence immense qu'elle exerce sur la santé de la femme. Lorsqu'elle s'établit pour la première fois, la jeune fille doit être soumise à une grande surveillance et à des soins qu'il faut confier en général à la tendresse maternelle. Si elle est dans un pensionnat, elle doit être rappelée dans sa famille, car à cette époque, son imagination s'exaltant, elle peut former des liaisons trop intimes, ou se laisser aller à de mauvaises habitudes. Ce serait un autre inconvénient de la lancer dans le monde, où tout ce qui frapperait ses regards ne pourrait qu'exciter son système nerveux. La mère doit la garder auprès d'elle; elle entretiendra son esprit de choses ni trop sérieuses, ni trop futiles : lecture de romans, danse, spectacles, ne lui seront permis qu'à bon escient; pas d'émotions vives de l'âme ; elle habitera, au contraire, la campagne ; évitera l'impression du froid et de l'humidité.

Beaucoup de jeunes filles sont assez favorisées de la nature pour être réglées sans que leur économie en ressente la moindre secousse. Pourtant, un grand nombre éprouvent des incommodités ou accidents qui rentrent tout à fait dans le domaine de la pathologie.

Quand elle s'établit bien franchement, la première menstruation est chose heureuse, car non seulement elle prévient les accidents susdits, mais fait disparaître souvent les maladies de l'enfance qui ont pu résister jusque-là.

*B*. Pendant ses règles, la femme doit prendre des précautions, éviter les bals, les appartements trop chauds, qui exposent aux pertes ou à une suppression. Elle s'abstiendra des rapports sexuels, car d'abord la menstruation peut en être troublée, puis des éruptions, des écoulements, peuvent se manifester aux parties génitales du mari par contact d'un sang plus ou moins impur. Elle se mettra en garde contre les refroidissements subits, ne marchera pas pieds nus sur le carreau, ne trempera pas ses mains dans l'eau froide, n'usera pas de boissons glacées, et évitera surtout les émotions vives. En tout temps le moral joue un rôle important chez la femme ; mais aux époques menstruelles celle-ci est encore bien plus impressionnable : une frayeur, l'annonce d'une nouvelle fâcheuse, un accès de colère, etc., cela suffit pour tout déranger. Recommander aux personnes qui entourent les femmes, aux maris principalement, de redoubler de soins et d'égards envers leur compagne durant la période cataméniale. Il en est peu qui ne soient obligées de se garnir ; la propreté, les convenances l'exigent toujours. Le *chauffoir* sera appliqué de manière à ne pas comprimer, froisser ou irriter les parties génitales extérieures ; il sera en toile de lin ou de chanvre, d'un tissu fin, souple, et devra être renouvelé souvent.

*C. Cessation des règles* (*âge de retour*, *âge critique*). Cette époque est considérée généralement comme environnée de dangers. Ces craintes sont certainement exagérées. La disparition du flux menstruel est un acte physiologique ; c'est une fonction naturelle qui cesse suivant le vœu de la nature. Elle n'est menaçante que pour les personnes affectées de quelque maladie organique. La femme habituellement bien portante et qui a mené une vie toujours calme, régulière, traverse cette époque sans accidents ; il en est même qui recouvrent la santé après l'âge de retour. En général, cependant, l'époque critique modifie la vitalité de la matrice et cause une sorte d'ébranlement dans l'économie tout entière, de telle sorte qu'elle hâte quelquefois le développement des maladies auxquelles la femme était prédisposée ou en détermine d'inattendues.

*D.* Les maladies que la cessation des règles fait surgir sont, du côté de l'appareil générateur, des écoulements blancs, des démangeaisons insupportables (*prurigo pudendi*), l'inflammation chronique de la matrice, le cancer de cet organe, le cancer du sein, etc. ; du côté des autres appareils, une sensibilité nerveuse exagérée, la pléthore, l'embonpoint excessif, les dartres, la couperose, les rhumatismes chroniques, la phtisie pulmonaire, qui avait été arrêtée par la menstruation, etc.

La femme qui approche de l'âge critique doit donc diriger toute son attention sur l'état de sa santé ; les principales *précautions* qu'elle doit prendre sont les suivantes : renoncer aux plaisirs de l'amour, parce qu'ils ont l'inconvénient de congestionner l'utérus ; proscrire l'usage des chaufferettes, car elles tendent à produire le même effet ; éviter le froid aux extrémités, la constipation, les purgatifs actifs, les aliments et boissons excitants ; ni veilles, ni exercices fatigants, ni émotions vives. Au contraire, vie simple, régulière, nourriture douce, vêtements de flanelle sur la peau en cas de douleurs rhumatismales, une petite saignée s'il y a pléthore, telles sont les précautions que la femme qui cesse de *voir* doit prendre pour conserver la santé.

## SECT. III. — HYGIÈNE DE LA GROSSESSE ET DE L'ACCOUCHEMENT

La femme doit être l'objet de soins particuliers : 1° au cours de sa grossesse; 2° pendant et après l'accouchement.

### CHAP. Ier. — SOINS RÉCLAMÉS PAR LA GROSSESSE.

*A*. Aussitôt qu'elle est enceinte, la femme doit s'abstenir de tout ce qui sort des bornes de la modération et de la prudence: point d'exercices fatigants, point d'émotions vives ni veilles. Elle doit éviter tout ce qui peut secouer ou ébranler le corps, parce que cela peut faire courir quelque danger au produit de la conception. Cependant, étant bien portante et n'ayant jamais éprouvé d'accidents ni fausses couches, la femme enceinte peut se livrer à quelque exercice marqué, aller en voiture, danser même, pourvu qu'elle y mette une grande réserve ; elle n'a rien à retrancher de ses habitudes, lorsqu'elles sont calmes, bien réglées. Mais il en est tout autrement à l'égard de la femme qui se trouve dans des conditions de santé et de régime opposées; surtout si elle s'est déjà *blessée*, elle gardera les plus grands ménagements, et un médecin éclairé devra être consulté sur la question relative à sa prédisposition fâcheuse à l'avortement. Il est des femmes qui, quoi qu'elles fassent, ne peuvent conduire une grossesse à bonne fin.

*B*. La grossesse est la cause d'accidents de plus d'une sorte (t. I, p. 443). Ici encore au médecin incombe le soin de les combattre. Nous conseillons, en tout état de cause, l'usage des bains pour calmer la surexcitation nerveuse, surtout chez les femmes brunes, à fibres sèches; les infusions légèrement calmantes de feuilles d'oranger, de tilleul; l'eau de Seltz, une alimentation de facile digestion, en vue d'entretenir ou de rétablir les fonctions de l'estomac; la position horizontale, qui prévient le gonflement œdémateux des jambes; une petite saignée contre la pléthore, les étourdissements, etc. Les bains sont d'un emploi vulgaire, pour ainsi dire, dans la grossesse; mais s'ils ont des avantages, ils ont aussi des inconvénients : par exemple, on ne doit pas en faire usage avant le troisième ou le quatrième mois de la gestation, à moins d'indication particulière. Ils sont beaucoup plus utiles vers la fin pour calmer les douleurs de reins, assouplir les tissus et rendre l'accouchement plus facile. Les femmes blondes, lymphatiques, molles, en ont moins besoin que les brunes.

## CHAP. II. — SOINS, PRÉCAUTIONS AU COURS DE L'ACCOUCHEMENT.

*A*. La femme en travail d'accouchement doit être entourée d'une surveillance qu'on ne peut attendre que du médecin ou de la sage-femme. Il est prudent d'éloigner toutes les personnes dont la présence pourrait contrarier la patiente, ou lui imposer quelque crainte. On prépare le *lit de misère*, suivant l'expression vulgaire. C'est ordinairement un simple lit de sangle couvert d'un matelas et d'alèzes par-dessus. On dispose ce matelas de façon que le siège soit soutenu au moyen d'oreillers durs ou d'une planchette placée au-dessous. On prépare aussi d'avance tout ce qui sera nécessaire, afin d'apporter de prompts secours à l'enfant naissant, comme ciseaux et fil pour couper et lier le cordon, eau tiède, cuvette, savon, éponge, pour nettoyer le corps; serviettes sèches pour l'essuyer ; trousseau pour l'habiller, etc. Une première précaution impose à la femme le soin de prendre un ou deux lavements, afin de débarrasser le rectum des matières fécales qu'il contient : elle s'évite par là la contrariété de rendre ces matières sous les efforts d'expulsion, qui les poussent nécessairement en avant avec la tête du fœtus dans l'excavation pelvienne.

*a*. Au début de la parturition, la femme, autant qu'elle le peut, doit se promener dans la chambre; cela active les douleurs. Arrive le moment où la tête du fœtus est prête à franchir le col ou est descendue dans le petit bassin (t. I, p. 456), alors l'anxiété, la souffrance, les douleurs, deviennent plus fortes, il y a pesanteur sur le fondement, envies d'expulser fèces et urines. L'accoucheur peut s'assurer par le *toucher* de la position de la tête. Alors la patiente doit se mettre sur le *lit de misère;* car bientôt vont commencer les douleurs dites *expulsives*. Elle se couche donc sur le dos, le tronc un peu élevé, le siège soutenu sur un coussin un peu ferme, les cuisses écartées, les jambes fléchies et les pieds appuyés contre un corps résistant ; dans cette position, elle contracte ses muscles abdominaux, *pousse*, en faisant coïncider ses efforts volontaires avec les contractions instinctives, involontaires, de la matrice. Est-elle tourmentée par des douleurs de reins, on essaie de la soulager en passant sous les lombes une serviette pliée en double, dont les deux extrémités sont soulevées, pendant la douleur, par deux personnes placées à côté du lit ; si elle a des crampes, on frictionne les parties qui en sont le siège, etc.; on lui adresse de temps à autre des paroles d'encouragement, mais leur articulation exige un certain tact, qui évite l'agacement.

*b*. La femme ne commence résolument ses efforts, ne *pousse* activement qu'à partir du moment où le col de la matrice s'étant effacé et complètement ouvert, la poche des eaux s'est rompue et la tête est arrivée dans le petit bassin. A ce moment aussi elle est entraînée, comme malgré elle, à contracter ses muscles abdominaux, à faire des efforts d'expulsion; ses douleurs, quoique extrêmement fortes, lui semblent cependant moins pénibles, elle les redoute moins, car elles sont moins anxieuses, et elle éprouve le sentiment intime qu'elles sont les dernières. Certaines femmes poussent des cris aigus, d'autres se plaignent à peine; celles qui crient font moins d'efforts; mais, encore une fois, cela est indépendant de la volonté.

*B*. La personne qui assiste (accoucheur, sage-femme) doit, dans le dernier temps du travail, *soutenir le périnée*, c'est-à-dire appliquer la face palmaire de sa main droite sur cette partie, et appuyer d'une manière égale, de façon à comprimer de bas en haut à partir de l'anus pour diriger en avant la tête du fœtus. Cette précaution est très importante afin de prévenir la déchirure de la *fourchette* ou même de la *cloison périnéale* tout entière : accident qui arrive souvent chez les femmes primipares, surtout lorsqu'elles accouchent très rapidement, mais qui n'a rien de grave, à moins que la cloison vaginale ne soit intéressée.

Dès que la tête a franchi le détroit inférieur (passage externe), on achève de la dégager en la relevant vers le pubis par un mouvement qu'elle tend à exécuter aussi d'elle-même. On s'assure alors tout de suite si le cordon ombilical ne fait pas des circulaires autour du cou du fœtus; si cela a lieu, on exerce quelques tractions sur le cordon du côté du placenta, afin d'en desserrer les anneaux et d'éviter au fœtus des accidents de strangulation; si on ne réussit pas dans cette tentative, on le coupe avec des ciseaux. Comme cette section fait cesser toute communication de vie entre la mère et l'enfant, celui-ci devra être extrait le plus tôt possible; or, l'on parvient à ce résultat en combinant quelques tractions, exercées à l'aide de l'indicateur passé en manière de crochet sous l'aisselle, avec les efforts d'expulsion de la mère, efforts qui continuent ou ne tardent pas à recommencer.

## CHAP. III. — SOINS QUE RÉCLAME LA FEMME APRÈS L'ACCOUCHEMENT.

*A.* Nous supposons l'accouchement et la délivrance terminés. Jadis après avoir donné les premiers soins à l'enfant, la garde nettoyait les parties génitales de la femme avec de l'eau tiède, quelque décoction émolliente, ou avec du lait mêlé à une infusion de cerfeuil : c'est là la vieille coutume, qui admettait encore des lotions au vin tiède, celles-ci plus souvent offensives qu'utiles. (V. ci-après *Antisepsie de la puerpéralité.*)

Débarrassée de ses vêtements tout souillés de sang, la mère est portée dans son lit, qui doit être situé, autant que possible, dans une chambre vaste, bien aérée, propre et exempte de toute odeur, bonne ou mauvaise. On lui passe autour du ventre et du bassin une serviette qu'on attache avec des épingles pour contenir les parois abdominales et favoriser leur retrait. Le silence et le repos doivent être prescrits, ainsi que l'usage d'une tisane délayante, telle que l'infusion de mauve, de violette ou de tilleul, l'eau de gomme ou de chiendent ; le tilleul est conseillé, surtout dans les cas où se manifestent les coliques utérines, appelées *tranchées*, lesquelles sont quelquefois assez intenses pour exiger des soins spéciaux, tels qu'applications de serviettes chaudes ou cataplasmes, frictions laudanisées, demi-lavements avec 8, 10 ou 15 gouttes de laudanum. Quant au régime, il sera doux et léger : deux ou trois potages suffisent pendant les premiers jours. Au moment de la fièvre de lait, la diète doit être complète ; mais après, l'alimentation est augmentée progressivement, consistant en œufs, poisson, viande de poulet, etc. L'accouchée restera dans le même linge et le même lit jusqu'à la fièvre de lait inclusivement. Ensuite elle pourra en changer tous les jours. Il importe qu'elle ne se lève pas avant dix ou quinze jours; encore la première fois ne sera-ce que pour rester une ou deux heures assise dans un fauteuil. Cette précaution est dictée par le danger des déplacements et inflammations de matrice, si communs chez les femmes qui se livrent à leurs occupations habituelles avant que les organes génitaux aient repris leurs conditions de volume et de vitalité ordinaires.

*B.* Les mères qui ne nourrissent pas désirent qu'on leur donne une tisane propre à faire passer leur lait. Cette précaution est le plus souvent inutile ; mais le préjugé est tellement enraciné et puissant à cet égard, que le médecin cède pour se mettre à l'abri des reproches injustes qui pourraient lui être adressés s'il arrivait quelque accident plus tard. Il accorde d'autant plus volontiers l'*infusion de canne de*

*Provence*, dont la réputation est immense dans le peuple, qu'elle est à peu près inerte. Il est aussi des femmes qui veulent absolument être purgées, afin de se mettre à l'abri de prétendues maladies laiteuses. Leur terreur est vaine : les purgatifs, en pareils cas, sont loin d'être toujours indiqués. Nous les conjurons de s'en rapporter toujours au conseil de leur médecin ; à la vérité, celui-ci cède souvent encore, sur ce point, uniquement pour ne pas s'exposer à des récriminations absurdes, mais fatales à sa réputation, sachant d'ailleurs que le purgatif doux par l'huile de ricin et même l'eau-de-vie allemande ne peut avoir aucun inconvénient. Elles sont exposées, pendant leurs couches, à une constipation opiniâtre, à laquelle on oppose des lavements et des laxatifs.

La femme qui n'allaite pas doit éviter tout ce qui peut augmenter la sécrétion du lait : diète ou alimentation légère, boissons peu copieuses ; seins tenus chaudement ; quand ils se gonflent fortement et deviennent douloureux, on essaie de les désemplir et de faire couler le lait par les mamelons à l'aide d'applications émollientes chaudes ou de la succion. Mais si, ce qui est le plus ordinaire, le lait abandonne peu à peu les mamelles, il faut tout confier à la nature.

## CHAP. IV. — ANTISEPSIE DE LA PUERPÉRALITÉ.

Le toucher vaginal doit se faire avec le doigt enduit de vaseline boriquée ou après avoir été humecté de solution de sublimé au centième.

Si l'on se sert d'instruments, du forceps par exemple, on le plongera pendant deux heures dans de l'eau tenue en ébullition, ou on le flambera, ce qui est plus rapide. Au moment de l'expulsion du fœtus, une cuvette, remplie de la solution de sublimé précitée, sera prête pour y plonger fil et ciseaux devant servir à la section du cordon.

Aussitôt après l'accouchement il se trouve une large porte ouverte aux microbes, puisqu'il y a déchirure de tissus et de vaisseaux. Or, pour en prévenir les effets, éviter les accidents puerpéraux, voici ce qui est recommandé : se servir d'eau phéniquée pour les injections utérines, laver les parties externes avec l'eau boriquée ou naphtolée, puis garnir la vulve avec un linge qui aura bouilli.

Il est préparé, à l'usage des sages-femmes, gardes-malades, etc., des flacons contenant :

| | |
|---|---|
| Acide phénique, | 20 gr. |
| Alcool, | 20 » |

On verse ce mélange dans un litre (1,000 gr.) d'eau, et l'on a instantanément une solution à 2 p. 100, c'est-à-dire au cinquantième.

Voici pour le même usage :

Sublimé, 0,54
Alcool, 20 »

à verser dans un litre d'eau. Cette solution est titrée à 1 p. 2,000.

Ces précautions sont un peu exagérées, ce nous semble, et peu praticables à la campagne. Si l'on veut être conséquent, il faut les mettre en pratique dans les périodes cataméniales. (V. *Microbisme.*)

## CHAP. V. — SOINS A DONNER A UN NOUVEAU-NÉ.

*A*. Aussitôt que l'enfant est né, l'accoucheur le place sur le côté, de façon à ce qu'il puisse respirer et n'être pas suffoqué par les liquides qui s'échappent des organes de la mère. Il faut prendre garde de ne pas tirailler le cordon ombilical. Celui-ci est coupé avec des ciseaux à six ou huit centimètres de l'ombilic : si l'enfant respire amplement et crie, on en fait la ligature immédiatement ; dans le cas contraire, s'il existe un état de congestion au cerveau, on laisse couler, avant de serrer le lien, une petite quantité de sang, qui produit l'effet d'une saignée. La ligature du cordon se fait avec quelques brins de fil ; elle doit être assez forte pour oblitérer les deux veines et l'artère ombilicales, quoiqu'elle soit pour ainsi dire inutile lorsque l'enfant est vigoureux, bien portant et qu'il crie fort, car alors la respiration s'établit régulièrement, et fait cesser la circulation dans ces vaisseaux.

*B*. L'enfant naissant est souvent couvert d'une substance blanche, visqueuse, dont il faut le débarrasser. Ce qu'il y a de mieux à faire pour cela, c'est de l'oindre avec un corps gras, tel que de l'huile ou du beurre par exemple, puis de le lotionner avec de l'eau légèrement savonneuse pour enlever la matière muqueuse et le corps gras. On l'essuie bien avec des linges secs, et l'on procède à l'*emmaillotement*, genre d'habillement qui ne doit être aucunement serré. Il est une précaution à prendre auparavant, consistant à envelopper le cordon d'une petite compresse carrée, de le placer sur le côté gauche de l'abdomen plutôt que sur le côté droit, de peur de comprimer le foie, et de l'y maintenir au moyen d'un petit bandage de corps. Au bout de cinq ou six jours le cordon se flétrit ; il se détache non pas à l'endroit de la ligature, mais là où il se continue avec la peau du fœtus, et tombe. Tout pansement devient ordinairement inutile alors. Cependant chez certains enfants l'ombilic s'enflamme, ou devient le siège d'une petite excroissance fongueuse ; dans le premier cas, on applique des compresses émollientes, on fait des lotions au vin tiède s'il y a tendance à l'ulcération ; dans le second cas, on réprime les fongosités au moyen du nitrate d'argent et de la compression. L'ombilic peut encore être le siège d'une hémorragie abondante après la chute du cordon : elle réclame la compression.

Il importerait de faire prendre de bonne heure à l'enfant des habitudes réglées pour l'exercice, l'allaitement et le coucher, sans le câliner et le bercer. Il faudrait surtout que la mère l'accoutumât à ne recevoir le sein qu'aux mêmes heures, surtout pendant la nuit, afin de ne pas s'exposer à la privation du sommeil si nécessaire à sa santé et, par conséquent, à la bonne qualité de son lait.

*C.* Les enfants nouveau-nés doivent être tenus proprement. On doit nettoyer chaque jour leur visage, leurs mains, leur corps à l'eau tiède. Après les avoir bien essuyés, on saupoudre les parties sujettes au frottement de la peau contre la peau, aux érythèmes, gerçures, etc., avec la poudre de lycopode. Nous avons parlé dans un autre endroit des vêtements, du régime (p. 162 et 184); nous n'y reviendrons pas.

## SECT. IV. — HYGIÈNE DE L'ALLAITEMENT

Nous examinerons dans ce chapitre : 1° l'allaitement maternel; 2° l'allaitement étranger; 3° l'allaitement artificiel; 4° la durée de l'allaitement; 5° les progrès du nourrisson, comme poids.

### CHAP. I$^{er}$. — ALLAITEMENT MATERNEL.

*A.* La *mère doit nourrir son enfant* toutes les fois que l'état de sa santé le permet, sans tenir compte de toutes les autres considérations, qui ne sont d'aucune valeur en présence de l'obligation que lui en fait la nature. Elle le doit, et pour elle-même et pour son enfant. Pour elle, parce que c'est s'épargner presque sûrement les divers accidents de l'état de couches, tels que fièvre de lait, péritonite, fièvre puerpérale, éruption miliaire, rhumatisme, phlegmasia alba dolens, etc. ; pour son enfant, d'abord parce qu'aucun aliment ne convient mieux à celui-ci que le lait de celle qui l'a porté dans son sein et nourri de ses humeurs, aliment préparé par la nature, approprié à la délicatesse de ses organes; ensuite parce que les soins maternels sont toujours plus tendres, plus empressés et plus soutenus que ceux d'une nourrice mercenaire.

On conçoit que ces considérations aient inspiré de belles pensées, des pages éloquentes aux philanthropes qui voudraient que *toujours* la mère nourrît son enfant. Mais cela est-il toujours possible? L'observation démontre chaque jour le contraire. Il est certain, en effet, que beaucoup de femmes ne peuvent remplir le devoir auquel elles se sentent naturellement portées, sans compromettre en même temps leur santé et celle de leur enfant. Les femmes faibles ne tardent pas à éprouver des tiraillements, de la douleur dans la poitrine, au dos, à l'estomac; elles se sentent bientôt épuisées et elles maigrissent. Sont-elles prédisposées à la phtisie pulmonaire, cette maladie ne manque guère de se déclarer et de faire de rapides progrès pendant l'allaitement. L'enfant, de son côté, ne trouve le plus souvent au sein de sa mère qu'un lait appauvri, séreux, insuffisant, et qui lui cause des coliques, de la constipation ou la diarrhée, quand il ne renferme pas le germe de vices héréditaires ou contagieux, tels que scrofules, rachitisme, syphilis, etc. ; germe que peut-être cet enfant a reçu pendant sa vie intra-utérine, et qui ne peut être neutralisé que par un allaitement procuré par une nourrice vigoureuse, jeune, saine de constitution, soumise ou non à une thérapeutique neutralisante.

*B.* L'enfant qui vient de naître peut rester 8, 10, 12 heures et plus sans prendre le sein ni aucune nourriture ; la faim ne se manifeste guère chez lui que lorsqu'il a évacué le méconium. On lui donne habituellement de l'eau sucrée tiède pour favoriser cette évacuation ; mais le premier lait de la mère, appelé *colostrum*, a une action relâchante plus efficace que les laxatifs de la pharmacie, le *sirop de chicorée*, par exemple, dont on fait un si grand abus en pareil cas. Il n'est pas rare de voir des enfants rester 24, 36 heures sans vouloir teter et sans manifester la moindre souffrance. Ils n'éprouvent aucun besoin, et l'on peut les laisser tranquilles. Il en est qui prennent le sein et le quittent presque aussitôt avec des marques d'impatience. Dans ce cas, de deux choses l'une : ou l'enfant trouve le colostrum mauvais, répugnant, ou bien il ne peut exercer la succion, soit parce que le mamelon, trop peu développé ou imperforé, le met dans l'impuissance d'ouvrir les orifices lactifères presque oblitérés, soit par sa faiblesse, soit parce qu'il a de l'enchifrènement, ou le filet à la langue. Il est facile de remédier à tout cela, excepté lorsque les bouts de sein sont petits, cas qui nécessite l'emploi toujours plus ou moins incommode du *mamelon artificiel*.

Les femmes qui se proposent de nourrir et dont les mamelons sont peu apparents, doivent, longtemps avant l'accouchement, faire exercer des succions sur leurs bouts de sein, afin de les développer davantage.

*C*. Comment régler les repas de l'enfant à la mamelle? cela est difficile. En général, on doit mettre d'abord deux heures d'intervalle entre eux, puis trois heures, puis quatre, en les éloignant toujours un peu plus la nuit que le jour. On doit présenter les deux seins chaque fois, parce qu'un seul ne peut suffire, et que d'ailleurs un lait renouvelé plus souvent est de meilleure qualité, plus nourrissant. L'enfant doué de grand appétit et qui trouve le lait en abondance dépasse souvent la mesure de son estomac et rejette le superflu. Ces régurgitations, bien différentes des vomissements morbides, n'ont rien d'inquiétant; mais pourtant il faut les éviter en réglant l'allaitement, car la fatigue de l'estomac peut se déclarer et devenir la cause de maladies plus graves. Il y a aussi un hoquet par réplétion stomacale qu'il faut connaître et accepter.

Vers le cinquième mois, il peut devenir nécessaire, faute de mamelles bien pleines, d'ajouter quelques aliments au lait maternel : ce sont des crèmes de pain à l'eau sucrée ou au lait, des panades avec la croûte de pain séchée au four, ramollie dans l'eau et passée à travers un tamis de soie, des bouillies bien cuites, des semoules bien préparées et bien faites, etc.

## CHAP. II. — ALLAITEMENT ÉTRANGER. — CHOIX D'UNE NOURRICE.

Il s'agit d'une détermination qui mérite toute l'attention des parents. Autant que possible la Nourrice doit réunir les qualités suivantes : vingt à trente ans; délivrée à peu près à la même époque que la mère de l'enfant qu'on veut lui confier; état de santé parfait; pas de difformité; pas trop d'embonpoint ni de maigreur; dents solides et bien rangées, gencives colorées et fermes; cheveux bruns ou noirs plutôt que blonds ou roux; mamelles modérément volumineuses, mais fermes, bien conformées et parsemées de veines bleuâtres. Du côté du moral : caractère doux, enjoué; mœurs honnêtes et pures. Inutile d'ajouter que si on remarque autour de la mâchoire ou au cou des cicatrices d'abcès, d'humeurs froides, il faut choisir un sujet de constitution plus belle. Si l'on tient à s'assurer qu'il n'existe aucun symptôme d'affection vénérienne récente ou ancienne, il faut examiner les organes génitaux, le pourtour de l'anus, l'intérieur des lèvres et de la bouche, l'aréole des mamelons.

Quant aux qualités du lait, le meilleur moyen de les apprécier est de constater l'état de l'enfant qui en fait usage. En effet, si le microscope fait connaître les propriétés physiques, matérielles, de ce liquide, il n'apprend rien sur ses qualités vitales, sur la présence ou l'absence de principes virulents ou cachectiques, etc. Se trouve-t-on dans la nécessité de donner un lait de plusieurs mois à un nouveau-né, il faut prescrire à la nourrice l'usage de boissons délayantes et d'une nourriture peu animalisée. Le vulgaire croit que le nouveau-né rajeunit un vieux lait : il n'en est rien; seulement, prenant le sein plus souvent, le nourrisson active la sécrétion laiteuse, renouvelle plus souvent le produit, et par là lui communique des propriétés plus convenables et le rend peut-être plus séreux.

La nourrice doit user sobrement d'aliments de facile digestion, composés de gras et de maigre. Tout lui convient, à l'exception des salaisons et des substances échauffantes. Elle doit se livrer chaque jour à un exercice modéré en plein air. Elle peut cohabiter quelquefois avec son mari, pourvu qu'elle mette assez d'intervalle entre l'instant des rapports et celui de l'allaitement; cependant on a raison de tenir à ce que le contraire existe. Si le lait avait quelque tendance à l'acidité, ce qui est rare, ou plutôt si le nourrisson paraissait l'offrir par l'état de ses déjections, ses coliques, on prescrirait à la mère ou à la nourrice l'usage de l'eau de Vichy, mélangée avec de l'eau ordinaire et du vin. On ne doit pas s'alarmer du retour des règles chez la femme qui allaite, pourvu que le lait soit tout aussi abondant; l'enfant ne s'en trouve pas plus mal généralement; tout au plus est-il un peu plus maussade au moment des menstrues.

Mais les émotions vives modifient beaucoup le lait : on a constaté une grande agitation chez des enfants qui viennent de boire du lait d'une femme très excitée.

## CHAP. III. — ALLAITEMENT ARTIFICIEL. — GAVAGE.

C'est l'allaitement qui se fait à l'aide d'un lait autre que celui de femme. Le *lait de vache*, le *lait de chèvre*, tels sont les plus employés, bien que ceux d'*ânesse* et de *jument* se rapprochent le plus, par leurs propriétés, du lait de femme. L'enfant peut teter une chèvre, et dans ce cas il devient souvent l'objet d'une sorte d'attachement de la part de cet animal, ce qui est un avantage; mais le lait de chèvre, très nourrissant et excitant, ne convient qu'aux enfants lymphatiques, froids, scrofuleux; aux autres il cause de l'insomnie. Le lait de vache est donc celui auquel on a le plus souvent recours. On l'administre à l'aide du biberon ou de la cuiller, d'abord coupé de deux tiers d'une légère décoction d'orge, de gruau ou de mie de pain de froment, puis mélangé par parties égales; vers six mois on le donne pur : il faut qu'il soit tiédi au bain-marie. L'allai-

tement au biberon ne réussit qu'à un petit nombre d'enfants, et seulement lorsqu'il est dirigé avec des précautions scrupuleuses.

L'allaitement artificiel comprend le procédé du *gavage*. On y a recours lorsque le nouveau-né, à cause de sa faiblesse native, ou parce qu'il est venu au monde avant le neuvième, le huitième ou même le septième mois, n'a pas la force de teter, et n'avale même pas le lait qu'on lui verse dans la bouche. Pour l'exécuter, on prend une sonde en caoutchouc n° 14 ou 16 de la filière ; on ajuste à l'extrémité supérieure un petit entonnoir en verre. L'enfant étant placé horizontalement sur les genoux de la personne chargée de l'opération, la tête légèrement soulevée, on introduit cette sonde mouillée de lait et tenue entre l'index et le pouce, jusqu'à la base de la langue. L'enfant, par un acte réflexe la fait généralement pénétrer jusqu'à l'œsophage, sinon on la pousse contre la paroi postérieure, du pharynx, et on la fait avancer de 12 à 15 centimètres. Alors on verse dans l'entonnoir le lait (2 ou 3 cuillers chaque fois). (Tarnier.)

### CHAP. IV. — DURÉE DE L'ALLAITEMENT. — SEVRAGE.

*A*. La durée de l'allaitement ne saurait être fixée d'une manière absolue. L'enfant doit teter plus ou moins longtemps, suivant son état de santé ; mais il importe d'insister sur ce point que le *sevrage prématuré* est plein de dangers, que, quand on observe ces diarrhées et constipations alternatives, cet amaigrissement, précurseurs de l'étisie et du rachitisme, il faut revenir au laitage, au régime doux, mieux approprié aux organes de l'enfant, et repousser la viande, le vin surtout.

Celui qui digère bien une nourriture étrangère peut être sevré du neuvième au douzième mois. Il faut l'amener à ce changement par degrés insensibles, le sein lui étant présenté de moins en moins souvent. Les accidents de la dentition feront retarder le sevrage. L'enfant sera d'ailleurs soumis à un régime très adoucissant, à l'usage des bains et des frictions, jusqu'à ce qu'il se soit écoulé un temps assez considérable pour qu'on n'ait plus de doute sur l'innocuité du nouveau genre d'alimentation.

Le lait coupé avec des liquides divers, selon les circonstances, constitue une boisson très convenable à l'époque du sevrage. Mais point de vin en général, et à cet égard on ne saurait trop s'élever contre le fâcheux préjugé du public non éclairé qui s'imagine que le vin est un fortifiant pour les enfants comme pour les adultes. On ne doit faire usage *modéré d'un vin vieux étendu d'eau* que chez les enfants disposés aux maladies qui dépendent de l'inertie du système lymphatique.

L'appétit est très vif chez les enfants, et se fait sentir très fréquemment : on doit, proportionnellement à leur volume, leur donner beaucoup de nourriture : il faut qu'ils se nourrissent, réparent les pertes et s'accroissent.

*B. La nourrice qui cesse de donner le sein* doit se soumettre, pendant quelques jours, à un régime doux, peu substantiel. Provoquer des excrétions, un flux dérivatif quelconque dans le but de diminuer la sécrétion laiteuse, c'est une précaution bonne à prendre. Elle se purgera donc une ou deux fois, à quelques jours d'intervalle, avec de l'eau de Sedlitz ou un sel neutre ; elle prendra une boisson diurétique, comme la décoction de chiendent nitrée par exemple, et favorisera l'exhalation cutanée au moyen des bains et des frictions. A l'aide de ces précautions, le lait disparaît bientôt des mamelles, où, d'ailleurs, le manque de succion ne provoque plus son élaboration.

Tant que l'enfant ne répugne pas au sein et que la nourrice ne perd ni ses forces ni son embonpoint, rien ne presse. On prépare le nourrisson au changement en lui donnant de la nourriture en faible quantité à la fois et de facile digestion. Il importe aussi de veiller à ses évacuations alvines.

*C. Progrès du nourrisson comme poids.* — Le nouveau-né devient nourrisson dès qu'il a sept jours ; et il conserve cette appellation jusqu'au sevrage. Le poids de ce jeune être préoccupe beaucoup les parents. A cet égard, voici des données générales. Les quatre premiers jours l'enfant perd de son poids, et ce n'est que le huitième qu'il reprend le poids qu'il avait au moment de sa naissance.

| Naissance. — poids moyen. | 3250 | Augment. par jour. | Augment. par mois. |
|---|---|---|---|
| 1er mois. . . . . . . . | 4000 | 25 gram. | 750 |
| 2e — . . . . . . . . | 4700 | 23 — | 700 |
| 3e — . . . . . . . . | 5350 | 22 — | 650 |
| 4e — . . . . . . . . | 5950 | 20 — | 600 |
| 5e — . . . . . . . . | 6500 | 18 — | 530 |
| 6e — . . . . . . . . | 7000 | 17 — | 500 |
| 7e — . . . . . . . . | 7450 | 15 — | 450 |
| 8e — . . . . . . . . | 7850 | 13 — | 400 |
| 9e — . . . . . . . . | 8200 | 12 — | 350 |
| 10e — . . . . . . . . | 8500 | 10 — | 300 |
| 11e — . . . . . . . . | 8750 | 8 — | 250 |
| 12e — . . . . . . . . | 8950 | 6 — | 200 |

Le nourrisson qui a teté doit prendre chaque fois qu'on le met au sein 60 à 80 grammes de lait. S'il est fort et vigoureux et qu'il n'en prenne pas cette quantité, c'est que la nourrice est mauvaise. L'enfant qui s'endort au sein sans teter a une mauvaise nourrice; lorsqu'au contraire il s'endort après avoir teté abondamment et avec des reprises, il est bien nourri.

L'enfant absorbe dans les premiers temps 60 à 80 grammes de lait; vers quatre ou cinq mois il en prendra jusqu'à 1,500 grammes en vingt-quatre heures.

Un enfant fort et bien constitué, s'il a une bonne nourrice, peut croître en poids de 300 grammes par semaine. Lorsque l'allaitement est insuffisant, le dépérissement arrive promptement : les enfants s'arrêtent dans leur développement.

### Hygiène de l'enfance.

Ce titre fait bonne figure dans les petites monographies. Comme ce genre d'hygiène se trouve compris dans les chapitres *sécrétions*, *vicissitudes atmosphériques*, *bains*, *vêtements*, *régimes*, etc., traités dans cet ouvrage, nous renvoyons le lecteur à ces diverses matières, qui, si elles étaient rapprochées, en ce qui concerne l'enfance, formeraient un traité complet. On peut opérer ce rapprochement à l'aide de la *Table générale* alphabétique qui termine le tome III et dernier.

La PATHOLOGIE comporte, à elle seule, autant de matières que les trois parties précédentes.

C'est qu'il est mille manières d'être malade, contre une de se porter bien.

La Pathologie sera divisée en générale et en spéciale.

Dans la première seront exposés les phénomènes communs des maladies, considérées en général.

Dans la seconde figurera successivement l'histoire de chaque affection prise isolément.

Le sujet de ce livre devient de plus en plus complexe; c'est pourquoi le lecteur devra redoubler d'attention, afin de bien saisir les descriptions, que nous nous efforcerons de rendre aussi intelligibles que possible, en restant dans la moyenne des oscillations multiples que les phénomènes peuvent traverser.

# QUATRIÈME PARTIE

## PATHOLOGIE

La quatrième partie de la Science médicale a pour objet l'étude des maladies.

Celles-ci consistant en divers troubles des fonctions, la Pathologie, chargée de décrire ceux-ci, peut être considérée comme une Physiologie pathologique.

Or, de même que nous avons vu la physiologie normale être précédée de notions préliminaires, nécessaires pour l'intelligence du sujet, de même la Pathologie comporte des considérations générales d'introduction qui divisent le sujet en : 1° *P. générale* et 2° *P. spéciale.*

### SECT. I. — PATHOLOGIE GÉNÉRALE

La *Pathologie générale* expose d'abord les notions techniques de la science et enseigne son langage, sa terminologie; puis, entrant dans le cœur du sujet, elle montre celui-ci divisible en six chapitres principaux :

1° La maladie;
2° Les causes (étiologie);
3° Les symptômes (symptomatologie);
4° Le diagnostic (sémiologie);
5° Les systèmes ou doctrines;
6° Le traitement.

#### CHAP. 1er. — LA MALADIE.

Bien que nous l'ayons déjà définie, la maladie doit encore ici nous occuper, comme prélude à la Pathologie spéciale, qui doit succéder à la P. générale. Donc, laissant de côté systèmes et hypothèses des philosophes, des chimistes, des mécaniciens, etc., nous disons simplement que *la maladie consiste dans un trouble, un dérangement de fonctions dépendant d'une modification survenue dans les cellules des tissus ou les globules des liquides de l'économie.*

Mais que signifient les mots trouble, dérangement *fonctionnels* ou *matériels* de tissus, de liquides? Le trouble fonctionnel est lié à une modification vitale extranormale, survenue dans le mode de sensibilité ou d'action de l'organe qui en est le siège. — Le trouble matériel représente une altération ou lésion interstitielle d'un tissu, une modification anormale, morbide, dans la structure organique ou la composition humorale, trouble survenant soit d'emblée, primitivement, soit comme conséquence d'un dérangement antérieur. Il résulte de là que : à l'intégrité organique correspond l'intégrité fonctionnelle, et que toute altération matérielle entraîne de nécessité des troubles de fonctions.

Cependant, dans une foule de cas, nous voyons de ces troubles fonctionnels qui paraissent être sans attaches à des lésions pouvant les expliquer. C'est que celles-ci se dérobent à nos sens, à nos moyens d'exploration, mais, pour sûr, des modifications organiques leur appartenant existent.

Sans doute, nous assistons très souvent à des désordres de la motilité, de la sensibilité, de l'intelligence surtout, sans que pendant la vie, ni après la mort, nous puissions en saisir la cause matérielle. Au premier aperçu, il ne semble pas impossible que les propriétés vitales s'éloignent de leurs conditions normales, alors que les organes restent sains, attendu que, dans toute manifestation de vie, il y a à considérer deux choses distinctes, le *principe vital* qui commande, et les *instruments* qui obéissent. Le premier peut être considéré, répétons-le, comme étant à la machine humaine ce qu'est l'élasticité du ressort ou la pesanteur du poids à l'horloge qu'elle fait mouvoir; ce qui reviendrait à dire que ces forces peuvent subir des modifications sans que les parties constituantes de la machine présentent le plus léger défaut, le plus petit dérangement. Mais pour peu qu'on y réfléchisse, ce raisonnement est sans valeur, ou plutôt il vient à l'appui de notre proposition fondamentale ci-dessus; car la construction de l'horloge est telle que, si on la prive du poids qui la fait mouvoir, ce n'est plus qu'une chose inerte, une espèce de cadavre; car la gravitation elle-même, ici principe moteur, n'étant pas indépendante du volume ni de la densité de la matière, ne peut varier sans qu'il s'opère un changement dans l'état moléculaire du corps dont elle constitue la propriété essentielle; ne suffit-il pas que la température passe du froid au chaud pour que votre montre retarde, le ressort se dilatant et perdant ainsi de sa force; conséquemment, s'il est difficile d'apprécier certaines modifications des corps bruts, qu'est-ce donc lorsqu'il s'agit de corps organisés, dont la composition est si délicate et complexe! D'ailleurs, comment admettre que des organes qui peuvent être modifiés dans certains cas, restent étrangers à toute modification vitale dans d'autres? Ils sont nécessaires pour la mise en jeu des propriétés organiques, et leur existence ne peut donc pas plus se manifester sans celles-ci que la lumière, l'électricité, le calorique, le magnétisme, l'attraction, attributs invisibles des corps, ne peuvent produire leurs puissants effets quand on supprime ces mêmes corps dont ils émanent et dont ils reflètent les modifications dans leurs différentes manières d'être.

*A*. Ainsi donc, dans l'organisme humain, *il ne se produit jamais de troubles ni de dérangements de fonctions, sans que, préalablement ou en même temps, il survienne des altérations ou lésions matérielles soit des solides, soit des liquides.* Au point de vue psychique même, il répugne d'admettre que le cerveau reste absolument dans les mêmes conditions moléculaires, soit qu'il reçoive les impressions du dehors, qu'il compare, choisisse, juge, ou que la faculté des nombres, des tons, s'éveille, etc. Le cerveau a ses fonctions spéciales; quand elles s'exercent, il subit nécessairement, dans ses éléments histologiques, des modifications de texture ou de rapports; seulement elles nous échappent, mais il est absurde de les nier, à moins de nier que le cerveau ne serve à quelque chose, ce qui serait se moquer de la Création. Et si ces modifications sont hors de la portée de nos sens, c'est que, nous le répétons, cela dépend de l'imperfection de nos moyens d'investigation, ou de ce que la pulpe, les cellules nerveuses, sont d'une texture telle que leurs impressions, bien qu'excessivement fugaces et insaisissables, sont susceptibles de produire de grands effets; ou enfin de ce que, dans certains cas, les traces du mal disparaissent après la mort.

*B*. Réduite à sa plus simple définition, la maladie est un *dérangement d'une ou plusieurs fonctions*. Elle n'est donc pas un être à part, une entité que l'on puisse détruire, expulser ou tuer, selon l'idée qu'on peut s'en faire, par l'emploi de moyens connus à l'avance et agissant sûrement et toujours dans ce but. *La maladie n'est qu'une nouvelle manière d'être des tissus et des fonctions*, une modification de la vie en action, un acte anormal de l'organisme sollicité à convertir ses opérations normales en de plus ou moins irrégulières.

Dans la maladie, l'excitabilité organique est détournée de ses limites normales, mais elle tend sans cesse à y revenir; elle y parvient même très souvent sans aucun secours extérieur, quand l'altération n'est pas au-dessus des forces vitales conservatrices. En un mot, qui dit maladie, dit *physiologie morbide*, mécanisme ou fonctionnement dérangé : il y a des malades, non des maladies.

Nous avons insisté sur ce point capital. Mais dans tout cela, où sont les fameux microbes, auteurs de la grande révolution médicale de la fin de ce siècle? Leur histoire viendra bientôt à l'article Étiologie, car ils sont causes de maladies et non effets.

L'Anatomie étant le flambeau de la physiologie, la Pathologie doit nécessairement emprunter ses lumières au flambeau de l'anatomie morbide. Par conséquent, nous devrions commencer l'étude des troubles de la santé par celle de l'*anatomie pathologique :* mais, comme, d'une part, les lésions organiques sont encore peu connues, malgré les travaux importants qui, dans ce siècle, ont fait faire tant de progrès de ce côté; que, d'autre part, on ne peut se livrer à cette étude que le scalpel à la main, les yeux fixés sur les organes malades; qu'enfin cette connaissance n'est point nécessaire pour atteindre le but que nous nous proposons, nous passerons outre, nous réservant, en traitant de chaque affection, d'indiquer en quoi consiste l'altération qui produit celle-ci, qui la constitue, toutes les fois qu'elle sera connue dans ses caractères physiques et apparents.

*C.* En tout cas, émettons dès à présent les propositions que voici : Les lésions ou altérations matérielles siègent soit dans les solides, soit dans les liquides, soit dans les uns et les autres à la fois; ces lésions consistent fréquemment dans des modifications moléculaires invisibles, surtout celles de la substance nerveuse, siège du principe vital: considérées en général, ces lésions ne sont appréciables, susceptibles d'être caractérisées pendant la vie ou après la mort, qu'à l'ouverture des cadavres; d'autres fois elles ne sont apparentes, manifestes, ni pendant la vie ni après la mort.

*D.* Toute *lésion matérielle* accuse une déviation de la nutrition interstitielle du tissu affecté. Son développement est d'autant plus rapide (comme sa disparition) que le tissu est plus riche en vaisseaux, en sucs nutritifs, en influx nerveux, en un mot que ce tissu jouit d'une vitalité plus grande. Lorsque le trouble est tel qu'il en résulte une modification, une transformation de sa texture propre, l'on conçoit que la maladie soit grave, parce qu'elle anéantit les propriétés fonctionnelles de l'organe atteint, qu'elle compromet la vie par l'obstacle qu'elle apporte à la nutrition, et à cause du retentissement qu'en éprouvent les fonctions principales de l'économie. En tout cas, la lésion doit être nécessairement de longue durée, car, en supposant que les parties désorganisées reviennent, par un bienfait de la nature, à leurs conditions normales, ce travail ne peut être que très lent, s'il est vrai, comme on l'a dit, que la matière de notre corps se renouvelle tous les sept ans.

Quand, au contraire, les lésions sont légères, presque insaisissables à nos sens, l'on comprend que les troubles fonctionnels qu'elles occasionnent cessent bientôt, la cause de leur dérangement étant elle-même passagère : c'est ce qui se voit dans les convulsions, les accidents nerveux, dans une foule de phénomènes qui se manifestent du côté de la sensibilité et de la motilité, sans qu'il y ait pour les expliquer autre chose qu'une aberration du mode de production et de distribution du fluide nerveux.

*E*. Que le lecteur retienne et médite ceci : Dans les deux ou trois pages qui précèdent se trouvent les *principes fondamentaux de la médecine*. En résumé donc : Quand des troubles fonctionnels se rattachent à des lésions de tissus, le traitement doit avoir pour but de remédier à ces lésions ; c'est alors que naissent les difficultés et les incertitudes; quand, au contraire, ce ne sont que des troubles dynamiques, c'est-à-dire une aberration de la sensibilité, sans existence d'altérations matérielles, on peut dire que le traitement est simple, facile, et que le plus souvent la nature seule peut en faire les frais, non pas que « tout » signifie désespérance, et « rien » dispense de traitement. (Voir notre *Credo*.)

Les gens du monde trouveront que ces disquisitions sont peu à l'avantage de la médecine, il faut dire plutôt de la profession, car la science vraie est toujours inattaquable. Si le lecteur se rappelle les principes-bases de la Physiologie, il comprendra tout de suite que la thérapeutique active doit reposer sur un très petit nombre de lois fort simples ; il se convaincra, plus tard, que si ces lois se prêtent à de longs développements, à des interprétations sans fin que certains esprits semblent se complaire à embrouiller davantage, elles n'en sont pas moins peu nombreuses et d'une interprétation simple, précise en général. D'ailleurs, si la doctrine microbienne et l'antisepsie sont une vérité, la thérapeutique doit être un jour réduite à un seul mode de traitement, savoir, l'emploi des *microbicides* ou des *microfuges*.

Avant d'entreprendre l'étude des causes, des symptômes et du traitement des maladies, nous donnerons la définition suivante, qui paraît concilier le vitalisme de Montpellier avec l'organicisme de Paris : *La maladie résulte de toute modification anatomique, phy-*

*siologique ou chimique, survenue dans l'économie, accidentellement et en dehors de toute action organique régulière.* Le mot *accidentellement* veut dire qu'il ne faut pas considérer comme étant malades les individus difformes, ni ceux qui sont sujets à quelque sécrétion anormale formant une véritable *fonctions supplémentaire* dont la suppression serait dangereuse, ou à des états de souffrance passagère accompagnant l'exécution de certaines fonctions comme la menstruation, l'accouchement, par exemple.

*F.* L'*histologie* considère la maladie d'une façon qui lui est propre. Dans un discours prononcé au congrès d'Inspruck par Wirchow, le célèbre représentant de l'école allemande, et ayant pour titre : *Qu'est-ce que la maladie?* on trouve exposée la *théorie cellulaire.*

Wirchow reconnaît tout d'abord, comme tous les pathologistes, d'ailleurs, que la maladie est un phénomène vital, nullement une entité ; que c'est un « *processus* » qui passe par une série d'états dont l'un est le résultat en quelque sorte de l'autre. La maladie est toujours la vie, mais celle-ci dans des conditions anormales, résultant d'une insuffisance des appareils régulateurs, etc.

Rien d'absolument nouveau jusque-là. Mais voici ce qui complète la théorie :

« Il n'est personne qui se tienne pour satisfait de savoir que le cœur en bloc est malade ; on demande si ce sont les nerfs du cœur, les vaisseaux, les muscles, les enveloppes, qui sont atteints, et dans quelle portion spéciale, sur quel point. C'est ainsi qu'on en est graduellement arrivé à décomposer les organes par l'analyse, à choisir pour bases les tissus divers constituant les organes, et à considérer de plus en plus l'*histologie* comme le fondement nécessaire de l'analyse pathologique. Si nous considérons maintenant les tissus et que nous cherchions quelle est la partie qui subit réellement la modification morbide, qui en est le point de départ, le siège, qui joue le rôle actif dans l'évolution morbide, nous arrivons, en dernière analyse, aux *éléments histologiques*, aux dernières particules organiques, à ces éléments que nous appelons *cellules* dans la physique organique. »

*G.* Voilà qui est entendu. C'est aux *cellules*, aux éléments microscopiques qu'il faut s'adresser pour découvrir le siège des maladies. Mais qu'est-ce que cela nous apprend? Qui dit *siège* ne dit pas *nature;* reculer la difficulté jusque dans les obscurités de l'histologie, ce n'est pas la résoudre. D'ailleurs, en supposant qu'il soit bien vrai que le siège des maladies doive être recherché dans la *cellule anatomique*, quelle sera la thérapeutique qu'il faudra employer, quels seront les remèdes qui conviendront, sous quelles formes faudra-t-il les administrer pour atteindre le siège microscopique du mal ? Il est vrai que l'admission du *microbe*, lorsqu'elle est possible, répond à ces questions. En dehors de cela, la *pathologie cellulaire* ne nous apprend rien ou peu de chose. Il vaut mieux s'en tenir aux doctrines basées sur l'observation clinique, et écouter les leçons des maîtres qui, depuis Hippocrate, ont enrichi la *médecine traditionnelle* des découvertes qui font sa gloire et la leur.

## CHAP. II. — ÉTIOLOGIE OU CAUSES DES MALADIES.

Extrêmement nombreuses sont ces causes, si on y comprend les prédispositions. Mais on pourra les réduire toutes à une seule peut-être, le *microbe pathogène*.

L'étude de l'hygiène nous a montré les influences si multiples qui s'exercent sur notre économie. Elles se rencontrent partout, nous environnent de toutes parts, sont en nous, et se révèlent jusque dans le jeu de nos organes. En les distinguant suivant leur nature et leurs effets, nous pouvons les diviser en trois classes : *causes externes ; causes internes ; causes héréditaires*. Nous aurons ensuite à examiner les *causes microbiennes*, puis les *rapports de causes à effets ;* et enfin la *distinction des maladies basée sur l'étiologie*.

### Causes externes.

Les *causes externes* des maladies découlent de l'action mal dirigée des agents extérieurs sur nos organes, c'est-à-dire de tous nos rapports avec la nature. D'après le plus ou moins de lenteur ou de rapidité de cette action, elles se divisent en prédisposantes et déterminantes.

*A. Causes externes prédisposantes.* — Elles se concentrent dans l'action des modificateurs qui agissent sourdement ou d'une manière indirecte sur l'économie ; ces influences, en s'attaquant aux solides et liquides, prédisposent l'organisme à contracter telle ou telle maladie, suivant l'idiosyncrasie individuelle (p. 200-204). On les distingue en générales et particulières.

Les causes prédisposantes *générales* sont : les influences mauvaises de l'atmosphère, des saisons, des climats, des localités, des constitutions épidémiques, des règlements, etc., auxquels sont soumis des groupes d'individus. Elles sont très sérieuses, mais généralement connues dans leur mode d'action ; et c'est ce que nous a montré la précédente partie de ce volume.

Quant aux causes prédisposantes *individuelles*, elles ont leur source dans les habitudes, la profession, l'alimentation, l'usage des boissons, des vêtements, de tous agents de l'hygiène précédemment étudiés; surtout dans l'hérédité, la prédisposition, la constitution, etc., celles-ci faisant partie des causes internes.

Les causes prédisposantes ou *prédispositions morbides*, *diathésiques*, etc., sont de leur nature latentes, obscures, s'attaquant d'abord aux liquides, qu'elles modifient, puis altèrent la constitution, sans cependant produire un état morbide déterminé. Prenons un exemple. Voici un homme bien portant, placé dans les meilleures conditions hygiéniques; il vient de changer de position, de l'opulence il tombe dans la misère, et à partir de ce moment il est mal nourri, mal vêtu, mal logé, etc. Grâce à sa bonne constitution, il résiste ou parait résister longtemps à ces causes débilitantes; cependant quoiqu'il offre à peine de la pâleur, de la mollesse des chairs, de l'amaigrissement, le physiologiste remarque déjà que son économie a reçu une atteinte profonde; et si ces influences fâcheuses continuent de s'exercer au delà des bornes compatibles avec un certain équilibre fonctionnel, ou si une cause déterminante subite et plus active vient imprimer une secousse violente à l'organisme, alors *tout se dérange à la fois;* mais, dans le trouble général, presque toujours un organe ou un appareil se montre le premier et plus spécialement atteint, suivant la prédisposition morbide locale, laquelle peut être sous la dépendance d'une *diathèse*. (V. *Causes internes*, ci-après.)

*B. Causes externes déterminantes.* — Nous rangeons dans cette classe les influences qui agissent d'une manière directe, prompte, efficace et qui appartiennent aux *circumfusa*. Les unes sont *générales*, les autres *individuelles*. Les énumérer, ce serait passer en revue toutes les impressions fortes, inaccoutumées, violentes, désorganisatrices, subies par nos organes du fait des corps solides, liquides, gazeux, impondérables (lumière, calorique, électricité). Cette classe comprend les causes dites spéciales, spécifiques, contagieuses.

Une cause *spéciale* est celle qui produit toujours le même effet primitif; exemples : le feu détermine la brûlure; le manque d'air, l'asphyxie; le froid, la congélation, etc. Les violences extérieures, les agents chimiques, les poussières, les effluves, venins, miasmes, virus, donnent lieu à des altérations qu'on peut prévoir, et dont on peut indiquer d'avance la nature, le mode d'action spécial. Ces causes sont en effet bien différentes des prédisposantes, qui ne font, elles, que préparer l'organisme à contracter l'état morbide, sans le produire nécessairement.

*C.* Une cause qui, en même temps qu'elle produit un effet spécial déterminé, introduit dans l'économie un principe délétère, virus ou microbe transmissible soit par *infection*, soit par *contagion*, est dite *spécifique*. Et l'on entend par *spécificité* le pouvoir que possède un agent de se communiquer indéfiniment d'individus malades à individus sains. La *syphilis*, la *morve*, la *variole*, la *rage*, etc., sont des maladies *virulentes*, spécifiques (qui font espèce), parce qu'elles sont dues à une cause de cette nature.

En général, le virus produit d'abord un effet *spécial*, une altération déterminée, au point de contact; son effet *spécifique* se révèle ensuite par des phénomènes d'empoisonnement dus à l'absorption de ce principe, qui sera tantôt expulsé par les efforts de la nature, comme dans la variole, tantôt annihilé par des médicaments jouissant contre lui d'une propriété *spécifique*, comme dans la syphilis; ou bien il déterminera la mort, si ni la nature ni la thérapeutique ne peuvent en débarrasser l'organisme, ainsi que cela a lieu pour la morve, la pustule maligne, la rage.

*D.* Il ne faut pas confondre venin avec virus. Le *venin* n'est pas fourni par un être malade, ni propre à l'animal qui le porte; il peut être transmis à un autre être vivant, mais celui-ci est impuissant à le communiquer à d'autres êtres. Ainsi, la vipère inocule son venin par sa morsure, mais ce venin épuise complètement son effet sur l'individu qui l'a reçu. Il n'en est pas de même des *virus* (ceux de la syphilis, de la rage, de la morve, de la vaccine, du charbon malin), lesquels, nous le répétons, peuvent se transmettre indéfiniment.

*E.* Les causes *contagieuses* se rencontrent dans toutes les circonstances qui favorisent, soit l'accumulation de miasmes dans les lieux mal aérés ou encombrés, soit leur transmission par l'air, les hommes, les marchandises et les hardes (*infection*), soit l'inoculation de leur principe virulent (*contagion*).

Ici se présente la théorie des germes. (Voir *Microbisme.*)

### Causes internes.

Sont considérées comme *causes internes* toutes les influences ou modifications vitales capables de déranger l'économie, de détruire l'harmonie des fonctions. Elles se distinguent en : 1° prédisposantes ; 2° déterminantes ; 3° héréditaires.

*A. Causes internes prédisposantes.* — Elles dérivent des diverses conditions d'âge, de tempérament, de sexe, d'état moral, d'idiosyncrasie, etc., lesquelles agissent d'une manière plus ou moins latente ou vive, qui rend l'économie plus accessible à l'action des causes déterminantes. Ces causes sont *individuelles*, tandis que la prédisposition par influences extérieures est commune à un plus ou moins grand nombre d'individus.

*a.* Chaque *âge* a des maladies qui lui sont spéciales en quelque sorte : l'*enfance* est prédisposée aux convulsions, aux fièvres éruptives, au croup, au carreau, rachitisme, scrofules, coqueluche, affections vermineuses et gastro-intestinales aiguës ; l'*adolescence* est exposée aux hémorragies, à l'hypertrophie du cœur, aux pollutions nocturnes, à une foule de maladies résultant de la rupture de l'équilibre entre les principaux systèmes, par l'effet de la rapidité de l'accroissement ; la *puberté* est sujette aux inflammations de la gorge, des poumons, des amygdales ; l'*âge mûr* prédispose aux hémorroïdes, aux affections du foie, à l'hypocondrie, à la gastrite chronique, à l'apoplexie, etc. ; la *vieillesse* a en partage l'affaiblissement des sens et des facultés cérébrales, la surdité, la cécité, les paralysies, les maladies du cerveau, les affections des voies urinaires, la gangrène sénile, les infirmités.

*b.* A chaque *tempérament* ses maladies de prédilection. Le *sanguin* est exposé aux inflammations, aux hémorragies, aux anévrismes ; le *nerveux*, aux convulsions, à l'épilepsie, à l'hystérie, aux névroses diverses, à la folie, etc. ; le *bilieux*, aux affections de l'estomac et du foie, à l'hypocondrie, à l'ictère et aux complications bilieuses ; le *lymphatique*, aux scrofules, aux engorgements chroniques, aux écoulements blancs, aux catarrhes.

*c.* Relativement au *sexe*, les *hommes* sont prédisposés aux calculs de la vessie, à la goutte, aux inflammations aiguës, à l'hypocondrie, à la paraplégie ; les *femmes*, aux affections nerveuses, si mobiles et si multiformes, à la chlorose, à l'anémie, etc., sans parler des maladies spéciales à l'appareil génital, telles que déplacements de matrice, cancer de cet organe, etc.

*d.* Une foule d'états morbides ont leur source dans les passions. En effet, le *moral* a une influence immense sur la santé ; et il est à croire que si les animaux sont infiniment moins sujets aux maladies que l'homme, c'est parce qu'ils ne sont pas continuellement dominés par les soucis, les préoccupations de toutes sortes, la peur de la mort.

*B.* L'*idiosyncrasie* est cette disposition interne en vertu de laquelle l'économie est plus ou moins apte à contracter telle ou telle maladie, à être influencée par tel ou tel agent, à résister à l'action de telle ou telle cause morbifique. Idiosyncrasie n'est pas même chose que *prédisposition* (p. 212). L'idiosyncrasie est comme le cachet qui imprime une physionomie particulière à la constitution individuelle ; c'est elle qui fait qu'un même état morbide, lorsqu'il se manifeste chez plusieurs individus, offre chez chacun d'eux quelque chose de spécial que ne présentent pas les autres individus.

*C*. Lorsque plusieurs organes deviennent simultanément ou successivement le siège d'une même altération, cela a lieu en vertu de ce qu'on nomme *diathèse* (de *diatithêmi*, je dispose). La diathèse est donc une prédisposition générale qui fait qu'une affection primitivement locale se manifeste plus ou moins tôt ou tard dans divers autres organes simultanément. Il y a des *diathèses héréditaires*. Leur mode de développement est certainement obscur. Mais la doctrine microbienne en donne une explication orginale et assez logique. Elle dit : les microbes sont en nous dans les liquides et solides ; ils y demeurent à l'état latent, comme endormis, jusqu'à ce que notre économie, par son affaiblissement, leur donne prise : c'est la *prédisposition*. — Quand le germe microbien passe de la mère au fœtus, peut-être même du père au produit par voie spermatique, l'*hérédité morbide* est créée ; — la *métastase* s'explique par le transport de granulations purulentes ; — quant à la *cachexie*, elle serait due à un certain agent chimique ou microbien.

Le cancer, les tubercules, les scrofules, les purulences, les dartres, l'arthritisme, etc., révèlent les plus fréquentes diathèses.

*D. Causes internes déterminantes*. — Ce sont de véritables maladies, ou des effets de maladies *déterminant* des accidents spéciaux : telles les *perforations*, les *suppurations*, les *répercussions* et *rétrocessions* d'humeurs ou d'écoulements habituels.

### Causes héréditaires.

Tout comme certains caractères physiques et moraux, la ressemblance et certaines prédispositions morbides sont *héréditaires*. Ces influences peuvent être distinguées aussi en prédisposantes et en déterminantes.

*A. Causes héréditaires prédisposantes*. — Elles consistent dans la faculté qu'ont le père et la mère de transmettre à leurs enfants leurs dispositions physiques et psychiques ; cette sorte de *prédisposition* épargne quelquefois le descendant direct, pour exercer son influence sur le petit-fils. Les maladies auxquelles l'homme est le plus exposé, par suite de la prédisposition héréditaire, sont la phtisie pulmonaire, les scrofules, l'épilepsie, la folie, l'apoplexie, le cancer, les névroses, la goutte, le rhumatisme, les dartres, la surdité, le goitre, etc.

*B. Causes héréditaires déterminantes.* — Il est des maladies qui non seulement se transmettent des parents aux enfants par génération, mais frappent ceux-ci avant leur naissance. La syphilis en est l'exemple le plus remarquable ; les dartres, les scrofules sont aussi de ce nombre.

Mais il est des états morbides ou conditions d'organisation anormales qui se développent avant la naissance, et sont indépendants de toute influence héréditaire : tels les *vices de conformation*, les *monstruosités* ; on les rapporte à des circonstances fortuites, à de véritables aberrations de la nature, mais on ne s'en rend pas compte d'une manière exacte.

### Causes microbiennes. — Microbisme.

Les *microbes* sont des corps infiniment petits, pesant la millionième partie d'un millième de milligramme, et visibles à un grossissement de cinq à six cents fois.

Ils existent par centaines de millions dans les airs, les eaux, les produits de la nature, les uns sont inoffensifs, d'autres utiles, d'autres sont pathogènes ou facteurs de maladies.

*A.* Les microbes *pathogènes* réalisent comme la synthèse des diverses causes morbides, ainsi que nous le verrons tout à l'heure. Mais d'abord parlons de leur mode d'action sur notre économie (1).

Les microbes agissent sur nous par les matières qu'ils sécrètent. Mais ce n'est pas, toutefois, sans trouver de la résistance de la part de la vie, sans rencontrer des obstacles à leur envahissement. Les deux principaux de ceux-ci sont : 1° une condition d'ordre chimique, appelé *état bactéricide ;* 2° la mise en jeu d'activités cellulaires d'où résulte que les microbes sont dévorés par les globules blancs, ce que l'on désigne par *phagocytisme.*

L'état bactéricide confère une sorte *d'immunité*, et voici comment. « Les microbes pathogènes sécrètent une substance qui paralyse le centre vaso-dilatateur, et même s'ils fabriquent des substances capables de produire une irritation locale, la paralysie vaso-dilatatrice qu'ils provoquent empêche les phénomènes inflammatoires de se produire dans la partie lésée, et spécialement la dilatation vasculaire, l'exsudation et la diapédèse. »

La *diapédèse* est une dilatation, effet d'un réflexe sollicité par l'irritation des nerfs de la région mis au contact des produits bactériens.

(1) *Les microbes pathogènes*, par BOUCHARD.

Par son fait, les microbes sont soustraits au phagocytisme, qui, lui, est la cause principale de leur destruction par les globules blancs ; dès lors, ils peuvent se développer, pulluler et sécréter en liberté. Et voilà qui explique comment les perturbations nerveuses, le froid, les commotions physiques et morales, la fatigue, les veilles, le chagrin, deviennent l'occasion du développement ou de l'aggravation d'une maladie infectieuse, en amoindrissant l'action du centre vaso-dilatateur, c'est-à-dire en rendant plus facile la diapédèse, partant plus difficile le phagocytisme.

Les microbes produisent plusieurs sortes de matières : il en est d'utiles à l'économie animale, on les a appelées *matières vaccinantes;* elles ne sont ni toxiques ni pyrétogènes, et promptement éliminées par les urines. D'autres substances sont toxiques, agissant les unes sur le système nerveux, d'autres sur les cellules : c'est à celles-ci que dans les maladies infectieuses il faut attribuer la céphalée, le délire, les convulsions, le coma, les troubles trophiques, etc. « La plupart de ces poisons paraissent être des *ptomaïnes.* Quelques-uns sont des diastases comme celle à laquelle Gamaleïa attribue la diarrhée que provoque l'injection des cultures stérilisées du vibrion cholérique. »

« Il y a des matières bactériennes qui tuent les leucocytes dont les cadavres sont les cellules du pus ; et ces matières sont les unes des alcaloïdes, les autres des diastases.... J'ai tendance à penser que certains microbes sécrètent des diastases qui, comme celle du jequirity ou comme la papaïne, facilitent le développement de l'infection générale sans empêcher la diapédèse. » (Bouchard.)

*B. Infection.* Le même auteur explique ce phénomène comme suit.

« Une bactérie virulente est introduite par effraction dans nos tissus, où l'un de ces microbes pathogènes qui habitent nos cavités, trompant, à la faveur d'une perturbation nerveuse, la surveillance des cellules lymphatiques, passe dans nos humeurs ; la maladie n'a pas encore commencé pour cela. L'agent pathogène tombe dans un milieu plus ou moins favorable à son développement. Si nos humeurs sont très bactéricides, il ne se fait pas de végétation de multiplication, partant pas de maladie. Si nos humeurs sont favorables au microbe, le développement est immédiat. Si elles sont modérément microbicides, il y a une première phase de dégénérescence pendant laquelle un certain nombre de bactéries peuvent disparaître, mais pendant laquelle aussi les diastases sécrétées modifient la matière dans la zone envahie, l'adaptent aux besoins du microbe, comme la diastase de la levure qui transforme en glycose fermentescible la saccharose et la lactose. Alors le développement de l'agent pathogène s'effectue. »

Dans la première période les microbes, en paralysant le centre vaso-dilatateur, font que l'infection et l'intoxication vont graduellement croissant. Pendant ce temps, ils préparent l'état bactéricide qui atténue le microbe, diminue ses sécrétions toxiques et l'oblige enfin à laisser s'accomplir le phagocytisme. Celui-ci paraît donc être une fonction dans l'état de santé.

### Rapports des causes aux effets.

*A. L'Étiologie* ou connaissance des causes pathogènes est le côté le plus obscur de la science : ce n'est pas qu'on les ignore toujours (le microbisme dit le contraire), mais leur mode d'action nous échappe. Pour en comprendre le mécanisme, il faudrait pénétrer les prédispositions internes, savoir comment elles agissent pour imprimer aux manifestations vitales des caractères si complexes, des physionomies si diverses, et amener les résultats souvent si opposés que nous constatons. Sans doute, une maladie serait aussi simple que possible, si elle était due à l'action d'une seule cause déterminante, et il serait facile d'en régler la marche, d'en prévoir les effets et la fin. Mais l'économie n'est-elle pas plus ou moins modifiée par les *prédispositions*, toujours si obscures, quand cette cause vient à agir? L'effet devient nécessairement complexe dans ses suites, comme l'est la cause dans sa nature.

*B. Rôle de la prédisposition.* — On adresse à chaque instant cette question au médecin : Qu'est-ce qui a causé cette maladie? est-ce un refroidissement, un excès de travail, un chagrin? n'est-ce pas parce que monsieur est sorti par ce temps froid, parce qu'il a eu chaud au spectacle, parce qu'il pleut, parce qu'il gèle, etc.? L'homme de l'art, c'est son devoir, répond de son mieux à ces questions : il assigne une cause à la maladie ; mais, en réalité, cette cause lui échappe, à moins qu'il ne s'agisse d'un effet morbide spécial, direct, résultant d'un coup, d'une chute, d'une brûlure, etc., cas où le premier venu peut montrer autant de perspicacité que lui. Il faut, en médecine surtout, consacrer la sagesse profonde de cette maxime : *Felix qui potuit rerum cognoscere causas.* On peut tomber malade au coin de son feu, dans son lit, comme au milieu des vicissitudes atmosphériques, et cela parce qu'on y est *prédisposé*, soit par des habitudes antérieures et individuelles, soit par des influences héréditaires. Quelles causes assigner à la fluxion de poitrine, au rhumatisme, à la fièvre typhoïde, etc., que contracte l'individu qui coule des jours tranquilles, au sein de l'aisance et sans faire aucune espèce d'excès? Quoiqu'il parût heureux et bien portant, la *prédisposition* le menaçait à son insu ; sa santé s'est dérangée ; à un moment donné il est tombé malade, parce qu'il devait le devenir (on dit maintenant parce que les microbes ont attendu un terrain propice pour leur réveil), et sa maladie a offert une marche, des symptômes, une manière d'être spéciale, en raison de son *idiosyncrasie* particulière, qui se nomme aussi prédisposition.

*C.* Donc, de l'étude des causes morbides l'on peut tirer les conclusions suivantes : Les maladies de même espèce ne se montrent jamais de la même manière; leurs formes, leurs physionomies sont sans cesse variables comme les combinaisons de leurs causes ; et, de même qu'il n'existe pas dans la nature deux objets, si rapprochés qu'ils soient dans la parenté, parfaitement semblables, on ne rencontre pas non plus deux constitutions ni deux maladies identiques, même quand ces maladies portent le même nom, affectent le même organe, chez des individus réputés de même tempérament, etc.

Conséquemment, il ne peut pas y avoir deux traitements absolument identiques, sauf les cas, aussi rares qu'heureux, où un spécifique est appliqué, encore que le plus souvent il soit nécessaire d'en modifier les doses, le mode d'administration et de préparation, suivant l'âge, le tempérament, l'idiosyncrasie des sujets.

*D. Le hasard en médecine.* — Le médecin a beau vieillir dans la pratique, il ne verra jamais tout, jamais assez pour n'être pas surpris par des formes morbides nouvelles, inattendues, inexpliquées : croire le contraire, ce serait prétendre que l'on peut opérer toutes les combinaisons dont sont susceptibles les vingt-quatre lettres de l'alphabet, ou que deux figures d'hommes se rencontreront qui seront absolument semblables. Les combinaisons des causes de maladies pouvant se renouveler sans fin et sans jamais se répéter, il en résulte l'apparition de phénomènes morbides toujours divers. Or, ne pouvant ni les prévoir ni en connaître les lois, tout *médecin, qu'il en convienne ou non, doit au hasard plus qu'à sa science ses succès, comme ses insuccès.* La médecine est l'art essentiellement tâtonnant, et c'est pourquoi elle a donné lieu à tant de plaisanteries, de railleries et de doutes ironiques.

*E. Chaque médecin agit d'après ses vues personnelles.* — Non seulement les lois thérapeutiques ne sont pas établies d'une manière précise, mais elles ne pourront jamais l'être; et ce qui vient compliquer le problème, c'est que chaque médecin a sa manière de voir, ses idées, ses théories particulières, qui le dirigent quelquefois dans une voie tout à fait opposée à celle qu'il devrait suivre. Le *diagnostic* (v. ce mot) étant affaire de discernement, de sens pratique et d'art, il faut, pour expliquer les divergences d'opinions médicales ou apprécier la valeur des conseils, tenir compte du jugement, de la bonne foi, de la probité scientifique du médecin, de la doctrine médicale qu'il professe. Si la manière de voir en médecine, si les doctrines, les traitements sont si différents les uns des autres, opposés même quelquefois, il ne faut pas en accuser la science, mais l'ignorance, l'amour-propre ou la cupidité de ses ministres.

Les gens du monde sont dans l'erreur la plus complète lorsqu'ils comparent la maladie d'un individu à la maladie de même nom d'un autre individu, et lorsqu'ils se permettent d'apprécier le traitement employé dans un cas par comparaison avec le traitement mis en usage dans un autre cas, analogue mais non semblable.

*F. Incertitudes de la médecine; quel est le meilleur médecin.* — L'exercice de la médecine, par les incertitudes qui l'environnent, a pu faire douter de la science. Encore imparfaite, sans doute, cette science a pourtant ses fondements, ses lois propres. Seulement, ces lois n'étant pas établies d'une manière qui fixe les esprits, comme celles du Code civil (l'instabilité et les métamorphoses de la matière organique s'y refusant d'ailleurs), il en résulte une sorte d'anarchie parmi les personnes qui ont pour mission d'interpréter ces lois, ces règles, chacune d'elles pouvant prendre pour guide son imagination. Aussi, le *meilleur médecin n'est pas toujours celui qui a le plus d'expérience, qui a le plus longtemps exercé; c'est au contraire celui qui, quel que soit son âge, connaît le mieux le jeu des organes, les sympathies qui les unissent, qui possède le jugement le plus sûr, l'esprit le plus droit, surtout qui est exempt de toute préoccupation systématique, de toute prétention à une découverte médicale.* Il va sans dire que si ce médecin joint à ces qualités fondamentales (bon sens, droiture, sagacité) une vaste érudition et une longue pratique, il excellera dans sa noble profession. Mais celui-là, où le trouver? Ce n'est certes pas parmi les inventeurs de systèmes, de méthodes, de remèdes plus ou moins insignifiants, ni chez ceux poussés par l'amour-propre, l'ambition, la fatuité, ni parmi les beaux esprits, brillants par l'imagination, mais ternes par le jugement, etc.; car, qu'on le sache bien, souvent le modeste et obscur médecin de campagne, homme de bon sens, sait mieux traiter les maladies qu'il voit chaque jour dans ses parages, que le savant qui, dans l'isolement et l'éloignement des hôpitaux, fait de gros livres où tout est fort bien dit, mais où l'on ne s'y reconnaît plus quand on compare le texte imprimé avec le langage de la nature. (V. *Diagnostic.*) D'ailleurs, à quoi bon tant de qualités et de mérites, si l'on est enfermé dans un cercle dont on ne peut sortir, où la lumière ne saurait pénétrer, et où tous les prisonniers — vulgaires charlatans, rebouteurs, jusqu'aux génies tels qu'Hippocrate, Galien, Baglivi, Sydenham, Broussais — n'ont pas mieux connu la vérité et mieux réussi les uns que les autres dans la mise en pratique de leurs théories.

### Distinction des maladies d'après leurs causes.

Les distinctions en étiologie morbide entraînent autant de particularités que leurs causes en pathologie. Outre les maladies dites externes, internes, héréditaires, contagieuses, sur lesquelles nous ne reviendrons pas, il y a celles à caractère *sporadique*, *endémique*, *épidémique*, *idiopathique*, *symptomatique*, *sympathique*, dont il nous faut dire un mot.

*A. Maladies sporadiques.* — On nomme ainsi (de *speirein*, disperser) les affections qui se montrent isolément ou en petit nombre, chez un seul ou quelques individus, au milieu d'une nombreuse population. Elles sont ordinairement dues aux causes prédisposantes individuelles précitées, et se manifestent en tout temps, en tous lieux, indépendamment de toute influence épidémique. Une maladie sporadique peut devenir épidémique, et *vice versa*.

*B. Maladies épidémiques.* — Ce sont celles qui se développent sous l'influence d'une cause commune, d'une condition atmosphérique particulière, et qui attaquent en même temps un grand nombre d'individus d'une même contrée. On nomme *constitution épidémique* l'influence générale qui s'exerce sur toute cette contrée, en vertu de laquelle, non seulement la maladie épidémique est caractérisée et sévit avec ses signes propres, mais encore les diverses autres affections, survenant pendant l'épidémie, présentent une physionomie toute spéciale, inaccoutumée, quoiqu'étant différentes par leur siège anatomique ou par leur nature propre. Pour expliquer l'*épidémicité*, on invoque l'infection, les effluves, les émanations, les germes microbiens, mais la science n'est pas fixée sur ce point spécial.

Une épidémie s'est développée dans le lieu même où elle exerce son action, ou a été apportée des contrées lointaines, son foyer ordinaire, par les vents, les voyageurs ou les marchandises.

*a.* Les maladies qui règnent sous forme épidémique, dans notre climat, sont le *croup*, la *fièvre typhoïde*, la *dysenterie*, les *fièvres éruptives*, les *angines*, le *catarrhe pulmonaire ;* quelquefois, mais plus rarement, la *fièvre cérébrale*, la *broncho-pneumonie*, l'*érysipèle*, etc. Les épidémies qui nous arrivent des contrées tropicales sont la *peste*, le *typhus*, le *choléra-morbus*, la *fièvre jaune*. Nous avons parlé dans un autre endroit, (p. 139 à 143) des miasmes et microbes pathogènes.

*b*. Une constitution épidémique n'engendre pas toujours une épidémie caractérisée; mais souvent elle imprime aux maladies régnantes un caractère particulier, inaccoutumé, qui se maintient pendant un certain temps, pour disparaître ensuite en laissant à l'affection sa physionomie première et naturelle. Ainsi, il y a des années où les rhumes sont plus tenaces que dans d'autres, où la toux est plus anxieuse et comme quinteuse; il y a des saisons, des mois où, dans les hôpitaux, les plaies se compliquent d'érysipèles, d'autres où ces accidents n'arrivent point. La fièvre typhoïde, si commune à Paris, est d'une gravité qui varie beaucoup selon les années, les saisons où elle règne : elle ne tue qu'un malade sur cent aujourd'hui, mais demain peut-être elle en fera périr la moitié, sans qu'on puisse se rendre compte des causes de ces différences d'intensité, qui sont celles de la prolifération des microbes.

*c*. Toutes les maladies, soit sporadiques, soit épidémiques, qui offrent dans leurs symptômes et leur marche quelque chose d'insolite, résultent d'une influence commune ; dans ce cas, elles se montrent plus sérieuses, toutes choses égales d'ailleurs, plus longues et plus difficiles à guérir que dans les circonstances ordinaires. Citons encore comme exemple la bronchite commune. Habituellement elle n'exige, pour ainsi dire, aucun traitement : elle guérit toute seule au bout de dix ou quinze jours. Lorsqu'au contraire elle naît sous une influence atmosphérique ou microbienne, qui produit la grippe (*bronchite épidémique*), elle est plus tenace et réclame une surveillance particulière, à cause des complications qui peuvent surgir. Nous pourrions en dire autant de presque toutes les autres *affections sporadiques*.

*d*. Faisons observer aussi que, de même que les symptômes diffèrent, suivant que les maladies sont sporadiques ou épidémiques, le traitement doit être aussi modifié ; ainsi, le rhume ne se traite pas alors comme la grippe, et *vice versa*. Dans la fluxion de poitrine (pneumonie, pleurésie), la fièvre cérébrale, etc., les émissions sanguines, qui d'ordinaire réussissent le mieux, peuvent être moins utiles que les évacuants, ou même peuvent produire de mauvais effets alors que règne une constitution épidémique : parce que la résistance vitale est déprimée sous l'influence de la cause invisible qui modifie la constitution du sang par la respiration. C'est surtout dans les épidémies que le médecin fait preuve de tact et d'habileté, quand il devine ou pressent le *génie* de la maladie régnante.

*E. Maladies endémiques.* — Ce sont celles propres à certaines contrées, où elles règnent tantôt d'une manière permanente, tantôt par intervalles réguliers ou non, et qui sont dues à des causes toutes locales, à des conditions particulières du sol, de l'air, ou à des habitudes invétérées. Ainsi les fièvres intermittentes sont endémiques dans les contrées marécageuses ; la peste l'est sur les bords du Nil ; la plique en Pologne ; la pellagre en Lombardie. Les causes déterminantes des endémies étant presque toujours connues, en détruisant ces causes, on peut parvenir à en débarrasser ces localités. C'est ainsi que le desséchement des marais fait disparaître les fièvres qu'ils entretiennent, etc.

*F. Maladies idiopathiques.* — Toute maladie ou phénomène morbide qui affecte d'emblée un organe et ne dépend d'aucune autre affection, est *idiopathique* (de *idios*, propre, et *pathos*, maladie). Ce mot s'applique donc à toute affection *primitive*, propre à l'organe qui la présente et existant par elle-même, affection qui peut bien se déclarer à la suite d'une autre, mais qui, une fois produite, n'en dépend plus du tout. Ainsi, un abcès est *idiopathique* lorsque le pus est fourni par le tissu cellulaire de la région où il siège ; il est *symptomatique*, au contraire, lorsque ce pus provient d'une partie éloignée, d'un os (Abc. par *congestion*). La cécité par paralysie de la rétine est idiopathique ; étant consécutive à une maladie du cerveau, elle est dite symptomatique. Le vomissement dû à des convulsions purement nerveuses de l'estomac ou des muscles du bas-ventre est idiopathique ; mais s'il résulte d'une maladie du péritoine, il devient symptomatique. Les palpitations sont idiopathiques ou symptomatiques, suivant qu'elles dépendent d'un état purement nerveux du cœur ou d'une lésion de cet organe, d'un anévrisme ou d'un emphysème pulmonaire, etc.

*G. Maladies symptomatiques.* — Ainsi qu'il vient d'être dit, ce sont des affections occasionnées par d'autres états morbides, dont elles sont un effet *secondaire* plus ou moins inévitable. Exemples : la douleur qui dépend d'une lésion des nerfs, par suite de blessure, est symptomatique de cette lésion ; quand elle se manifeste sans qu'on puisse supposer d'altération matérielle sensible, comme dans les névralgies pures, elle est idiopathique, essentielle. Le délire dans la pleurésie ou la pneumonie est symptomatique, parce que le trouble du cerveau dont il dépend est consécutif à l'inflammation de poitrine, en est un effet secondaire, etc.

*H. Maladies sympathiques.* — Ce sont des phénomènes réflexes, développés par un état morbide primitif, au lieu de l'être physiologiquement : le vomissement causé par la migraine, la céphalalgie due à un accès de fièvre, les convulsions occasionnées par des vers intestinaux, la douleur du genou décelant l'inflammation de la hanche, celle de l'épaule droite dans l'hépatite, etc., voilà des exemples d'affections sympathiques ou réflexes.

Ces distinctions sont importantes : le sens des mots *endémie*, *épidémie*, *affections contagieuses*, *idiopathiques*, *primitives*, *symptomatiques*, *secondaires*, *sympathiques*, doit être bien fixé, bien compris, parce que ces expressions reviennent à chaque instant dans le langage médical.

*I. Maladies spécifiques.* — Ce sont des affections gouvernées par un germe contagieux, virus ou microbe pathogène (p. 202). Toutes ne sont point infectieuses (p. 203), quoique jouissant de propriété contagieuse ; elles ne le sont point, non d'une manière absolue, mais par faiblesse du principe infectieux, comme cela paraît exister pour le tétanos, qui pourtant est microbien suivant Verneuil.

Tout contagium se transmet par une ou plusieurs voies : contact, inoculation, par l'air, les aliments et boissons, etc. Et ce n'est pas tout : il y a des contagions internes au service des produits microbiens.

Généralement, le principe *contage* (microbe végétal ou animal, virus) réside : dans quelque produit de sécrétion de l'être malade (abstraction faite des venins) ; dans les hardes, les linges souillés ; ou, pour d'autres maladies (grippe, diphthérie, choléra, rougeole, scarlatine, etc.), il est en suspension dans l'air atmosphérique, disséminé et propagé par les vents. Mais combien de discussions ont été soulevées et le seront encore sur ces questions, qui rappellent ce mot de l'Écriture : *Et tradidit mundum disputationibus eorum.*

## CHAP. III. — SYMPTOMATOLOGIE OU SYMPTOMES DES MALADIES.

Tout changement appréciable à nos sens, survenant dans le cours d'un état morbide, est un *symptôme*. On appelle *prodrome* un certain malaise considéré comme avant-coureur de la maladie.

La doctrine microbienne tend à rapporter les causes diverses, multiples, des maladies à une *seule*, qui est le microbe. Mais la synthèse des phénomènes symptomatiques ne saurait souscrire à cette conception étiologique ; et c'est là, il faut en convenir, une chose heureuse pour les faiseurs de livres de médecine.

*A.* La connaissance des phénomènes symptomatiques est ce qu'il y a de plus important dans l'étude des maladies, puisqu'elle conduit au *diagnostic*, sans lequel il n'y a pas de traitement rationnel. Mais les découvrir, ces phénomènes, les voir, les apprécier, pour en tirer des inductions relatives à la marche, à la terminaison, au traitement des états pathologiques, cela constitue un art difficile, pour lequel il faut des dispositions naturelles ; art dont les règles peuvent être tracées dans les livres, comme nous allons essayer de le faire, mais qui exige de ceux qui aspirent à le posséder l'intégrité des sens, la justesse du jugement, la sûreté du coup d'œil, la réflexion libre de toute préoccupation, et surtout, nous le répétons, une faculté spéciale que la nature ne donne pas à tout le monde.

Aussi bien, les gens du monde qui liront cet ouvrage devront comprendre qu'il n'est point écrit dans le but de leur enseigner l'art de guérir, de leur apprendre à se traiter soi-même ni à traiter les autres. Car, en supposant qu'ils fussent doués de la plus heureuse intelligence et que ce livre donnât les détails les plus circonstanciés, il leur manquerait toujours l'habitude de voir, non pas seulement des malades (il y en a partout), mais des *maladies*, et la faculté de les comparer entre elles. Toutefois, nous espérons qu'en leur enseignant les principes fondamentaux de la science, en leur inculquant les règles qui en sont la base, en leur donnant les explications théoriques et techniques qui en éclairent la pratique, nous pourrons les initier aux difficultés de celle-ci et leur apprendre à tirer avantage de la lecture de ces pages, dans une foule de cas morbides exempts de complications.

L'étude des symptômes, autrement dit la *symptomatologie*, sera divisée en neuf chapitres, de la manière suivante : 1° distinction des symptômes dans l'ordre de leur apparition ; — 2° symptômes fournis par les organes de relation ; — 3° symptômes fournis par les organes de nutrition ; — 4° symptômes fournis par les organes de génération ; — 5° marche des symptômes ou cours des maladies ; — 6° terminaison des maladies ; — 7° complications ; — 8° diagnostic ; — 9° nature et classification des maladies.

Dans cette revue, qui ne peut être que rapide, nous nous proposons de définir et examiner succinctement les divers phénomènes qui, pouvant se manifester dans un plus ou moins grand nombre de maladies, doivent être connus préalablement, afin que nous ne puissions être arrêtés, plus tard, dans les descriptions particulières qui en empruntent la terminologie et la signification.

*B*. On distingue les symptômes, d'après l'ordre de leur apparition, en locaux, généraux, secondaires. — Les *symptômes locaux* sont ceux qui appartiennent à la lésion principale, qui en dépendent essentiellement, et dont la manifestation se produit en même temps que la lésion elle-même, au siège même qu'occupe celle-ci. De là encore leur qualification de *primitifs*. Prenons le panaris pour exemple ; la tuméfaction, la douleur et la rougeur du doigt, voilà les symptômes locaux ou primitifs.

*C.* Quant aux *symptômes généraux* ou *consécutifs* ce seront des troubles fonctionnels n'ayant que des rapports de sympathie avec la lésion primitive. Ainsi dans le panaris, pris pour exemple, la fièvre, la céphalalgie, l'insomnie, sont des symptômes généraux, des phénomènes consécutifs, encore appelés secondaires.

*D.* Il y a des *symptômes secondaires*, résultant d'une action mécanique, tout à fait matérielle, de la maladie primitive ou de ses effets sur les organes voisins. Dans l'hydropisie de poitrine, par exemple, l'épanchement exerce une influence mécanique qui donne lieu à des palpitations et à de l'étouffement, effets qui s'expliquent par les *connexions fonctionnelles, sympathies* ou *actes réflexes*.

*E.* Les symptômes *locaux* ou *primitifs* précèdent les *généraux* ou *secondaires*. Cela doit être, puisque ceux-ci sont la conséquence de la lésion dont dépendent les premiers. Cependant il y a des maladies où il semble que l'inverse existe. Or ceci demande une explication Dans les fièvres éruptives, par exemple (variole, rougeole, scarlatine), les symptômes généraux (fièvre, céphalalgie, soif, inappétence) débutent les premiers et semblent ouvrir la marche ; en effet, ce n'est que quelques jours après leur apparition que les symptômes *locaux*, c'est-à-dire l'éruption à la peau, altération locale caractéristique de ces affections, se montre. Ces exceptions ne sont qu'apparentes et ne font que confirmer la règle ; car l'éruption n'est elle-même qu'un phénomène *secondaire*, non constant d'ailleurs, bien que manquant rarement, et l'altération *primitive*, dans ce cas, s'est produite dans le sang ; seulement, comme elle consiste dans une modification de ce fluide qui nous reste cachée, nous n'en tenons pas compte.

*F.* Toute fièvre, simple ou par infection, considérée dans son élément propre, indépendant de la maladie visible à l'œil, serait due, suivant Roussy, à un micro-organisme spécifique, auquel il a donné le nom de *pyrétogénère*. Ce micro-organisme introduit dans les aliments d'un chien, aurait développé chez cet animal une fièvre intense ; il serait le produit d'une sécrétion propre aux microbes, analogue à la *ptomaïne* ou *toxine*. (V. ces mots.)

*G. Dans toutes les fièvres, continues ou intermittentes, graves ou bénignes, éruptives ou non, dans toutes les affections où les phénomènes généraux sont les premiers à se manifester, la lésion primitive se trouve dans les liquides de l'économie, dans le sang.* Ce n'est que consécutivement au trouble général qui en résulte que se déclarent les diverses lésions organiques bien ou mal localisées et apparentes. (V. *Fièvres.*)

Le présent chapitre comprend les symptômes attribuables aux fonctions : 1° de Relation, 2° de Nutrition, 3° de Génération.

## SOUS-SECT. I. — SYMPTOMES FOURNIS PAR LA VIE DE RELATION

Ces symptômes se rapportent à la Locomotion, à la Phonation, aux Sensations, aux Facultés du cerveau, au Sommeil.

### Phénomènes morbides de la locomotion.

*A.* Les actes musculaires sont troublés dans les maladies. Ces troubles se rattachent nécessairement à quelque affection, soit du cerveau, soit de la moelle épinière, ou des nerfs, puisque l'agent excitateur et régulateur des mouvements siège dans le système nerveux. Pour établir d'une manière exacte le diagnostic des troubles de la motilité, il faut déterminer et la nature et le siège de la lésion survenue dans ces centres d'innervation, car c'est le seul moyen d'instituer un traitement raisonné, applicable à tel ou tel genre de lésion. Ce principe concerne surtout les *spasmes, convulsions, crampes, raideurs musculaires, tétanos, paralysies,* toutes affections que l'on traite souvent sans en avoir suffisamment étudié, déterminé la raison d'être.

*a.* Les mouvements sont *accrus* toutes les fois que le cerveau, la moelle épinière ou les nerfs sont excités, soit par un état inflammatoire qui attaque directement ces organes, soit par une irritation sympathique, une action réflexe (t. I, p. 483), ou par une aberration de l'innervation. Presque toujours, dans ces cas, étant sous l'empire de la maladie, ces mouvements sont involontaires, et leur exaltation momentanée est suivie d'un abattement proportionnel ; c'est ainsi qu'aux convulsions succède le collapsus, à l'excitation de la colère une sorte d'énervement, etc.

*b.* Les mouvements sont *diminués* quand le système nerveux éprouve quelque lésion dans ses centres, ses troncs principaux ou ses divisions. Si la lésion ne siège pas au delà de la branche nerveuse atteinte, il n'y a d'affectés que les mouvements des muscles animés par cette branche ; mais si l'altération du nerf est assez grave pour mettre obstacle à la transmission de l'influx nerveux central, les mouvements sont suspendus ou perdus à jamais; il y a *paralysie.*

*c.* Les mouvements sont *pervertis* quand la pulpe nerveuse est le siège d'une irritation vive, ou qu'une cause quelconque met le désordre dans l'innervation. La perversion de la motilité conduit à l'état convulsif. Mentionnons ici un symptôme important, dénommé *carphologie*, consistant en une agitation continuelle et automatique des mains, comme si le malade voulait saisir des corps voltigeant dans l'air, ou rouler et dérouler incessamment ses couvertures : ce phénomène est presque toujours un signe de mort, quand il se manifeste dans le cours d'une affection fébrile aiguë, grave.

*d.* La diminution des mouvements et des forces musculaires, en tant que phénomène secondaire, apparaît dans la plupart des maladies. Mais dans aucune elle n'est aussi prononcée que dans les *fièvres graves*, où l'économie est sous l'influence déprimante de principes miasmatiques (ou microbiens), comme dans la fièvre typhoïde, par exemple, et où le sang altéré, comme empoisonné, ne peut plus exciter suffisamment le système nerveux, qui dès lors tombe dans une sorte de stupeur. Le plus haut degré de la faiblesse musculaire se nomme *adynamie*. On la constate surtout dans le typhus, la peste, la fièvre jaune, la pustule maligne, etc. ; enfin c'est la *prostration* lorsqu'elle s'accompagne de stupeur, d'altération profonde des traits, de *fuliginosités* aux dents, etc.

*B.* L'*attitude* des malades est variable ; il est facile de comprendre que c'est l'état des forces et la douleur qui décident de la position que garde le malade. L'homme se couche instinctivement sur le dos *(decubitus dorsal)*, parce que cette position, mettant tous les muscles en repos en même temps, est la plus commode, la moins fatigante. Lorsque le malade éprouve une grande gêne de respiration, il abandonne cette attitude pour se tenir *assis* sur son lit, position qui facilite l'action des muscles inspirateurs (t. I, p. 348). Les mouvements et attitudes divers qu'exécutent ou gardent les malades obéissent toujours au sentiment instinctif qui porte ceux-ci à éviter la douleur, la gêne. Ils s'expliquent d'après les lois ordinaires de la physiologie; si bien que le *médecin exercé, au premier coup d'œil, rien qu'en examinant l'attitude et la physionomie du patient, peut reconnaître la maladie dont celui-ci est atteint.*

*C.* La *physionomie* comporte une grande variété d'expressions, suivant l'organe malade, le genre de douleur éprouvée, etc. Notons seulement le *grippement* de la face et le *facies hippocratique*. Le premier se voit dans la péritonite, les douleurs abdominales aiguës, caractérisé par la pâleur du teint, la contraction des traits, l'excavation des yeux; le second, synonyme de *face cadavéreuse*, survient chez les sujets menacés d'une mort prochaine, offrant pour caractères dominants: peau du front tendue, sèche ou couverte d'une sueur froide; yeux enfoncés dans leur orbite et entr'ouverts pendant le sommeil; nez effilé, tempes creuses, pommettes saillantes, oreilles froides, sèches, retirées; lèvres décolorées, livides et pendantes, etc.

### Phénomènes morbides de la phonation.

Dans les maladies, la voix subit certaines modifications qui correspondent, en général, à l'état particulier où se trouve le larynx; c'est pourquoi nous renvoyons ce que nous avons à en dire à la pathologie de cet organe. Considérons seulement le son vocal laryngien et ses modifications perçues à l'auscultation.

*A. Altération de la voix.* — L'émission de la voix et l'articulation des mots exigent une certaine force musculaire; par conséquent elles deviennent moins faciles, plus faibles lorsque le malade s'affaiblit. La parole est lente, faible dans les fièvres graves; elle s'éteint pour ainsi dire dans les cas d'asthme, de palpitations violentes, alors que l'accélération de la respiration est telle que, pour se produire, la voix ne peut accorder même une très courte suspension de cette fonction.

*B. Auscultation.* — Ausculter (de *auscultare*), c'est écouter soit le bruit respiratoire, soit les battements du cœur et des artères, soit la voix, etc., en tenant l'oreille appliquée sur les parois de la poitrine ou sur d'autres parties, dans le but d'apprécier la nature des différents bruits qui se produisent, et d'en tirer des conclusions pour le diagnostic. — L'auscultation est dite *immédiate*, quand l'oreille est appliquée à nu, directement; elle est *médiate* si on interpose entre elle et les tissus du malade le cylindre en bois appelé *stétoscope*, dont, au reste, on se sert rarement.

Pour apprécier les modifications symptomatiques de la voix, il importe d'abord de connaître le timbre normal du son vocal. Lorsqu'on applique l'oreille sur les parois postérieures de la poitrine d'une personne saine, au niveau des gros tuyaux bronchiques, et qu'on engage cette personne à parler, on entend résonner sa voix comme un frémissement particulier, dû aux vibrations des parois des bronches et des ondes sonores. Mais quand les poumons ou les plèvres sont le siège d'une altération matérielle quelconque, cette résonance et ce frémissement disparaissent ou sont remplacés par divers bruits. désignés sous les noms : *égophonie*, *pectoriloquie*, *bronchophonie*. Expliquons ces bruits.

*C.* L'*égophonie* (voix de chèvre) est une modification de la voix auscultée, à timbre saccadé, aigre, tremblant comme la voix d'une chèvre ou d'un polichinelle. Ce phénomène se produit lorsque la cavité de la plèvre contient un liquide *modérément* abondant, et il s'explique par la transmission de la résonance de la voix au travers de la couche mince du liquide épanché. L'égophonie est un symptôme de la pleurésie, avec épanchement médiocre ; car si cet épanchement ne fait que commencer, s'il est très faible, l'égophonie ne se manifeste pas encore ; d'autre part, s'il est devenu très abondant, le phénomène disparaît, pour se reproduire lorsque le liquide vient à diminuer; enfin il cesse tout à fait avec l'épanchement.

*D.* La *bronchophonie* consiste en une résonance particulière de la voix perçue par l'oreille appliquée au niveau des grosses divisions bronchiques. Elle se manifeste dans l'état sain; mais elle est bien plus prononcée dans certaines maladies du poumon avec *induration pulmonaire*, c'est-à-dire alors que le parenchyme de l'organe est gorgé de sang, enflammé, induré et par cela même rendu meilleur conducteur du son; ou bien encore lorsque des *dilatations bronchiques* se sont formées par suite de catarrhes chroniques anciens. C'est entre les omoplates, au niveau des fosses sous-épineuses, dans le creux de l'aisselle et sous les clavicules, que la bronchophonie est le plus distinctement perçue.

*E.* La *pectoriloquie* (de *pectus*, poitrine, *loqui*, parler) est un phénomène d'auscultation dans lequel la voix semble sortir de la poitrine au travers de ses parois, et arriver tout entière, pure et nette, à l'oreille de l'observateur. Elle indique l'existence de cavités anfractueuses, de *cavernes pulmonaires*, lesquelles sont le résultat de suppuration ou de ramollissement des tubercules. C'est là un symptôme certain de phtisie pulmonaire au degré le plus avancé.

### Phénomènes morbides des sensations.

Les phénomènes symptomatiques que présentent les organes et fonctions des sens sont assurément très nombreux et importants; mais comme ils se rattachent généralement aux maladies mêmes de leurs appareils, ou à celles du centre de perception, nous renvoyons le lecteur à l'histoire particulière de chacune de ces affections. Nous dirons seulement que dans les maladies, généralement, les sensations se montrent toujours plus ou moins affaiblies, ou exaltées ou perverties.

*A. Troubles des sens externes.* — L'*affaiblissement* des sens peut dépendre d'une altération de l'appareil destiné à recevoir l'impression du modificateur, ou de la partie cérébrale chargée de percevoir la sensation ; mais leur *exagération* et leur *perversion* se rattachent presque exclusivement à un état morbide du centre de perception lui-même. Prenons pour exemple la vision. La diminution ou la perte même de la faculté visuelle peut dépendre d'une altération des parties constituantes de l'œil, comme le montrent la cataracte, l'amaurose, les taches de la cornée ; elle peut aussi survenir comme conséquence d'une lésion du cerveau, déterminée par une violente commotion, une plaie pénétrante du crâne, etc. ; mais l'exagération, la *perversion* de la vue, sa vive sensibilité à la lumière se rattachent plus particulièrement à l'exaltation de l'action cérébrale, comme dans la méningite, certaines formes de délire, d'aliénation mentale, etc.

Si nous considérons l'*ouïe*, l'explication est la même : les lésions des parties constituantes de l'oreille moyenne et du labyrinthe affaiblissent ou annihilent l'audition ; l'exagération de ce sens est due au contraire à un état maladif de l'encéphale.

Même mécanisme encore pour les *modifications de l'odorat.* L'on sait que si un simple rhume altère ce sens, le suspend momentanément, il est des névroses cérébrales, certaines affections nerveuses qui le rendent d'une sensibilité telle que l'odeur la plus faible est difficilement supportée, voire même offensive.

*B. Troubles des sensations internes.* — Lorsqu'elles naissent de l'action libre des organes, les sensations internes sont agréables, souvent même causent un vif plaisir. Dans les maladies, il n'en est plus ainsi : elles prennent un empire et une intensité inaccoutumés ; celles mêmes qui, normalement, sont les plus obtuses peuvent devenir vives ; toutes revêtent ordinairement un caractère différent de celui, qu'elles présentent dans l'état de santé. Au reste, elles correspondent, dans leurs aberrations, aux troubles de la sensibilité générale elle-même. Celle-ci est-elle affaiblie, comme dans les fièvres de mauvais caractère, le narcotisme, l'apoplexie, les maladies graves, les sensations internes s'affaiblissent également ; s'exalte-t-elle, au contraire, comme dans les affections nerveuses, la folie, la grossesse, les irritations cérébrales, etc., les mêmes sensations internes se surexcitent et se pervertissent en même temps que l'action nerveuse ; enfin elles suspendent toute action dans l'extase, l'asphyxie, l'hypnotisme, la syncope, le collapsus, etc. Ce qu'il faut noter toutefois, c'est l'influence extraordinaire qu'exercent sur le cerveau les maladies de certains organes intérieurs, celles du foie, de la matrice, des organes génito-urinaires, notamment. La souffrance du foie, en particulier, suscite des idées de désespoir. On sait combien sont enclins à la mélancolie des hommes qui, par suite même d'un écoulement blennorrhagique, sont privés momentanément de l'acte génésique. Au contraire, les affections du poumon semblent bercer le malade des plus douces espérances : le phtisique meurt en faisant des projets pour l'avenir.

*C*. A l'exaltation de la sensibilité se rapporte la *douleur*, qui est une sensation pénible transmise au centre de perception par les nerfs cérébro-rachidiens (t. I, p. 98) et rapportée à l'organe d'où elle part. Ses causes, très diverses, peuvent être rangées sous les chefs suivants : *a.* lésions des organes où siége la douleur (plaies, piqûres, contusions, tiraillements, brûlures, inflammations, cancers, etc.); *b.* influence trop vive ou trop longtemps soutenue (froid ou chaleur trop intense, faim, soif, travail intellectuel trop assidu, fatigue musculaire, etc.); *c.* action organique réflexe d'organe sur organe, comme dans l'inflammation du foie, par exemple, qui produit une douleur à l'épaule droite ; *d.* état particulier du cerveau et des nerfs (douleurs névralgiques). Toutes ces causes peuvent se réduire à deux seulement : ou douleur par lésion physique, matérielle de la substance nerveuse ou de l'organe dans lequel se distribuent les nerfs qui transmettent la sensation nerveuse ; ou douleur indépendante d'une altération matérielle appréciable, s'expliquant alors, tant bien que mal, par ce qu'on est convenu d'appeler « une modification (exaltation ou altération) du fluide nerveux. »

*D.* La douleur prend quelquefois un nom spécial, suivant son siège ; c'est l'*odontalgie* aux dents ; la *céphalalgie* à la tête ; la *cardialgie* à l'estomac ; la *névralgie* aux nerfs ; la *colique* aux intestins, à la matrice, etc. Sa nature et son intensité offrent des modifications très nombreuses, qui ont donné lieu aux épithètes qualificatives suivantes : douleur *aiguë*, *sourde*, *gravative*, *lancinante*, *cuisante*, *déchirante*, etc. Elle peut devenir cause d'autres affections douloureuses ; par sa violence, elle est susceptible de produire de graves accidents, même la mort. — La *douleur morale* est surtout dans ce cas.

### Phénomènes morbides des facultés cérébrales.

*A*. Les fonctions intellectuelles, morales et instinctives sont susceptibles d'*affaiblissement*, d'*exagération*, de *perversion*. Ce sont des troubles le plus souvent *idiopathiques*, c'est-à-dire liés aux états morbides propres à l'organe de l'intellect et des impulsions instinctives ; quelquefois aussi ils se manifestent par influence *sympathique*, à la suite d'une affection organique plus ou moins éloignée. Nous venons de dire tout à l'heure que parmi les organes dont les maladies influent le plus sur le cerveau il faut citer au premier rang le foie ; ajoutons que l'estomac, les intestins, les viscères en général, lorsqu'ils souffrent, réagissent sur les fonctions cérébrales. *Mens sana in corpore sano*.

*B*. L'*intelligence* s'affaiblit dans les maladies ; l'esprit fort devient pusillanime à l'approche de la mort, et l'incrédulité abandonne le sceptique. Il n'est pas d'état maladif dans lequel les facultés intellectuelles montrent du développement ; il est vrai qu'une constitution scrofuleuse présente des enfants précoces, mais ce n'est pas là une affection morbide proprement dite ; la folie fait luire quelques éclairs de génie, mais ils sont passagers et laissent après eux d'autant plus d'obscurité qu'ils ont été plus brillants. On sait que l'intelligence peut acquérir plus d'activité, plus de verve, sous l'influence de certaines boissons, du café, par exemple.

*C*. La *perversion* de l'intelligence est le *délire ;* le malade associe des idées contradictoires et prend ces idées, alliées sans contrôle, pour des vérités réelles. Lorsque la raison s'égare sans qu'il y ait de lésion cérébrale appréciable, comme dans les fortes secousses morales, certaines folies passagères, l'ivresse, etc., le délire est *idiopathique*, *essentiel ;* lorsqu'au contraire il dépend d'une altération matérielle du cerveau (inflammation de l'encéphale ou des méninges, contusions, plaies pénétrantes du crâne), il est *symptomatique* ou secondaire ; on le dit *sympathique* quand il est dû à une influence morbide réagissant sur le centre intellectuel. Dans ce dernier cas, sa valeur comme symptôme est très variable ; car il est des personnes qui délirent à l'occasion de la moindre cause, d'un simple accès de fièvre, d'un panaris, etc., tandis que d'autres, au contraire, conservent intacte leur intelligence au milieu des souffrances les plus vives. Le délire symptomatique est plus grave que l'idiopathique, puisqu'il accuse une lésion organique du cerveau ou des méninges.

Quoi qu'il en soit, le trouble de la raison, le délire roule tantôt sur les rapports du malade avec les objets extérieurs, tantôt n'est provoqué par aucune sensation extérieure réelle; dans ce dernier cas ce sont des *visions*, des *hallucinations*, états dans lesquels le malade croit voir, entendre, odorer, goûter ou toucher des objets qui n'existent pas et que son imagination invente.

Le délire est *général* ou *limité*, suivant qu'il roule sur tout un ordre de questions ou sur un sujet déterminé. Il peut exister avec ou sans altération des facultés morales. Mais de toutes les distinctions du délire, la plus importante est celle qui admet un délire *aigu* (celui des maladies aiguës) et un *chronique* (celui de l'aliénation mentale), lequel sera traité à part.

*D*. Les *qualités morales* subissent de grandes modifications dans les maladies. Tel d'un caractère habituellement doux devient irascible; tel autre prend ses amis en grippe; celui-ci pleure d'attendrissement en leur présence; celui-là devient bavard, cet autre circonspect, etc. Les affections des organes de la vie de nutrition (estomac, foie, vessie, organes génitaux particulièrement) sont celles qui exercent la plus grande influence sur les qualités affectives. Aussi, répétons-le, gaieté, contentement, bonne humeur, amabilité, bienfaisance, sont inconnus à l'homme mal portant.

Les *instincts* sont également modifiés dans l'état de maladie, dans la folie surtout. Une personne pudique peut devenir d'une lubricité révoltante; le sobre, intempérant; le timide, étourdi, imprévoyant, etc.

### Phénomènes morbides du sommeil.

*A*. Pour que le sommeil normal soit possible, il faut que le cerveau ne soit ni trop excité ni trop épuisé. Comme il est presque toujours excité, dans les maladies, il se tient habituellement en activité; de là l'*insomnie*, genre d'excitation; or celle-ci, de même que le délire, est idiopathique, symptomatique ou sympathique. Inutile de répéter l'explication que nous venons de donner.

Un *sommeil paisible* se manifestant dans le cours d'une affection aiguë, après une longue insomnie, est une chose très favorable, car il annonce la cessation de l'excitabilité. Mais, quand à l'insomnie succède un sommeil profond et prolongé, ou si ce sommeil survient tout à coup sans être en harmonie avec les autres symptômes, on doit craindre un état grave pouvant mettre le cerveau dans l'impossibilité de percevoir les impressions, de réagir, de commander. Or, cet état est tantôt *idiopathique*, comme dans le narcotisme et certaines névroses ; tantôt *symptomatique*, comme dans l'apoplexie, les épanchements au cerveau ; tantôt enfin *sympathique*, cas plus rare toutefois.

*B. Somnolence, coma, carus*, sont des mots qui désignent trois degrés du sommeil morbide, se rattachant à une altération cérébrale. La somnolence est un sommeil prolongé, profond ; coma, sommeil avec ronflement ; carus, insensibilité complète. Dans tous ces cas le pronostic est des plus défavorables.

### SOUS-SECT. II. — SYMPTOMES FOURNIS PAR LA VIE DE NUTRITION

Nous allons passer en revue les principaux phénomènes morbides que présentent : 1° la Digestion ; 2° l'Absorption ; 3° la Circulation ; 4° les Sécrétions et exhalations ; 5° la Nutrition proprement dite.

#### Phénomènes morbides de la digestion.

Ils sont relatifs à l'appétit, à l'état de la langue, à la déglutition, à la chymification, à la chylification et à la défécation. Examinons-les.

*A. Troubles de l'appétit.* — L'appétit diminue ou peut se perdre dans les maladies ; quelquefois il est perverti, très rarement augmenté. Dans le premier cas, c'est l'*anorexie ;* dans le second, la *malacie ;* dans le troisième, la *boulimie*. Ces différentes modifications de l'appétence sont idiopathiques, symptomatiques ou sympathiques, suivant qu'elles sont liées à un trouble purement nerveux de l'estomac (gastralgie), à une altération matérielle de cet organe (gastrite, ulcère, cancer, etc.), ou à l'influence d'un autre état morbide ou physiologique (chlorose, hystérie, grossesse, etc.).

Contrairement à l'appétit, dans les maladies aiguës la *soif* est presque toujours augmentée (*polydipsie*), symptôme également idiopathique, symptomatique ou sympathique. Dans les maladies inflammatoires, elle s'explique par la sur-activité de la circulation, de la respiration et des exhalations perspiratoires, qui, en effet, diminuent la partie aqueuse du sang. Une soif ardente, lorsqu'elle ne dépend pas de pertes abondantes de sang, de sérosité, de sueur, d'urine, etc., indique une inflammation du canal intestinal. Le manque de soif (*adipsie*) n'a rien de fâcheux, à moins que le sentiment de soif ne soit plus perçu, tant le trouble du système nerveux est profond, comme dans les fièvres typhoïdes, adynamiques et ataxiques.

*B. Aspect de la langue.* — Si l'on jugeait de l'importance des renseignements fournis par la langue à la fréquence des cas où on en demande l'exhibition, l'on pourrait croire qu'aucun organe n'en donne de plus précieux ni de plus pratiques. Il n'en est point ainsi pourtant ; l'inspection de la langue n'est utile que pour le diagnostic des affections de l'estomac et des intestins, encore qu'elle soit souvent infidèle. Il est vrai que les affections du tube intestinal, primitives ou secondaires, sont des plus communes ; et comme tout trouble fébrile réagit sur les fonctions gastro-intestinales, toutes les fois qu'il y a fièvre, il convient d'interroger la langue, dont les divers aspects méritent une certaine considération.

*C.* En général, *sèche*, *pointue*, *rouge* sur ses bords, fendillée sur sa face supérieure, la langue accuse l'existence d'une inflammation gastro-intestinale, particulièrement gastrique ; *large* et blanchâtre, elle révèle un état muqueux sans phlegmasie bien accusée ; recouverte d'un *enduit jaunâtre*, limoneux, sale, cela annonce un embarras gastrique, un état bilieux ; une langue noirâtre, sèche, *fuligineuse*, accuse l'adynamie, putridité des humeurs, fièvre grave. Dans les fièvres éruptives, la scarlatine en particulier, cet organe est d'un rouge uniforme qui tient à l'état de la circulation capillaire : car cette rougeur n'indique rien d'inflammatoire.

L'inspection de la bouche, de la gorge, des dents, des amygdales, n'est point à négliger : on peut y constater des aphtes, des dépôts pultacés, des fuliginosités ; la salive peut y être plus ou moins rare ou abondante, l'haleine plus ou moins fétide, etc. ; mais ces phénomènes pathologiques seront appréciés chacun en son lieu respectif.

*D. Troubles de la déglutition.* — On nomme *dysphagie* la difficulté d'avaler ; elle dépend, soit d'une lésion matérielle des organes chargés d'effectuer la fonction, telle que tumeur, ulcère, corps étranger fixé dans l'œsophage, soit d'un trouble nerveux, d'un spasme pur et simple, comme cela se voit dans la rage, l'hystérie et autres névroses. La dysphagie survient, dans l'agonie, comme effet de l'affaiblissement des actions musculaires en général, celles qui effectuent la déglutition en particulier.

*E. Troubles de la chymification.* — La digestion est presque toujours altérée dans les maladies. — *Dyspepsie* désigne difficulté, lenteur. Elle peut être *idiopathique*, c'est-à-dire le résultat d'un simple trouble de l'innervation gastrique, sans lésion de la muqueuse, comme dans les affections nerveuses, la gastralgie, etc. ; mais le plus souvent, elle se montre *symptomatique* d'altérations stomacales plus ou moins graves, depuis la simple injection sanguine, ou premier degré de l'inflammation, jusqu'au ramollissement, à l'induration, à l'ulcération, au cancer de la membrane muqueuse de l'organe. Enfin la dyspepsie est quelquefois *sympathique* d'une maladie plus ou moins grave d'un organe plus ou moins éloigné, comme poumon, cerveau, etc. — Ajoutons qu'elle peut être considérée comme affection autonome que nous étudierons plus tard.

Les *mauvaises digestions* sont très rarement dues à l'atonie, à la faiblesse de l'estomac, et c'est ce que ne croit pas le monde en général, qui bien vite adopte un régime opposé à celui qui conviendrait. — On nomme *boulimie* l'augmentation de la faculté digestive : elle ne se montre guère que dans les maladies nerveuses, la gastralgie, la manie, et encore est-elle rare.

*F*. Le *vomissement* se montre, à titre de symptôme, dans plusieurs états morbides, mais il n'appartient en propre à aucun. Il serait idiopathique en admettant un trouble du diaphragme et des muscles abdominaux, ses agents. Mais ceux-ci ne sont presque jamais affectés primitivement. Comme, au contraire, ils ne le deviennent que par sympathie, actes réflexes, dans les maladies de poitrine, de l'estomac, des reins, du foie, de la matrice, etc., il s'ensuit que le *vomissement n'est lui-même qu'un phénomène réflexe d'une foule d'états morbides* nerveux ou inflammatoires. Aussi bien doit-on citer ce symptôme comme exemple des difficultés du diagnostic, et de l'*importance qu'il y a à remonter aux véritables causes pour combattre les effets*.

L'examen des matières rejetées par le vomissement fournit des signes précieux pour le diagnostic : quelles sont-elles ? tantôt du mucus, du suc gastrique, de la bile (grossesse, gastrite simple), tantôt des matières vertes, porracées (péritonite), des aliments à demi digérés (indigestion), tantôt des matières noires, couleur chocolat (cancer de l'estomac), tantôt enfin du sang, du pus, etc.

*G. Troubles de la chylification.* — Lorsque la chymification s'opère imparfaitement, la chylification est elle-même incomplète. La première cependant peut être intacte alors que la seconde se trouble, l'estomac agissant spécialement dans l'une, l'intestin grêle dans l'autre. Le plus ou moins d'acidité ou d'alcalinité des sucs de l'estomac et de l'intestin, voilà les principales causes des mauvaises digestions. *Ce n'est pas ce que l'on mange qui nourrit, c'est ce que l'on digère, c'est le chyle élaboré et absorbé.* Si le chyle ne peut être convenablement fabriqué (on s'en aperçoit à l'amaigrissement croissant malgré l'alimentation dont on fait usage), il faut cesser de prendre de la nourriture, du moins une nourriture excitante, car elle ne fait qu'irriter les organes digestifs et entretenir la maladie, sans profit aucun. Ce précepte est capital; il n'est pas de bonne thérapeutique si on l'enfreint; on peut guérir sans secours pharmaceutique.

Le développement de *gaz intestinaux* accompagne, comme symptôme, un bon nombre d'états morbides; ce sujet sera étudié à part sous le titre de *Pneumatose*.

*II. Troubles de la défécation.* — Ils consistent dans la *diarrhée* ou la *constipation;* bien que n'étant en réalité que des symptômes, ces états sont généralement considérés comme des maladies distinctes, dont l'histoire sera faite plus tard.

### Phénomènes morbides de l'absorption dans les maladies.

S'opérant à notre insu dans la profondeur des organes, l'absorption manifeste peu de phénomènes morbides concourant au diagnostic. Ce n'est pas que les symptômes des maladies des vaisseaux absorbants ne soient généralement accentués, bien caractérisés, mais ils appartiennent à la pathologie *spéciale*, à des affections distinctes, autonomes. (Voir les *Maladies des organes d'absorption.*)

### Phénomènes morbides de la respiration.

La Respiration peut par elle-même présenter un assez grand nombre de modifications dans les maladies; seulement celles-ci représentent plus fréquemment des symptômes d'affections propres à l'appareil pulmonaire que des troubles éveillés par une affection éloignée. Nous allons dire quelques mots 1° de la respiration fréquente, 2° du bruit respiratoire modifié, 3° des caractères de la toux.

*A. Fréquence de la respiration dans les maladies.* — Nous savons que la respiration devient d'autant plus fréquente que la circulation est plus accélérée. Or, l'accélération des battements du cœur ayant lieu dans la fièvre, quelles que soient la nature et la cause de celle-ci, il s'ensuit que les mouvements inspiratoires s'accélèrent de même pour opérer l'hématose de tout le sang qui arrive en plus grande quantité aux poumons. Dans l'état physiologique, la respiration augmente de fréquence après une course, une marche rapide, des émotions, etc., en raison de l'accélération de la circulation. Cette fréquence se nomme *anhélation*.

Mais l'accélération de la fonction par cause pathologique se nomme *dyspnée*, laquelle est très prononcée dans l'inflammation des poumons (pneumonie), tant à cause de la fièvre qui l'accompagne que de la diminution de surface pulmonaire affectée à l'hématose. Étant proportionnée à l'étendue de la lésion, elle est peu marquée dans la pneumonie d'un seul lobe, mais devient extrême lorsque les deux poumons sont affectés. La difficulté de respirer est plus poignante encore dans la pleurésie, d'abord à cause de l'épanchement intrapleural qui comprime les poumons, et puis des douleurs occasionnées par le mouvement des muscles de la poitrine et des côtes (vulg., *point de côté*). Dans les bronchites avec obstruction des petites bronches par le mucus, la dyspnée est très marquée; elle l'est de même dans l'asthme, à cause du rétrécissement de calibre des tuyaux bronchiques gênant l'emphysème pulmonaire; la phtisie, l'hydrothorax surtout produisent pareil effet. Les degrés les plus intenses de la *dyspnée* se nomment *orthopnée*, *apnée*.

*B. Modifications du bruit respiratoire.* — Lorsqu'on ausculte la poitrine d'une personne en bonne santé, et qu'on écoute non pas le son vocal, comme nous l'avons fait plus haut, mais le bruit que produit l'air aspiré en traversant les divisions des bronches et pénétrant dans les vésicules pulmonaires, on entend un léger murmure, c'est le *bruit respiratoire* normal, bruit d'autant plus prononcé que le sujet est plus jeune. Or, dans les maladies des organes pulmonaires, ce bruit offre des modifications très remarquables, constituant des symptômes pour ainsi dire *pathognomoniques*. Le bruit respiratoire peut être diminué, augmenté ou perverti.

*a. Diminution du bruit respiratoire.* — Elle a lieu naturellement quand le poumon devient imperméable à l'air. Or cette imperméabilité se produit : lorsque le tissu pulmonaire est gorgé de sang, enflammé, induré, cas où la respiration ne s'entend que dans les tuyaux bronchiques d'un certain volume, ainsi que nous le verrons tout à l'heure; lorsque le poumon est comprimé par un épanchement de sérosité ou de pus dans la cavité des plèvres, épanchement très variable au reste, mais pouvant devenir assez considérable pour ratatiner ce viscère, le rapetisser au point que si les deux lobes étaient dans le même état de compression, l'asphyxie serait promptement mortelle. Toutefois, il se peut que le poumon, quoique comprimé ou engorgé, fonctionne encore et serve à l'hématose, sans que le bruit respiratoire puisse parvenir jusqu'à l'oreille de l'auscultant : ce cas a lieu lorsque le liquide épanché dans la cavité pleurale forme une couche plus ou moins épaisse qui s'interpose entre le viscère et les parois pectorales.

*b. Augmentation du bruit respiratoire.* — Il a lieu quand l'un des poumons est devenu impropre à la respiration, tandis que l'autre redouble d'énergie pour suppléer à ce manque de fonction. C'est dans celui-ci, par conséquent, que se manifeste l'intensité inaccoutumée du bruit respiratoire. La même intensité a lieu dans un des deux poumons alors qu'à côté du point où ce même bruit a disparu, une portion de tissu pulmonaire reste saine près de la partie imperméable.

*c. Perversion du bruit respiratoire.* Ce sont certains bruits anormaux, désignés sous les noms de respiration bronchique, respiration caverneuse, amphorique, râles, dont voici l'explication.

*d. Respiration bronchique.* Elle consiste dans une espèce de *souffle* très prononcé qui ne s'entend que dans les tuyaux bronchiques d'un certain volume au cours des inflammations pulmonaires arrivées aux 2e et 3e degrés, c'est-à-dire lorsque le tissu pulmonaire étant engorgé, enflammé, imperméable, l'air se précipite pendant l'inspiration et résonne dans les gros conduits, qu'il traverse sans pénétrer dans les cellules pulmonaires.

*e. Respiration caverneuse.* Bruit de souffle, limité et exagéré, dû à l'arrivée de l'air dans une caverne pulmonaire succédant à la fonte de tubercules ; c'est un symptôme de la phtisie pulmonaire aux 2e et 3e degrés.

*f. Respiration amphorique.* Bruit particulier, sonore, comme si l'air pénétrait dans un vase creux et vide, ce qui accuse l'existence de cavernes pulmonaires très étendues de la phtisie.

*C. Les râles.* — Ce sont des bruits formés dans les gros tuyaux bronchiques et leurs divisions ou même dans les vésicules pulmonaires, par l'agitation des liquides qui y sont contenus au moment du passage de l'air. Ils sont perceptibles à distance et à l'auscultation. Il y a les râles : trachéal, bronchique, vésiculaire, crépitant, caverneux, suivant leur siège et leur nature. Expliquons-en le mécanisme.

*a.* Le *râle trachéal* se forme dans la trachée-artère; il apparaît dans les derniers instants de la vie, alors que l'expectoration devient difficile et que les mucosités ou crachats s'accumulent de plus en plus dans les bronches. C'est le *râle de l'agonie;* il s'entend même à distance, il peut survenir d'emblée, au terme de la vie, alors que la faiblesse croissante, le manque d'élasticité et de force des vaisseaux et du cœur, favorisent un engouement, une stase sanguine dans les organes pulmonaires ; or cette stase de la circulation occasionne une sécrétion muqueuse bronchique dont le produit, s'il n'est pas expectoré, augmente la dyspnée et cause bientôt la *mort par asphyxie.*

*b.* Le *râle bronchique* se produit dans les bronches où se fait une sécrétion muqueuse qu'agite l'air en circulant. Il est essentiellement différent du précédent; caractéristique du catarrhe pulmonaire, il peut être comparé au bruit qui résulte d'une insufflation dans de l'eau de savon au moyen d'un chalumeau. Ce râle est plus ou moins *sec* ou *humide*, suivant le degré, la période du catarrhe. Il s'entend principalement en arrière et au niveau des bronches.

*c*. Le *râle crépitant* ou *vésiculaire* est un petit bruit semblable à celui que rend du sel que l'on fait décrépiter à la chaleur; il se passe dans les vésicules pulmonaires, étant dû à l'agitation des mucosités qui y sont contenues. Il caractérise la pneumonie au premier degré.

*d*. Le *râle caverneux* est celui qui se produit dans des cavernes pulmonaires où stagent des mucosités que l'air agite. Il se fait entendre particulièrement sous les clavicules. Est-il extrêmement prononcé, il constitue le *gargouillement*. Inutile d'ajouter que ces râles sont des symptômes de phtisie au deuxième ou troisième degré. Pour qu'ils se produisent il faut que la caverne ne soit ni remplie de matière purulente (laquelle ne tarde pas d'ailleurs à être expulsée par l'expectoration), ni vide, car alors l'air n'y produirait aucune agitation.

*D. Modifications de la toux et des crachats.* — La *toux* se manifeste comme symptôme primitif dans toutes les irritations idiopathiques des bronches et des poumons; elle peut avoir lieu aussi, à titre d'effet réflexe, dans une foule d'états morbides, inflammatoires ou nerveux, n'ayant point de rapports directs avec ces altérations. Dans le premier cas, elle est provoquée, soit par une simple irritation non sécrétoire (*toux sèche*), comme au début du rhume ; soit par la présence du mucus bronchique (*toux humide*), comme dans une période plus avancée de la bronchite. — Quant à la toux *sympathique* ou réflexe, elle se rattache à la souffrance d'un viscère plus ou moins important (foie, estomac ou cerveau), souffrance qui retentit sur les facteurs du phénomène toux. On peut donc tousser au cours d'une foule d'états morbides sans que les organes pulmonaires soient le siège de la moindre lésion. Nous faisons cette remarque pour rassurer les personnes qui, dès qu'elles toussent, s'imaginent qu'elles ont la poitrine *attaquée*, selon leur expression.

*a*. La toux qui se répète un grand nombre de fois de suite est dite *quinteuse;* elle doit ce caractère à l'élément nerveux, général ou local, qui s'ajoute à l'inflammatoire. Elle trouble la respiration et la circulation, et cause par conséquent la rougeur de la face, le mal de tête, etc. Exigeant nécessairement de fortes et fréquentes contractions du diaphragme, elle détermine un sentiment de fatigue, de douleur, qui répond aux points d'insertion des fibres de ce muscle et elle effraie quelquefois beaucoup les malades. *La toux n'a de valeur diagnostique réelle que dans la coqueluche et le croup*, où elle présente des caractères en quelque sorte spécifiques. Les autres maladies du larynx et l'emphysème pulmonaire donnent lieu à une toux qui présente aussi quelque chose de spécial. A la fin des maladies de poitrine, aiguës ou chroniques, le malade, lorsqu'il s'affaiblit, n'a plus la force de tousser, ou du moins sa toux est plus faible et comme étouffée; lorsqu'on voit ce changement survenir, loin de s'en féliciter on doit plutôt considérer la diminution de la toux comme l'indice d'une terminaison fâcheuse.

*b.* Les *crachats* sont des matières muqueuses expulsées par expectoration; matières sécrétées par la membrane qui tapisse les bronches et leurs divisions, par les vésicules pulmonaires, les cavernes des poumons. Ne pas confondre l'*expuition* salivaire avec le crachement.

*c.* L'*expectoration* fournit de précieux renseignements relatifs aux maladies de poitrine, suivant la quantité, l'aspect de son produit, etc. Dans la première période de l'inflammation broncho-pulmonaire, les crachats sont rares, parce que l'irritation de la muqueuse enchaîne l'action sécrétoire des follicules; mais un peu plus tard, quand cette irritation se calme, la sécrétion s'opère plus facilement, ainsi que cela a lieu dans l'état chronique. Si elle se fait sur toute la surface de la muqueuse, elle peut fournir une quantité énorme de crachats, surtout lorsqu'il existe en même temps une excavation pulmonaire. On sait, en effet, combien expectorent abondamment les personnes affectées de catarrhe pulmonaire chronique, les poitrinaires. Lorsqu'un épanchement purulent des plèvres se fait jour dans les bronches, l'*expectoration* est si abondante et si subite qu'on la confond avec le vomissement; aussi lui donne-t-on le nom de *vomique*. Il est des sujets qui, par suite de leur idiosyncrasie particulière, expectorent en tout temps, sans que, pour cela, ils soient enrhumés; on dit vulgairement qu'ils ont la *poitrine grasse*, qu'ils sont *pituiteux;* mais c'est tout simplement que leur muqueuse bronchique est le siège d'une sorte de flux (*Bronchorrhée*), qui augmente avec l'âge.

*d.* Les crachats présentent des caractères physiques et une composition qui varient suivant les circonstances de siège et d'inflammation, etc. Quand ils viennent des bronches, ils sont *muqueux*, plus clairs et séreux au début qu'à la fin de la bronchite, où ils se montrent au contraire épais, opaques, jaunâtres ou verdâtres. Arrachés avec effort, ils se montrent *spumeux*, aérés, quelquefois *striés de sang ;* mais ce sang provient de tout petits vaisseaux déchirés, et n'a rien d'inquiétant. Les crachats formés dans les vésicules pulmonaires ne peuvent être l'effet que de l'inflammation : ils sont *visqueux*, très collants, souvent teints de sang; et celui-ci, par un mélange intime, leur donne une couleur de rouille: de là le nom de *crachats rouillés* comme caractéristique de la pneumonie. Si le sang y domine pur, il y a hémorrhagie. (V. *Hémoptysie.*) — Les crachats de matière tuberculeuse ramollie sont *purulents* et proviennent de cavernes dont les parois exhalent un liquide séro-purulent, plus ou moins abondant, au milieu duquel ils nagent en forme de plaques arrondies ou de grumeaux opaques. (V. *Phtisie.*) — Ceux de la gangrène du poumon sont noirâtres (*jus de pruneaux*) et d'une odeur fétide. L'odeur des crachats provenant de vastes cavernes est également repoussante.

En traitant des maladies des bronches, des poumons et des plèvres, où les microbes règnent le plus souvent et modifient le pronostic, nous reviendrons sur ces caractères de l'expectoration.

Il faut savoir que les crachats offrent des teintes variant selon la nature du milieu dans lequel le sujet a passé quelques heures, exposé à la fumée ou aux vapeurs de l'huile, du suif, des bougies en combustion.

*E.* Le *hoquet* qui survient dans le cours des affections de longue durée est un symptôme annonçant généralement une mort prochaine.

Il y a un *hoquet essentiel*, nerveux, réflexe, dû à la réplétion de l'estomac. On le fait cesser souvent rien qu'en avalant lentement un peu d'eau.

### Phénomènes morbides de la circulation.

Nous avons à étudier dans ce chapitre à titre de symptômes : 1° les altérations du sang ; 2° les troubles des battements du cœur et des artères ; 3° les modifications de la chaleur animale.

*A. Altérations du sang.* — Dans un chapitre précédent (t. I, p. 363), nous avons examiné la composition normale, physiologique, du sang. Donnons ici le résumé des modifications pathologiques que ce liquide subit, relatives à la quantité et à la qualité.

La *quantité de sang* dans tout organisme varie continuellement. Elle diminue généralement dans toute maladie en raison de la durée de l'abstinence, de l'imperfection de la chylification et des pertes que fait l'économie. Elle augmente au contraire lorsque les digestions sont bonnes, actives, avec assimilation complète. — La *pléthore* (de *plêthein*, être plein) se dit de la surabondance générale du sang, lequel est en même temps plus riche en globules rouges, la fibrine restant à l'état normal. Quand cette surabondance sanguine se montre dans une partie ou région limitée, on la nomme *congestion*.

*B.* La *qualité du sang* varie suivant les proportions respectives des éléments : globules, fibrine, albumine, sérosité, caillot, et selon la nature des principes hétérogènes qui l'infectent.

*a.* Les *globules* diminuent en même temps que la masse du sang, cela va de soi ; les autres éléments disparaissent-ils proportionnellement en même temps, il en résulte, comme *altération*, une moindre quantité, tout simplement. Mais la masse sanguine en circulation ne peut guère éprouver de diminution, car lorsque les globules disparaissent, la sérosité, qui se reforme rapidement, vient combler le vide. C'est ce qui explique comment le sang devient véritablement plus aqueux (*sang pauvre*) dans l'anémie, la chlorose, les hémorrhagies, les maladies atoniques ; et aussi comme quoi les tissus sont moins colorés, moins fermes, moins actifs dans les maladies susnommées. Le mot *aglobulie* a été créé pour exprimer l'appauvrissement du sang en globules.

*b.* Il est une autre modification du sang caractérisée par la prédominance des *globules blancs* ou muqueux et désignée sous le nom de *leucémie* ou *leucocythémie*. Ces globules, au lieu d'être dans la proportion d'un demi pour cent, par rapport aux globules rouges, peuvent s'élever jusqu'à la proportion de 25 à 30 pour cent. Le sang ainsi altéré présente, après la mort, dans le cœur droit, une couleur rouge brique ou brun chocolat, et le sang est caillebotté ou grumeleux, se séparant quelquefois en deux couches, dont l'une, blanche, est désignée sous le nom de *sang blanc* ou *sang purulent*. Cette altération du sang en engendre diverses autres dans les solides, telles qu'hypertrophies de la rate, du foie, des ganglions lymphatiques, du corps thyroïde et des capsules surrénales, effets accompagnés de palpitations, étourdissements, hallucinations, fièvre hectique, dépérissement, infiltrations séreuses, hémorrhagies, diarrhée, et qui dénotent un état cachectique profond. Toutefois l'art peut intervenir et opposer les toniques et les reconstituants à cette altération hyposthénique ou leucémique.

*c.* La *fibrine* diminue aussi dans les mêmes circonstances que les globules, mais moins vite, et commence plus tard. Les inflammations aiguës des parenchymes, poumons, foie, reins, etc., les phlegmasies des membranes séreuses principalement, font élever le chiffre de la fibrine; celle-ci diminue au contraire dans les hémorrhagies, les fièvres miasmatiques, les éruptives, etc., parce que les causes de ces affections exercent une action désorganisatrice sur le sang, qui, généralement dans ces cas, est envahi par des légions de *microbes*.

*d.* L'*albumine* varie beaucoup moins en général. Mais il est une maladie (l'inflammation granuleuse des reins) dans laquelle le sang se dépouille considérablement de ce principe, qui se retrouve alors dans l'urine. (V. *Albuminurie.*)

*e.* La *partie séreuse* du sang devient d'autant plus abondante que les autres principes diminuent davantage. Les individus lymphatiques supportent mal les pertes sanguines ; cela se conçoit, puisqu'elles augmentent encore l'appauvrissement du sang, dans lequel l'eau prédomine naturellement. Certaines personnes douées d'un grand embonpoint se trouvent dans le même cas : elles n'ont de la pléthore que l'apparence, leur sang est naturellement séreux et pourrait le devenir davantage à la suite d'évacuations sanguines. Il est donc important, en thérapeutique, de distinguer la *pléthore fausse* de la *vraie.* On n'augmente pas à volonté le sérum du sang, même en introduisant beaucoup de boissons dans l'estomac, ni en injectant de l'eau dans les veines, comme cela a été tenté chez les animaux ; dans les expériences de cette nature, le sang ne devient aqueux que pour un court instant, car les excrétions et l'exhalation pulmonaire le débarrassent rapidement de son excès d'eau. Dans les inflammations aiguës, il est indiqué de continuer l'usage des boissons délayantes, aqueuses, à moins qu'il ne faille délayer le sang trop plastique, ou fournir à la dépense que font les excrétions par les voies pulmonaires, les sueurs, les urines, dépenses qu'occasionnent à l'économie la fièvre, l'action vitale accrue et par suite les *oxydations.* (T. I, p. 396.)

*f.* Le *caillot* sanguin se forme plus ou moins promptement, et se montre plus ou moins gros et consistant, suivant les maladies. Plus sain est l'état de la constitution et des forces, plus prompte est la coagulation du sang après sa sortie des vaisseaux. Aussi cette coagulation est-elle facile, prompte, dans les maladies qui surprennent l'individu au milieu d'une bonne santé, tandis qu'au contraire elle est lente à se faire lorsque l'économie a été affaiblie par les causes prédisposantes ou les influences miasmatiques, microbiennes, etc. Le sang forme donc un caillot *ferme*, résistant, dans la pneumonie, le rhumatisme aigu, etc. ; *mou*, diffluent, dans les fièvres graves et les affections septiques. Ce liquide étant naturellement alcalin, on suppose que l'alcali tient les globules et la fibrine en suspension dans le sérum ; et, comme la proportion du sérum augmente dans les fièvres de mauvaise nature, on croit pouvoir attribuer à ce principe alcalin en excès la fluidité persistante du sang dans ces circonstances.

*g.* Le sang provenant de sujets affectés d'inflammation aiguë franche, non microbienne (de pneumonie, de pleurésie), fournit un caillot petit, mais très dense, dû à ce que les globules sont pressés les uns contre les autres ; ce caillot est recouvert d'une couche jaunâtre, résistante et d'une épaisseur variable appelée *couenne inflammatoire*. Celle-ci est due à la condensation, à la surface du liquide, de la fibrine qui augmente de quantité sous l'influence de la phlegmasie. Le *sang couenneux* se rencontre aussi chez les individus à *sang pauvre*, mais c'est lorsque l'affection dont ils sont atteints est de nature inflammatoire. Si le thérapeute n'avait pas depuis longtemps pour ainsi dire renoncé à la saignée, j'ajouterais que généralement un sang couenneux indique, sinon qu'il faut encore recourir à la phlébotomie, du moins qu'on n'a pas été trop loin dans son emploi.

*C*. Des *principes étrangers*, germes, miasmes, virus, microbes, bile, urée, lait, pus, matière cancéreuse, tuberculeuse, poisons, peuvent se trouver dans le sang et l'altérer.

On ne peut démontrer la présence des *miasmes* ou des *virus* si ce n'est par les micrococques qui les constituent ou par les effets qu'ils produisent. Sont également très peu saisissables les modifications nombreuses que le sang subit sous l'influence d'aliments malsains, d'habitudes vicieuses, de peines morales, de souffrances physiques, etc., etc., modifications qui prédisposent l'économie à contracter des maladies d'autant plus durables qu'elles ont agi plus longtemps sur le principe vital.

*D*. On croyait naguère encore à l'impossibilité de reconnaître par le microscope la présence de *germes* ou *bactéries* dans le sang et dans les humeurs ; ces difficultés sont vaincues. Ces germes (terme générique) sont, dans les maladies septiques, des filaments droits, raides, libres, sorte d'algues infusoires microscopiques, sans mouvement spontané, qui s'observent particulièrement dans le sang, surtout dans celui des animaux morts du charbon ou de maladies épizootiques. (V. *Microbisme*, *Contagion*.)

*E*. La *bile* n'existe jamais en nature dans le sang ; mais ses éléments, sa matière verte surtout, peuvent s'y rencontrer. Ils s'y accumulent d'autant que le foie suspend ses fonctions ; que la bile qui ne s'écoule plus dans le duodénum est reprise par l'absorption pour être déversée dans le torrent circulatoire. (V. *Ictère*.)

Les *maladies bilieuses*, en tant que considérées comme résultant du mélange de la bile avec le sang, n'existent pas : il ne faut voir par ces mots que divers états morbides dans lesquels la sécrétion biliaire est augmentée, ou suspendue, ou pervertie.

*F.* L'*urine* ne s'introduit pas toute formée dans le sang, mais ses principes constituants, l'*urée* principalement, s'accumulent dans ce liquide quand la sécrétion rénale est profondément altérée. Dans les rétentions d'urine chroniques, les malades exhalent une odeur urineuse, avec accompagnement de fièvre (*fièvre urineuse*) ; odeur due à la résorption de ce liquide, devenu plus ou moins altéré dans la vessie, et à la prédominance de ses éléments dans le sang.

L'*urémie* est donc l'état morbide que cause la présence de l'*urée* dans le sang, lequel se dépouille en même temps de son albumine, qui, elle, se retrouve dans l'urine. (V. *Nephrite albumineuse.*) L'urémie offre un ensemble de phénomènes qui représentent ceux d'un véritable empoisonnement, lesquels peuvent se rapporter à diverses altérations du sang ou du système nerveux.

L'aspect lactescent qu'offre quelquefois le sérum du sang dépend de la présence d'une matière grasse particulière. Les prétendus *laits répandus*, les *maladies laiteuses* n'existent que dans l'imagination des femmes, qui trouvent là une explication commode à leur état de souffrance.

*G.* Le *pus* peut circuler en nature dans le sang ; mais on n'y démontre pas matériellement sa présence. Le microscope n'indique aucune différence entre les caractères physiques des globules blancs du sang, ceux des globules du mucus et du pus, mais il y signale le plus souvent la présence d'un microbe défini.

La formation et l'origine du *pus* dans le sang sont encore en discussion ; ce liquide pathologique se forme tantôt dans les veines enflammées (v. *Phlébite*), cas où il peut être entraîné par le sang; tantôt ce sont les capillaires qui l'ont absorbé dans les foyers de suppuration. Si le pus n'est pas absorbé en nature, tout formé (le diamètre de ses globules étant plus grand que celui des bouches absorbantes), sa partie séreuse l'est ; et, dans ce cas, les mêmes accidents sont à redouter, car la sérosité du sang devient une sorte de levain qui favorise la génération du liquide purulent (*prolifération*). C'est par suite de cette propriété des globules du pus de proliférer (en vertu du ferment microbien) que l'on rencontre ce liquide déposé çà et là dans divers viscères, lorsque surviennent les accidents de l'*infection purulente*, lesquels sont toujours suivis de mort.

*H.* La *matière tuberculeuse*, lorsqu'elle envahit plusieurs organes, peut passer dans le torrent circulatoire, se déposer dans diverses parties et empoisonner l'organisme. Il en est de même de la *matière cancéreuse*.

### Troubles des battements du cœur.

Nous ne reviendrons pas sur le mécanisme normal des fonctions du cœur (t. I, p. 366), ni sur les modifications des battements de cet organe (*tachycardie*). Ce qui doit nous occuper en ce moment, ce sont : 1° les bruits anormaux que le cœur fait entendre à l'auscultation ; 2° les variations du pouls ; 3° les modifications de la chaleur du corps.

*A*. Dans le cours des maladies, les *battements du cœur* sont plus forts ou plus faibles qu'à l'état normal, et d'un rythme variable en rapport avec l'augmentation ou la diminution de volume de cet organe ; ils sont propres aux *anévrismes*. Mais nous voulons parler spécialement des bruits divers qui se produisent dans le cœur, lorsque le sang traverse avec quelque difficulté ses orifices, ou que, par une cause quelconque, ce liquide exerce un frottement considérable contre les parois de l'organe. Dans les affections anciennes du cœur, alors que les orifices et les valvules auriculo-ventriculaires sont devenus le siège de végétations polypeuses, de rétrécissements, d'indurations, etc., le sang, en les traversant, produit un bruit anormal, comparable au *souffle* d'une personne, à un bruit de *scie*, de *râpe*, suivant son intensité, et qui semble surajouté au bruit naturel des contractions des ventricules et des oreillettes (t. I, p. 367). Les bruits anormaux du cœur accusent généralement des états morbides assez sérieux, ainsi que nous le verrons dans l'histoire des maladies de cet organe.

Toutefois, il faut distinguer les cas. Les bruits de *souffle*, de *scie*, de *râpe*, de *diable*, *musicaux*, comme les a appelés Bouillaud, peuvent se produire par suite d'un appauvrissement considérable du sang, sans que le cœur soit le siège d'une altération matérielle quelconque. Par exemple, chez les jeunes filles chlorotiques, chez les personnes qui ont perdu beaucoup de sang, les convalescents, ces bruits se font entendre non seulement dans l'organe central de la circulation, mais aussi dans les *grosses artères*. Bien des explications en ont été données. Seraient-ils dus au redoublement de l'action du cœur qui, ne trouvant pas le sang suffisamment stimulant, supplée à ce défaut par une plus grande énergie en imprimant à ce liquide une rapidité plus grande?....

*B*. Les *variations du pouls*, pulsations artérielles, ont une grande valeur comme signe diagnostique (t. I, p. 370) ; pour en apprécier les modifications, il importe de bien connaître la fréquence et la force normales du pouls, étude difficile, vu les extrêmes différences de celui-ci, suivant le tempérament, la constitution, les circonstances physiques et morales dans lesquelles se trouvent les individus. Le pouls dans l'état de santé donne en général, par minute, 110 à 120 pulsations dans le premier âge, 100 vers deux ou trois ans, 80 à la puberté, 60 à 70 à l'âge adulte, 50 à 60 chez le vieillard. Mais il est des sujets qui, quoique n'éprouvant aucun mouvement de fièvre, n'ont que 100 pulsations, tandis que d'autres présentent le calme artériel, bien qu'ils soient sous l'influence d'une réaction fébrile assez marquée.

Il suit de là que la *fièvre* se révèle par autre chose que la fréquence du pouls, et qu'il faut tenir compte de l'état de la peau, de l'aspect de la face, du degré de chaleur surtout, pour en faire une juste appréciation. Dans les inflammations aiguës franches, où la réaction est forte, chez un sujet vigoureux, le pouls se montre *plein*, *dur*, *fort*, médiocrement *fréquent;* dans les maladies fébriles miasmatiques, il est plutôt *mou;* dans les affections nerveuses, il est *vif*, *serré;* à l'approche des hémorrhagies et des crises favorables, il offre de la *souplesse*, de la *largeur;* il devient *petit*, *filiforme*, à la suite de grandes pertes sanguines; à l'approche de la mort il est *remonté*, il *disparaît*. Il n'appartient qu'au praticien consommé d'apprécier le langage du pouls.

### Modifications de la chaleur animale.

*A*. La chaleur s'élève quand les grandes fonctions s'excitent ou qu'il y a fièvre; elle tombe, au contraire, au-dessous du degré normal lorsque l'économie languit, ou quand elle est sous l'influence d'un mouvement centripète des liquides, dans le frisson de la fièvre intermittente, du choléra, par exemple. La calorification organique est sans mesure dans les troubles nerveux, certaines névroses, dans les émotions vives (joie, terreur, colère). Elle est plus élevée dans les inflammations franches que dans celles par cause septique, la réaction étant alors plus vive. Remarquons cependant que la chaleur est très élevée dans la fièvre intermittente, la fièvre typhoïde, etc., quoique ces états soient des inflammations par cause infectieuse. Dans ces cas, la cause morbigène frappe l'économie dans des conditions de résistance grande, et provoque une lutte très vive de la part du principe vital. Tout ce que nous pouvons dire sur ce sujet découle naturellement des principes physiologiques que nous connaissons déjà, et le lecteur doit nous précéder, en quelque sorte, dans ces explications.

*B. Thermométrie médicale.* — C'est l'art de déterminer les différences de degrés du calorique du corps humain, en tenant compte des différences d'âge, d'état de santé habituelle, de genre de maladie, et se rappelant que les troubles de circulation, de respiration, de nutrition, modifient naturellement la chaleur du sang. Cela consiste à placer sous l'aisselle ou dans l'anus, etc., un thermomètre *ad hoc*, et d'attendre 10 à 15 minutes avant de compter les degrés, mode d'exploration dû à Sanctorius (XVIIe siècle).

Le thermomètre ainsi employé marque dans l'état de santé 37° à 37°5. Dans certaines maladies, il peut s'élever de 41° à 42° : c'est l'*hyperthermie*, qui se montre dans la fièvre typhoïde, la scarlatine, la fièvre intermittente, le rhumatisme articulaire aigu, etc.

Les oscillations en plus ou en moins du thermomètre indiquent l'intensité plus ou moins grande du calorique, ce qui ne dit pas : de la fièvre, car tel état de trouble nerveux peut faire élever la température sans qu'il y ait fièvre proprement dite.

Mais notre corps peut se refroidir et le thermomètre est là pour évaluer le degré de l'abaissement de température. Il nous dit, par exemple, que notre calorique normal ne descend point au-dessous de 32°, et nous savons par lui qu'à 31° la vie s'éteint, à moins qu'il ne s'agisse d'un nouveau-né, chez qui la température peut descendre jusqu'à 24°, 23 même, avant qu'on puisse affirmer qu'il manque de vie.

La thermométrie est un mode d'exploration, de diagnostic et de pronostic que n'employaient pas nos maîtres, il y a moins d'un demi-siècle ; à cette époque la contagion du charlatanisme n'avait pas encore envahi le corps médical.

### Phénomènes morbides des exhalations et sécrétions.

Nous avons vu combien sont étroites, dans l'état physiologique, les connexions sympathiques qui unissent les sécrétions et les exhalations. Ce consensus est le même dans l'état pathologique. Il peut arriver que le trouble de l'économie soit tel que toutes les fonctions sécrétoires se ralentissent à la fois. On constate la *rareté de l'urine* et de la transpiration cutanée dans les maladies aiguës fébriles, à leur début surtout ; mais dès que la réaction commence, que la fièvre cède, ces humeurs reparaissent avec d'autant plus d'abondance que leur sécrétion a été plus longtemps enrayée. Le même phénomène se produit pour les sécrétions muqueuses. Or c'est dans le prompt rétablissement des fonctions entravées par une maladie aiguë que se trouve l'explication fondamentale des *crises*.

L'irritation des glandes et des surfaces muqueuses et cutanées active leurs actions organiques et augmente leur produit de sécrétion. Ainsi, les reins, les glandes salivaires, les mamelles, fournissent, dans certains cas, des quantités énormes d'urine, de salive ou de lait; c'est encore par le même phénomène que les membranes muqueuses et séreuses, qui, à l'état sain, exhalent une quantité de mucus et de sérosité à peine sensible, deviennent, sous l'influence d'une irritation soit directe ou sympathique, le siège d'un écoulement muqueux abondant ou d'un épanchement plus ou moins considérable.

En même temps qu'ils sont modifiés dans leur quantité, les produits de sécrétion le sont dans leurs propriétés physiques et chimiques. Dans le coryza, par exemple, le *mucus* qui s'écoule par les narines est, au début, clair, aqueux, âcre; vers la fin, il devient jaunâtre, plus épais, et irrite moins les surfaces avec lesquelles il est en contact. — L'*urine*, la *salive*, le *lait*, etc., subissent des modifications analogues, relatives à leur nature spéciale. Nous ne les signalerons pas, puisque nous aurons occasion d'y revenir en traitant des maladies des organes qui leur donnent naissance. Un mot sur les altérations de l'urine, de la sueur, et sur les modifications d'aspect de la peau, au point de vue des signes diagnostiques et pronostiques.

*A. Altérations de la sécrétion urinaire.* — L'urine offre généralement peu d'intérêt au point de vue du diagnostic, quoiqu'elle ait beaucoup occupé les anciens et les modernes. Le charlatanisme s'est attaché à ce liquide pour exploiter la crédulité publique, en se livrant à l'art menteur de l'*Uromancie*. Pour comprendre ce que nous avons à en dire, le lecteur doit se rappeler les caractères normaux de l'urine (t. I, p. 391); car c'est son histoire que nous allons continuer.

Le produit d'excrétion des reins est plus ou moins ténu, coloré, abondant, suivant la quantité et la nature des liquides ingérés; son odeur dépend souvent de la nature des boissons, des aliments et des médicaments dont on a fait usage; il est un moyen d'élimination des principes hétérogènes, toxiques, introduits dans l'économie, et qui sont des produits de la combustion organique, des oxydations; il est plus ou moins acide ou alcalin, suivant une foule de circonstances physiologiques, etc.; mais ces caractères, très intéressants au point de vue des théories chimico-vitales, n'ont qu'une valeur très secondaire quand on les considère comme signes sémiotiques.

L'urine s'imprègne des odeurs propres aux substances introduites dans les voies digestives. Cela paraît si constant que quand le phénomène manque (si par exemple les asperges lui sont indifférentes), on a à craindre l'existence de la maladie rénale appelée *néphrite albuminurique.*

*B.* Les *dépôts* qui se font dans l'urine méritent-ils plus d'attention, et quels sont-ils ? Il se forme à la superficie du liquide en stagnation une légère *pellicule*, qui fut regardée autrefois, sans qu'on sache pourquoi, comme un signe défavorable ; au milieu, sont suspendus le *nuage* et l'*énéorème*, petits dépôts dus à du mucus provenant des parois de la vessie ; au fond du vase repose le *sédiment*, constitué par la précipitation des matières salines, des phosphates, entraînant et enveloppant quelquefois du mucus, du sang, du pus, des débris d'épithélium et même du sperme, tous produits dont nous devons expliquer la présence dans l'urine.

D'abord le *sédiment ;* il est généralement plus abondant dans les affections fébriles que dans les névroses; les névropathies, en effet, s'accompagnent généralement d'une urine claire et limpide. Le sédiment augmente à la fin des maladies inflammatoires, représentant alors une élimination critique favorable, et il est en général plus abondant dans les affections goutteuses et calculeuses que dans les autres maladies chroniques; l'urine de l'homme est plus sédimenteuse que celle de la femme; une nourriture très azotée en augmente le dépôt, qui diminue au contraire sous l'influence d'une alimentation végétarienne, de boissons délayantes et diurétiques, etc.

L'urine *rouge* et *sédimenteuse* inquiète les malades; c'est à tort : elle dénote sans doute un trouble de l'économie, mais au lieu d'en être la cause, elle constitue un phénomène *critique* favorable. Au reste, tous ces caractères de l'urine sont trop inconstants, trop variables, pour être d'un secours efficace dans la connaissance du siège précis et de la nature de l'état morbide. Considérez donc en conséquence comme malhonnête le médecin qui feint d'attacher de l'importance à l'examen de l'urine.

*C.* Toutefois, il y a deux maladies dont le diagnostic est éclairé véritablement par l'urine : c'est le *diabète* sucré et l'*albuminurie.* La première est caractérisée par une excrétion d'urine extrêmement abondante, contenant du *sucre* en quantité plus ou moins grande ; la seconde l'est par une urine chargée d'*albumine*, principe qu'elle emprunte au sang sous l'influence de causes diverses.

Mais indiquons dès à présent la manière de constater la présence de ces principes dans l'urine :

L'*albumine* est dévoilée dans l'urine au moyen de la *chaleur* et de l'*acide nitrique ;* ces deux procédés sont à la portée de tout le monde ; cependant étant souvent insuffisants, ils peuvent conduire à des erreurs de diagnostic, si on ne s'aide du microscope. Soumise à la chaleur jusqu'à l'ébullition, l'urine albumineuse donne formation d'un *coagulum* qui commence même à 75°. Toutefois, quand l'urine est alcaline, il ne se produit pas de coagulum et elle devient trouble sans contenir trace d'albumine. Ce sont alors des phosphates terreux qui se précipitent : ils étaient tenus en dissolution par l'acide carbonique libre, mais, une fois celui-ci éliminé par la chaleur, ces sels ont formé un léger dépôt. Dans ces cas, si l'on ajoute une goutte d'acide et qu'on laisse refroidir l'urine, ces phosphates se redissolvent. Autre observation : dans une urine très acide, l'albumine peut ne pas se coaguler par la chaleur, mais si l'on ajoute quelques gouttes d'ammoniaque, on rend cette coagulation possible. Néanmoins rien n'autorise encore à certifier que le *coagulum* obtenu soit constitué plutôt par de l'albumine que par du sang, du pus, etc. Or le microscope lève la difficulté : il nous a appris déjà que le *coagulum* est granuleux, amorphe; que le *pus* donne des globules nucléés, et que les *globules* du sang sont d'un rouge jaune et ont la forme de disques.

On décèle encore l'albumine en versant quelques gouttes d'*acide nitrique* dans de l'urine recueillie dans un tube à expérience. Il faut savoir toutefois que si ce liquide est très alcalin, le résultat peut être négatif; de même, s'il est déjà acide, on peut dépasser la dose d'acidité et manquer l'effet cherché.

Dans un verre à moitié plein d'urine, versez 1/4 ou 1/3 d'acide nitrique du commerce de telle façon que, coulant sur la paroi du verre tenu incliné, cet acide aille au fond sans se mêler à l'urine; s'il ne fait pas de coagulum, c'est certainement qu'il n'y a pas d'albumine; s'il s'en forme un, on doit examiner au microscope le précipité.

Le procédé de recherche du *sucre* le plus simple repose sur l'emploi du *réactif de Barreswill*. On s'assure que l'urine à analyser est alcaline, ce qui est l'état habituel; on la rend telle d'ailleurs au moyen d'un alcali quelconque, potasse, soude ou ammoniaque. Une petite quantité d'urine étant mise dans un tube à expérience, on y ajoute de la *liqueur* de Barreswill, de telle sorte que le mélange soit bleu et remplisse le tube au tiers. On chauffe sur la lampe à alcool, en ayant soin de faire bouillir le liquide de *haut en bas*, sans cesser de promener à chaque instant sur la flamme toute la partie du tube remplie d'urine. On voit alors le liquide se décolorer, entrer en ébullition et prendre une teinte rouge ou jaune sale plus ou moins opaque, suivant la quantité de glycose (sucre). Cette matière tourne au rouge brique, se dépose, tandis que le reste du liquide devient limpide.

L'urine peut charrier du *sang*, du *pus*, du *sperme :* nous verrons dans quelles circonstances, en traitant des maladies des organes génito-urinaires. Ce liquide n'est jamais *laiteux* au sens qu'on attache à ce mot. L'aspect blanchâtre qu'il présente quelquefois est dû à une forte proportion de phosphates calcaires, à du mucus ou du pus mêlés à elle.

Il en est de même des urines prétendues *chyleuses*. Celle qui offre cet aspect est blanchâtre comme du lait, formée d'une matière grasse émulsionnée sous forme de gouttelettes d'huile visibles au microscope, mais ne contient ni lait ni beurre ; elle résulte d'une altération fonctionnelle du foie qui produit un excès de matière grasse. Elle accompagne souvent l'*hématurie* des pays chauds, et serait occasionnée par des hématozoaires, parasites microscopiques qui se trouvent dans ce liquide (Lewis). — Mais en attendant de nouvelles recherches plus précises sur ce point obscur, on est d'accord sur l'efficacité des alcalins à haute dose pour combattre la disposition aux urines chyleuses.

L'urine est très fréquemment imprégnée de pigments de *bile*, dans l'état pathologique du foie désigné sous le nom d'*urobilinurie ;* cet état confine à celui dont dépend l'albuminurie. Il suffit de l'avoir mentionné dans cet ouvrage.

*D. La sueur dans les maladies.* — Nous avons noté en physiologie les diverses fonctions de la peau (t. I, p. 381), la transpiration cutanée. L'exhalation de la sueur est plus ou moins troublée lorsqu'il y a maladie. Ce que nous venons d'exposer sur les modifications des sécrétions quand l'économie est le siège d'altérations morbides, nous dispense d'entrer dans de nouveaux détails. Nous dirons cependant que des *sueurs abondantes* se montrent, à titre de phénomène symptomatique, dans plusieurs maladies, telles que la suette, la phtisie pulmonaire, la résorption purulente ; elles s'y montrent générales ou partielles, *ténues* ou *gluantes*, *incolores* ou *jaunâtres*.

La sueur est généralement un peu *acide*, surtout chez les enfants, les femmes et dans les maladies éruptives ; elle est *alcaline* dans les inflammations parenchymateuses, les affections aiguës franches. Il est des cas où leur exagération constitue une véritable maladie, à laquelle on a donné le nom d'*éphidrose*, maladie rare en tant que générale, mais très commune étant partielle, régionale, car chacun sait qu'il est des individus qui suent énormément aux pieds, aux aisselles, au scrotum, etc. Les conditions physiologiques dans lesquelles ces transpirations se produisent ne sont pas bien déterminées. Quelques-unes pourtant peuvent être appréciées : ainsi le ralentissement de la circulation dans les veines superficielles et l'état de réplétion de ces vaisseaux, dans l'agonie, peuvent expliquer jusqu'à un certain point la *sueur froide* qui précède la mort, effet d'une sorte d'exsudation du sérum du sang à travers la peau. Cette explication peut rendre compte de la sueur du scrotum dans le varicocèle, où la circulation veineuse est très ralentie.

L'absence de toute moiteur, la *sécheresse de la peau* n'est point chose favorable dans les maladies; elle indique que les fluides ont suivi les forces vitales centripètes et qu'ils se dirigent vers les organes profonds. Cet état est ordinaire dans la fièvre typhoïde, le diabète, les hydropisies, les flux diarrhéiques, etc. Lorque la *moiteur* remplace l'aridité cutanée ou lui succède, c'est de bon augure, cela annonce qu'une détente générale s'opère et que les courants centrifuges se rétablissent. — Ces explications se conçoivent mieux qu'elles ne peuvent être rendues par la parole ou la plume.

Existe-t-il des *sueurs de sang?* On prétend que oui : ce serait alors une espèce d'hémorrhagie ou exhalation sanguine cutanée se manifestant dans certaines parties du corps où la peau est très fine, principalement chez les femmes mal menstruées. Cette sorte de transsudation serait caractérisée par l'apparition de gouttelettes, plus ou moins nombreuses, d'un fluide rouge, ne durant que quelques heures, mais pouvant récidiver. Nous n'avons jamais été témoin de pareilles sueurs, qui n'ont rien de commun avec le *purpura*.

*E. Aspect de la peau dans les maladies.* — L'enveloppe cutanée présente des teintes et des éruptions très variées. — Relativement à la *couleur*, bien qu'elle soit très différente selon les sujets, chez tous cependant elle offre, dans l'état de maladie, quelque chose de spécial qui peut faire dire au médecin que tel homme est ou malade ou en santé; elle peut même faire reconnaître, dans certains cas, le genre d'affection dont le sujet est atteint. Voici ce qu'il y a de plus général sous ce rapport : dans les inflammations *franches*, lorsque le sang n'a pas subi d'altération et qu'il circule aisément, la peau est rosée et moite; lorsqu'au contraire une maladie septique ou diathésique a modifié, altéré le liquide sanguin, l'aspect est tout différent; ainsi la peau est *terreuse* dans les fièvres intermittentes; *jaune paille* dans les cachexies avancées; dans l'ictère et les maladies du foie, elle est d'un *jaune citron* ou jaune sale. Au début des accès de fièvre, dans le frisson, elle prend une légère *teinte bleue*, due à la stase du sang dans les veines superficielles; dans le choléra et la peste, cette teinte est plus prononcée (*cyanosée*). Sans que le sang ait subi aucune altération de composition, la peau bleuit un peu toutes les fois qu'il y a obstacle à la circulation veineuse, comme cela se voit dans les dilatations du cœur, la dernière période des maladies, l'asphyxie, etc. Il n'est point question, en ce moment, des teintes partielles, régionales, qui représentent des affections cutanées autonomes.

*F.* La peau est le siège d'une foule d'*éruptions*, regardées aussi comme autant de maladies distinctes, dont nous renvoyons plus loin l'histoire. Cependant il est deux éruptions considérées plutôt comme des symptômes que comme des états pathologiques spécifiés : ce sont les *pétéchies* et les *sudamina* : les premières, petites taches rouges, semblables à des morsures de puce, sont dues à une extravasation superficielle sanguine ou petite hémorrhagie des capillaires. Elles apparaissent dans le cours des fièvres graves, de la fièvre typhoïde en particulier. Quant aux *sudamina*, ce sont de petites vésicules proéminentes, grosses comme un grain de millet, remplies d'un liquide ténu et transparent, qui se développent aussi dans les maladies graves, dans certains états morbides accompagnés de sueurs abondantes, dans l'état puerpéral, la suette. Or, *pétéchies* et *sudamina* constituent des phènomènes sérieux dans les fièvres adynamiques ou de mauvais caractère, parce qu'ils coïncident avec une altération infectieuse, soit purulente ou microbienne du sang.

### Phénomènes morbides de la fonction nutritive.

*A.* La nutrition est *diminuée*, *augmentée* ou *pervertie* dans les maladies. Elle diminue dans presque tous les dérangements de la santé; il s'agit de la nutrition considérée comme fonction générale (t. I, p. 416), car quelques parties du corps peuvent acquérir un volume exagéré, alors que le reste déperit. On comprend parfaitement que le corps perde de son poids quand, étant malade, il reçoit moins de matériaux réparateurs, quand la digestion est plus ou moins troublée ou même suspendue. C'est alors, comme nous l'avons dit déjà, que le tissu cellulaire graisseux sert de réserve pour l'entretien de la vie durant l'abstinence : de là les phénomènes *maigreur*, *consomption*, *émaciation*, *marasme*, expressions qui désignent les effets progressifs des maladies chroniques, de longue durée, comme la phtisie pulmonaire, l'hépatite, la gastrite chronique, etc.

*B.* L'état opposé à la maigreur est l'*obésité;* elle s'explique par une suractivité des vésicules graisseuses du tissu cellulaire dépendant de l'idiosyncrasie du sujet plutôt que de son régime, et se voit principalement dans l'âge mûr, alors que le feu des passions s'éteint.

L'embonpoint n'indique donc pas toujours un bon estomac, quoique cela semble contradictoire; il ne témoigne non plus ni d'un sang riche ni d'une brillante santé. Et puis, il ne cède à aucun remède, à moins que ce remède ne soit de nature à troubler profondément la digestion et l'assimilation, c'est-à-dire à créer un état pire.

*C*. La nutrition peut n'être altérée que dans une partie limitée du corps, à l'exclusion des autres; c'est qu'alors la circulation et l'innervation y sont troublées; si celles-ci sont plus actives, elles produisent l'augmentation de volume (*hypertrophie*); mais très affaiblies, elles donnent lieu à l'*atrophie*. Ces divers états ont reçu le nom collectif de *maladies trophiques* (de *trophê*, nourriture).

Toutefois, le volume du corps peut être augmenté en tout ou partie, sans qu'il y ait ni obésité ni hypertrophie. Exemple, le tissu cellulaire peut être rempli de sérosité ; cette sérosité est-elle répandue dans ce tissu entier, elle constitue l'*anasarque ;* limitée, au contraire, elle donne lieu à l'*œdème*. (V. ces mots.) Il est inutile de faire remarquer que dans les inflammations externes, les parties qui en sont le siège sont plus volumineuses que d'habitude; elles sont *tuméfiées,* mais non *hypertrophiées*.

*D*. De toutes les régions du corps il n'en est aucune dont les variations de volume importent autant que celles du *ventre*, au point de vue sémiotique. L'abdomen est généralement rapetissé, *rétracté*, dans les coliques nerveuses, violentes, le choléra, l'iléus, la colique des peintres. Au contraire, dans les inflammations des intestins, du péritoine, du foie, de la matrice, le ventre se développe par suite d'épanchement de sérosité (*ascite*), de pus dans la cavité péritonéale, ou de gaz accumulés dans les intestins (*météorisme*, *ballonnement*, *tympanite*, suivant le degré). Ces symptômes sont d'un pronostic grave.

Ce n'est pas tout : dans les maladies, les *chairs* perdent de leur consistance, deviennent molles, moins fermes : mollesse toutefois moins prononcée et plus lente à se produire dans les inflammations aiguës franches, chez les individus sains et robustes, que dans les affections à caractère infectieux, chez les sujets atteints du typhus, de la peste, de la pustule maligne, de la morve, etc.

*E*. La nutrition ne fait pas qu'augmenter ou diminuer ; elle se *pervertit* souvent, et cette altération se limitant à un organe donne lieu à la formation de productions nouvelles (*processus*), telles que *cancer*, *tubercules*, *indurations*, etc. Quand elle est *générale*, affectant tout l'organisme, c'est alors une véritable *cachexie,* soit purulente, cancéreuse ou tuberculeuse, etc., suivant sa nature.

### SOUS-SECT. III. — SYMPTOMES FOURNIS PAR LES ORGANES ET FONCTIONS DE GÉNÉRATION

Les phénomènes morbides que présentent les organes génitaux ne sont presque toujours que l'expression des propres maladies de ceux-ci. Conséquemment nous n'avons pas à en parler dans ce chapitre; et nous renvoyons tout simplement à la Pathologie de ces organes.

Cependant disons que les affections du cervelet donnent lieu très souvent à des demi-érections; que des érections très fortes accompagnent le satyriasis; que la pendaison produit non seulement ce phénomène, mais aussi la pollution; que les maladies des reins s'accompagnent de rétraction des testicules, etc. Mais ces symptômes, peu nombreux, sont aussi de peu d'importance, et d'ailleurs manquent souvent.

## CHAP. IV. — SÉMIOTIQUE.

Nous venons de passer en revue les signes ou symptômes des maladies considérées en général : c'est de la *sémiotique*. Or, cette revue aurait pu avoir cette même expression pour rubrique. Nous nous en servons à présent comme comprenant l'étude de la marche, du diagnostic, de la terminaison des maladies, des indications que présentent celles-ci.

### Marche des maladies.

Les maladies peuvent offrir dans leur cours ou marche trois types, le continu, l'intermittent, le rémittent; de plus diverses périodes, sans compter la durée, les complications, les crises, le retour à la santé, l'agonie et la mort.

*Type continu.* — C'est celui où les phénomènes morbides se suivent sans discontinuité. Mais il est rare cependant qu'il ne se manifeste des alternatives de plus ou de moindre intensité, ce qu'on appelle rémissions, exacerbations. Celles-ci ont lieu le plus souvent la nuit.

*Type intermittent.* — Les phénomènes morbides cessent à peu près complètement, et il leur succède un état calme ou même de santé durant un certain temps, pour reparaître et diminuer ensuite graduellement. L'intermittence est surtout marquée dans les fièvres marécageuses. L'on nomme *accès* la réapparition des accidents; *pyrexie* le retour de la fièvre; *apyrexie* la cessation ou absence de réaction fébrile.

*A*. Les causes de l'*intermittence* sont encore indéterminées. Cependant, si l'on considère que toutes les fonctions, y compris même celles du cœur, des vaisseaux absorbants, etc., offrent des alternatives d'exercice et de repos, on admettra sans peine que la maladie, qui est elle-même un acte fonctionnel nouveau, présente aussi des alternatives d'exacerbation et de rémission. Quoi qu'il en soit, l'intermittence n'est jamais mieux dessinée, plus complète, que dans les fièvres susdites simples et certaines névralgies se rattachant à l'action des miasmes marécageux sur l'économie. Dans les fièvres paludéennes, nous le répétons, le *type intermittent* est remarquablement bien dessiné : l'accès débute par un frisson, bientôt suivi de chaleur et de sueur critique, et ces trois phénomènes, *frisson*, *chaleur*, *sueur*, caractérisent, en effet, la fièvre en question. Qu'est cette fièvre ? évidemment une manifestation des efforts que fait l'organisme pour éliminer le principe morbifique qui le trouble et le menace. Si ce principe est expulsé dès le premier accès, grâce aux excrétions (sueurs, urines), la réaction se dissipe au bout de 24 ou 36 heures, et on la qualifie de *courbature*. Mais si l'élimination n'a pas été complète, le principe vital, après un repos à peu près complet, réagit de nouveau, se surexcite, et l'accès se reproduit. — Reste ensuite à donner l'explication pourquoi les accès reviennent à des heures fixes, régulières ; mais que de choses nous échappent ! Toutefois ne peut-on faire cette remarque, que l'économie dans les opérations qui dépendent du seul principe conservateur, donne ici l'exemple de la régularité de ses actes, et que les sensations, le sommeil, etc., se régleraient de la même façon, si les passions n'étouffaient le cri de la nature.

*B*. Les maladies *intermittentes* sont moins dangereuses que les *continues*. Pourquoi ? d'abord la cause, qui est un miasme répandu dans les humeurs, peut être plus ou moins facilement éliminée par les voies d'excrétion, l'urine, la sueur ; ensuite parce que la thérapeutique possède un agent puissant contre l'intermittence. On sait, en effet, que le quinquina, surtout son alcaloïde, la quinine, arrête merveilleusement les accès de fièvre intermittente, et qu'il est aussi le meilleur remède à opposer aux névralgies présentant ce type. Quant au mode d'action de cet agent, on l'ignore.

Il ne faut pas croire néanmoins que toute *fièvre réglée* ou périodique soit bénigne. Lorsque la cause miasmatique est intense, délétère, la mort peut survenir au deuxième ou au troisième accès, comme dans la *fièvre pernicieuse*. (V. ce mot.)

*C*. *Rémittence*. — Elle existe lorsque les symptômes morbides, bien qu'ayant une marche continue, présentent des accès et des apyrexies incomplets. A vrai dire, les maladies *rémittentes* n'existent pas, ce sont ou des affections continues avec exacerbations, ou des affections intermittentes entées sur des continues.

*Périodes dans les maladies.* — Étant un mode fonctionnel particulier et plus ou moins circonscrit dans l'organisme, la maladie présente, comme celui-ci, comme toute vie, plusieurs phases successives qu'on nomme *périodes*. Les affections morbides *naissent*, *augmentent* et *décroissent*, poursuivent, en un mot, leur évolution respective. Ces périodes d'évolution sont plus ou moins longues, selon leur nature, de même que chaque animal ou végétal a une existence plus ou moins prolongée. Ce n'est pas ce que croit le vulgaire, qui voudrait qu'on pût arrêter à volonté le développement d'une maladie, bien mieux, qu'on pût en débarrasser l'économie du premier coup, et qui s'étonne volontiers que le médecin puisse être malade comme les autres hommes. Répétons donc que *la maladie n'est point un être, une entité que l'on puisse frapper d'un seul coup; que c'est un composé multiple de phénomènes de réaction dans un organisme plus ou moins compliqué.* Il faut remarquer, toutefois, que certaines affections suraiguës, la péritonite, par exemple, arrivent à leur summum d'intensité sans présenter de véritables périodes. Les maladies chroniques, de très longue durée, ont des périodes peu distinctes, et qui se confondent les unes dans les autres ou sont traversées par une foule d'incidents qui en altèrent la physionomie.

*Durée des maladies.* — On peut établir, en règle générale, que les maladies sont de durée d'autant plus longue que leurs facteurs ont agi plus longtemps, que la constitution est plus appauvrie, les tissus ou cellules doués de moins de vitalité et les humeurs plus altérées par le manque de précautions hygiéniques; au contraire, elles sont d'autant moins durables que l'étiologie en a été plus prompte dans son action, que la santé habituelle était meilleure, l'affection déterminée plus aiguë, les tissus envahis plus riches en vaisseaux, en nerfs, en vitalité.

Les maladies sont éphémères, aiguës ou chroniques. Toute indisposition qui ne se prolonge pas au delà de deux ou trois jours est dite *éphémère;* l'affection qui se montre avec une certaine intensité, et dont les périodes, distinctes, régulières, ne durent pas moins de quatre jours et pas plus de quarante, a le qualificatif *aiguë;* est *chronique* celle qui, suivant une marche lente, à périodes obscures, dure au delà de quarante jours, quelquefois indéfiniment. L'inflammation du poumon, le phlegmon, le panaris, se montrent presque toujours à l'état *aigu*. La phtisie, les scrofules, les dartres, etc., sont généralement *chroniques*.

Presque toujours les maladies chroniques commencent par une période aiguë plus ou moins manifeste. *L'état chronique*, lorsqu'il existe depuis longtemps, devient définitif et comme une *seconde nature*, jouissant d'un mode de vitalité qui lui est propre et contre lequel la thérapeutique est impuissante, n'étant pas secondée par la nature. Il faut qu'on le sache bien : ce qui contribue le plus à amener la guérison, c'est un certain degré de réaction, de force vitale, c'est la *nature* (*natura medicatrix*), avec l'aide du régime, des précautions convenables. Le rôle du médecin tout seul est très borné, le plus souvent d'une impuissance absolue.

### Terminaison des maladies.

Tout état morbide se termine ou par un *retour plus ou moins* lent ou prompt *à la santé*, ou par la *mort*; mais il peut passer par l'état chronique, revenir à l'état aigu, puis retomber chronique, quelquefois changer de place, se porter sur un autre organe : de là à examiner le retour à la santé, les métastases et la mort.

*A. Retour à la santé.* — Les phénomènes du *retour à la santé* marquent le rétablissement de toutes les fonctions en général. Les signaler, ce serait recommencer un cours de physiologie. Il en est de spéciaux cependant ; tels ceux qui appartiennent aux crises, à la convalescence, à la métastase.

*a.* La *crise* est un changement qui survient dans le cours d'une maladie, s'annonçant par quelque phénomène d'exhalation ou de sécrétion, et pouvant juger le mal d'une manière favorable. Une crise favorable est celle qui prélude au rétablissement des fonctions par l'effet d'une *sueur abondante*, un *dépôt urinaire*, une *hémorrhagie*, un *flux bilieux*, ou par quelque *engorgement* de ganglions lymphatiques (*parotide*), ou bien encore par des *herpès*, des *furoncles*, l'*anthrax*, etc. Elle signifie que l'état morbide diminue ou cesse et que le principe vital, qui était enrayé par le mal, étant désormais plus libre dans son action, fait des efforts pour éliminer le principe morbide soit par les sécrétions, qui reprennent une énergie d'autant plus grande qu'elles ont été plus comprimées, soit par des suppurations ou des flux d'humeurs.

*b.* Les *phénomènes critiques* sont-ils cause ou effet de l'heureuse terminaison de la maladie? La question n'est pas encore résolue pour beaucoup de médecins. Selon les anciens, les crises résumaient une lutte violente de la vie contre le mal (ce qui est vrai), et ils prétendaient (ce qui n'est pas) qu'il y avait des jours où ces luttes étaient favorables et d'autres où elles étaient pernicieuses. Parmi les premiers, on signalait, par ordre de fréquence, les 7e, 14e, 9e, 11e, 20e, 17e, 5e; parmi les seconds, le 6e, appelé *tyran* par Galien, le 8e, le 10e, le 12e et le 16e. Le 13e n'était ni heureux ni malheureux. — Les crises sont tout simplement l'effet de la cessation de la maladie, c'est-à-dire que l'action vitale, nous le répétons, réagit avec d'autant plus de force qu'elle a été plus comprimée, et se débarrasse du principe morbigène par différentes voies d'excrétion. Les crises se manifestent à des époques très variables, suivant une foule de causes relatives à l'intensité du mal, à la force du sujet, etc.

Quant aux *jours critiques* considérés comme bons ou mauvais, encore en honneur chez quelques médecins, ils n'existent pas, dans le sens qu'admettaient les anciens.

*c.* La *convalescence* est l'état intermédiaire entre la maladie qui a cessé, et la santé qui n'existe pas encore. A ce moment les fonctions se rétablissent dans leur rythme normal; et comme l'activité en est grande alors, il importe de les surveiller et d'éviter les excitations. Il faut surtout ne point perdre de vue l'organe qui a été le siège de la maladie. Le convalescent est sujet à l'œdème aux pieds, aux palpitations, à la constipation. Il ne faut pas s'en étonner : le premier de ces phénomènes est dû à l'appauvrissement du sang, à l'atonie des tissus; le second dépend de la faiblesse générale, principalement de la diminution de quantité et de qualité du sang, d'où battements de cœur rendus plus fréquents, comme pour suppléer au manque de force par la vitesse; d'où cette espèce de mouvement fébrile qui dure quelquefois longtemps après la disparition des symptômes du mal. Quant à la constipation, elle est l'effet de l'activité de l'absorption, qui s'empare rapidement des parties liquides contenues dans les aliments, après que les vaisseaux ont été affamés par l'abstinence. Mais la constipation (v. ce mot) est un état morbide souvent autonome.

*d. Métastase* (de *metistêmi*, je change de place). C'est le changement de siège ou de forme d'une maladie, ou le transport de son produit dans une autre partie. Il y a métastase : 1° lorsqu'une irritation, prédominant dans quelque organe, attire à celui-ci les fluides, les forces vitales, et fait cesser un état morbide antérieur, à siège plus ou moins éloigné. Ce processus déplacé rend presque toujours plus grave celui qui a déterminé son déplacement. Exemple : si une inflammation du cerveau, du canal intestinal ou de quelque autre viscère fait disparaître un érysipèle, un suintement d'oreilles, une gourme, elle acquiert par là plus de gravité. 2° Il y a métastase lorsqu'une maladie mobile de sa nature, telle que le rhumatisme ou l'érysipèle, se déplace sous l'influence d'un mauvais traitement ou de causes que nous ne pouvons apprécier, pour envahir un autre siège et se transformer en une autre affection. 3° Il y a métastase lorsqu'un produit morbide, du pus par exemple va, par voie d'absorption, se déposer dans quelque parenchyme ou quelque cavité. Le microbisme leur donne une explication citée plus haut.

L'indication fondamentale, dans les métastases, consiste à rappeler à son siège primitif l'irritation, qui, en se déplaçant, a occasionné des accidents plus graves que ceux qu'elle produisait auparavant; et cette indication se remplit par l'emploi des révulsifs et des rubéfiants externes.

*B. Agonie, mort.* — La *mort* a été étudiée dans son mode de développpement; nous y renvoyons le lecteur (I, p. 508). Considérée comme *terminaison* des maladies, elle est précédée d'un cortège de symptômes qui l'annoncent presque sûrement, et qui se nomme *agonie*.

La mort peut frapper *subitement*, étant occasionnée par certaines lésions graves, ou lorsque des désordres de tissus considérables surviennent dans des organes importants. Parmi ces désordres, la rupture du cœur ou d'un gros vaisseau, l'apoplexie, lésant une grande partie ou la partie centrale du cerveau, sont les plus foudroyants. La mort peut encore être très prompte par commotion produite par la foudre.

Toutefois, ces cas de mort *subite*, instantanée, sont rares; le plus souvent, on peut observer une courte agonie.

*C.* L'*agonie* est plus ou moins longue suivant l'âge, la constitution du malade, surtout le genre d'affection, car chaque maladie présente une physionomie particulière dans ses dernières périodes, bien que, presque dans toutes, se produisent les phénomènes de l'agonie que voici : amaigrissement rapide et profond, excavation orbitaire, aspect terne et éteint des yeux; facies cadavéreux; petitesse et fréquence extrême du pouls, irrégularité de son rythme; état comme pulvérulent des narines; hoquet; difficulté croissante de la déglutition; râle trachéal; excrétions involontaires.

### Complications dans les maladies.

On peut être atteint de plusieurs maladies à la fois sans qu'elles soient compliquées, si chacune d'elles marche isolément et n'est influencée par aucune autre. On peut avoir en même temps la migraine, un panaris, une gastrite chronique, sans qu'il y ait complication pathologique proprement dite. Pour que cela existe, il faut que les états morbides aient entre eux des rapports de siège, de sympathie ou de nature. L'inflammation du poumon, par exemple, se complique le plus souvent de celle de la plèvre ; la gastrite se complique facilement d'hépatite ; la fièvre typhoïde se complique quelquefois de pneumonie, de fièvre cérébrale, etc.

*A*. C'est surtout dans les maladies présentant des phénomènes complexes que le médecin doit faire preuve de tact et de jugement ; car il se trouve en face de plusieurs affections qui peuvent réclamer des moyens de traitement bons pour les unes, mauvais pour les autres.

En examinant les choses à fond, on voit qu'il n'y a, pour ainsi dire, jamais d'état morbide qui ne soit compliqué, attendu qu'il y a toujours des circonstances d'âge, de sexe, d'habitude, de tempérament, d'idiosyncrasie, etc., dont il faut tenir compte.

*B*. Aussi bien, l'*art de traiter les maladies est difficile*, en tant qu'exigeant une *juste appréciation des indications*. Quant au traitement, il est généralement simple, il découle de lui-même une fois l'indication bien saisie. Le médecin doit donc réfléchir longtemps avant de prendre un parti, surtout quand il s'agit d'employer des remèdes actifs. Bientôt, nous l'espérons, si nos efforts ne sont point vains, les gens du monde n'auront plus cette tendance injuste à mal juger le médecin qui, au lieu de trancher hardiment les questions, comme font les ignorants et les empiriques, apporte dans ses appréciations, dans ses paroles, une réserve, une timidité, une modestie, un doute même, qui n'appartiennent qu'au vrai talent ; bientôt encore la société ne tolérera plus l'industrie de ces hommes qui, spéculant sur les souffrances de l'humanité, promettent des guérisons toujours certaines, disent-ils (de maladies qu'ils ne connaissent pourtant que par correspondance), et obtenues par l'emploi de leur remède à eux, qu'ils vantent à la quatrième page des journaux comme une panacée infaillible.

### Diagnostic.

Le *diagnostic* (*diagnosis*, discernement) est l'art de reconnaître les maladies, de les distinguer les unes des autres, d'apprécier leur degré d'intensité, leurs complications, et finalement de se former une opinion aussi exacte que possible sur leur nature, en appréciant la valeur collective des symptômes.

*A*. Outre des connaissances exactes en anatomie et physiologie, le *diagnostic exige du médecin des aptitudes spéciales*. On peut s'élever aux notions les plus difficiles de la science, sans posséder l'art. Il y a, en effet, dans le diagnostic quelque chose qui ne peut être transmis par ceux qui y excellent à ceux qui l'ignorent. On peut être excellent anatomiste, brillant professeur de pathologie, auteur estimé, et pourtant n'avoir pas le talent de juger sainement les cas. C'est encore ici l'occasion de répéter que le *meilleur médecin est celui qui, à un jugement droit et sans préoccupation autre que le devoir, joint l'habitude de voir des malades, le goût du travail, l'horreur des systèmes exclusifs, la confiance en son art et le coup d'œil.*

Il doit aussi posséder des sens bien développés, car la vue, l'ouïe, le toucher, sont chargés de percevoir tour à tour, souvent même simultanément, des sensations qu'ils doivent transmettre à l'esprit, pour la formation du jugement à intervenir.

On comprend que des sens imparfaitement développés ou fonctionnant d'une façon irrégulière deviennent une source d'erreurs. Deux sens surtout sont indispensables, la vue et l'ouïe. Il n'est pas nécessaire que le premier soit dans un état de parfaite intégrité, mais le second doit l'être, sinon le plus important des modes d'exploration, l'auscultation, est compromis, impossible.

*B. Jugement droit.* — C'est peu que les sens soient bien développés; si les facultés intellectuelles manquent de rectitude, de pénétration, on ne parviendra pas à bien diagnostiquer. On brille par le jugement plus que par toute autre faculté ou talent ; mais que d'inégalités sous ce rapport ! Les hommes peuvent être divisés en deux catégories : les uns, doués d'une imagination vive, d'un esprit léger et aventureux, ne cherchent et n'aiment que le merveilleux, le romanesque, l'extraordinaire, le surnaturel même; or, comme la vérité est simple, modeste, une, elle ne frappe pas leurs regards habitués aux couleurs vives : ils passent à côté d'elle sans l'apercevoir, pour courir après des chimères, des illusions, des erreurs. D'autres, au contraire, moins brillants mais plus réfléchis, plus positifs, n'envisagent les choses que sous leur côté exact, pratique, et restent froids, insensibles aux idées qui passionnent les premiers. Supposons ces deux classes d'hommes *libres* dans leur choix respectif : ceux à imagination embrasseront la carrière des lettres ou des arts ; les hommes froids, au contraire, s'adonneront plutôt aux sciences ou aux affaires sérieuses. Cependant nous voyons très souvent les premiers se faire médecins, notaires ou commerçants, bien que ces carrières exigent plus de jugement que d'imagination, et qu'ils ne possèdent pas les qualités nécessaires pour y réussir. Toutefois, entendons-nous. Dire que les hommes à imagination, les poètes, les rêveurs, ne sont pas faits pour la médecine, c'est avancer une chose que démentent leurs succès de clientèle. Ah ! c'est que ce genre de succès n'est pas en rapport direct avec le succès scientifique; au contraire, il croît en proportion de la faiblesse de ce dernier. Dans la plupart des professions, chacun peut apprécier les règles, les principes, l'objectif de celle qu'il exerce, et subit les conséquences des fautes qu'il a commises, de ses erreurs. En médecine, au contraire, les erreurs restent ignorées, parfois même, chose inouïe! grâce aux ressources de son esprit peu scrupuleux, grâce surtout à ce que la science médicale est tout à fait en dehors du domaine des connaissances usuelles, il fait tourner ses erreurs à sa gloire.

*C.* Un jugement droit est chose très rare, même dans les affaires les plus communes de la vie. A plus forte raison doit-il faire défaut à ceux qui manquent de dispositions naturelles pour certaines carrières. Aussi combien de profonds savants ne sont le plus souvent que des sots en affaires commerciales; combien d'illustres poètes n'ont fait que de pauvres hommes politiques ! Voilà pourquoi nombre de médecins eussent mieux réussi dans toute autre carrière, non qu'ils manquassent de science suffisante, mais parce qu'ils n'étaient pas nés praticiens. Combien de praticiens très instruits, très habiles, sont peu consultés et restent pauvres, parce que l'homme habile qui cherche à persuader par un langage apprêté, hypocrite, passe avant le savant modeste et sans dehors. L'on ne se doute pas du nombre de médecins dont la réputation, bonne ou mauvaise, est imméritée : les uns, s'ils eussent montré aussi peu de sens dans les affaires ordinaires de la vie qu'en médecine, auraient perdu tout prestige et vécu ignorés; les autres, s'ils eussent appliqué leurs belles facultés à des connaissances plus positives et mieux appréciées, seraient arrivés à de hautes positions. Je ne crains pas de dire que l'ignorance publique, à l'endroit de la médecine, jette le chaos, le désordre et l'injustice dans la carrière médicale.

*D.* L'art médical est, dit-on, tout entier dans la faculté personnelle de juger les cas; mais pour juger il faut savoir observer et comparer, ce qui est aussi de la science. Or, le jugement étant indispensable, on ne peut dire d'un homme qu'il est né médecin, comme on dit qu'il est né poète ou musicien. C'est cependant ce qui arrive souvent. Voici un esprit original, dit-on ; ce monsieur est bizarre dans ses goûts, ses actes, sa conversation, mais c'est un bon médecin.

Erreur ! il peut être artiste distingué, mais à coup sûr ce n'est pas un homme de science, d'observatien, de bon sens, ni surtout de jugement sûr. Mais il a fait de belles cures.... Ah ! nous y voici. Des cures ! Mais est-ce qu'on n'en obtient pas par toutes les méthodes, malgré toutes nos fautes de diagnostic et tous nos mauvais traitements, grâce à cette bonne nature qui veille sur notre santé ! Quelle naïveté de croire que c'est le médecin qui guérit ! Il est là pour surveiller les efforts de la nature, pour lui porter secours quand ces efforts s'écartent du but ou sont insuffisants ; et nous estimons que ceux qui emploient peu de remèdes doivent inspirer le plus de confiance, non seulement comme praticiens, mais comme hommes honnêtes. — *Grâce à la nature*, nous le répétons, *les malades guérissent malgré les erreurs de diagnostic et les mauvais traitements.* Et combien ne sont-ils pas fréquents, hélas ! ces traitements ordonnés à contresens et ces erreurs d'appréciation et de jugement !

Le médecin ne doit s'en rapporter qu'à ses sens, se défier des indications fournies par des témoins incompétents, même par les malades eux-mêmes, et être libre de toute opinion préconçue.

Cette règle ne saurait exclure, bien entendu, l'interrogation obligatoire, sans laquelle la médecine humaine ne différerait pas de la vétérinaire.

*E.* Beaucoup de praticiens sont enclins à faire jouer à certains états morbides un rôle prépondérant. Selon la direction de leurs études, la nature de leurs travaux ou la tournure de leur esprit, les uns ne voient pour ainsi dire qu'atonies, anémies, les autres qu'inflammations, ceux-ci que gastrites, ceux-là qu'affections nerveuses, etc. ; et depuis longtemps le proverbe de médecin *Tant-pis* et de médecin *Tant-mieux* caractérise le ridicule du parti pris dans le pronostic. Il faut refuser sa confiance aux hommes à systèmes, fussent-ils les plus renommés, parce que la science de la vie touche à tout et admet toutes les opinions, à la condition, bien entendu, qu'elles soient soumises au contrôle de l'expérience et de la raison.

Les éléments morbides, en effet, peuvent prêter à des significations très différentes. Exemple : voici un malade chez lequel on constate de l'albumine dans l'urine, de l'oppression, de la bronchite et dilatation de l'estomac. Trois interprétations se présentent. D'abord il peut s'agir d'une lésion cardiaque, le cœur a été forcé, le rein s'est pris ensuite et l'urémie est apparue, entraînant la dilatation de l'estomac. On peut croire que celle-ci est la première en date, la dilatation du cœur s'en est suivie et a entraîné les accidents rénaux. Enfin l'affection rénale peut aussi être primitive et tout le reste secondaire.

*Aptitudes spéciales.* — On peut être auteur estimé, brillant professeur et ne posséder point l'art du diagnostic, donné par la nature. En tout cas, le médecin doit s'éclairer sur les circonstances qui ont précédé ou déterminé la maladie, mais il se défiera des rapports des malades ou de tout autre témoignage incompétent touchant les causes ou phénomènes du mal, attendu que ces renseignements, fournis par des personnes étrangères aux études pathologiques, sont presque toujours en opposition avec l'exactitude des faits et ne peuvent que conduire à l'erreur. Les malades, ni les gens du monde, ne devraient émettre d'opinion en médecine, ne manifester surtout aucun sentiment de préférence pour tel traitement ou tel médicament, car il peut arriver que l'homme de l'art, s'il s'aperçoit qu'il n'inspire pas une entière confiance, n'ose heurter les idées de son client et modifie, non pas sa manière de voir, mais ses prescriptions. Je ne dis pas, certes, que pour un tel motif il agisse jamais d'une manière contraire à l'indication qu'il voit; mais combien de purgations, d'eaux minérales, de pâtes, de sirops inutiles, ont été accordés et prescrits par condescendance !

*F. Pour le choix du médecin* il ne faut être influencé par aucune considération d'amitié ou de relations. Une fois qu'il est appelé, on doit le laisser agir librement et ne lui montrer la plus petite défiance. Que si vous ne pouvez appeler celui qui vous conviendrait le mieux, rapportez-vous-en encore entièrement à lui plutôt qu'aux donneurs de conseils, parce que son avis vaut toujours mille fois plus en pareille matière que ceux des profanes. Quand on n'a point étudié la médecine d'une manière spéciale, il faut se borner à relater au médecin les principales circonstances de sa maladie, et se garder d'en jamais préjuger la nature : au moins, faut-il attendre pour cela que l'homme de l'art ait émis son opinion, ait établi son diagnostic librement.

Est-il nécessaire d'ajouter que, pour se distinguer dans l'art de guérir, il faut non seulement avoir beaucoup travaillé, mais toujours travailler, étudier. Hélas ! combien de médecins, dans les campagnes surtout, qui ne lisent jamais et restent étrangers à ce qui s'écrit, se fait, s'expérimente chaque jour dans les écoles et les hôpitaux ! C'est aux hôpitaux de Paris surtout, où ont lieu les cliniques de nos professeurs distingués, que les praticiens éloignés du centre des lumières devraient venir se retremper de temps en temps. Nous savons bien qu'ils ne le peuvent guère ; mais nous n'ignorons pas non plus que ceux qui font quelquefois le voyage de la capitale ne songent pas à employer de cette manière un peu de leur temps ; autrement, nous qui fréquentons ces théâtres des infirmités humaines, nous n'aurions pas à en faire ici la triste remarque.

*G. Les doctoresses.* — On s'est occupé de la question de savoir s'il convenait de faire des doctoresses. Les avis ont été partagés. L'opinion exprimée dans les lignes suivantes est celle à laquelle nous nous rattachons.

La vocation de la femme est d'être mère et d'élever les générations à venir. « On ne doit pas lui accorder l'accès de la médecine, parce que, s'il est naturel qu'à la femme en douleur d'enfantement une main féminine vienne apporter secours, les sages-femmes ne sont jamais allées au delà d'une dextérité manuelle. Quoi qu'on dise, l'infériorité de la femme est notoire. Elle n'a jamais, et dans aucun art, créé un chef-d'œuvre. Ce n'est pas à dire que le rôle des femmes soit moins important et leur situation plus défavorable que celle de l'homme. Leur liberté était très grande sous l'empire romain. Cependant elles n'ont rien fait, elles se sont laissé asservir parce qu'elles ne peuvent ni ne savent lutter. »

L'arme la plus puissante du sexe fort est le cerveau. Bischoff a démontré la grande importance de la supériorité absolue du poids du cerveau de l'homme sur celui de la femme; et Rudinger a clairement exposé les différences qui existent entre les circonvolutions cérébrales de l'homme et celles de la femme. Carl Vogt, qui a eu l'occasion de voir beaucoup d'*étudiantes*, dit ceci : « Elles sont attentives, suivent religieusement les cours du maître, ont bonne mémoire, mais rien de plus.... Je ne comprends pas ce mouvement vers l'émancipation. Dans toutes les classes policées, les femmes sont l'objet d'un grand respect de la part de l'homme, et nous sommes toujours prêts à leur céder le pas lorsqu'il s'agit de conduire la maison, la famille, pour peu qu'elles exercent avec douceur cette direction. »

« L'expérience a démontré qu'une science ne progresse pas entre les mains des femmes.

« La femme est créée pour compléter l'homme. C'est la loi de la division du travail. L'un et l'autre doivent rester chacun dans son rôle. En voulant faire métier d'homme, la femme sort du sien ; avec ses troubles physiques mensuels, ses fonctions de nourrice, ses faiblesses et ses nerfs, pourrait-elle défendre par les armes la patrie? Si on leur ouvre une carrière pour laquelle elles ne sont pas créées, il faudra leur ouvrir les autres : de là une lutte dans laquelle l'humanité succomberait. »

### Questions médico-légales à propos de diagnostic.

Essayons d'indiquer les signes au moyen desquels on reconnaîtra les maladies simulées, prétextées, dissimulées, imputées.

*Maladies simulées.* — Ce sont celles qu'on feint d'avoir, soit pour exciter la compassion, soit pour se soustraire à une charge ou à une obligation, comme blessures, ulcères, scrofules, épilepsie, folie, myopie, surdité, phtisie, hémoptysie, hémotémèse, incontinence d'urine, etc. « Lorsqu'on se propose de constater l'existence d'une maladie que l'on soupçonne être simulée, il faut d'abord examiner si l'âge, le sexe, l'habitude extérieure, le tempérament et le genre de vie de la personne suspectée s'accordent avec la maladie qu'elle dit avoir; si l'on entrevoit un motif qui puisse la porter à feindre une maladie qu'elle n'aurait pas ; si elle a pu se procurer sur cette maladie les notions nécessaires pour être en état de jouer habilement son rôle. » Il faut, en l'interrogeant, paraître convaincu de sa véracité, et lui parler aussi de symptômes étrangers et incompatibles avec les véritables ; si elle répond toujours affirmativement sur les uns comme sur les autres, plus de doute, elle veut tromper. On doit aussi tenter des épreuves douloureuses, comme le séton, le moxa, la cautérisation par le feu, qui sont sans inconvénients, et qui feront reculer le faux malade. En 1829, l'assassin Gérard simula la folie et le mutisme. On crut devoir employer la cautérisation transcurrente sous la plante des pieds. Elle fut pratiquée pendant six jours de suite sans résultat, mais le septième, Gérard s'y refusa par des gestes d'abord, ensuite à *haute voix*, et, convaincu de supercherie, il fut traduit devant la cour d'assises.

Les fraudes des conscrits, en vue d'être exonérés du service militaire, sont nombreuses. En voici des échantillons, cités par le *Bulletin de santé militaire.*

*Goitre artificiel.* — Deux moyens de le produire : 1° en introduisant dans la glande thyroïde un irritant quelconque; 2° en insufflant de l'air sous la peau.

*Crachements de sang.* — On les obtient de plusieurs manières : 1° par une simple succion ; 2° à l'aide de boulettes d'encre rouge que les simulateurs tiennent sous la langue ; 3° au moyen d'une sangsue appliquée à la gencive ; 4° en enfonçant dans la gencive une épingle mise en mouvement par la langue.

*Vomissements de sang.* — Les principaux procédés consistent dans l'absorption de sang de bœuf ou d'aliments imprégnés de carmin.

*Varices des jambes.* — Elles peuvent être simulées de deux façons : 1° en comprimant la jambe ou les jambes à l'aide d'une jarretière spéciale ; 2° en dessinant de *fausses veines* à l'aide d'un crayon de nitrate d'argent.

*Maladies cutanées.* — La teigne s'imite notamment assez bien. Pour arriver à leurs fins, les simulateurs font usage de soufre, d'huile de croton, de tartre stibié ou d'un emplâtre quelconque. D'autres se font un « schampooing » avec de l'acide nitrique, du miel et du savon.

*Abcès à la cuisse.* — Sont produits par l'application de différents acides. Certains conscrits arrivent à ce résultat en s'enfonçant dans la jambe une vieille pièce de monnaie en cuivre.

*Orteils palmés.* — Cette infirmité s'obtient en s'incisant deux orteils et en les serrant fortement l'un contre l'autre à l'aide d'une ligature quelconque.

*Myopie, surdité, imbécillité.* — Simulations fréquentes de la part des jeunes soldats allemands.

*B. Maladie prétextée.* — Celle qu'on feint d'avoir ou dont on exagère l'importance ou la gravité, dans le but de réclamer une plus forte indemnité de la personne qu'on accuse de l'avoir causée par des sévices. Quand les lésions sont extérieures, il est facile de les apprécier. Il n'en est pas de même de leurs effets consécutifs, des altérations internes qui peuvent en être la conséquence plus ou moins directe ou indirecte, prochaine ou éloignée. (V. *Blessures.*) Pour constater si une maladie prétextée est le résultat de la cause alléguée, on s'enquerra d'abord de l'état du plaignant ; on comparera l'effet à la cause ; on recherchera quelles autres influences ont pu contribuer au développement du mal ; on prendra en considération l'âge, l'état de santé habituelle de l'individu, la température de l'atmosphère, la constitution épidémique régnante, etc. Il est impossible d'entrer dans des explications particulières pour des cas qui varient à l'infini : ce sont les connaissances physiologiques, hygiéniques et pathologiques qu'on doit prendre pour guides, et surtout la prudence et le bon sens.

Les passions violentes, la colère, la frayeur, peuvent causer de fâcheux effets sur la santé ; mais il est souvent difficile de prononcer sur leur réalité ou leur gravité. Ces effets sont généralement plus accentués dans le jeune âge, le sexe féminin, surtout pendant la grossesse ou les menstrues, etc., que dans les autres conditions de la vie.

*C. Maladies dissimulées.* — Ce sont celles que, par vanité, amour-propre ou pudeur, l'on cache. Lorsqu'il s'agit d'infirmités ou d'imperfections physiques, le médecin légiste n'a rien à y voir. Mais quand l'ordre social ou les lois en éprouvent dommage, c'est différent, la dissimulation doit être démasquée. Ainsi, on peut être appelé à reconnaître l'existence ou la gravité d'une affection qu'un individu a intérêt à cacher, soit pour entrer dans le service militaire, soit pour conserver une place qu'il craint de perdre, ou d'une affection qu'il ne dissimule pas tout à fait, mais dont il n'avoue ni les causes ni les effets, etc. Les règles à suivre pour le diagnostic se déduisent de celles précédemment indiquées. On ne peut tout dire, ce serait d'ailleurs supposer trop peu d'intelligence chez nos lecteurs.

« Mais il est des circonstances où, pour ne point troubler la paix d'une famille, le médecin doit se prêter à la dissimulation. Qu'un époux, par exemple, ait contracté loin du lit conjugal une affection syphilitique, il est du devoir du médecin d'entretenir l'épouse dans une heureuse ignorance de la vérité, tout en ordonnant les précautions et le traitement nécessaires. Confident des plaies du corps comme le prêtre est le confident des plaies de l'âme, le médecin est tenu, comme le prêtre, de tout oublier après avoir tout entendu. Lors même qu'il est appelé devant la justice comme témoin, il ne lui doit compte que des faits venus à sa connaissance autrement que comme médecin. Sur tous les faits dont il est devenu possesseur à raison de sa profession, il doit se taire ; l'article 378 du Code pénal lui en impose l'obligation (*secret médical*), et par cela même doit infliger des peines à ceux qui divulguent méchamment les faits dont leur profession les a rendus dépositaires. »

*D. Maladies imputées.* — Ce sont celles que des motifs d'intérêt ou de haine font attribuer à des individus qui ne les ont pas. Ainsi, on a vu des femmes accuser leurs maris d'être affectés d'impuissance ou de maladie syphilitique, dans le but d'obtenir une séparation légale ; des descendants déclarer atteints de folie ou de démence sénile des vieillards dont ils attendaient la succession, pour obtenir une interdiction, etc. Évidemment, reconnaître la non-existence de ces maladies prétendues, c'est une affaire de diagnostic, de diagnostic négatif.

### Le pronostic.

Le *pronostic* n'est autre chose que le diagnostic envisagé sous le rapport des changements ultérieurs qui vont survenir dans la maladie. Prédire les phénomènes qui doivent se manifester, c'est ce qui étonne le plus les profanes. Aussi la réputation du médecin se base-t-elle souvent sur ces sortes de prédictions, que le *savoir-faire* ne néglige pas, mais dont la science, discrète et modeste, oublie ou dédaigne de tirer parti. — Le pronostic est *favorable* ou *fâcheux;* on saisit la différence à certains phénomènes généraux.

Les principaux *signes favorables* au pronostic sont : la gaieté, la sérénité, l'espérance, une chaleur douce et halitueuse de la peau, la liberté de la respiration et de la circulation, l'apparition de phénomènes critiques, coïncidant avec la cessation ou la diminution des accidents, de la fièvre, etc.

Les *signes pronostiques défavorables* consistent dans l'amaigrissement continu, l'altération profonde des traits, la faiblesse extrême, l'apparition d'une sécrétion pultacée ou d'aphtes à la muqueuse buccale dans une longue maladie; le hoquet, une diarrhée interminable, des sueurs nocturnes, partielles, abondantes, état de stupeur, syncopes spontanées, irrégularité du pouls, les eschares gangréneuses aux parties soumises à la pression, tremblement des doigts, secousses des tendons (*soubresauts*), agitation automatique des doigts et des mains (*carphologie*), immobilité, inaction des sinapismes. Chaque maladie offre des signes qui lui sont particuliers ; mais on peut dire qu'indépendamment des symptômes propres, on doit considérer comme grave, n'importe dans quelle affection, un amaigrissement rapide, profond, dont ne rendent pas un compte satisfaisant les phénomènes observés.

### Les consultations.

Nous entendons, sous ce titre, la réunion de deux ou plusieurs médecins au lit du malade. Tout d'abord est-il avantageux d'être traité par plusieurs praticiens? C'est là le sort des princes ; mais est-il enviable, si l'on tient compte de cette objection qu'il est impossible de fondre dans un même avis les opinions de médecins élevés peut-être dans des théories opposées.

*A.* Quoi qu'il en soit, pour que les consultations puissent être utiles aux malades, il faut qu'elles aient lieu non à une période avancée où à la fin de la maladie, comme cela se fait le plus souvent, mais au début, lorsque le cas présente de l'obscurité, une marche irrégulière et comporte des indications confuses et incertaines. Mais le médecin ordinaire a-t-il assez de modestie pour se défier de son coup d'œil, de son jugement, de ses connaissances? Généralement non. S'adjoindre un ou plusieurs confrères pour s'entendre sur la véritable nature de l'affection et le genre de traitement à employer lui semble inutile, surtout au début de la maladie.

Et ainsi le médecin de la première heure, soit présomption, confiance en soi-même ou sentiment d'amour-propre, continue de traiter son malade à lui tout seul, jusqu'à ce que le mal ait fait des progrès assez inquiétants pour lui faire ouvrir les yeux. Malheureusement, à cette période de la maladie, les consultants ne peuvent que constater la gravité du cas, et leurs prescriptions n'ont d'autre effet que de donner un peu d'espoir au malade et aux parents.

La consultation est utile, en tout cas, pour d'autres raisons que voici :

« Dans les maladies de long cours, le médecin ordinaire semble s'accoutumer aux plaintes du malade ; ou bien il se laisse aller à des préventions dans lesquelles il retombe involontairement ; ou même il substitue des phénomènes accessoires qu'il soigne, au fond qu'il néglige. Ajoutez à cela que les moyens curatifs étant très variés, même sous l'empire des mêmes indications, le médecin appelé peut proposer des médicaments plus efficaces que ceux qui ont été jusqu'alors employés. »

Ces lignes guillemetées corroborent notre propre opinion exprimée en plusieurs endroits de ce livre.

« Il importe que ces consultations n'aient pas lieu entre un trop grand nombre de médecins ; car on sait qu'alors la dissidence des théories, la diversité des écoles se font d'autant plus sentir que l'on attache plus d'importance à soutenir son opinion, que l'on met plus de morgue, d'affectation même à la défendre. »

« En admettant dans douze consultants tous les talents nécessaires pour former de chacun d'eux un homme de beaucoup de valeur, il est impossible qu'ils puissent travailler de concert à diriger un seul malade, qui ne peut être bien conduit que d'après un plan simple, conçu dans le silence, modifié par l'observation et exécuté sans retard et sans obstacles. » *Multitudo medicorum obruit me*, dit Vespasien en mourant.

*B*. Tout ceci revient à dire que le plus avantageux est de choisir pour son médecin ordinaire un homme instruit, sans morgue, sans prétention à la supériorité (la modestie est toujours le cachet du vrai mérite), et qui soit doué d'un jugement droit; et qu'il faut lui accorder une entière confiance, si, à la demande qu'on lui fait de s'adjoindre un confrère pour plus de garantie, il accepte cette proposition avec un empressement non simulé, qui témoigne d'un bon caractère égal à son mérite.

Il faut savoir aussi que le médecin le plus méritant, à tous les points de vue, peut être inconsciemment porté à continuer de voir comme il a vu au début, de traiter comme il a commencé, alors que des changements importants se sont produits, changements que le consultant qui arrive sans idée préconçue constate au premier examen.

*C.* Mais, en somme, *les consultations sont presque toujours aussi inutiles que coûteuses*, par cette simple raison que quand on y a recours, tous les moyens de traitement généralement ont été employés par le ou les premiers médecins, et que la maladie est arrivée à une période où il n'y a guère à attendre guérison que des efforts de la nature. — Il est vrai que si nous étions écouté (et les médecins eux-mêmes ne nous contrediront pas), de grandes fortunes médicales ne se feraient pas.

*Comme conclusion.* — Dans un livre de 1,500 pages, contenant les éléments d'anatomie, de physiologie, d'hygiène, de pathologie générale, pourrait-on, malgré la diversité de ces matières, résumer le tout en une conclusion finale pratique ?

*D.* J'ai comparé l'organisme à une machine en mouvement. En effet, quelle machine plus compliquée que le corps humain ! Encore si les rouages, les ressorts, demeuraient stables, à part l'usure dont rien n'est exempt : point. Ces instruments de la vie sont continuellement en mouvement de composition et de décomposition ; leur état moléculaire intime, la cellule, varie sans cesse sans que nous sachions en vertu de quelle force, ou plutôt sans que nous connaissions la source et la nature de cette force. Or, celle-ci doit être dirigée de façon à conserver sa propre énergie, sa jeunesse, l'intégrité de ses moyens, puisque nous ne pouvons en renouveler les ressorts.

Si à cette première difficulté on ajoute — et il le faut bien — celles qui naissent des influences plus ou moins défavorables qui environnent et affectent l'organisme, combien le problème de la direction de celui-ci devient plus compliqué !

D'ailleurs, des agents thérapeutiques destinés à combattre les effets de ces mille causes internes, externes, hygiéniques, héréditaires, nous ne connaissons guère le mode d'action. Alors, que nous parlez-vous de méthode, de système de traitement, ayant un avantage sur tel plutôt que sur tel autre ! Et combien serait longue la liste des théories, des recettes, formules, panacées, etc., qui ont couru le monde depuis que l'homme a souffert pour la première fois ! Avec cela tout malade a son médicament de prédilection, il écoute tous les avis, boit toutes les eaux, croit aux vertus curatives des *simples*, etc., etc. ! !

Concluons donc que si le médecin, l'honnête médecin, est digne du respect de tous, c'est moins pour le talent de guérir, qu'on lui accorde avec d'autant plus de générosité qu'il sait plaire, consoler, persuader (et c'est beaucoup), que pour la somme de connaissances qu'il lui a fallu acquérir et pour son admirable dévouement.

En matière de médecine, entre la science et l'art, il y a tout un monde. L'une est indépendante de l'autre; l'art peut se passer de science et faire beaucoup mieux qu'elle, tandis que celle-ci reste incomprise et délaissée par les malades.

A ce compte, où est l'utilité des recherches des physiologistes expérimentateurs sur les animaux vivants? La science pure peut y trouver son compte; mais nous estimons qu'au point de vue pratique ces recherches ont donné depuis longtemps tout ce qu'elles pouvaient, qu'en tout cas elles n'ont enrichi la thérapeutique d'aucun procédé ni médicament plus efficace que ce que l'expérience, les progrès de la chimie, de la physique et de l'hygiène, nous ont procuré.

La médecine a été très justement qualifiée par ces mots :

Elle guérit quelquefois.

Elle soulage souvent.

Elle console toujours.

*E*. Le mot de la fin. Quand la médecine procure la guérison, c'est la nature qui fait à peu près tous les frais. L'intervention de celle-ci est tellement nécessaire, puissante, que sans elle point de succès, et que, malgré toutes les fautes que peuvent commettre les soi-disant guérisseurs, diplômés ou non, elle maintient ou ramène les forces vitales dans la voie qui conduit au salut.

## CHAP. V. — TRAITEMENT.

Par ce vocable, nous entendons l'exposé de la manière de conduire la maladie, après avoir établi le diagnostic. Il n'est donc point encore question de la THÉRAPEUTIQUE, comme cinquième branche de la science médicale, et qui doit terminer le tome troisième et dernier.

Il s'agit, pour le moment, d'envisager le traitement d'une affection donnée, les diverses questions et circonstances qui s'y rattachent, la technique lui appartenant, les divisions que comporte cette étude. Or, nous avons à considérer : 1° les agents du traitement; 2° les indications à remplir; 3° les doctrines, méthodes ou systèmes.

### Des agents thérapeutiques.

Nous comprenons sous ce titre tous les moyens de traitement que l'on peut opposer à la marche, à la nature, aux causes de maladies. Ces moyens sont de trois sortes, suivant qu'ils sont fournis par l'hygiène, par la matière médicale et par les procédés chirurgicaux ou manuels.

A. *Agents thérapeutiques hygiéniques.* — L'hygiène, considérée tant comme science que comme art, nous étant connue (p. 1 à 189) dans ses diverses applications, nous n'avons pas autre chose à dire, sinon que les précautions qu'elle recommande sont d'une telle importance en thérapeutique, que seules, dans l'*immense majorité des cas*, elles suffisent à rétablir les fonctions dérangées, et que sans elles tous autres moyens sont impuissants.

Le *régime diététique* est la base de toute méthode curative, quand il est bien observé. Les médicaments actifs ne sont nécessaires que dans des circonstances rares; car ce ne sont pas les remèdes qui guérissent, c'est la nature, dont ils ne font qu'aider et diriger les efforts. Or, rien n'est plus favorable à l'action *médicatrice de la nature*, en cas de maladie, que la diète et les autres précautions hygiéniques, telles que repos, éloignement des excitants physiques et moraux, usage de boissons délayantes ou adoucissantes, séjour au lit, etc. D'ailleurs, si les effets des influences hygiéniques sont peu marqués, ils sont bien plus durables que ceux des médicaments, qui ne font que passer. Hippocrate regardait comme supérieur le médecin qui guérissait par le régime. Au régime seul, dit Barbier, appartient la possibilité de renouveler le système vivant, de faire disparaître une foule de maladies chroniques, telles que goutte, gravelle, hypocondrie, dartres, scrofules, catarrhes, etc., contre lesquelles l'art épuise en vain toutes les ressources thérapeutiques. Il faut le répéter à satiété : Le régime diététique, s'il était bien compris et observé, c'est-à-dire s'il était aidé du repos, de quelque boisson délayante, du séjour au lit, etc., pourrait guérir, seul, les deux tiers au moins des malades, sans qu'il fût nécessaire de recourir ni au médecin ni aux médicaments. C'est ainsi du reste que les animaux recouvrent leur état de santé habituelle : lorsqu'ils sont malades, ils se couchent et ne mangent pas.

Puissent les habitants des campagnes, eux surtout que les préjugés égarent complètement à l'endroit de la médecine, qui croient que les médecins sont faits pour toujours prescrire des remèdes, et qui accusent d'ignorance ceux qui n'ordonnent pas force pilules, potions, etc., puissent-ils, disons-nous, se convaincre de cette vérité que le *régime diététique*, les précautions qu'indique l'hygiène la plus vulgaire, sont non seulement nécessaires dans le traitement des maladies, mais encore qu'elles *suffisent dans la plupart des cas pour conduire à bien les troubles de la santé.* Mais nous leur dirons en même temps : hommes trop étrangers aux connaissances physiologiques, ne vous en rapportez pas à vous-mêmes ; méfiez-vous de votre jugement toutes les fois qu'il s'agit de distinguer les cas où le régime seul peut suffire de ceux où il faut faire intervenir la thérapeutique ! Sachez que la connaissance exacte des divers états morbides est une chose difficile qui n'appartient qu'au médecin expérimenté, judicieux, instruit et par là même modeste; sachez aussi que ce médecin, s'il se trompe quelquefois (nul n'est infaillible), ne vous trompera jamais, comme le font toujours, en exposant vos jours, les vendeurs de drogues, les bavards et les charlatans !

C'est ici l'occasion naturelle de dire un mot du *Régime alimentaire.* Il y a le R. *normal* et le R. *spécial*, celui-ci en rapport avec la nature de la maladie. — L'homme perd chaque jour 20 grammes d'azote et 310 grammes de carbone. Le régime alimentaire doit réparer ces pertes journalières. L'homme adulte devrait prendre par vingt-quatre heures 124 grammes de matières azotées, 430 grammes d'amidon et 55 grammes de graisse, ce qui correspond à 819 grammes de pain et 219 grammes de viande. — En dirigeant l'alimentation d'un malade, il faut avoir principalement en vue de produire des *calories*, dit G. Sée. Le principe nutritif se trouve dans l'élément thermogène, qui est l'azote. Toute substance par rapport à son poids doit fournir la plus grande quantité possible de ce principe nutritif.

Quant au *régime spécial*, renvoyons-le au traitement de la maladie qui l'exige.

*B. Agents thérapeutiques médicamenteux.* — L'histoire de ces agents constitue la *matière médicale*, laquelle a pour objet l'étude de tous les médicaments. On appelle *médicament* toute substance employée dans le but d'agir d'une manière avantageuse sur le cours des maladies par la vertu qu'elle possède de modifier les propriétés vitales.

Les médicaments sont fournis par le *règne minéral*, par le *règne végétal* et par le *règne animal.* Ils se distinguent en simples et en composés, en officinaux et en magistraux. Nous reviendrons sur ces distinctions dans le *Dictionnaire de thérapeutique*, à la fin du tome troisième.

Le nombre des médicaments est considérable ; il n'en est pas de même des propriétés médicamenteuses. Chaque médicament agit d'une façon qui lui est particulière ; mais ce mode d'action est remarquable par l'analogie qu'il présente avec celui de plusieurs autres médicaments ; en sorte que si l'on groupe les unes à côté des autres les substances médicamenteuses dont la manière d'agir est sinon la même, du moins très analogue, on les réduit à un petit nombre, qui forment neuf classes sous les rubriques : 1° *atoniques* ou débilitants ; 2° *toniques* ou corroborants ; 3° *astringents* ou resserrants ; 4° *évacuants* ou purgatifs et vomitifs ; 5° *narcotiques* ou stupéfiants ; 6° *stimulants* ou excitants ; 7° *spécifiques ;* 8° *irritants* ou rubéfiants ; 9° *caustiques.* Chacune de ces classes comprend des groupes secondaires. Nous renvoyons au *Dictionnaire thérapeutique* leur histoire respective.

Voilà donc tous les médicaments (ils sont très nombreux) réduits à quelques-uns ; voilà leurs propriétés ramenées à quelques manières d'agir, sauf des différences ou modifications peu importantes. Ceci simplifie singulièrement le problème thérapeutique, car il suffit de décider si ce sont les antiphlogistiques, les toniques, les narcotiques ou les excitants, les astringents ou les évacuants, etc., qu'il faut employer, pour que le reste aille tout seul, attendu que le choix du remède, dans chacune de ces classes, devient chose presque indifférente. Cela est si vrai que dans tous les ouvrages de médecine, dans les traités de pathologie *ex professo* les plus complets, on ne dit pas, lorsqu'il s'agit du traitement : Tisane de chiendent, de mauve ou d'orge, mais tout simplement : boisson adoucissante ; on ne dit pas : Recourez au laudanum, à l'extrait d'opium ou au sirop diacode, mais aux narcotiques tout simplement ; au sel de nitre ou au sirop des cinq racines, mais aux diurétiques, et ainsi de suite. Il n'est pas écrit, non plus dans ces ouvrages, du moins dans la majorité des cas : Ce médicament sera administré sous forme de poudre, de pilules ou de potion, etc., parce que la forme sous laquelle il est préparé et donné a généralement peu d'importance, eu égard à l'action fondamentale, qui reste à peu près la même, quelle que soit l'enveloppe. D'où il résulte que c'est l'habitude, le caprice, le hasard, qui dirigent le médecin dans le choix de la substance médicamenteuse et de sa préparation, étant une fois déterminée la nature de la maladie et la classe à laquelle ladite substance appartient. Il résulte encore de là que l'immense quantité de formules qui farcissent les livres sont une vraie inutilité, propre tout au plus à satisfaire le petit amour-propre de leur auteur, et que l'étonnante variété de préparations médicamenteuses n'est qu'un moyen de spéculation et de fortune pour beaucoup de pharmaciens et pour tous les charlatans.

Mais s'il en est ainsi, dira-t-on, la médecine serait-elle tout à la fois une science des plus complexes et un art des plus simples? Certainement. Quand on veut l'exercer suivant toutes les règles, avec le noble orgueil de ne pas commettre d'erreur et comme si on agissait devant un jury compétent, la profession exige des connaissances immenses, une grande justesse de raisonnement, du recueillement, l'horreur des idées systématiques et de la fantaisie. Quand, au contraire, on n'a d'autre but que de soulager un être souffrant, de l'aider de ses conseils, d'appliquer un premier appareil, de parer à un premier danger, de calmer des douleurs aiguës, je le répète, quiconque voudra acquérir quelques notions physiologiques et pathologiques, étudier l'action des médicaments les plus essentiels, pourra, en conseillant ici un peu d'opium, là du quinquina, ailleurs une infusion aromatique ou mucilagineuse, suivant les cas, mais partout et toujours le régime diététique, pourra, dis-je, rendre de grands services à l'humanité souffrante. La nature est toujours simple dans ses opérations. Les inventeurs de théories ont beau embrouiller les questions; lorsqu'ils veulent guérir, ils reviennent aux moyens les plus vulgaires.

*C. Agents thérapeutiques chirurgicaux.* — Cette classe comprend les *opérations*. On entend par là tout ce que fait le chirurgien sur le corps vivant à l'aide d'instruments, soit pour diviser des parties auparavant continues (*diérèse*), soit pour réunir des parties séparées (*synthèse*), soit pour extraire une partie quelconque (*exérèse*), soit pour substituer une partie artificielle à une partie naturelle qui manque (*prothèse*).

## Indications.

Le mot *indication* exprime la notion fournie par l'examen raisonné des symptômes, c'est-à-dire par l'appréciation de toutes les circonstances qui ont précédé ou accompagné la maladie, d'où l'on déduit l'espèce de traitement qu'il convient le mieux d'employer. Les indications sont *rationnelles, empiriques* ou *perturbatrices*.

*A. Indication rationnelle.* — Elle découle directement de la connaissance aussi exacte que possible de la nature, de l'intensité, de la marche, de la période d'une maladie donnée, et dans laquelle il existe un rapport entre les symptômes et les agents thérapeutiques dont l'action est parfaitement connue. Indication est ici pour *trai-*

*tement rationnel.* Ainsi par exemple, dans l'apoplexie, l'indication est de tirer du sang pour désemplir les vaisseaux, dégorger le cerveau, et s'opposer à l'afflux de ce liquide vers la tête en employant bains de pieds, sinapismes révulsifs ; dans l'asphyxie, l'indication est de procurer de l'air, de le renouveler ; dans l'indigestion, l'indication est de faire vomir ; dans l'inflammation, d'employer les antiphlogistiques ; dans les affections atoniques, de fortifier l'économie, etc. On n'emploie jamais dans ces sortes d'indications que des moyens de traitement dont la manière d'agir est connue et dont l'expérience a démontré l'efficacité dans le cas dont s'agit.

*B. Indication empirique.* — L'*empirisme* (de *empeiria*, expérience) est une pratique qui, ne prenant pour guide que l'expérience routinière, sans le secours d'aucune donnée théorique, emploie des agents thérapeutiques sans connaître le rapport existant entre leur mode d'action et la nature de la maladie. Cette expression, éloignée de son véritable sens, est généralement prise en mauvaise part et désigne la manière de faire des charlatans et des ignorants ; mais les médecins thérapeutes sont obligés d'avoir recours à l'empirisme dans une foule de cas, attendu que beaucoup de médicaments, et ce sont souvent les plus sûrs, agissent sur l'élément morbide d'une manière qui n'est point connue. Ainsi, par exemple, lorsqu'on administre le mercure dans la syphilis, le quinquina dans la fièvre intermittente, lorsqu'on vaccine, etc., l'on fait de l'empirisme, car ces moyens agissent sans que nous puissions dire comment.

L'empirisme tel que nous venons de le définir, ne s'applique qu'à un petit nombre de cas ; mais lorsqu'on prétend guérir un grand nombre de maladies à l'aide du même moyen, on fait du charlatanisme grossier.

*C.* Le mot *charlatanisme* est synonyme d'*imposture.* C'est surtout en médecine que le charlatanisme est facile et lucratif, grâce à l'ignorance générale des plus simples notions des lois physiologiques. Comptant sur cette ignorance, on peut donner pour des vérités d'énormes erreurs, d'autant que le malade, dominé par l'instinct de conservation, s'adresse au premier venu qui lui promet guérison ou soulagement, sans en demander davantage.

Il y a une foule de degrés dans le charlatanisme. On peut diviser ses adeptes en trois grandes catégories, et sous-diviser chacune d'elles en plusieurs variétés.

Dans la première catégorie sont les hommes qui n'ont aucun titre légal pour s'occuper de pratique médicale. On y trouve les *guérisseurs* de ceci, de cela, les *rebouteurs*, les *vendeurs* d'élixirs en place publique, où ils se montrent chamarrés et tambourinés aux yeux de la foule ébahie.

*D*. Dans la seconde catégorie, où l'on trouve des médecins, des hommes diplômés, se rencontrent les degrés extrêmes.

*a*. Ce sont des notabilités médicales, des professeurs, affichant à leur porte le programme des cours de l'Ecole, pour que les passants y lisent leur nom ; ils annoncent publiquement qu'ils commenceront des leçons sur telle ou telle branche de l'enseignement, dont ils se font une spécialité ; d'autres font lithographier leur portrait pour l'exposer aux regards du public ; d'autres paient, dans les grands journaux, des réclames relatives aux opérations qu'ils ont pratiquées ; mille moyens de toutes sortes sont employés pour faire parler de soi. On dira que ce n'est pas là du charlatanisme, mais une publicité légitime. Très bien ; alors pourquoi, messieurs les princes du savoir-faire, poursuivez-vous de votre dédain le commun des martyrs qui a si grand besoin de se faire connaître et qui, ne pouvant user d'artifices aussi relevés et coûteux, est obligé d'en employer de plus vulgaires, conséquemment de plus attaquables par le puritanisme le moins sincère ?

Il est des médecins dont la charlatanerie consiste à paraître très occupés, même quand ils ne le sont pas du tout ; à vanter leurs succès devant leurs clients, citant à tout propos des cas de maladies bien plus graves que celles qu'ils soignent actuellement, et qu'ils ont cependant guéries ; étalant un luxe menteur ; épiant l'occasion de se répandre, de se faire accepter par les familles ; étudiant le caractère des clients pour flatter leurs goûts, se montrant de leur avis, même sur ce qui a trait à leur affection, etc. Ces médecins ont du *savoir-faire*, dit-on ; ce sont des *fumistes*, voilà tout.

Enfin arrivent les charlatans de bas étage, médecins pour la plupart peu instruits ou dévorés de la soif de l'argent, et qui, ne pouvant la satisfaire par des moyens honnêtes, livrent une guerre d'extermination à la bourse et à la crédulité des pauvres malades. Ces gens-là méprisent souverainement la société, parce qu'ils savent qu'ils en sont méprisés. Ils savent aussi qu'en médecine, pour amasser de l'or, il suffit de fabriquer un élixir, une poudre, une pilule, d'appliquer un *nom* sonore au médicament ou à une prétendue méthode de traitement, puis de recourir à la publicité. Alors ils couvrent les murs d'affiches jaunes, bleues ou rouges ; ils salissent quotidiennement la quatrième page des journaux ; font déposer à domicile des brochures où ils exposent leur système, et étalent la longue liste des prétendus malades qui, disent-ils, ont été guéris, après avoir été *traités inutilement par les plus grands médecins.* Le piège le plus grossier, mais toujours infaillible, consiste à annoncer ce qu'ils appellent des *consultations gratuites*, leurre impudent, car ces consultations sont plus que dix fois payées chez le compère, le complice, désigné pour fournir les médicaments, lesquels sont formulés en signes conventionnels. Ces hommes sont de ceux qui pratiquent ou inventent la soi-disant *médecine chimique*, la *médecine naturelle*, la *médecine urinaire*, la *médecine homœopathique*, le *magnétisme*, etc.

Ce qu'il y a de plus triste dans tout cela, c'est que la noble profession ne sera bientôt plus qu'une affaire de spéculation, qu'une boutique, car, à Paris principalement, les médecins qui ne sont pas assez célèbres pour oser élever leurs honoraires à un taux qui devient scandaleux, cherchent à se rattraper en formant des alliances illicites avec des pharmaciens auxquels ils adressent toutes leurs ordonnances. Il fallait dévoiler ces manœuvres indignes. Faisons pourtant cette réserve que dans l'homœopathie il y a quelques hommes de bonne foi.

Aux personnes qui pourraient ne pas être convaincues de l'imposture des hommes qui se vantent publiquement d'être en possession de moyens de guérison inconnus à la médecine traditionnelle, nous soumettons une seule observation. Ils sont huit ou dix, ou vingt si l'on veut, exerçant une médecine différente de celle dont vingt mille médecins, seulement en France, suivent la bannière, depuis Hippocrate. Se peut-il que 20 aient raison contre 20,000 ? Mais ce n'est pas tout : ces 20 individus professent-ils la même doctrine ? Non. Alors si chacun d'eux vante sa méthode de traitement particulière comme infaillible, il y en a 19 qui mentent ou sont dans l'erreur, car la vérité est *une*. Si cet homme incomparable possède la science infuse, comment se fait-il qu'il reste oublié, honni ; car c'est de l'oubli que de n'être consulté que par la classe infime du peuple ; c'est le mépris, que ce silence des Sociétés savantes à l'endroit de ses prétendues découvertes !

Nous voyons des médecins qui trompent les malades dans le but de soutenir leur courage, de ranimer chez eux l'espérance, de les soulager. Ils promettent ce qu'ils savent ne pouvoir tenir ; ils passent d'une médication inefficace à une autre encore plus impuissante, en protestant d'une confiance qu'ils n'ont pas ; ils envoient les malades aux eaux, alors qu'ils n'attendent de cette détermination autre chose que le bien que peut produire le changement d'air ; ils semblent attacher une importance extrême à des détails insignifiants, tels que le choix à faire entre la mauve et le tilleul par exemple, etc. Ce ne sont pas des charlatans, mais des hommes qui remplissent un devoir pénible, sacré, et qui font du mensonge le seul remède qui puisse apporter quelque calme dans l'esprit d'un ami. Toutefois, pour certaines natures auxquelles toute supercherie est odieuse, ce langage et cette manière d'agir, décorés du titre de *tact*, de *savoir-faire*, sont impossibles ; et c'est ce qui fait que les esprits graves, délicats, élevés, les intelligences d'élite, répugnent autant à pratiquer leur art qu'ils trouvent de charmes à l'étude sérieuse de la science. Aussi, là est l'explication de cette cruelle anomalie, savoir : que les médecins les plus judicieux sinon les plus savants, les plus honnêtes sinon les plus aimables, sont ceux qui font le plus souvent naufrage sur cette mer inconstante que l'on nomme *clientèle.*

Le portrait du charlatan moderne a été parfaitement tracé par Biot : « Le vrai savant, dit-il, celui qui a consacré sa vie à l'étude de la nature, qui en fait son bonheur, sa passion dominante, est beaucoup plus occupé du plaisir de faire des découvertes que du soin de les prouver. Il recherche surtout le jugement et le suffrage du petit nombre d'hommes instruits qui, livrés à des travaux du même genre, y ont fait preuve de talent et de génie. On voit qu'il a besoin de juges plus encore que d'admirateurs; curieux de s'instruire des découvertes des autres, il les examine avec intérêt et justice, il leur accorde exactement le degré de certitude qu'elles doivent avoir, et toujours prêt à accueillir la vérité, à repousser l'erreur, il maintient constamment son esprit dans ce doute éclairé et philosophique dont Bacon et Descartes ont fait le principe de toute véritable science.

» Le charlatan, au contraire, a besoin de dehors qui frappent le peuple et qui préviennent l'examen. Loin de s'adresser à des juges éclairés, il les taxe d'une sévérité exagérée, souvent même d'envie et d'injustice; c'est à la multitude qu'il en appelle. Les feuilles publiques sont le théâtre éphémère où il établit sa renommée. Il y vante hautement, y fait vanter ses prétendues découvertes : il en parle continuellement avec assurance. Quelquefois il consent à les exposer dans des cours chèrement payés; mais ne lui parlez jamais d'expériences précises, d'une discussion sévère et approfondie, jamais vous ne pourrez l'y réduire ; il sait que si on l'examine, il est perdu. »

*E.* Le *traitement perturbateur* consiste à employer des agents plus ou moins actifs dans le but de produire des changements brusques, non calculés, non prévus, afin de mettre des entraves à la marche de la maladie et de modifier favorablement l'organisme par son désordre lui-même. Par exemple, lorsqu'au lieu d'adoucissants on prend du punch dans la bronchite, on fait une médecine perturbatrice. Une fièvre intermittente, rebelle à tous les agents que l'expérience désigne comme les plus efficaces, disparaissant tout à coup après un excès de table ou autre ; des accidents nerveux interminables cédant aux bains russes, à l'immersion dans l'eau froide ou glacée, etc., voilà des exemples de *perturbation*. Les quelques guérisons qu'obtiennent certains remèdes secrets, violents, tels que la *médecine Leroy*, par exemple, sont dues à l'action perturbatrice de ces préparations. Souvent même il suffit que le moral soit fortement ébranlé pour que certains phénomènes morbides disparaissent comme par enchantement. Mais à côté du bien se trouve le mal; il ne faut pas risquer le premier en employant des traitements incendiaires, car on joue à quitte ou double.

Les *indications* sont *simples* ou *composées*, suivant que les maladies sont franches, isolées ou compliquées ; *prophylactiques*, quand il s'agit de mettre l'homme à l'abri des causes morbides ; *curatives*, quand elles visent et obtiennent la guérison ; *palliatives*, enfin, lorsqu'elles ne peuvent que conduire au soulagement des malades.

### Doctrines, systèmes.

Dans ce chapitre, nous dirons un mot du scepticisme, de l'homœopathie, des infiniment petits de Raspail, de l'humorisme, du solidisme, du physiologisme et du microbisme.

*Scepticisme.* — Philosophie de celui qui, incertain de tout ce qu'il voit et sent, se retranche dans le cercle du doute universel.

On peut affirmer, dit Virey, que quiconque prononce hardiment sur tout et sur-le-champ est un ignorant; car la plupart des questions, en médecine surtout, offrent tant de complications et de motifs de doute, qu'il est difficile d'en donner une solution à l'abri de toute objection. Le peuple est tout étonné de voir un savant hésiter de prononcer dans les choses en apparence les plus simples, car il ne sait pas à combien d'autres considérations elles tiennent. Un empirique voit un ulcère, et juge qu'il suffit simplement d'y appliquer son onguent ; mais le vrai médecin recherche plus loin les causes dans le principe qui entretient le mal. Or, ce n'est pas le cas de ces jeunes docteurs qui, à peine sortis des bancs de l'école, se prononcent avec un ton d'assurance extraordinaire. L'outrecuidance est le défaut de cet âge qui se déclare de beaucoup supérieur à des « *perruques* » lentes à se décider. On n'a pas le sens commun quand on pense autrement qu'eux.

« Loin donc de voir avec le vulgaire un air d'ignorance dans le scepticisme, nous serions tentés de le placer au-dessus du dogmatisme qui distingue l'école hippocratique. N'y a-t-il pas en effet une foule d'observations contradictoires sur les mêmes maladies, sur leur traitement, sur leurs causes éloignées ou prochaines? Où est le vrai, le certain? Qu'on le prouve sans contestation.... Aussi le sceptique Montaigne a-t-il préféré de prendre pour devise : « *Que sais-je?* ».

Le pyrrhonisme qui doute de tout est absurde, il arrête le progrès de toute connaissance ultérieure; au contraire, celui qui doute afin de chercher fait progresser la science, car quiconque prononce hardiment sur tout et sur-le-champ n'est qu'un ignorant.

« Plus les hommes avancent en âge, plus ils deviennent sceptiques, parce que les expériences contradictoires d'une longue vie rendent dubitateur, et l'incertitude des événements nous empêche de nous décider. Pareillement, la longue suite des siècles, amenant tant de théories opposées et de faits qui se combattent, rend vacillante et timide aujourd'hui la moindre vérité. Autrefois on bâtissait hardiment une hypothèse vaste et brillante; les esprits éblouis l'adoptaient avec enthousiasme; maintenant on tend plutôt à démolir, car on ne croit presque à rien : on est vieux d'esprit et rusé par méfiance après tant de mécomptes. La chute de tant de systèmes de médecine et de philosophie a fini par rendre trop circonspect. On n'ose enfin rien assurer parce que l'on veut tout contredire. Les écoles et les facultés de divers pays se combattent quelquefois mutuellement. »

Voilà, certes, des paroles bien propres à faire excuser le scepticisme en médecine. Cependant il faut réagir, car la nature humaine est affamée de croire quelque chose. Pyrrhon lui-même sait se contenir en des bornes raisonnables. Nous avouons que nous ignorons la nature intime des choses, celle du pain et des autres aliments, par exemple, cependant nous en faisons notre nourriture et nous sommes certains qu'ils nourrissent. En médecine, ou plutôt en thérapeutique, il est quelques vérités presque certaines. Ainsi, le quinquina empêche l'accès de fièvre intermittente, l'opium provoque le sommeil, le fer reconstitue les globules rouges du sang, etc. Mais hors ces cas — encore qu'ils ne soient pas toujours vérifiables — l'incertitude la plus grande règne à l'endroit des effets que le médecin se propose d'obtenir de l'action des médicaments, effets même trop souvent opposés à ceux qu'il attendait.

Quand le monde ou même le médecin dit qu'il ne croit pas à la médecine, il émet une proposition inexacte. Il y a à considérer dans la médecine le côté scientifique, matériel, et le côté pratique, dynamique. Dans le premier se trouve le diagnostic, c'est-à-dire la connaissance des altérations matérielles, anatomiques, physiques, chimiques des organes, lesquelles sont soumises à l'estimation plus ou moins exacte, mais indéniable, de nos sens; au contraire, dans la pratique, lorsqu'il s'agit des applications de médicaments aux divers états morbides, le problème se complique de tant d'éléments dont la participation aux phénomènes vitaux est inconnue, qu'il est absolument impossible d'avoir une confiance entière dans le traitement qu'on mettra en usage. Et ce qui le prouve, c'est que, comme nous l'avons déjà répété, une même affection guérit par l'emploi de traitements opposés, ou plutôt qu'elle guérit toute seule et malgré l'intervention, nous ne dirons pas de la médecine, car celle-ci, et c'est la meilleure, consiste souvent à s'abstenir de tout traitement actif, mais du médecin.

Donc nous croyons à la science médicale; mais, arrivant aux applications, à l'emploi des médicaments, nous ne pouvons nous empêcher de répéter que là sont l'incertitude et les mécomptes.

S'ensuit-il qu'on doive fermer les officines? Certes non, bien que dans le plus grand nombre de cas le repos, la diète et la tisane puissent suffire. Ne faut-il pas, hélas! compter avec l'ignorance et les préjugés, sachant d'ailleurs que tout malade est invinciblement porté par instinct à honorer d'autant mieux le médecin que celui-ci a formulé le plus de pilules ou potions.

*Homœopathie* (de *homoïon*, semblable, et *pathos*, maladie). — Méthode thérapeutique qui consiste à traiter les maladies à l'aide d'agents doués de la propriété de produire par eux-mêmes sur l'homme sain des symptômes semblables à ceux que l'on veut combattre. « Selon les homœopathes, deux maladies ne pouvant exister au même degré dans un organe, l'*artificielle* qu'on produit avec le médicament détruit la *spontanée;* puis on fait cesser la maladie artificielle en supprimant le médicament qui l'a produite. Sans s'occuper des causes internes des maladies, souvent obscures, ils ne combattent que les symptômes avec lesquels s'évanouit toujours, disent-ils, la cause interne qui y est identifiée; ils substituent les symptômes du remède aux symptômes du mal, pour arriver à la guérison de celui-ci; et pour cela ils ne donnent les médicaments qu'à des doses excessivement minimes, par la raison qu'exerçant immédiatement leur action sur l'organe malade, ils conservent toujours assez d'énergie pour provoquer des symptômes un peu plus intenses que ceux de la maladie à laquelle on veut remédier. En conséquence de ce principe,

1 grain de la substance médicamenteuse (vieux style) est mêlé à 99 grains de sucre de lait; puis un grain du mélange est mêlé à 99 autres grains de ce sucre, et ainsi de suite. Par ces *dilutions* ou ces mélanges, répétés jusqu'à trente fois, la dose de la substance médicamenteuse administrée n'égale pas même un quadrillionième ou un quintillionième de grain ! » L'homœopathie a pour axiome : *Similia similibus curantur;* la médecine hippocratique, au contraire, la vieille médecine, comme disent ironiquement ses détracteurs, a pour le sien : *Contraria contrariis curantur.* La première a été créé par Samuel Hannemanh, en 1810, en Allemagne; elle a fait quelque bruit par sa nouveauté, par son absurdité, et a enrichi quelques adeptes intéressés, mais elle n'a pu encore trouver ni une chaire ni un hôpital officiels.

*Éclectisme.* — L'éclectisme n'est point un système; c'est une méthode philosophique qui, appliquée aux sciences médicales, a pour but de rechercher dans tous les sytèmes, dans toutes les doctrines professées jusqu'à ce jour, les opinions raisonnables, les vérités qui s'y trouvent renfermées, pour en composer un corps de doctrine uniquement basé sur une sage et judicieuse expérience. L'éclectisme admet tout ce qu'il y a de bon dans l'humorisme, le solidisme, la doctrine physiologique, voire même dans l'homœopathie et dans tout autre système. Par conséquent le traitement qu'il comporte varie à chaque instant, selon le cas pouvant se rattacher à l'un ou à l'autre des systèmes ci-dessus dénommés. L'éclectisme est le drapeau autour duquel se rangent tous les esprits justes et honnêtes, parce que, dit l'immortel Bichat, « *Toute théorie exclusive de solidisme et d'humorisme est un véritable contresens pathologique.* » Ainsi que le professent toutes nos notabilités médicales, on nous verra donc prescrire tour à tour, suivant les cas, les toniques, les purgatifs, les spécifiques, quelquefois aussi la saignée, etc., etc.; et nous déclarons dangereuse toute pratique médicale dans laquelle on s'obstinerait à n'employer qu'un seul et même genre de médication.

*Humorisme.* — C'est le système de médecine dans lequel on attribue comme cause aux maladies une altération primitive des humeurs, et, déduisant d'après cette idée les indications thérapeutiques, on emploie les *évacuants* et les *dépuratifs* de préférence aux autres médications. L'humorisme remonte à l'antiquité; Galien en fut sinon l'inventeur, du moins le plus ardent propagateur. Ce système se présentait alors sous la forme grossière de l'*alchimie,* et les altérations humorales consistaient en ferments, principes acrimonieux. Grâce aux progrès de la chimie, de la physique, de la microscopie, ces altérations sont mieux connues ; et l'on sait à peu près la part qu'il faut attribuer à l'humorisme dans la production des maladies. Bien que les solidistes l'aient niée, cette part est assez considérable, elle augmentera encore au fur et à mesure que l'on se rendra un compte plus exact des modifications éprouvées par le sang sous l'influence des agents extérieurs, alimentation, air, habitudes, etc. C'est surtout dans la question des fièvres continues que l'humorisme ancien a joué le plus grand rôle. Les médecins ne voyaient en elles que maladies *muqueuses*, *bilieuses*, *pituiteuses*, qu'*humeurs peccantes* ; conséquemment, les purgatifs en constituaient pour ainsi dire tout le traitement. Molière a ridiculisé les *Purgon* de son temps.

*Solidisme.* — Système médical consistant à ne voir les maladies que dans les solides, à ne les considérer que comme affectant, primitivement du moins sinon exclusivement, les organes à cohésion solide. Pris dans cette acception, le solidisme est une doctrine fausse, exagérée, car il est évident que les liquides sont très souvent altérés, non pas seulement consécutivement à l'altération des solides, mais encore *primitivement*. Hoffman, Cullen, Brown surtout, portèrent à l'humorisme un coup terrible. Le système de Brown se résumait dans deux mots, encore conservés dans la science : pour ce grand réformateur, toutes les maladies étaient dues soit à un excès de force (*sthénie*), soit à trop de faiblesse (*asthénie*) : de là les *débilitants* ou les *toniques* pour toute thérapeutique.

*Physiologisme.* — Ceci rappelle le nom de Broussais. Cette doctrine consiste à ne voir dans les maladies que des fonctions, des fonctions organiques troublées. C'est assurément la meilleure manière de considérer les choses en médecine. Mais l'auteur de la *doctrine physiologique* a fait jouer un rôle trop important à l'*irritation*. Suivant lui, presque toutes les maladies dépendaient de l'exaltation de la sensibilité, et comme celle-ci a son siège dans les solides, il était au fond *solidiste*. Si on lui reprochait de tout réduire à l'irritation, l'illustre novateur répondait : « J'ai soutenu que la plupart des maladies dépendent de l'irritation, mais je n'ai pas prétendu qu'elles en fussent toutes le résultat.... D'ailleurs, continue-t-il, notre doctrine n'est point intitulée la doctrine de l'irritation, mais la *doctrine physiologique*. Elle repose nécessairement sur toutes les modifications que peut éprouver la vie, et non sur son exaltation, quoique celle-ci soit incomparablement plus fréquente..» On comprend d'après cela que la thérapeutique de Broussais dût être presque exclusivement antiphlogistique, c'est-à-dire propre à affaiblir l'excitation par les divers moyens débilitants, au premier rang desquels figuraient naturellement les émissions sanguines. Quoi qu'il en soit, le plus beau titre de Broussais à la gloire, c'est d'avoir montré qu'il fallait rattacher les désordres, les maladies, à des lésions organiques, et d'avoir arraché du cadre de l'humorisme les *fièvres* prétendues *essentielles*, pour en montrer les conditions matérielles de causalité. Dans toute affection quelconque il faut rechercher l'organe atteint. Aujourd'hui ce n'est plus ça ; on dit : « cherchez le microbe, » c'est le seul coupable ; et comme il affaiblit, détériore l'économie, opposez-lui les toniques, les excitants, les *antiseptiques*, lesquels sont justement l'antipode des antiphlogistiques.

Pourtant ces fameux microbes ont dû exister de tout temps ; on ne les connaissait pas, c'est vrai, mais tout de même ils ne devaient pas toujours faire le mort, d'autant que les saignées, les sangsues, la gomme, la privation du vin crainte de la gastrite, devaient leur préparer un milieu singulièrement favorable. Et pourtant le monde ne s'en portait pas plus mal ; les élèves de Broussais, tout le corps médical, mettaient sa méthode thérapeutique en usage, et les malades guérissaient, et l'on se faisait saigner à propos de rien, à cause d'un sentiment de fatigue éprouvé, d'un mal de tête. *Quantum mutatus ab illo!* La cause? La civilisation énervante, répond-on.

*Microbisme.* — Le mot *microbisme* a été créé pour exprimer le fait de l'intervention des microbes comme cause des maladies infectieuses et d'autres en nombre encore indéterminé. Mais il ne saurait s'appliquer à un système ou doctrine proprement dite, encore que ces mots, *système microbien*, *doctrine pastorienne*, etc., reviennent à chaque instant.

Les microbes ont dû certainement exister depuis l'origine des choses ; seulement n'existaient point de microscopes assez puissants pour nous les faire voir. Il s'est opéré un double progrès en physique et histoire naturelle, et qui dit *microbisme* dit rôle joué par les micro-organismes dans la production des maladies.

En 1675, Lauweneck mit le premier en circulation la notion de corps infiniment petits, auxquels il appliqua le nom de micro-organismes. Beaucoup plus tard, Sédillot proposa l'appellation de *microbes* (*micros*, petit ; *bios*, vie) ; rien de plus. Raspail imagina son système des infiniment petits, expression vague, ne s'appuyant sur aucune démonstration physico-physiologique.

Il fallait les expériences de Davaine, puis le génie de Pasteur, pour synthétiser les faits et démontrer le rôle puissant que jouent les microbes comme ferments, comme toxiques souvent, dans notre économie.

Ces *germes* sont d'espèces diverses et en nombre indéfini ; ils pullulent dans les airs, les eaux, la terre, les organismes. On leur applique, pour ainsi dire indifféremment, dans la science médicale, les noms de *bactéries*, *bacilles*, *vibrions*, *ferments*, *microcoques*, *microzymas*, etc. Sont-ils de nature végétale ou de nature animale ? Ni l'un ni l'autre, peut-on dire ; et, s'il y en a qui se montrent doués de mouvements, ceux-ci sont dus à des cils vibratiles qui en imposent. Ils ne sont pas le produit d'une *génération spontanée*, qui n'existe point (Pasteur) ; mais ils possèdent la propriété de se reproduire avec une intensité extrême et suivant un mode de prolifération inconnu. Exemple : un lait, qui au moment de sa réception ne renfermait que 93 organismes par centimètre cube, conservé à une température de 60 degrés F. pendant trois heures, en contient 100,000 ; après six heures, 250,000 ; après vingt-quatre heures, 5,700,000. Leur petitesse est de 4 à 6 millièmes de millimètres (Kohlemann).

Les microbes sont répandus partout. Le vent et les poussières les dispersent. Il y en a qui ont besoin d'oxygène pour vivre, Pasteur les a dénommés *aérobies* ; d'autres, au contraire, non seulement se passent d'air, mais périssent là où se dégage de l'oxygène : ce sont les *anaérobies*. Ces derniers exercent le rôle funèbre de déterminer la *putréfaction*, et sans leur intervention la terre serait jonchée, imprégnée de cadavres.

Mais nous n'avons à nous occuper que des *microbes pathogènes* ; or déjà ce sujet a été abordé à la page 202.

Les microbes comptent bien des espèces, caractérisées par la couleur, la forme, etc. Ils se dévorent entre eux, heureusement pour nous ; les moins forts sont absorbés par les cellules à globules blancs, genre de guerre qui a reçu le nom de *phagocytose*. La destruction n'étant pas complète, ceux qui survivent restent inactifs, sommeillent dans nos organes tant que ceux-ci ne leur ont pas offert un terrain propre à leur réveil et leur pullulation.

Les microbes sécrètent des matières qui sont toxiques et pour nous et pour eux-mêmes : ce sont les *ptomaïnes* et les *toxines* : aussi bien, quand une maladie microbienne guérit sans le secours des microbicides, c'est que lesdites matières ont tué leurs propres auteurs.

Ces particularités, d'ailleurs déjà indiquées, sont moins certaines que ce qui suit :

Quand un microbe, bien déterminé par sa forme, sa culture, est introduit dans les tissus d'un animal et qu'il produit une affection toujours la même ; lorsque ensuite avec les tissus de cet animal infecté on inocule d'autres animaux et que l'on reproduit, par culture, le microbe initial, on peut considérer celui-ci comme étant la cause de la maladie. Toutefois la genèse des maladies infectieuses ne s'explique point exclusivement par l'action microbienne ; il faut, pour que celle-ci se manifeste, l'opportunité morbide, c'est-à-dire un terrain propice au développement du germe. Or, cette opportunité est préparée, créée par des modifications du milieu interne ou externe, et ce sont elles qui font que le microbe a plus ou moins de virulence.

Tel est le fond de la *doctrine microbienne.*

Le professeur Peter ne voit dans tout cela rien de nouveau, si ce n'est qu'il y a en plus le microbe. « Rien n'est changé, dit-il. Vous parlez de résistance, d'opportunité de l'organisme pris en masse. Mais la cellule particulière s'y conforme. A organisme vigoureux, cellule solide; à organe débile, cellule impuissante. Dès lors on est ramené à la synthèse d'Hippocrate, *consensus unus.* » Ce raisonnement nous paraît sans réplique.

Mais il n'en reste pas moins l'indication de retarder, de combattre, d'éviter l'opportunité organique à l'action microbienne, ce que l'on a fait d'ailleurs de tout temps, inconsciemment, par l'emploi des aromatiques, de l'hygiène, etc., et ce que nous faisons aujourd'hui par expérience, en prescrivant les toniques, les stimulants, la désinfection, etc. Aussi bien, la cause morbigène étant déterminée, on a créé le mot *antimicrobisme* pour désigner l'ensemble des moyens propres à détruire ou éviter les microbes incarnant cette cause.

Ces moyens sont représentés par les procédés de désinfection, d'antisepsie et d'asepsie.

*Désinfection.* — Nous renvoyons, pour ce sujet, à la page 171.

*Antisepsie.* — Ensemble des précautions et faits propres à prévenir et combattre les maladies septiques ou microbiennes. Elle se distingue en A. externe et A. interne.

*Antisepsie externe.* Outre les procédés de désinfection, elle est spécialement appliquée par les chirurgiens, avant de procéder à des opérations sanglantes ou à des manœuvres quelconques dans des cavités naturelles. On commence par l'*asepsie*, c'est-à-dire par l'emploi des moyens de priver les instruments du pouvoir de favoriser le développement des microbes, ce que l'on désigne encore par *stérilisation.* Or, celle-ci veut qu'avant de procéder à l'opération, on se lave les mains à l'eau chaude et au savon avec une brosse assez dure, qu'on les plonge ensuite dans l'alcool, puis dans une solution à 5 p. 1,000 de sublimé corrosif.

On sait que la manière de stériliser l'eau consiste simplement à la faire bouillir avant de s'en servir. Mais après le refroidissement hygiénique, il faut lui rendre sa légèreté, et pour cela l'agiter, ce qui détruit le succès de la stérilisation.

S'agit-il d'ouvrir un abcès, il faut laver la région avec de l'eau phéniquée à 5 p. 100; puis l'abcès étant vidé, injecter dans sa cavité une certaine quantité de la même solution, qu'on en fera sortir ensuite. Les instruments auront bouilli d'avance pendant dix minutes dans de l'eau filtrée ou de source, et, au moment de l'opération, on les place dans un plateau de verre ou de porcelaine, où ils baignent dans une solution phéniquée. Après l'opération, les laver à l'eau tiède et les renfermer à l'abri du contact de l'air.

Les *éponges* sont d'un nettoyage difficile; aussi beaucoup de chirurgiens préfèrent des tampons de ouate ou des morceaux de gaze. Une excellente substance est le tissu éponge qu'on savonne à grande eau, puis qu'on fait bouillir pendant dix minutes dans une solution phéniquée forte.

Les *fils à ligature* doivent être préparés avec de la soie qu'on fait bouillir quelques minutes et qu'on conserve dans le sublimé.

La protection de la plaie après l'opération se fait au moyen de *gaze iodoformée* ou *phéniquée* et mieux encore avec une pommade à l'iodol ou l'iodoforme, qui empêche tout contact nuisible.

Pour avoir des *drains parfaitement aseptiques*, les laver au savon, les faire bouillir et les conserver dans une solution de sublimé ou d'acide phénique.

Il faut qu'on sache bien que toutes les fois qu'il existe une solution de continuité quelconque de la peau, les microbes pathogènes peuvent s'introduire dans l'économie; toutes les membranes muqueuses — car elles communiquent avec l'extérieur — leur offrent aussi une porte d'entrée, qui est le plus largement ouverte dans les voies pulmonaires.

L'accouchement et ses suites, la menstruation elle-même, favorisent leur introduction. Or, les précautions précitées sont à ne pas être négligées, et c'est grâce à elles, certainement, que le chiffre des accidents consécutifs aux opérations chirurgicales a très considérablement diminué, et que la chirurgie moderne ne recule point en présence des amputations, résections, etc., que l'on aurait crues impossibles avant l'antisepsie.

*Antisepsie interne.* — Tandis que l'antisepsie externe repose, la plupart du temps, sur l'*asepsie* ou stérilisation des objets quelconques servant aux opérations, il s'agit, pour l'antisepsie interne, d'aller attaquer les microbes jusque dans l'intimité des organes, des tissus. Mais une difficulté inéluctable se présente : que le microbe habite le sang ou les tissus, ce n'est qu'à la condition de pénétrer dans le sang que la substance parasiticide pourra arriver jusqu'à lui. Elle pénétrera dans le sang par divers intermédiaires, par le tube digestif, par la surface pulmonaire, par la voie sous-cutanée, elle y arrivera plus vite, plus sûrement, par l'introduction directe, par l'injection intra-veineuse, mais celle-ci offre trop de dangers. Restent les voies digestives, les pulmonaires (inhalations), le tissu cellulaire (injections sous-cutanées, vaccination). Ce sont là des méthodes qu'il n'est pas de notre sujet d'exposer en termes techniques; il faut d'abord rechercher, pour une maladie infectieuse déterminée, les substances qui se montrent le plus nuisibles au microbe de cette maladie; choisir parmi ces substances celles qui sont le moins nuisibles à l'homme.

L'*antisepsie intestinale* a été essayée par le charbon et d'autres substances insolubles, telles que le salicylate de bismuth, l'iodoforme, le charbon iodoformé, le naphtol, le phénol, etc. De tout cela il résulte que l'antisepsie médicale n'a réalisé que bien peu de progrès. Heureusement que l'organisme peut lutter souvent avec avantage et que la science est en possession de moyens qui modifient la nutrition des microbes ainsi que leur virulence, et entravent leur multiplication ; l'hygiène, de son côté, bien comprise, rend plus résistante l'économie et affaiblit par suite, annihile même leur pouvoir morbigène.

*Vaccination antimicrobienne.* — Une matière sécrétée par un agent morbifique est introduite sous la peau ; elle se répand dans le corps de l'animal infecté ; elle y prépare l'état qui doit amener la guérison et qui empêchera la récidive. L'immunité qu'elle produit n'est effectuée qu'au bout de quatre jours, et persiste, quoique la matière vaccinante s'élimine par les urines. Cette immunité est due à ce que les humeurs et les tissus sont chimiquement autres de ce qu'ils étaient avant d'être devenus *bactéricides*, état qui est la seule cause de l'*immunité acquise.* Ces lois sont établies sur des expériences nombreuses faites sur les animaux, lapins, cobayes, et à l'aide de la culture pyocyanique, qui est très virulente.

## SECT. II. — PATHOLOGIE SPÉCIALE

Suivant les dispositions de notre plan général, il ne s'agit plus de discourir sur les causes, les symptômes, la marche, etc., des maladies (Pathologie générale), mais d'étudier un à un les divers états morbides. Or, ici se présente une nouvelle bifurcation.

Parmi ces affections, les unes peuvent être considérées comme *maladies typiques*, c'est-à-dire pouvant atteindre des organes ou des appareils variés, sans perdre de leurs caractères types; les autres comme troubles, altérations, *spéciaux* à certains organes déterminés.

C'est dans cette seconde classe que nous retrouverons notre classification des organes, fonctions, maladies, en ceux de Relation, de Nutrition et de Reproduction.

### SOUS-SECT. I. — MALADIES TYPIQUES

Tout d'abord il s'agit d'établir une *Classification des maladies*.

Comme elles sont nécessairement des conséquences de troubles survenus dans les propriétés vitales, celles-ci se montrant ou affaiblies, ou exaltées, ou perverties, elles se divisent pareillement en

Maladies { par exagération / par diminution / par perversion } des propriétés vitales.

Quant aux luxations, fractures, plaies, elles ne peuvent être réputées maladies que du moment où elles mettent en jeu l'action vitale, car jusque-là ce ne sont que des accidents d'ordre physique, matériel. Quoi qu'il en soit, nous en formerons une cinquième classe, après la quatrième comprenant les empoisonnements.

#### CLASSE 1re. — IRRITATIONS.

*Irritation* avec augmentation de sensibilité, de calorique et de mouvement circulatoire sanguin : *inflammation*.

*Irritation* avec augmentation du mouvement nutritif : *hypertrophie*.

*Irritation* avec augmentation de l'action sécrétoire : *hypercrinie*, *hydropisie*, *catarrhe*.

*Irritation* avec suractivité de la circulation sortie du sang de ses vaisseaux : *congestion*, *hémorrhagie*.

*Irritation* avec exaltation de la sensibilité nerveuse : *névrose*, *névralgies*.

CLASSE II. — ATONIES.

*Atonie* par faiblesse de circulation, de calorique, de sensibilité : *asthénie*.

*Atonie* par anéantissement de la circulation, du calorique et de la sensibilité : *gangrène*.

*Atonie* par diminution de force nutritive : *atrophie*.

*Atonie* par affaiblissement de la contractilité organique des vaisseaux, et de la plasticité du sang : *hémorrhagies passives*.

*Atonie* par dépression ou anéantissement de sensibilité et de motricité : *asphyxies*, *paralysies*.

*Atonie* par diminution des principes vivifiants du sang : *anémie*, *chlorose*, *scrofulose*, *tuberculose*.

*Atonie* de résistance des canaux et des cavités : *dilatations*.

CLASSE III. — PERVERSIONS VITALES.

*Perversion de nutrition : scrofules*, *tubercules*, *cancer*, *végétations*, *loupes*, etc., etc.

*Perversion de l'innervation : névralgies*, *névroses*.

*Perversion des sécrétions :* Troubles des produits de sécrétion de l'urine, de la bile, du lait, etc.

CLASSE IV. — TOXIHÉMIES.

*Toxihémie* par principes miasmatiques, *virus*, *microbes*, *substances toxiques*, *parasites*, *altérations du sang*.

CLASSE V. — LÉSIONS DE RAPPORTS.

Cette classe comprend par ordre alphabétique : *contusions*, *déplacements*, *fractures*, *fistules*, *luxations*, *plaies*, *ulcères*.

Cette *classification* n'est ni meilleure ni moins bonne que toute autre, mais elle a l'avantage d'embrasser, dans un étroit tableau, toutes les modifications subies par les organes et les fonctions, ce qui facilite les distinctions pathologiques. Elle comprend donc cinq classes premières de maladies, dans chacune desquelles se rangent, par groupes secondaires, les affections qui présentent des caractères analogues. Or, pour en revenir à la *nature* des affections morbides, nous dirons qu'il est convenu de la faire reposer sur les caractères principaux communs à chaque groupe primitif ou secondaire. Ainsi, en parlant d'une maladie, nous dirons qu'elle est de *nature inflammatoire*, *nerveuse*, *hémorrhagique*, *cancéreuse*, etc., suivant qu'elle appartient aux inflammations, aux névroses, aux hémorrhagies ou aux cancers ; ceci est une fracture, cela un ulcère, et ainsi de suite.

Toutefois, on ne saurait considérer comme parfaitement distinctes et isolées les grandes classes de maladies, ni leurs groupes secondaires. Les objets qu'ils embrassent sont d'une nature si complexe qu'ils se refusent à une caractéristique exacte, rigoureuse. L'on ne s'étonnera donc pas si la plupart des maladies rangées dans une classe peuvent trouver place dans une autre, en raison des analogies de causes ou de symptômes. Par exemple, les atonies pourraient se rattacher aux irritations, car elles sont souvent l'effet secondaire de l'inflammation ; la perversion des propriétés vitales est toujours accompagnée de leur exagération ou de leur diminution ; la gangrène est fille souvent de l'inflammation ; la paralysie succède à une hémorrhagie cérébrale ; les effets de l'irritation dominent dans les maladies de la quatrième classe, etc. C'en est assez pour faire comprendre qu'en *pathologie tout se lie*, tout s'enchaîne, comme en physiologie, et que créer une bonne classification des maladies est chose impossible.

Mais ici se présente une difficulté. De ce que la plupart des états morbides sont susceptibles de se montrer dans plusieurs, quelquefois même dans tous les organes à la fois, faut-il les décrire à propos de chaque partie du corps ? Ce serait tomber dans des redites fastidieuses. Pour éviter cet inconvénient, nous ferons d'abord l'histoire générale de ces maladies, faute d'une meilleure rubrique ; puis, toutes les fois qu'il devra en être question en parcourant les différentes régions du corps, nous renverrons à l'exposé préliminaire qui en aura été fait : de cette manière, nous aurons le triple avantage d'économiser le temps et l'espace, de simplifier la pathologie et de rendre son étude plus facile.

Donc nos *maladies typiques*, communes à un plus ou moins grand nombre d'organes, se nomment : *irritation, inflammation*, *abcès*, *hémorrhagie*, *catarrhe*, *hyperdiacrisie*, *hydropisie*, *névralgie*, *névrose*, *hypertrophie*, *atrophie*, *paralysie*, *gangrène*, *cancer*, *scrofule*, *tubercule*, *polype*, *kyste*, *tumeur*, *contusion*, *plaie*, *ulcère*, *dilatation*, *déchirure*, *déplacement*, *corps étrangers*, *fistule*, *parasite*, *hydatide*.

CHAP. I^er^. — DE L'IRRITATION.

Sthénie, Hypersthénie.

*A.* L'*irritation* consiste dans l'augmentation de l'action organique d'une partie. C'est la *sthénie* (de *sthénos*, force), par opposition à l'*asthénie* ou *atonie*, dont la description sera faite ci-après. C'est un état dans lequel la limite de l'excitation nécessaire à l'exécution libre et facile des fonctions de la partie qui en est le siège est dépassée. Comme elle n'est que l'exagération de l'irritabilité, laquelle constitue le pouvoir des tissus vivants d'être excités dans leurs mouvements et leur nutrition par les agents extérieurs, l'irritation peut se développer dans tout tissu où la vie se manifeste; conséquemment, elle doit se montrer surtout prononcée dans ceux qui jouissent de propriétés vitales actives : ce qui a lieu en effet.

*B.* Le phénomène le plus général en pathologie est l'*irritation*, de même qu'en physiologie c'est l'*excitabilité*. L'irritation devient appréciable dans tout accroissement de l'action organique : Broussais l'avait regardée comme le lien théorique qui devait enchaîner tous les faits pathologiques. Ce médecin célèbre admettait bien un état opposé, l'*asthénie* ou *atonie*, mais il pensait que c'était là le plus souvent un effet de l'irritation, laquelle, à force d'exciter les organes, les plongeait dans la débilité. Ce principe est vrai dans bien des cas, seulement il a été tellement exagéré par son auteur que la *doctrine de l'irritation* a été, sous ce rapport, abandonnée.

*C.* Non seulement l'irritation n'est pas le point de départ de toutes les maladies, mais elle est elle-même complexe dans sa nature, sa manière d'être, attendu que ses phénomènes varient suivant les causes et les tissus envahis. Cela est si vrai que les moyens qui la guérissent dans un cas sont insuffisants dans un autre, et que parfois elle ne cède qu'à un traitement qui la développerait inévitablement dans d'autres circonstances. Exemple : La membrane muqueuse de la bouche est susceptible de devenir le siège d'inflammations de diverse nature : quand elle est due à une cause externe, à l'action d'un caustique, d'une brûlure, par exemple, l'inflammation est simple, franche, et les meilleurs remèdes à lui opposer sont les émollients. Mais survient-elle sous l'influence d'une altération des liquides, comme dans le scorbut par exemple, dans ce cas les antiphlogistiques ne font que l'aggraver et, pour la combattre efficacement, il faut recourir aux astringents, aux toniques, aux acides, quelquefois même aux caustiques. Voici un autre cas emprunté aux affections de l'œil. L'ulcère de la cornée s'accompagne ordinairement de vive inflammation, et cependant les collyres astringents conviennent mieux que les adoucissants, parce que les maladies de la cornée surviennent ordinairement chez des individus doués d'une constitution scrofuleuse ou tout au moins très lymphatique. Ces considérations, qui seraient mieux placées dans l'article *Inflammation*, reviendront plusieurs fois dans le cours de cet ouvrage.

*D. Causes.* — L'irritation se développe sous l'influence des mêmes causes que celles qui mettent en jeu l'action vitale ; seulement elles agissent avec plus d'intensité. Ainsi que nous l'avons dit déjà, celles-ci exercent leur action sourdement, avec lenteur, elles préparent longtemps à l'avance l'économie à subir l'état morbide ; telles autres, au contraire, agissant avec plus d'énergie, produisent une irritation plus prompte, qui se dissipe aussi bien plus vite, parce qu'elle se développe dans un organisme sain, non débilité, non altéré dans ses humeurs. L'inflammation du poumon survenant chez un individu bien portant, mais brusquement exposé à un refroidissement, est subite, franche, rapide dans sa marche ; au contraire, elle se montre insidieuse, obscure, mal caractérisée dans la fièvre typhoïde, la rougeole, la scarlatine, la grippe et dans les affections infectieuses ou microbiennes. La raison en est que dans le premier cas la phlegmasie rencontre une organisation excellente, placée dans de bonnes conditions, tandis que dans le second cas elle y est préparée par une modification antérieure des propriétés vitales ou des humeurs de l'économie.

*E. Symptômes.* — L'irritation ou augmentation de l'action vitale ne produit d'abord qu'une légère altération dans le tissu et les fonctions de l'organe qui en est le siège. Ce tissu peut paraître intact dans ce premier degré. Mais si l'irritation persiste, augmente, il devient bientôt le siège d'une profonde modification, qui, portant sur la nutrition, l'innervation et la circulation, produit des altérations matérielles ou vitales évidentes. Cette question, sur laquelle nous avons dit quelque chose déjà (p. 193), touche au côté le plus obscur et le plus débattu de la pathogénie. Quand il s'agit d'une contusion ou d'une plaie, par exemple, la réponse n'est pas embarrassante ; il est évident que la lésion matérielle, la solution de continuité, est la première apparue.

On peut se demander dès lors lequel est initial, du trouble fonctionnel ou de la lésion organique.

Sans doute, la plaie n'est pas une maladie par elle-même, c'est une cause de trouble des actes vitaux, des tissus lésés; car là où il n'y a pas encore dérangement de la circulation, de la sensibilité, du mouvement, il n'y a pas maladie : un être qui naît sans bras n'est pas pour cela malade. La question reste donc ici la même; et l'on peut appliquer aux maladies par causes déterminantes comme à celles par causes prédisposantes, cet axiome, qu'il *est difficile d'assigner l'initiative à l'action vitale plutôt qu'à l'altération matérielle.*

L'irritation, quand elle s'élève au degré *pathologique*, naît, se développe, décroît et se transmet en obéissant aux mêmes lois que quand elle reste physiologique : cela doit être puisqu'elle n'est qu'un degré plus élevé de cette dernière. Dans l'un et l'autre cas, elle se développe sous les mêmes influences; elle se montre d'autant plus prononcée que les tissus qui en sont le siège sont doués de plus de vitalité; elle se propage d'organe à organe, selon la loi des sympathies et des connexions fonctionnelles. (I, p. 496.)

*F.* L'irritation *sympathique* est celle qui se porte par retentissement sur des organes autres que ceux primitivement affectés. Elle se montre tout d'abord dans le système circulatoire, dont elle augmente l'activité : ainsi, la *fièvre* qui résulte de cette *sympathie morbide* est un phénomène vital, se traduisant par une triple réaction de cœur, du mouvement circulatoire et de l'innervation contre le stimulus morbide; autrement dit, la fièvre est un effet par retentissement de la partie souffrante sur l'appareil central de la circulation, qui s'en émeut en vertu du consensus physiologique, du lien caché, mystérieux, qui établit la solidarité organique. (V. *Inflammation*, *Fièvre*, *Réflexe (action.)*)

*G.* L'irritation se propage encore en suivant la direction des canaux et du cours des liquides; elle traverse l'épaisseur des parties pour s'emparer des tissus dont la structure ou les usages sont analogues à ceux des parties qu'elle occupait primitivement; plus souvent encore elle se propage par *irradiation*, en rayonnant autour de son foyer. Mais jamais l'irritation ne devient générale, quoiqu'elle puisse troubler quelquefois toutes les fonctions à la fois, par voie de sympathie ou d'action réflexe.

*H.* Lorsque l'irritation occupe plusieurs organes simultanément, la souffrance de l'un d'eux masque toujours plus ou moins celle des autres. Toutefois, l'irritation dominante une fois éteinte, si le *stimulus* morbide n'a pas épuisé toute son action, l'irritation momentanément dominée se réveille, parcourt ses périodes, et persistera alors que le stimulus aura disparu, parce que l'effet survit toujours plus ou moins de temps à la cause, témoin le phlegmon qui se développe après l'enlèvement de l'épine qui l'a provoqué.

*I.* Ainsi que nous le montre le tableau des cinq classes de maladies, l'irritation (première classe) présente six formes principales, ou est susceptible de six modifications spéciales. — 1° *Irritation inflammatoire ;* elle s'accompagne de chaleur, de douleur et de tuméfaction dans la partie qui en est le siège, c'est l'inflammation. — 2° *Irritation sub-inflammatoire*, équivalant à l'inflammation chronique primitive, laquelle produit douleur, chaleur et tuméfaction obscures. — 3° *Irritation nutritive :* elle donne lieu à une augmentation de tissu plus ou moins considérable, sans phénomènes très appréciables d'irritation inflammatoire, et cause l'hypertrophie. — 4° *Irritation nerveuse :* source des névralgies et des névroses, dans lesquelles la sensibilité est exaltée sans qu'il y ait chaleur, rougeur et tuméfaction proportionnelles dans le tissu irrité. — 5° *Irritation hémorrhagique :* elle s'accompagne d'une exhalation de sang à la surface ou dans l'épaisseur des tissus, et cause les écoulements sanguins, les hémorrhagies. — 6° *Irritation sécrétoire*, déterminant les hydropisies, les écoulements muqueux, etc., trouble vital qui se manifeste surtout par un surcroît d'action des organes exhalants et sécréteurs.

Avant de traiter de ces six formes de l'irritation, indiquons-en le traitement général.

*J. Traitement de l'irritation.* — Par cela seul qu'elle n'est autre chose que l'exagération de l'action vitale, sa thérapeutique se devine. Ce qu'il faut faire, en effet, c'est ramener l'irritabilité à son rythme normal. Or, les moyens à employer pour cela sont évidemment les *Atoniques*, repos, émollients, calmants, antiphlogistiques, etc. On combine ces divers moyens suivant les circonstances, et comme nous l'expliquerons dans chaque cas particulier.

*A.* On a défini l'*inflammation* irritation morbide des tissus organiques, avec exaltation de la sensibilité, augmentation de chaleur, afflux de sang plus considérable que dans l'état normal. Cette définition n'est pas plus satisfaisante que celle que nous avons donnée de la vie, parce que nous ne connaissons pas mieux la nature de l'inflammation que celle de l'innervation, de l'irritation, de la vie.

L'inflammation a pour siège le réseau des vaisseaux capillaires, et pour premier effet celui de les rétracter et d'accélérer le cours du sang. Bientôt ces vaisseaux se dilatent, la circulation s'y ralentit, les globules du sang se heurtent les uns contre les autres et le mouvement s'arrête. Alors s'opèrent des déchirures, les globules sortent de leurs petits canaux, une exsudation fibrineuse se fait sous le nom de *lymphe plastique* et celle-ci détermine des gonflements, des indurations, etc. (*processus*).

## CHAP. II. — DE L'INFLAMMATION EN GÉNÉRAL.

### Phelgmasie, phlogose, irritation inflammatoire.

*A*. Voici quelle serait la *théorie physiologique de l'inflammation* : la contraction des capillaires sanguins est due, au début, à une excitation des nerfs vaso-moteurs ; leur dilatation consécutive est l'effet de la paralysie de ces mêmes nerfs, car les excitations des vaso-moteurs sont suivies de l'affaissement de leurs parois vasculaires et de leur dilatation par afflux ou stase du sang. Si la dilatation est momentanée, il n'y a que *congestion ;* si elle a une plus longue durée, les globules ne circulent plus, et alors naît l'*inflammation*, avec ses conséquences.

Des cinq formes de l'irritation (p. 281, I), l'inflammatoire est de beaucoup la plus fréquente ; non seulement elle peut se manifester, à titre d'affection primitive, dans tous les organes, mais elle complique souvent les divers autres états morbides. Elle constitue par conséquent un phénomène presque aussi général que l'irritation, dont elle ne fait que compléter l'histoire.

L'inflammation reçoit un nom particulier dans chaque organe, nom formé le plus souvent de l'étymologie grecque de cet organe, et de la désinence *ite* ou *ie*, qui signifie inflammation. Ainsi, on appelle *gastrite* (de *gastêr*, estomac) l'inflammation de l'estomac ; *cérébrite*, celle du cerveau ; *arthrite*, celle des articulations ; *métrite*, celle de la matrice ; *pneumonie*, celle du poumon ; *hépatite*, celle du foie, etc., etc.

*B. Causes.* — Les causes de l'inflammation, extrêmement nombreuses, se trouvent généralement dans tous les agents hygiéniques dont l'emploi et l'application sont mal dirigés. Nous ne pouvons les passer en revue, car il faudrait reprendre en sous-œuvre toute la physiologie et l'hygiène. Nous signalerons, comme plus fréquentes et actives, celles-ci : violences extérieures, blessures, chutes, contusions, etc. ; irritants de toute nature, agents chimiques, physiques, mécaniques ; irritants internes, aliments excitants et échauffants, alcooliques, poisons, etc., secousses morales, accès de colère, chagrins ; virus, venins, miasmes, poussières irritantes, etc. Toutes ces causes sont déterminantes. Nous savons aussi combien il importe de tenir compte des causes *prédisposantes*, tant internes qu'externes (p. 197 à 199.)

*C.* D'après la doctrine microbienne, voici quelle serait la théorie de l'inflammation. D'abord, la *diapédèse* en est le phénomène dominant. Les bactéries provoquent sur le point où elles se présentent une exsudation diapédésique due aux propriétés des matières qu'elles sécrètent. De ces matières, les unes provoquent, les autres empêchent la diapédèse. Les leucocytes montrent une irritabilité particulière en leur présence, c'est ce que l'on appelle *chimiotaxisme;* et la substance qui, par son action sur le système nerveux, empêche la dilatation vasculaire (diapédèse) est nommée *anectasine*. « Il est une autre substance bactérienne dont l'action générale est excitante pour le centre vaso-dilatateur et amène dans les régions d'où part une irritation une congestion réflexe plus énergique, une exsudation séreuse plus abondante, une diapédèse plus intense. Cette substance antagoniste de l'anectasie, je la nomme *ectasine*. » (Bouchard.)

*D. Symptômes.* — L'inflammation a pour symptômes principaux *douleur*, *rougeur*, *chaleur*, *tuméfaction*. Ces quatre phénomènes pathognomoniques ne permettent pas, quand ils se trouvent réunis, de douter de la nature inflammatoire de la maladie. Quand ils se montrent isolés, ils n'ont plus la même valeur parce que : 1° La rougeur, toute seule, ne signifie rien, au point de vue du diagnostic de l'inflammation, d'abord parce qu'elle peut être due à une congestion sanguine purement morale ou mécanique, sans existence de phlegmasie, ainsi que cela se voit dans la coloration de la face survenant sous l'influence d'une émotion ou d'une cravate trop serrée, etc. ; ensuite, parce qu'elle n'est pas accessible à la vue quand la phlegmasie siège dans les organes intérieurs. 2° L'augmentation de chaleur est sans valeur, car elle peut se développer sous la seule influence nerveuse, sans qu'il y ait inflammation ; d'ailleurs, si le phénomène n'était dû qu'à la simple accumulation du sang, il devrait apparaître dans les congestions par causes mécaniques ; or, cela n'a pas lieu.

3° La douleur n'est pas davantage un signe d'inflammation quand elle n'est pas accompagnée des trois autres signes ; d'une part, en effet, elle est à peine marquée, obscure même dans les inflammations des organes peu riches en vaisseaux sanguins et nerfs ; et par contre se montre parfois intense sans qu'il y ait la moindre trace de phlegmasie, comme dans les névralgies, par exemple.

4° Quant à la tuméfaction, ce signe est encore moins significatif, puisqu'il peut être dû à une accumulation d'eau, de graisse, d'air, de matières excrémentielles, et que d'ailleurs il est presque nul dans les inflammations des nerfs, des membranes muqueuses et séreuses.

Donc, il résulte de cette analyse que l'inflammation est peu connue dans sa nature. C'est un phénomène dont aucune explication plausible ne peut être donnée, malgré ce qui vient d'être exposé au paragraphe *B* ci-dessus.

Telle est la signification physiologique des phénomènes appelés *douleur*, *rougeur*, *chaleur* et *tuméfaction inflammatoires;* ils expriment un certain mode de manifestation vitale, un état d'exaltation, de surexcitabilité des propriétés vitales, dont le degré d'intensité donne la mesure de la réaction organique provoquée par le *stimulus* morbide. Ils représentent les actes réactionnels que nous désignons par *symptômes locaux*, lesquels sont comme une véritable *fièvre locale*, bornée à la partie enflammée. Ainsi, dans le panaris le doigt est douloureux, rouge, chaud, tuméfié : c'est évidemment là un mouvement d'exaltation vitale, une *fièvre locale*, vraie, limitée au doigt, à la partie souffrante.

*E.* Outre les symptômes locaux (douleur, rougeur, chaleur, gonflement), qui marquent le début de l'inflammation, celle-ci, pour peu qu'elle soit intense ou qu'elle occupe un organe dont les liens sympathiques avec les principaux appareils soient étroits et puissants, donne lieu à des troubles divers de la circulation, de la respiration, de l'action cérébrale, des fonctions digestives, etc., lesquels constituent les *symptômes secondaires* ou *généraux*, dont l'ensemble se nomme l'*appareil fébrile* ou *fièvre symptomatique*, laquelle, de son côté, traduit le degré de réaction des forces générales de l'économie contre le *stimulus* inflammatoire.

Mais une objection se présente. Puisque les symptômes généraux succèdent aux locaux, d'où vient que ces derniers font défaut quant un individu est pris de fièvre, brusquement et au milieu de la plus belle santé? La science et l'observation répondent : Lorsqu'une fièvre de cette espèce survient, c'est que la santé était plus apparente que réelle; un principe morbide quelconque, miasme, germe, microbe, virus, etc., s'était introduit dans l'économie depuis un temps plus ou moins long et avait sourdement altéré, empoisonné les humeurs; il y a eu là une sorte d'incubation, à la manière de la rage par exemple, qui n'éclate que deux mois après l'inoculation du virus, ou à la façon de la fièvre pernicieuse, qui se déclare longtemps après la cessation des effluves marécageux. (V. *Fièvres*, *Fièvres éruptives*, etc.)

Ainsi, considérée d'une manière générale, *toute fièvre indique qu'il y a lutte entre la vie et un élément ennemi.* Si cette lutte est bornée à une partie circonscrite, c'est la *fièvre locale*, L'INFLAMMATION ; si elle entraîne les grandes fonctions à la révolte, à la résistance contre l'ennemi trop menaçant, elle donne lieu à la *réaction fébrile générale*, à la FIÈVRE proprement dite.

*F.* Donc la *fièvre* n'est qu'un phénomène symptomatique, et non une affection essentielle ou primitive. Une légère modification du sang peut la faire naître. Quand un appareil fébrile apparaît d'emblée, c'est qu'un principe morbifique est caché dans les liquides qu'il altère sourdement, et se répand avec eux dans toute l'économie, la troublant bientôt et provoquant la réaction (p. 192).

Il a été question déjà des modifications subies par le sang dans les maladies (p. 230-232). Lorsqu'une inflammation d'une certaine importance (pleurésie, arthrite, par exemple) existe, le sang devient plus fibrineux, et au lieu de 3, chiffre normal, la fibrine s'élève à 4 et 9. Cette augmentation n'a lieu qu'après l'établissement de la phlegmasie et paraît être la cause principale de la *couenne inflammatoire* (p. 232). Aussi, quand celle-ci ne se montre pas dans le sang de la première saignée, il n'en faut pas conclure qu'il n'y a pas inflammation. Outre que la couenne n'est pas constante, plusieurs circonstances, survenant dans l'opération de la saignée et le mode d'écoulement sanguin, peuvent s'opposer à sa formation. Au reste, il n'est plus question de l'aspect du sang depuis qu'on a renoncé à la phlébotomie.

Les tissus, quand ils sont frappés d'inflammation, non seulement augmentent de volume, mais deviennent plus lourds, plus denses ou plus mous, durs au toucher, friables ou cassants, suivant le degré de la phlegmasie. Ils subissent aussi les altérations dont il est parlé à l'article inflammation chronique.

*G. Terminaison.* — L'inflammation est susceptible de plusieurs modes de terminaison comme : résolution, delitescence, métastase, suppuration, gangrène, état chronique.

La *résolution* (de *resolvere*, résoudre) est le retour de la partie enflammée à son état naturel par la cessation graduelle de la phlegmasie, c'est-à-dire disparition de la chaleur, de la rougeur, de la douleur et des liquides épanchés. Cette terminaison est la plus favorable, celle qu'on doit s'efforcer d'obtenir par l'emploi bien dirigé des antiphlogistiques. Nous ne posons ici que des règles générales, les développements viendront lorsque nous suivrons l'inflammation dans chaque organe isolé.

La *délitescence* (de *delitescere*, se cacher) est la disparition subite de l'inflammation, avant qu'elle ait parcouru toutes ses périodes ; cette disparition ne cause aucun accident et n'est suivie d'aucune altération dans une autre partie.

*Métastase*, au contraire, est la disparition de la phlegmasie ou de son produit et son transport sur un autre organe. Cette issue peut être très dangereuse lorsqu'un viscère important devient le siège du *stimulus* morbide déplacé. L'érysipèle, le rhumatisme, la goutte, les névralgies, les dartres, etc., sont des affections qui se déplacent avec facilité, et dont les métastases sont le plus à redouter.

*Suppuration, mortification, état chronique*. Tels sont d'autres modes de terminaison de l'inflammation ; mais, vu leur importance, des articles spéciaux leur seront consacrés sous les titres : *Abcès, Gangrène et inflammation chronique*.

### Caractère de l'inflammation suivant la nature des tissus.

L'inflammation ne se présente pas avec des caractères identiques dans les divers tissus ; elle offre au contraire des différences très grandes comme intensité, marche, durée, terminaisons, effets, traitement, suivant qu'elle occupe le système cellulaire, les parenchymes, le tissu nerveux, les vaisseaux, les muqueuses, les séreuses, les os, etc. Essayons de faire sentir ces nuances, elles nous serviront de jalons pour suivre avec plus de fruit l'étude ultérieure des inflammations des divers organes.

*A. Inflammation du tissu cellulaire*. — Nulle part l'inflammation ne se montre aussi aiguë, aussi rapide dans sa marche, et ne s'accompagne d'une réaction locale aussi prononcée que dans le tissu cellulaire. Pourquoi cela ? Parce que ce tissu générateur est extrêmement vascularisé, d'une contexture lâche, doué d'une grande vitalité, très favorable au mouvement fluxionnaire des liquides. Le *phlegmon* nous présente le type de ce genre de phlegmasie, où *rougeur, chaleur, douleur* et surtout *tuméfaction* sont très prononcées (p. 289). Si l'inflammation occupe une certaine étendue, elle provoque une réaction sympathique générale plus ou moins intense qui se traduit par de la fièvre, du délire même. Sa terminaison la plus ordinaire, inévitable même dès qu'elle dure au delà de deux ou trois jours, est la suppuration. (V. *Phlegmon, Abcès*.)

*B. Inflammation du tissu parenchymateux*. — Dans les organes parenchymateux (foie, poumons, reins), l'inflammation se montre très intense ; mais comme ces viscères contiennent, en outre du tissu cellulaire, des tissus plus denses, moins vasculaires, elle offre des caractères mélangés, qu'on devine en quelque sorte. La rougeur, la chaleur et la tuméfaction classiques sont modérément prononcées, non appréciables d'ailleurs dans les organes intérieurs. Mais si les symptômes locaux sont moins développés que dans le phlegmon, les phénomènes de réaction générale (fièvre) sont plus prononcés, car il existe de très étroites sympathies entre ces organes et les principaux instruments de la vie. Cela explique pourquoi dans le degré le plus faible de l'inflammation du poumon, du foie, du rein, il se manifeste de la fièvre, tandis que dans un phlegmon circonscrit, tel que le furoncle ou le panaris par exemple, le mouvement fébrile est souvent à peine marqué, bien que les signes d'une vive inflammation existent. La suppuration est plutôt l'exception que la règle dans ces tissus ; mais comme leur texture est assez dense en même temps que vasculaire, l'induration et le ramollissement n'y sont pas rares, non plus que l'état chronique. (V. *Inflammation chronique.*)

*C. Inflammation du tissu nerveux.* — Les symptômes locaux (rougeur, chaleur et gonflement) sont peu prononcés dans l'inflammation de la pulpe nerveuse. Les symptômes généraux ne sont pas non plus très intenses ; mais les troubles qui se rattachent directement aux fonctions de ce genre de tissus sont très graves, parce qu'alors la diminution ou la perte de la sensibilité et du mouvement sont inévitables ; de plus, ces effets persistent après l'inflammation, si, comme cela arrive fréquemment, la pulpe nerveuse, à cause de son peu de cohésion, passe à l'état de ramollissement ou de suppuration. (V. *Cérébrite, Myélite, Névrite.*)

*D. Inflammation des vaisseaux sanguins.* — Les conséquences en sont généralement graves : heureusement elle n'est pas très fréquente. Ses effets diffèrent du reste, selon qu'ils sont imputables à la phlegmasie des artères ou à celle des veines.

Dans les *artères*, l'inflammation est ordinairement obscure ; il n'y a presque pas de douleur, ni rougeur, ni tuméfaction, et la réaction générale n'est pas non plus très appréciable. Cependant les suites en sont sérieuses, par cette raison que les parois artérielles se transforment assez vite en un tissu crétacé, friable, qui favorise beaucoup la production des anévrismes; d'un autre côté, si ce sont des vaisseaux peu volumineux qui s'enflamment, ils s'oblitèrent, d'où mortification ou gangrène des parties auxquelles ils se distribuent. (V. *Artérite, Embolie, Gangrène.*)

Dans les *veines*, l'inflammation est plus grave que dans les artères ; d'abord, elle produit plus de réaction locale et générale, et lorsqu'elle occupe la paroi interne du vaisseau, elle se termine facilement par suppuration, laquelle est toujours très redoutable, en raison de ce que le pus peut être entraîné par le sang et circuler avec lui, empoisonnant ainsi l'économie et formant des dépôts en divers endroits. (V. *Phlébite, Infection purulente.*)

*E. Inflammation des vaisseaux lymphatiques.* — La phlegmasie est ici plus fréquente que dans le système sanguin ; elle produit des phénomènes locaux assez intenses ; mais remarquons que, comme le tissu cellulaire environnant est presque toujours envahi en même temps que les ganglions et les vaisseaux lymphatiques, ces phénomènes, ainsi que la réaction fébrile et les abcès qui se forment si fréquemment, peuvent être attribués à la phlegmasie concomitante de ce tissu cellulaire. (V. *Adénite.*) Généralement, l'inflammation du système lymphatique n'est pas grave. Se manifestant très souvent sous *forme chronique*, elle est très facilement la cause ou le point de départ des scrofules, des engorgements blancs, des tumeurs indolentes, de la phtisie pulmonaire elle-même, etc. (V. *Tuberculose.)*

*F. Inflammation des membranes muqueuses.* — Elle produit une rougeur plus ou moins vive à la surface de ces membranes, rougeur tantôt uniforme, tantôt arborisée, due à l'injection des vaisseaux capillaires qui sillonnent en tous sens ces membranes. Le gonflement et la douleur sont peu marqués. Le phénomène le plus remarquable de l'inflammation muqueuse consiste dans le trouble de la fonction sécrétoire du tissu : cette fonction cesse momentanément dans la période aiguë de l'inflammation, mais elle reparaît dès que celle-ci diminue, et devient même très abondante. Le produit de cette sécrétion muqueuse se montre plus ou moins ténu et épais, blanc, jaunâtre ou verdâtre, suivant le degré de la phlogose. Il reçoit un nom particulier rappelant sa source : il s'appelle *crachat*, quand il vient de la trachée ou des bronches ; *flueurs blanches*, s'il provient du vagin ; *diarrhée*, s'il est fourni par les intestins ; *blennorrhagique*, s'il sort de l'urèthre ; *pituite*, quand il est rejeté par l'estomac.

Les sécrétions muqueuses morbides constituent ce que l'on appelle *catarrhes*, *affections catarrhales*, *écoulements muqueux*.

Les inflammations *catarrhales* ont pour cause en général le froid, l'humidité, la suppression de la transpiration cutanée ; ces causes agissent sur les membranes intérieures par voie des sympathies existant entre la peau et ces membranes.

Les phénomènes de réaction générale ne sont bien marqués que dans les cas où la phlegmasie occupe la muqueuse du canal intestinal, de la vessie, du poumon ou de la matrice. Quand l'inflammation dure un certain temps, ou qu'elle revêt le caractère contagieux, elle imprime à la muqueuse diverses altérations qui la rendent friable, ramollie, amincie, plus souvent épaissie, mamelonnée, parfois ulcérée ou donnant lieu à une exsudation crémeuse, couenneuse ou purulente. (V. *Bronchite*, *Croup*, *Utérite*, etc.)

L'inflammation des muqueuses offre souvent des caractères spécifiques, son produit sécrété se coagule, forme des *fausses membranes* plus ou moins adhérentes à la surface rouge ou ulcérée de ces membranes. L'affection est alors beaucoup plus sérieuse, non seulement parce qu'elle dénote une altération générale des liquides de l'économie, due à des influences atmosphériques et hygiéniques de mauvaise nature et qui ont donné l'éveil aux *microbes*, mais surtout parce que les fausses membranes peuvent produire l'occlusion de cavités nécessaires au maintien de la vie. Bretonneau, qui le premier a fait un travail complet sur ce sujet, a donné le nom de *diphthérite* (de *diphthéra*, membrane) à cette variété de l'inflammation des muqueuses, dont la tendance à la formation de ces produits est telle, dans certaines épidémies de diphthérites, que la peau privée de son épiderme par l'application du vésicatoire se couvre aussi de ces singulières exsudations membraniformes. (V. *Croup*, *Angine couenneuse.*) — La fièvre muqueuse des auteurs consiste dans un état général fébrile, forme particulière des pyrexies.

*G. Inflammation des membranes séreuses.* — Ici l'inflammation ne développe ni tuméfaction, ni rougeur bien marquées ; mais ce qui domine, c'est la douleur, qui se montre aiguë, pongitive, très vive. C'est même chose assez singulière qu'une telle douleur se manifeste dans un tissu aussi ténu et, pour ainsi dire, dépourvu de nerfs ; elle ne peut s'expliquer que par la souffrance des organes que la séreuse enveloppe, ces organes étant très importants généralement. De plus, l'inflammation séreuse développe des symptômes de réaction générale très prononcés, comme dans la *péritonite*, la *pleurésie*, la *méningite*, maladies dans lesquelles il survient, en effet, beaucoup de douleur et de fièvre.

*H.* La fonction de la séreuse affectée est troublée dans sa fonction ; elle suspend d'abord son exhalation, devient sèche au début de la phlegmasie ; puis l'exhalation reparaît, augmente plus ou moins ; le produit en est de consistance variable, séreux si la phlegmasie est peu prononcée, mais dans le cas contraire il devient purulent, sanguinolent même. Une très vive phlegmasie y mêle des flocons d'albumine coagulée, des espèces de *fausses membranes*. (Inflam. *suppurative.*) Quelquefois, au contraire, l'inflammation séreuse produit l'*adhérence* des deux feuillets contigus, et dans ce cas elle est dite *adhésive*, cas le plus favorable.

*I.* Faisons remarquer que, tandis que les membranes séreuses enflammées contractent entre elles des adhérences, des soudures faciles, les muqueuses au contraire restent toujours libres. Ainsi les deux feuillets de la plèvre peuvent se coller l'un à l'autre à la suite de la pleurésie, mais jamais on n'a vu d'effet semblable dans la muqueuse du canal intestinal, la gastro-entérite, ce qui est fort heureux, du reste, car la vie serait à chaque instant menacée par ces oblitérations.

*J. Inflammation du tissu osseux.* — La phlegmasie parcourt lentement ses périodes dans les os ; elle y est sourde, obscure et le plus souvent elle ne donne lieu qu'à des symptômes locaux et généraux peu marqués. Cela s'explique naturellement par le peu de vitalité de ces parties mi-organiques et mi-terreuses. L'inflammation se termine souvent cependant par suppuration, par l'état chronique, quelquefois par le cancer, lequel peut, dans ces organes, acquérir un volume énorme et causer de vives douleurs. (V. *Carie*, *Ostéite*, *Ostéosarcome.*)

*K. Inflammation du tissu fibreux.* — L'inflammation est encore moins marquée dans ce tissu presque dépourvu de vaisseaux et de nerfs que dans les os. Elle y est d'ailleurs rare, à moins qu'elle ne soit consécutive à l'ostéite. Le rhumatisme affecte d'une manière spéciale les tissus fibreux, mais est-ce bien une inflammation que cette maladie ? C'est un point que nous discutons plus tard. (V. *Arthrite.*)

Tels sont les caractères principaux, fondamentaux de l'inflammation considérée dans les divers tissus. Cet état pathologique, le plus commun de tous, serait très incomplètement décrit si nous devions borner à cela nos remarques; mais peut-être, au contraire, avons-nous été trop long, alors que nous devons revenir à chaque instant sur ce sujet qui, du reste, présentera des considérations nouvelles dans chaque organe où nous constaterons la présence de l'inflammation.

### Traitement de l'inflammation.

*A.* Ce traitement doit être, dans presque tous les cas, atonique, débilitant. Il repose sur les *antiphlogistiques : saignée, émollients, contro-stimulants, narcotiques.*

Le traitement antiphlogistique est basé principalement sur l'emploi des émissions sanguines. Aujourd'hui elles sont très négligées, si ce n'est même abandonnées, sauf recours aux ventouses scarifiées. Comment expliquer un tel changement ? En attribuer la cause à l'affaiblissement des constitutions ? mais jamais l'aisance publique, la nourriture ne fut plus réconfortante ; à la prodigalité broussaisienne du sang d'il y a cinquante ans ? mais l'école de Broussais n'a-t-elle pas régné avec éclat? à l'influence déprimante des myriades de microbes qui infestent le milieu ambiant? mais est-ce qu'ils n'ont pas existé de tout temps, bien que non vus et étudiés? au nervosisme, produit d'une civilisation raffinée, ah! cela peut-être bien. Et la cause de celle-ci? faudrait-il accuser le progrès?....

*B.* Quoi qu'il en soit, restons dans la vérité à l'égard des émissions sanguines. La saignée, si délaissée maintenant que beaucoup de nos nouveaux docteurs ne l'ont jamais vu pratiquer, sera toujours considérée comme utile : 1° dans la période initiale des inflammations franches aiguës des poumons, des séreuses; 2° pour combattre la haute élévation du calorique, l'intensité de la dyspnée, l'asphyxie, etc. Aussi bien, lecteur, ne devez-vous pas vous étonner de nous voir recommander la saignée, les sangsues, un peu plus souvent que ne comporte le fond de la doctrine régnante actuelle. L'auteur a connu Broussais, et suivi son cours de pathologie générale à la Faculté, chaire créée exprès pour lui (1830 à 1834); il a été l'élève des Chomel, qui combattait les excès de la médecine physiologique; des Bouillaud, qui en était au contraire le plus admirateur de la doctrine. Que penseraient et diraient ces illustres cliniciens, s'ils revenaient à la vie? Comprendraient-ils quelque chose à la médecine compliquée, embrouillée, encombrée de néologisme, de microbes, de médicaments soi-disant nouveaux?

Dans les inflammations qui apparaissent extérieurement, les *sangsues* sont préférables à la saignée, parce qu'elles dégorgent directement les vaisseaux capillaires, siège principal du stimulus morbide. Au contraire la *saignée* produit un meilleur effet sur un parenchyme enflammé, vu qu'elle ôte plus de sang et dégorge plus vite.

Les *émollients* s'emploient : à l'extérieur sous forme de cataplasmes et fomentations; à l'intérieur, en boissons délayantes, adoucissantes, tempérantes. — Les *contro-stimulants* trouvent de rares applications.

Quant aux *narcotiques*, ils sont utiles en diminuant la douleur, car celle-ci augmente la congestion locale et trouble le sommeil.

Lorsque l'inflammation diminue, qu'elle est presque dissipée, si néanmoins elle laisse du gonflement, de l'induration, il y a lieu de hâter la résolution par l'emploi des *résolutifs*, des *astringents*, ou *fondants* (lotions, pommades), lesquels accélèrent la résorption des liquides épanchés.

*C.* Quelques modifications sont apportées au traitement de l'inflammation, en raison de son siège et de la composition particulière des tissus. L'inflammation du *tissu cellulaire* doit être attaquée vigoureusement par les *sangsues*, la *saignée*, les *débridements*, afin d'éviter la suppuration ; — celle des *parenchymes* exige aussi les antiphlogistiques actifs, la *saignée* plutôt que les sangsues ; — il en est de même de celle des *vaisseaux artériels*, quand elle peut être reconnue. — Les *phlébites* réclament tout l'arsenal des *antiphlogistiques* (saignée, sangsues, émollients, frictions mercurielles). Il faut agir ici énergiquement, car si la suppuration s'établit, le cas est presque inévitablement mortel. — L'inflammation des *membranes muqueuses* cède facilement aux *astringents*, *substitutifs*, *caustiques* même, mais on ne peut appliquer ces moyens qu'aux yeux, au palais, aux fosses nasales, au vagin, à l'urèthre. Ils ne dispensent pas toutefois de mettre en usage, au début surtout, les *antiphlogistiques*. Lorsque le cas se complique de *diphthérie*, les émollients paraissent plus nuisibles qu'utiles ; il faut recourir alors aux *astringents*, aux *acides*, aux *caustiques* même, ainsi que nous l'expliquerons ailleurs. La diphthérie offre un exemple frappant de ces inflammations infectieuses ou de mauvaise nature, qui doivent être traitées par d'autres moyens que les antiphlogistiques, spécialement par les antiseptiques. — L'inflammation des *membranes séreuses* doit être attaquée vigoureusement par les *sangsues* appliquées sur le point douloureux, la *saignée*, même répétée lorsqu'il y a vive réaction, et par les *vésicatoires*. Les *mercuriaux* (calomel à l'intérieur, frictions avec la pommade mercurielle) sont aussi très utiles ; ils agissent en diminuant la plasticité des humeurs, en même temps que comme *antiseptiques*. — Quant à l'*inflammation des os*, sa marche est lente, sourde, quoi qu'on fasse ; et, tout en employant sangsues, cataplasmes, frictions résolutives, etc., il faut savoir attendre et compter sur la nature.

### CHAP. III. — INFLAMMATION CHRONIQUE. — SUB-INFLAMMATION.

*A*. Lorsqu'une inflammation aiguë, au lieu de disparaître complètement, persiste, à un degré faible, au delà du temps nécessaire à sa résolution, on dit qu'elle passe à l'*état chronique;* quand sans avoir présenté une marche aiguë, elle débute de prime abord, sourdement, d'une manière latente, elle prend le nom de *sub-inflammation*. A part le peu d'intensité de ses symptômes, elle se comporte comme l'inflammation aiguë.

L'inflammation chronique qui persiste très longtemps a pour effet ordinaire d'altérer le tissu qui en est le siège. Alors ce tissu, vivant d'une vie nouvelle et soumis à un mode de nutrition qui diffère essentiellement de la nutrition normale, devient ou plus dur ou plus mou, s'ulcère, passe à l'état squirrheux, etc. ; il offre alors ce que nous avons qualifié de *lésion* ou *altération organique* (p. 206, *A*). — Un mot sur chacune de ces altérations.

*a.* L'*induration* pathologique consiste dans une augmentation de cohésion du tissu chroniquement enflammé; l'irritabilité et la chaleur sont émoussées dans ce tissu, qui renferme plus de fluides qu'à l'état normal, et dont les molécules conservent un certain mode d'arrangement. Quand les fluides blancs y prédominent, on a l'*induration blanche* ou *grise*; quand ce sont les fluides rouges, au contraire, c'est l'*induration rouge*. La première se remarque d'ordinaire dans les tumeurs indolentes, blanches, scrofuleuses, les arthropathies chroniques; la seconde se rencontre plus particulièrement dans le foie, les poumons, les reins, à la suite de leur inflammation, et cela se conçoit puisque les capillaires sanguins y sont abondants, tandis que dans les autres cas, ce sont les lymphatiques qui prédominent.

*b.* Le *ramollissement* est une lésion caractérisée par la diminution de cohésion des tissus, effet d'un travail inflammatoire aigu ou chronique; quelquefois, mais plus rarement, il résulte d'un trouble de la nutrition tout spécial, sans cause phlegmasique, témoin le ramollissement cérébral.

*c.* L'*ulcération* consiste dans une solution de continuité due à un travail inflammatoire plus ou moins apparent, mais qui n'est pas le seul facteur, car l'ulcération peut se produire sans qu'on sache à quoi l'attribuer, ni comment l'expliquer, sinon qu'en la rattachant à une *résorption interstitielle*, elle-même inconnue dans son mécanisme. L'ulcération qui se montre à la cornée des chiens que l'on a privés longtemps d'aliments azotés, est un exemple de ce travail *ulcératif* sans inflammation préalable.

*d.* Le *squirrhe*, les *tubercules*, les *néoplasmes* divers, plusieurs genres de *tumeurs* sont des effets de l'inflammation chronique; toutefois, comme ces états pathologiques reconnaissent d'autres causes et constituent des maladies autonomes, nous consacrerons un article spécial à chacun d'eux en particulier.

*B.* Les *altérations organiques* dont il vient d'être question sont graves. Elles durent longtemps, parfois toute la vie; elles altèrent les fonctions des tissus qui en sont le siège, et finissent par une réaction sur l'économie tout entière et par le trouble de la nutrition générale. Leur durée est longue, parce que leur développement s'est fait très lentement, et qu'ensuite elles constituent des entités anatomiques, des *néoplasmes* ou sortes de tissus parasites ayant une vie propre et indépendante, bien qu'elles empruntent à l'économie leurs éléments de nutrition ; enfin, parce qu'elles résistent aux efforts curatifs de la nature et de la thérapeutique.

Il résulte de ces faits que, pour la justesse du pronostic considérée en général, la première question à poser est celle-ci dans le cas soumis à l'examen médical : y a-t-il, oui ou non, lésion matérielle, organique? Si c'est non, rien de grave, un traitement très simple peut suffire ; si oui, l'état morbide est plus sérieux, le plus souvent même au-dessus des ressources de la médecine. D'où il suit que *contre les lésions organiques il n'y a ni remèdes, ni médecins grands* ou *petits* qui vaillent ; que, dans les cas contraires, les *petits* médecins valent les *grands*, puisqu'il n'y a le plus souvent qu'à laisser agir la nature. Le jour où cette grande vérité sera universellement reconnue, les honoraires excessifs réclamés par les soi-disant princes de la science et les charlatans, pour des soins stériles quoi qu'ils fassent, ne seront plus de mode.

La médecine ne se rend vraiment utile que dans l'art de prévenir les maladies, d'empêcher le développement de la lésion organique, et d'aider la nature dans ses efforts si précieux, si indispensables pour le retour à la santé. Toutefois, pour ne pas écarter tout espoir dans les secours de la science, quand il s'agit d'affections chroniques, ajoutons que beaucoup de ces dernières sont susceptibles de disparaître, à la longue, sous l'influence des précautions hygiéniques et d'un traitement continué avec persévérance et intelligence.

Ce sont là de tristes vérités, surtout pour les malades; mais ne faut-il pas que toute vérité sorte de son puits ?

## CHAP. IV. — HÉMORRHAGIE.

### Congestion, hyperhémie, engorgement sanguin.

Ces appellations désignent un même phénomène morbide, sauf le degré. — La *congestion* est une accumulation de sang dans les capillaires sanguins; *engorgement* signifie même chose. Tous les organes, viscères, tissus, peuvent être le siège de congestion, laquelle est surtout fréquente aux poumons, au cerveau, au foie, etc., etc.

La congestion est active, passive ou mécanique : la première dépend d'une irritation locale des cellules, des capillaires artériels, des vaso-moteurs; la seconde d'un état atonique de ces parties, ou de la faiblesse de la circulation ; la troisième enfin est causée par un obstacle apporté à la circulation, comme par exemple une cravate trop serrée, un lien constricteur à la jambe favorisant la production des varices.

Quant à l'*hémorrhagie*, degré beaucoup plus intense de l'*hyperhémie* (car il s'agit d'une congestion avec sortie du sang de ses vaisseaux), on la distingue en idiopathique ou essentielle, et en symptomatique ou secondaire.

**Hémorrhagie essentielle, idiopathique, hémorrhagie spontanée.**

*A.* L'*hémorrhagie essentielle* ou *hémorrhagie spontanée* consiste en une simple exhalation sanguine des vaisseaux capillaires, ou celle qui ne se lie à aucune lésion apparente du tissu qui en est le siège. Cette exhalation s'opère sous l'influence d'une irritation locale ou générale, ou sous celle d'une atonie de même caractère : dans le premier cas, l'hémorrhagie est dite *active ;* dans le second, *passive.*

Les *causes* de l'hémorrhagie *active* sont, en première ligne, le tempérament sanguin, pléthorique, les maladies du cœur, états morbides, où, en effet, le sang est poussé avec trop de force dans les capillaires artériels ; ou bien, au contraire, éprouvant de la lenteur dans les poumons, il stagne, s'accumule dans les veines et leurs radicules. En second lieu viennent les alcooliques, le café, les efforts soutenus, les émotions vives, le froid, la chaleur excessifs, en un mot tout ce qui active la circulation.

L'hémorrhagie *passive* au contraire naît de conditions débilitantes, telles que pertes sanguines par exemple, qui appauvrissent le sang, le rendent plus fluide, plus propre à transsuder au travers des tissus ; puis c'est le scorbut, l'intoxication miasmatique, la misère, une maladie chronique; en un mot, toutes les circonstances hygiéniques tendant à altérer le sang, à en diminuer la plasticité en même temps que la tonicité des vaisseaux.

*B.* Les *symptômes* de l'hémorrhagie active, essentielle, sont aisés à reconnaître. Les sujets sanguins, vigoureux, y sont le plus exposés. L'organe qui doit en être le siège se congestionne d'abord ; un sentiment de pesanteur, de pulsation, s'y fait sentir, et le pouls devient plein, large. Ces phénomènes caractérisent ce que l'on appelle *molimen hemorrhagicum*, état de *congestion* qu'une effusion modérée de sang fait disparaître, en désemplissant les vaisseaux et calmant le stimulus hémorrhagique.

Mais si l'écoulement sanguin se prolonge, est très abondant, il épuise le malade ; et surviennent alors de la pâleur, de la faiblesse, des vertiges, défaillances, horripilations, du refroidissement, puis la dépression du pouls, des convulsions, la mort. De tels accidents, lorsque le sang paraît au dehors, sont facilement rattachés à leur véritable cause ; mais il n'en est plus de même quand ce liquide s'épanche dans une cavité interne. Dans ce cas, le diagnostic est embarrassant. Mais il peut encore être établi, si l'on sait interroger les organes et les fonctions les uns après les autres, en procédant par voie d'exclusion. Ici les généralités ne sont plus possibles ; il faut étudier les hémorrhagies dans leurs divers sièges, lesquels sont le plus souvent, nous le répétons, aux membranes muqueuses, au cerveau, aux poumons, etc.

Les hémorrhagies affectent une *marche* et une *durée* très variables. Elles ont généralement une tendance à se reproduire. Il en est qui reviennent à des intervalles déterminés, périodiques, soit qu'elles se montrent dans la même partie, soit qu'elles changent de siège. Les menstrues sont des écoulements sanguins de cette nature, à la vérité physiologiques, naturels. Chez certains hommes, des hémorroïdes reviennent périodiquement. — Une hémorrhagie qui se fait sur un point du corps, dans le cours d'une maladie, de façon à coïncider avec la guérison de celle-ci, est considérée comme une hémorrhagie *critique* favorable.

Les hémorrhagies se suppléent quelquefois les unes les autres ; l'hémorrhagie *supplémentaire* est celle qui remplace un écoulement sanguin naturel : l'épistaxis, les hémorroïdes sont quelquefois supplémentaires des règles. On a vu des ulcères anciens fournir périodiquement du sang et faire cesser les menstrues ou les remplacer. La nature, dans ces cas, par un de ces caprices que nous ne pouvons expliquer, dirige ses efforts vers d'autres points que ceux qu'elle choisit ordinairement.

*C.* Le *pronostic* des hémorrhagies varie suivant qu'elles sont actives ou passives. Actives, elles sont moins sérieuses que passives. L'hémorrhagie *active* est la plus facile à guérir par cette raison qu'on peut faire cesser le stimulus sanguin en employant les débilitants, la saignée même. S'agit-il, au contraire, d'une hémorrhagie *passive*, on se trouve là dans l'impossibilité de restituer promptement au sang ses qualités, sa plasticité normales. Et comme l'écoulement tend à appauvrir encore davantage ce liquide, il devient et accentue sa propre cause. Rien n'effraie les gens du monde comme un saignement. Le malade qui voit couler son sang s'épouvante, pâlit, perd la tête. Aussi faut-il, pour apprécier à leur juste valeur les phénomènes généraux de l'hémorrhagie, prendre en considération les troubles qui se rattachent à la frayeur. Le pouls est ici le meilleur guide à suivre, si l'on comprend bien ses nuances.

*D.* Il est des hémorrhagies qui se produisent, chez certains individus, avec un caractère de fréquence, de persistance et de gravité inaccoutumées : on les rattache à ce qu'on nomme *diathèse hémorrhagique*, et l'on a créé le mot *hémophilie* pour désigner cette disposition particulière. L'*hémorrhaphile* est un individu qui, bien que paraissant en santé, est sous l'empire d'une disposition particulière de l'économie ou du sang, qui fait que pour la moindre cause et souvent sans cause appréciable, il lui survient des extravasions sanguines dans l'épaisseur de la peau, du tissu cellulaire ; ou chez qui, à la moindre lésion par simple piqûre, il se manifeste un écoulement difficile à arrêter. C'est que le sang a perdu la plus grande partie de sa plasticité, est plus fluide, moins coagulable, ce qui favorise son extravasion, laquelle se montre parfois *incoercible*, même mortelle.

L'hémophilie peut être d'origine héréditaire : elle affecte de préférence le sexe masculin dans la jeunesse. Toute opération chirurgicale, toute plaie doit être évitée aux sujets hémorrhaphiles.

*E. Traitement de l'hémorrhagie en général.* — Si le lecteur nous a compris, il devine ce que doit être ce traitement. Il sera ou *tonique* ou *débilitant*, suivant la nature asthénique ou sthénique de l'hémorrhagie; dans l'un et l'autre cas, les *astringents* sont indiqués pour resserrer les orifices capillaires qui laissent échapper le sang. Or, savoir s'il faut affaiblir ou tonifier, c'est là la difficulté, mais elle ne saurait enbarrasser beaucoup le médecin ou le chirurgien.

L'hémorrhagie *active* peut, ainsi qu'il a été dit déjà, constituer son propre remède, puisqu'elle tend à faire cesser la pléthore qui l'occasionne; à ce titre elle sera respectée, pourvu qu'elle ne dépasse pas certaines limites. Si l'écoulement sanguin ne suffit pas pour faire cesser le trop-plein (le *molimen*) ; si surtout le pouls reste fort, dur, on recourra à la *saignée*. L'hémorrhagie est-elle menaçante par son abondance, il faut, s'il n'est pas indiqué de saigner, vu l'état de faiblesse du malade, recourir aux *astringents* en applications, en injections, boissons froides, glacées même. Des *révulsifs* externes, des *sinapismes* seront appliqués sur les parties éloignées du siège de l'écoulement, pour détourner la fluxion sanguine. Diverses *eaux hémostatiques* seront, au besoin, employées tant à l'extérieur qu'à l'intérieur. Ces divers moyens peuvent toujours être mis en usage en l'absence du médecin. (V. *Hémostatiques*.) Si l'hémorrhagie est externe et que le vaisseau soit accessible à la main, appliquez sur l'orifice de la poudre de colophane ou d'alun, de l'amadou, de la toile d'araignée ; et en cas d'insuffisance, cautérisez avec le nitrate d'argent ou le feu, comprimez, etc. — Le remède par excellence est le *perchlorure de fer*, parce qu'il a la propriété de coaguler le sang. Pravaz l'a injecté en solution concentrée dans des dilatations anévrysmatiques de vaisseaux pour en obtenir l'occlusion; depuis, on l'a employé en applications *locales* et même à l'*intérieur* comme astringent et antihémorrhagique (1 à 2 grammes dans de l'eau sucrée).

Les moyens de traitement que nous venons d'énumérer (astringents, dérivatifs, cautérisation, ligature) sont les seuls qu'on puisse employer contre l'hémorrhagie *passive*, survenant chez un sujet pâle, anémique, dont le sang est trop fluide et pauvre en globules. La saignée serait funeste dans ces cas, puisqu'elle augmenterait la fluidité du sang. Si l'on pouvait reconstituer ce liquide aussi vite qu'on peut l'appauvrir, le premier devoir serait d'administrer sur-le-champ des *toniques*, des *ferrugineux*, des *analeptiques*; malheureusement ces moyens, — qu'il ne faut pas négliger pourtant, — ne peuvent avoir de résultats qu'au bout d'un certain temps, après que les accidents actuels auront été conjurés. Donc pour résumer, c'est aux hémostatiques astringents, perchlorure de fer, glace, à la compression, à la cautérisation, qu'il faut recourir.

*F.* La *transfusion* du sang, opération qui a pour but d'introduire dans les veines d'un sujet exsangue du sang vivant pris sur un homme sain, a été essayée en vue de guérir diverses affections diathésiques; mais ce n'est guère que pour remédier à des pertes sanguines qui menacent de faire succomber les patients, qu'on l'emploie quelquefois aujourd'hui, quoique sans grand espoir.

Voici le manuel opératoire de *la transfusion* : on ouvre une veine du pli du bras; on y introduit une canule sur la partie terminale de laquelle on lie le bout inférieur de la veine. Une saignée est faite à l'adulte prêteur, son sang est reçu dans le corps d'une seringue qu'on a préalablement chauffée à 34 ou 36°; on referme la seringue, on pousse le piston pour s'assurer qu'il n'y a pas d'air contenu, et l'on injecte.

Une hémorrhagie apparaît-elle, voici la *position* à faire prendre au malade : elle sera telle que la circulation soit rendue aussi facile que possible, que même la partie qui fournit le sang soit plus élevée que le cœur. On doit pour cela se guider d'après les connaissances physiologiques. Répétons aussi que la *compression* exercée sur les vaisseaux principaux de la partie d'où vient le sang est un moyen antihémorrhagique puissant.

Quant à l'hémophilie, son traitement comprend d'abord tous les moyens qu'on oppose aux hémorrhagies en général, puis et principalement les *toniques* sous toutes les formes. — Il faut savoir que toute opération chirurgicale, même une piqûre de sangsue, doit être évitée chez les hémorrhaphiles. Car si l'on peut guérir de cette maladie, plus souvent on en meurt, épuisé par des pertes de sang incoercibles.

### Hémorrhagie symptomatique ou traumatique.

*A.* L'*hémorrhagie traumatique* (de *trauma*, plaie) est celle qui dépend de l'érosion, de la rupture ou de la section des vaisseaux sanguins. — Ses *causes* sont par conséquent tout ce qui détruit la continuité de ces canaux dans quelque endroit de leur étendue que ce soit, comme contusions, fractures, coupures, plaies, efforts ; les désorganisations produites par le cancer, la gangrène, les tubercules, etc.

*B. Symptômes.* — L'hémorrhagie symptomatique se montre *externe* ou *interne*, selon que le sang apparaît au dehors ou est retenu au sein des organes. Dans le premier cas, l'effusion est plus ou moins abondante, en jet ou en nappe, selon qu'elle provient des artères, des capillaires ou des veines. Il est possible de remonter à sa source, de savoir de quel ordre de vaisseaux elle dérive. En effet, le sang provenant des *artères* sort clair, rutilant, par jets rapides, saccadés, isochrones aux battements du cœur. — Celui que donnent les *capillaires* coule en nappe et d'une manière calme, continue, avec une couleur variant suivant la nature artérielle ou veineuse de ces capillaires. — Le sang fourni par des *veines* coule également sans jet ; si le vaisseau est volumineux il y a jet continu, non saccadé, et le sang est de couleur foncée, noir. Toutefois, ces caractères se confondent très souvent ; ils sont difficiles à constater dans les plaies larges et profondes où les trois ordres de vaisseaux (artères, veines, capillaires) sont lésés en même temps.

L'*abondance de l'écoulement* est variable, en rapport avec le calibre des canaux intéressés, cela va sans dire, et même selon les sujets. Il est reconnu que certains individus, à lésion égale, saignent davantage et plus longtemps que d'autres. On en voit chez lesquels on ne peut arrêter l'hémorrhagie d'une petite coupure, tandis que chez d'autres le sang s'étanche vite dans de larges plaies. Cela peut s'expliquer par l'état de fluidité ou de plasticité plus ou moins grande du sang, mais il faut admettre aussi une certaine diathèse (p. 201, *C*).

Les *phénomènes généraux* produits par l'hémorrhagie traumatique sont ceux que nous avons indiqués plus haut ; seulement, ils sont plus graves, promptement mortels même, quand le vaisseau lésé est d'un gros calibre.

*C.* Le *pronostic* est soumis à une foule de circonstances dépendantes du volume, de la position des vaisseaux lésés, sans parler des dangers de la lésion des parties molles environnantes. L'hémorrhagie qui provient d'une lésion d'artère un peu importante ne cède qu'à une *compression* permanente ou à la *ligature* du vaisseau intéressé, faite entre le cœur et la solution de continuité. — L'hémorrhagie des capillaires s'arrête ordinairement d'elle-même. — Celle des veines est encore moins redoutable à cause du peu d'effort du sang. Remarquons toutefois que l'hémorrhagie veineuse augmente lorsque la respiration est incomplète, ou gênée, ou suspendue; aussi les cris que poussent les patients soumis à de grandes opérations sont une cause de perte de sang, en augmentant la stagnation sanguine veineuse. (I, p. 357, *C*, et 372, *C*.)

L'hémorrhagie *traumatique interne*, celle où le sang extravasé est retenu au sein de l'organisme, est due à de violents efforts, des contusions ou fractures qui déchirent ou rompent les vaisseaux. La lésion se montre-t-elle dans une artère d'un volume notable, on voit survenir un *anévrisme faux;* sont-ce les capillaires au contraire qui sont lésés, il n'y a que des infiltrations sanguines, des *ecchymoses*. (V. *Contusion*.) Lorsque l'épanchement sanguin se fait dans l'épaisseur des organes parenchymateux, le diagnostic en est plus difficile et la gravité plus grande; c'est alors un véritable *dépôt sanguin*, lequel sera résorbé, ou amènera de l'inflammation et de la suppuration, ou deviendra le noyau de tumeurs de nature fibreuse.

*D. Traitement de l'hémorrhagie traumatique.* — Tout à fait local, externe, il est basé sur l'emploi méthodique des *réfrigérants*, des *astringents*, des *hémostatiques*. Viennent ensuite la *compression*, la *ligature*, la *torsion*, la *cautérisation* des vaisseaux lésés, moyens chirurgicaux.

Les substances *absorbantes* (charbon, colophane, amadou, toile d'araignée) arrêtent l'écoulement sanguin des petites plaies où les vaisseaux capillaires sont seuls lésés, par la soustraction de la partie séreuse du sang, ce qui favorise la coagulation du cruor. On les met très fréquemment en usage pour arrêter le sang des piqûres de sangsues, des coupures, etc.

Les *astringents*, *réfrigérants* et *styptiques* sont employés en topique pour resserrer les orifices béants des petits vaisseaux lésés. On en imbibe des compresses que l'on applique sur la plaie. — Nous avons parlé du *perchlorure de fer :* il trouve ici surtout son emploi et est d'une efficacité remarquable.

Quand l'écoulement s'opère dans une cavité comme fosse nasale, vagin, matrice, ou dans une blessure profonde, avec issue au dehors du sang, on y introduit des bourdonnets de charpie imbibés de liquides *styptiques* qu'on maintient à l'aide de tours de bande. C'est là l'opération du *tamponnement*.

La *compression* se fait au moyen des doigts ou de compresses graduées et serrées par une bande, appliqués soit sur la plaie elle-même, soit à une certaine distance, sur le vaisseau ouvert ou le tronc principal dont dépend ce vaisseau, afin de suspendre la circulation : ce dernier mode de compression (si elle est artérielle) se pratique entre la plaie et le cœur; et, si elle est veineuse, entre la naissance des veines et la plaie. Cette différence est commandée par la différence du cours du sang dans ces deux ordres de vaisseaux (1, p. 362, *C*). Pour réussir, il faut trouver un point d'appui résistant, un os par exemple, sur lequel le vaisseau puisse être comprimé. On évitera de faire une compression circulaire sur un membre, elle aurait le grave inconvénient d'arrêter toute espèce de circulation; elle doit être limitée à un seul point et directement sur le vaisseau qu'on veut oblitérer.

*E*. La *ligature* du vaisseau est le moyen le plus sûr d'arrêter l'hémorrhagie traumatique; on la pratique soit sur l'extrémité béante de l'artère lésée, qu'on saisit avec une pince dans la plaie, et autour de laquelle on passe un fil noué; soit sur le tronc principal, qu'on découvre au moyen d'une incision pratiquée entre le cœur et la blessure, comme il vient d'être expliqué.

*F*. Enfin la *cautérisation* s'emploie dans les cas où les moyens précédents sont rendus impraticables, en raison de la profondeur de la blessure ou de certaines circonstances qu'on ne peut prévoir; elle se fait avec le *fer rougi* au feu ou avec les *caustiques*.

Telle est l'histoire succincte de l'hémorrhagie en général. En la suivant dans les organes où elle est susceptible de se montrer, nous indiquerons avec plus de précision le traitement que chaque cas particulier réclame, bien que le sujet soit le plus souvent chirurgical.

## CHAP. V. — DES HYPERDIACRISIES EN GÉNÉRAL.

### Hypercrinie, hypersécrétion, affections catarrhales.

*A*. Les médecins ont donné le nom d'*hyperdiacrisie* (de *uper*, excès, *dia*, à travers, et *crisis*, sécrétion) à l'augmentation anormale d'une sécrétion indépendante d'inflammation et d'altération de l'organe chargé de l'effectuer. Il s'agit donc ici de ces sécrétions hypernormales, de ces flux, épanchements ou collections dont la cause a été attribuée à l'*irritation sécrétoire* (p. 286). Comme celle-ci peut être l'effet de l'inflammation, l'hyperdiacrisie est tantôt essentielle, tantôt symptomatique.

Donc l'hyperdiacrisie *essentielle* est celle qui ne dépend que d'un simple état d'irritation, déterminant un surcroît d'action dans le tissu sécréteur ou exhalant ; elle est *symptomatique*, nous le répétons, quand elle se lie à un état inflammatoire de ce même tissu. Pour bien saisir cette différence, il faut se reporter aux articles *Irritation* et *Inflammation*.

L'hyperdiacrisie reçoit un nom spécial dans chaque organe où elle se manifeste : c'est l'*œdème*, l'*anasarque*, dans le tissu cellulaire ; c'est le *catarrhe*, aux membranes muqueuses ; le *diabète*, aux reins ; l'*hydropisie*, aux membranes séreuses ; l'*éphydrose* à la peau.

*B.* L'*étiologie* des sécrétions morbides ne se soumet guère à des généralités, car elle varie pour chaque espèce de sécrétion. Dans la majorité des cas, cependant, la cause est l'action du froid et de l'humidité sur la peau, la diminution ou la suppression de la transpiration cutanée, et par suite la sursécrétion des membranes muqueuses, des séreuses, des glandes et du tissu cellulaire exhalant, en vertu des *connexions* et correspondances fonctionnelles (I, p. 498).

*C. Symptômes.* — L'hypersécrétion idiopathique, indépendante de toute inflammation ou autre altération de l'organe sécréteur, mérite à peine le nom de maladie. Tout consiste alors purement et simplement dans une augmentation du produit sécrété, sans symptômes locaux d'irritation sensibles. — Lorsqu'au contraire c'est l'inflammation qui provoque l'hypersécrétion, le produit sécrété est plus abondant et diffère d'aspect et de nature ; puis des phénomènes d'irritation locale et générale se manifestent. En tout cas, de deux choses l'une : ou le liquide sécrété s'accumule dans les cavités destinées à le contenir, gênant alors plus ou moins les fonctions des organes voisins ; ou il est rejeté au dehors, comme excrémentitiel : dans cette éventualité, il peut épuiser le malade par son abondance, ainsi que cela se voit dans le *diabète*.

*D. Traitement.* — Considéré d'une manière générale, il doit avoir pour but de faire cesser l'irritation morbide qui provoque la sécrétion extra-normale. Il faut donc : 1° se garantir contre toutes les influences nuisibles, telles que froid, variations atmosphériques, etc. ; 2° atténuer l'état pléthorique qui entretient l'irritation au moyen d'*émissions sanguines* locales ou générales ; 3° détourner le mouvement fluxionnaire de la partie irritée en provoquant des évacuations ou sécrétions sur les muqueuses ou sur la peau au moyen de *purgatifs* ou de *sudorifiques*. Tels sont en deux mots les principes généraux qui doivent guider dans le traitement des altérations de sécrétion, lorsque le trouble de la fonction constitue la maladie principale. Mais il y a des moyens d'action plus directs dont nous ne parlerons qu'à propos de chaque cas particulier.

Le *catarrhe* et l'*hydropisie* essentielle sont deux types de l'hyperdiacrisie qui méritent chacun un article à part.

### CHAP. VI. — DU CATARRHE.

#### Affections catarrhales.

*A*. Le mot *catarrhe* (*kata*, en bas, *rhein*, couler), désigne toute augmentation de sécrétion des membranes muqueuses, soit qu'il n'y ait que simple irritation sécrétoire, ou qu'il s'agisse d'une inflammation des follicules muqueux. Appliquée à l'hypersécrétion des membranes muqueuses, cette appellation est synonyme d'*affection catarrhale*, et lorsqu'il y a en même temps mouvement fébrile, c'est la *fièvre catarrhale*.

Les *affections catarrhales* sont nombreuses, on les désigne chacune par une dénomination particulière, suivant le système sécréteur affecté, dénomination formée du nom de l'organe et de la désinence *rhée*, s'il s'agit de l'irritation sécrétoire, ou *ite*, qui suppose l'inflammation. Les expressions *bronchorrhée*, *bronchite*, etc., répondent à cette distinction.

Mais il faut étendre davantage le domaine des affections catarrhales. On considère comme étant de telle nature, quoique différents par leurs symptômes et leur marche, les rhumatismes chroniques, ambulants, les névralgies, les maux de gorge, l'érysipèle, certains engorgements lymphatiques, etc. Ce sont toutes *affections saisonnières*, dont le pronostic est d'ailleurs presque toujours favorable.

Nous avons dit que la *cause* principale des hyperdiacrisies consiste dans l'action du froid humide sur la peau ; nous pouvons ajouter que c'est là la seule cause des affections catarrhales simples. En effet, c'est au printemps et à l'automne, saisons des vicissitudes atmosphériques, que se montrent en plus grand nombre les diarrhées, leucorrhées, bronchites, etc. Nous avons expliqué plusieurs fois déjà le mode d'action de cette influence (p. 135). Le froid humide diminue, supprime l'exhalation cutanée, partant les muqueuses subissent, du fait de cette suppression, un surcroît d'action, en raison des sympathies qu'elles entretiennent avec la peau, et elles se surexcitent quelquefois jusqu'au degré de l'inflammation.

*B.* Il est peu de maladies qui se montrent plus facilement à l'*état chronique* que les catarrhes. Cela se comprend, car d'abord il est impossible d'éviter leurs causes, dérivant des conditions ordinaires de la vie ; d'autre part, les membranes muqueuses, une fois malades et amenées à augmenter leur action sécrétoire, se maintiennent facilement à ce nouveau degré d'action, qui est presque leur état normal.

*C. Traitement général du catarrhe.* — L'indication fondamentale, dans ces affections, consiste à *rétablir les fonctions de la peau :* par conséquent, frictions, boissons sudorifiques, bains de vapeur, précautions hygiéniques. Mais la première condition de succès consiste à vivre dans un climat méridional, ou dans un appartement sec et chaud, exposé au midi. Il faut éviter le plus possible le froid aux pieds, les brouillards, etc. Lorsqu'une membrane muqueuse est prise d'inflammation, au point de donner lieu à des symptômes de réaction générale, à de la fièvre, une *saignée* peut devenir nécessaire ; la diète et le séjour au lit le sont en tout cas.

Dans les saisons froides, inconstantes, se développent plus particulièrement ce qu'on appelle les *fièvres catarrhales*, c'est-à-dire de ces inflammations muqueuses au nez, à la gorge, aux bronches, avec mouvement fébrile, face rouge, yeux larmoyants, douleurs musculaires, etc. (*grippe, influenza*). — Le repos au lit, des boissons chaudes, une douce température, en rappelant la transpiration cutanée, font disparaître ces symptômes dans l'espace de quelques jours.

Nous venons de dire ce qu'est la *fièvre catarrhale ;* ajoutons qu'il ne faut pas la confondre avec la fièvre muqueuse, car celle-ci est une inflammation de la membrane interne du canal intestinal, à nature spéciale, microbienne. (V. *Gastro-entérite.*)

### CHAP. VII. — DE L'HYDROPISIE EN GÉNÉRAL.

*A.* L'*hydropisie* (de *hudôr*, eau, et *ôps*, aspect) consiste dans un épanchement de sérosité effectué dans le tissu cellulaire, ou dans la cavité d'une membrane séreuse. Le manque d'équilibre survenu entre l'absorption et l'exhalation séreuse, soit que la première diminue ou que la seconde s'exagère, telle est la genèse de cet épanchement.

Or, il s'agit de savoir quelles sont les *causes* qui troublent ainsi l'équilibre de ces fonctions. Nous laisserons de côté celles qui peuvent amener la diminution de l'absorption, attendu qu'elles sont rares ou peu connues, et nous arrivons de suite aux conditions hygiéniques, physiologiques et pathologiques de l'exhalation séreuse.

*B. Étiologie.* — La sérosité se forme en plus grande abondance que de coutume : 1° lorsque la surface exhalante (vacuoles du tissu cellulaire, membranes séreuses) devient le siège d'une irritation sécrétoire ou d'une inflammation légère (*hydropisie active*) ; 2° par contre, lorsque le sang, très appauvri et manquant de plasticité, abandonne une portion de son sérum aux surfaces séreuses, qui l'exhalent naturellement (*hydropisie passive*) ; 3° lorsque le sang, gêné dans son cours par l'effet de maladies du cœur ou des gros vaisseaux, ou par des obstacles mécaniques (compression, ligature, obstruction des veines), dépose sa partie aqueuse, s'échappant des capillaires (*hydropisie symptomatique*). De là trois espèces d'hydropisies : la première s'opère par action vitale, *active*, des membranes ou vacuoles exhalantes ; les deux autres sont dues à une véritable transsudation de la partie séreuse du sang, devenu ou trop aqueux ou gêné dans son cours, à travers les parois de ces membranes.

Vous pouvez donc vous faire une idée de l'importance de ces distinctions et de l'effronterie des *charlatans* qui prétendent guérir toutes les hydropisies à l'aide d'un seul remède ou d'un traitement toujours le même.

Ainsi l'hydropisie trouve sa source tantôt dans une irritation (dite sécrétoire ou inflammatoire) des membranes séreuses ; tantôt dans un appauvrissement du sang (anémie, chlorose, cachexies) ; tantôt dans un obstacle au libre cours du sang au cœur (anévrismes), ou dans les gros troncs veineux (oblitérations par un caillot sanguin, une tumeur, un engorgement du foie) ; tantôt enfin, quoique moins souvent, dans des obstructions des vaisseaux lymphatiques opposant barrière à la résorption de la sérosité.

*C.* Il est encore des hydropisies qui se rattachent d'une manière toute spéciale à certaines altérations des reins (*néphrite albumineuse*), du foie (*cirrhose*), de la peau (*scarlatine*), etc.

*D. Symptômes.* — Ils sont de deux ordres : les uns dépendent directement de l'épanchement, les autres de la lésion qui cause cet épanchement.

Le tissu (tissu cellulaire), ou une cavité (membrane séreuse) où s'opère la collection aqueuse, augmente de volume ; le premier devient comme *pâteux*, infiltré ; la membrane séreuse s'emplit, il s'y manifeste de la *fluctuation*, et celle-ci, au palper, donne la sensation de flot de liquide, signe pathognomonique de l'épanchement. En outre, la tuméfaction rend un son mat à la percussion. Lorsque la collection séreuse est considérable, elle gêne mécaniquement les fonctions des organes voisins. Le liquide épanché est de la sérosité presque pure dans l'hydropisie par simple irritation sécrétoire, dans celles dites passives et dans les symptomatiques surtout; au contraire, il est constitué par un mélange de pus, de flocons albumineux et de sérosité rougeâtre, quand le tissu exhalant a été le siège de phlegmasie aiguë (*pleurésie*, *péritonite*); mais ces cas ne peuvent être considérés comme des hydropisies proprement dites, il sont appelés *hydrophlegmasiques*.

Quant aux symptômes qui se rattachent aux altérations dont dépend l'hydropisie, ils sont variables comme la nature, le siège, le degré de la lésion. Nous renvoyons pour ce sujet aux cas particuliers. Il est évident que quand il n'y a que simple irritation sécrétoire des surfaces exhalantes, la maladie est pour ainsi dire nulle, car, comme la douleur et la fièvre manquent, on ne s'aperçoit de l'état morbide que quand l'épanchement s'est déjà manifesté.

Il n'en est plus de même lorsque existent des états pathologiques, des altérations du cœur, du foie, des gros vaisseaux ou des reins; alors, en effet, l'amaigrissement, des palpitations, la fièvre hectique, etc., s'ajoutent aux incommodités que cause le liquide épanché.

*E*. Comment se terminent les hydropisies et quel est leur *pronostic ?* Ou la collection disparaît par absorption, lorsque l'irritation sécrétoire cesse et que des excrétions abondantes, spontanées ou provoquées, se manifestent par les selles, les urines et les sueurs; ou le liquide est rejeté de l'économie par une ouverture que l'art pratique à l'aide d'un trocart, ou que la nature opère en provoquant l'inflammation du sac, ou bien enfin les progrès de la lésion organique primitive entraînent le malade au tombeau. L'hydropisie symptomatique étant de beaucoup la plus fréquente, on peut dire que cette dernière terminaison est la plus ordinaire.

*F. Traitement général de l'hydropisie.* — Si l'étiologie de l'hydropisie et son mécanisme ont été bien compris, la thérapeutique doit se deviner en quelque sorte. Elle varie nécessairement suivant les circonstances pathogéniques et la nature des lésions ; ce n'est que de ce côté-là même que peut provenir le succès. On trouve plus facile de s'attaquer à l'épanchement, mais ce n'est là qu'un palliatif à opposer au mal.

On essaie de faire disparaître l'épanchement en provoquant comme moyen dérivatif des sur-sécrétions rénales, cutanées, muqueuses, celle gastro-intestinale surtout, par l'emploi des *diurétiques*, des *sudorifiques* et des *purgatifs hydragogues*. Il est des cas où l'on peut procurer à la sérosité un écoulement direct soit par la peau au moyen de mouchetures, s'il s'agit d'œdème, soit par la ponction dans le cas d'épanchement interne, séreux. La compression exercée méthodiquement sur les membres est excellente contre l'œdème et l'anasarque.

Lorsque la cause de l'épanchement est telle qu'elle peut disparaître, ces moyens suffisent ; d'ailleurs, dans ces cas favorables, la force vitale seule peut ramener l'équilibre entre l'exhalation et l'absorption, et faire tous les frais de la guérison. — Si la maladie dépend d'une atonie générale, de l'appauvrissement du sang, c'est aux *toniques*, aux *ferrugineux*, aux *reconstituants* qu'il faut recourir. Enfin, quand on a affaire à des lésions organiques du cœur, du foie, des reins, c'est contre celles-ci qu'on doit diriger ses moyens, hélas ! le plus souvent infructueux.

*G.* Quand l'hydropisie est entretenue par un état phlegmasique des surfaces exhalantes, c'est le cas d'employer les *antiphlogistiques*, les sangsues, cataplasmes, la saignée même, car elle peut être doublement efficace pour éteindre le stimulus morbide, favoriser la résorption de l'épanchement en diminuant la masse du sang, et affamant les vaisseaux absorbants. Mais, nous le répétons, ces cas n'appartiennent pas à la classe des hydropisies vraies proprement dites, mais sont plutôt des conséquences de l'inflammation des membranes séreuses (p. 295, *G*).

Il résulte de ce simple exposé que, dans les hydropisies par appauvrissement du sang, l'art est d'une efficacité réelle ; et que, parmi les autres, il en est qui peuvent disparaître spontanément par les seuls efforts de la nature ; tandis que d'autres, au contraire, restent au-dessus des ressources de la thérapeutique.

Cet article n'est en quelque sorte qu'une introduction à l'étude des diverses hydropisies. Voulant aller du général au particulier, nous devions lui consacrer ces lignes qui, si nous ne nous trompons, expliquent suffisamment le mécanisme d'une des maladies les plus fréquentes et sur lesquelles les gens du monde ont les idées les plus confuses et les plus erronées. Comprendront-ils enfin qu'*en médecine, les cas les plus complexes se rapportent seulement à deux ou trois éléments étiologiques et pathologiques*, parmi lesquels il faut faire un choix pour établir le diagnostic ; et que celui-ci étant fixé, la thérapeutique devient tout indiquée, puisqu'on a à prescrire tout simplement soit des toniques, soit des émollients, soit des diurétiques ou des purgatifs ? A la vérité, si les nombreux médicaments appartenant à une classe déterminée possédaient des propriétés qui fussent bien plus actives chez les uns que chez les autres, le point le plus important serait de découvrir et de mettre à profit ces propriétés exceptionnelles; mais ce côté de la question est presque sans valeur et ne mérite pas le crédit que lui accorde le vulgaire. Les diurétiques se valent tous à peu près, et le médecin consciencieux s'indigne de voir prôner comme nouveaux, merveilleux, des remèdes dix fois abandonnés, et que néanmoins la cupidité décore d'un nom nouveau ou présente sous une forme inaccoutumée pour mieux séduire.

*H.* En résumé, l'hydropisie n'est pas une maladie; c'est le produit d'un état morbide à déterminer et à guérir, si l'on peut. Faire disparaître l'épanchement sans la cause, ce n'est pas guérir, c'est pallier seulement.

## CHAP. VIII. — DE LA NÉVRALGIE EN GÉNÉRAL.

### Douleur, tic douloureux.

*A.* La *névralgie* (*neuron,* nerf, *algos*, douleur) est une affection des nerfs caractérisée par une exagération de la sensibilité, une douleur vive, exacerbante, et souvent intermittente, sans accompagnement de fièvre ni altération du tissu nerveux. La douleur est le symptôme dominant, essentiel. Elle se montre dans les parties pourvues de nerfs sensibles; dans les troncs nerveux et les cordons qui naissent (notez cela) des racines postérieures de la moelle épinière (I, p. **92**, *A*). Les centres nerveux (moelle épinière et cerveau) sont aussi le siège de douleurs névralgiques. Le grand sympathique n'en est point tout à fait exempt, étant un peu sensible lui-même.

Mais ici se présente une incertitude : en ce qui concerne le grand sympathique, la névralgie ne serait-elle pas plutôt une *névrose?* En effet, l'affection nerveuse peut ne différer, dans les deux cas, qu'en ce que dans les nerfs *sensibles* elle produirait de la douleur, tandis que dans les nerfs *moteurs* elle ne donnerait lieu qu'à des troubles fonctionnels divers sans douleur pour ainsi dire. Dans quelques cas, la douleur névralgique peut se transmettre des nerfs sensitifs de l'axe cérébro-spinal aux rameaux des viscères et aux plexus du grand sympathique. Mais, à cet égard, il y a beaucoup à observer, et ce sujet rentre dans la question des *actes réflexes* (I, p. **171**, *B*).

*B.* Les *causes* des névralgies sont mal déterminées. Ce sont certaines conditions vitales que le physiologiste rattache à l'irritation nerveuse, mais cela n'apprend rien sur l'essence même de la maladie. Les variations atmosphériques ont une grande influence sur la manifestation des douleurs névralgiques ; de là le rapport qui existe entre les névralgies et les affections dites rhumatismales (*névralgies rhumatismales*). Une constitution nerveuse, les affections vives de l'âme sont des prédispositions à ces états morbides, lesquels, du reste, se montrent plus communs chez les femmes que chez les hommes.

Le rhumatisme et la goutte, par une sorte de métastase, donnent lieu à des douleurs qui, lorsqu'elles occupent les dernières ramifications des nerfs, simulent celle de la *dermalgie*. Nous répétons que *les douleurs névralgiques sont confondues très souvent avec les rhumatismales*, et *vice versa*. L'inconvénient n'est pas grand, car ce qui soulage dans les unes convient aux autres. Il faut qu'on se persuade bien aussi que ces sortes d'affections sont extrêmement fréquentes ; que peu de personnes sont tout à fait exemptes de certaines douleurs vagues, exacerbantes, pour lesquelles on assiège les cabinets de consultations, les établissements thermaux, etc., quoique la thérapeutique ne puisse leur opposer rien d'efficace.

*C.* Une cause assez fréquente de névralgie est l'*intoxication paludéenne*, l'action des miasmes marécageux ; elle se montre alors intermittente, et constitue fréquemment ce que l'on nomme *fièvre larvée*. — Enfin, il y a des névralgies qui dépendent d'un état chlorotique ou anémique, de l'infection syphilitique, de lésions traumatiques, de cicatrices anciennes, etc.

On divise les névralgies, d'après leurs causes ou leur nature, en :

1° Névralgie par état congestif du nerf ;
2° — par état d'anémie du nerf ;
3° — par phlegmasie du nerf ;
4° — par compression du nerf ;
5° — par action réflexe ;
6° — par état nerveux (douleurs).

*D. Symptômes.* — Nous l'avons dit : le principal et presque exclusif est la *douleur*. Elle est tantôt contusive, sourde, circonscrite ; tantôt vive, lancinante, exacerbante et s'irradiant. Ce sont alors des élancements qui, émanant d'un point central appelé *foyer* où la pression réveille la douleur, suivent, à la manière de courants électriques et comme des éclairs de douleur, le trajet des nerfs. La douleur, ordinairement initiale, est quelquefois pourtant précédée d'une sensation de froid ou de cuisson, et accompagnée de picotements, de fourmillements très incommodes, parfois même d'un malaise général et de mouvement fébrile.

Il y a des foyers de douleur (Valleix) placés dans quatre points du trajet des nerfs : au point d'émergence du tronc nerveux ; dans le point où le nerf traverse un muscle pour se rapprocher de la peau ; dans celle-ci ; enfin aux endroits où des troncs nerveux deviennent très superficiels. La douleur reste ordinairement limitée au nerf primitivement affecté ; d'autres fois elle passe d'un nerf à un autre : de là des élancements dans des parties plus ou moins éloignées. Lorsqu'elle est très aiguë, elle s'accompagne d'une légère fluxion inflammatoire (*ubi dolor, ibi fluxus*), et trouble les fonctions motrices ou sécrétoires des organes où elle se manifeste. Toutefois, quand il y a inflammation concomitante du nerf, ce n'est plus d'une névralgie proprement dite qu'il s'agit, mais d'une phlegmasie avec douleur prédominante. Lorsque celle-ci occupe les extrémités nerveuses, qu'elle est disséminée, diffuse dans le parenchyme des organes, elle est moins vive; et c'est sous cette dernière forme qu'elle se montre dans les membranes muqueuses, celles du tube intestinal par exemple.

Une névralgie n'offre par elle-même aucun danger ; mais par son opiniâtreté et parfois les souffrances atroces qu'elle fait endurer, elle peut causer des accidents, provoquer le dégoût de la vie, faire naître des idées de suicide.

*E. Traitement.* — Le traitement des névralgies est en apparence fort riche, mais au fond très pauvre, parce que tous les moyens échouent le plus souvent. Voici comment on peut attaquer cette maladie rebelle. On essaiera d'abord d'engourdir la douleur en employant les narcotiques sous forme de cataplasmes, onctions, pommades, ou même intérieurement par injections hypodermiques, par l'antipyrine. Mais comme cela est ordinairement insuffisant, on arrive aux *vésicatoires* volants appliqués sur le point douloureux, en ayant soin, à chaque pansement, de saupoudrer la surface dénudée avec 1, 2, 3 centigrammes d'*acétate de morphine*. Si la douleur est excessive, on débutera par une application de *sangsues* ou de *ventouses* scarifiées *in loco*. On revient ensuite aux moyens précédents, aux frictions narcotiques et aux vésicatoires. Des *antispasmodiques* pourront être administrés à l'intérieur : les plus employés sont la valériane, l'oxyde de zinc, les *pilules de Méglin*. L'*opium* en pilules ou en potion, les *solanées vireuses* en extrait (belladone, stramonium, jusquiame), contribueront à faire cesser la douleur. L'*antipyrine* passe pour un calmant spécial de toute douleur, quelle qu'en soit la cause. La vogue de ce médicament a été grande.

L'essence de térébenthine, les *anesthésiques* sont plus employés, surtout à l'intérieur.

*F.* Mais le traitement à la mode consiste dans les *injections sous-cutanées* (hypodermiques) de morphine, de chloroforme, d'antipyrine : il procure, en effet, un prompt et grand soulagement. Il va de soi que s'il y a intoxication syphilitique, on recourra au mercure.

Enfin, dans les cas de névralgie rebelle, l'*acuponcture,* l'*électricité*, le *moxa* et même la *section du nerf* douloureux, ont été mis en usage.

Lorsque la névralgie est intermittente ou même simplement rémittente, avec moments de calme plus ou moins marqués, le meilleur remède consiste dans le *sulfate de quinine* à dose de 30 à 50 centigrammes et plus. — Les névralgies rhumatismales cèdent quelquefois aux *bains de vapeur;* — celles par appauvrissement du sang, aux *ferrugineux.* — Il faut se résoudre à vivre avec les douleurs qui persistent dans les anciennes cicatrices.

Voilà où en est la médecine à l'endroit des névralgies. Lorsqu'on a épuisé la liste de ces divers moyens, la science est à bout, et toutes les consultations des « *grands médecins* » deviennent inutiles. Les *spécialités* médicamenteuses sont nombreuses et peuvent être toutes essayées.

## CHAP. IX. — DES NÉVROSES.

### Névropathie, nervosisme, attaques nerveuses.

*A.* Les *névroses* consistent dans divers troubles fonctionnels, dus à une perversion de l'innervation, avec absence de lésion matérielle appréciable soit du cerveau, de la moelle, des nerfs ou du grand sympathique (névroses *idiopathiques*); mais de nombreux troubles nerveux se lient à des affections organiques, ce sont des névroses *symptomatiques.*

Puisque des nerfs se perdent, ramifiés à l'infini, dans tous les organes, les névroses doivent se manifester dans toutes les parties du corps. Elles donnent lieu à des phénomènes multiformes, singuliers, parfois extraordinaires, tandis que les névralgies accusent presque exclusivement les filets sensitifs surexcités. Les *névroses* ont pour siège généralement le réseau du *grand sympathique.* Les *névralgies*, au contraire, accusent les *nerfs sensibles du système cérébro-rachidien.*

*B.* Les névropathies peuvent se diviser en : 1° celles des organes de relation; 2° celles des organes de nutrition ; 3° celles des organes de génération. Chaque névrose particulière reçoit un nom particulier, que nous ferons connaître en temps et lieu, car elles se distinguent aussi en celles du *cerveau*, de la *moelle épinière*, du *grand sympathique* et des *nerfs*.

*C.* Les *symptômes* sont si variables, si dissemblables dans chaque espèce de névroses, qu'il est presque impossible de les soumettre à des considérations générales. Ces maladies, vrais *protées*, forment cinq classes désignées par les épithètes de : convulsives, névroses paralytiques, spasmodiques, douloureuses, mentales. Elles sont tantôt légères et fugaces, tantôt graves en apparence, et d'une durée indéfinie, rarement dangereuses pourtant. Il y en a d'indolentes, de douloureuses, d'intermittentes, de rémittentes, etc., mais toutes sont sans fièvre, à moins de complication. A l'aspect des désordres fonctionnels graves à première vue qu'elles occasionnent, tels qu'épilepsie, hystérie, mort apparente, on croirait avoir affaire à une maladie terrible, cependant il n'en est rien, parce qu'il y a absence de lésion organique. Il ne faut pas oublier, toutefois, que nous parlons de la généralité des cas. Bien des exceptions frappent cette règle : certaines névroses sont très dangereuses, telles l'angine de poitrine, la fièvre larvée, pernicieuse.

Le *nervosisme* désigne un état névropathique dans lequel les malades souffrent de troubles fonctionnels variables de l'intelligence, du mouvement et de la sensibilité organique. C'est une sorte de diathèse nerveuse, qui parfois s'accompagne d'un peu de mouvement fébrile (*fièvre nerveuse*), état plus commun chez la femme que chez l'homme et qui dérive de causes débilitantes physiques, d'excitations morales énervantes. La *névropathie* est le plus souvent chronique, offrant mille degrés depuis l'agacement nerveux jusqu'aux désordres fonctionnels les plus graves du côté du cœur, de l'encéphale, de l'estomac, de l'utérus, etc.

*D.* Les causes des névroses sont, pour ainsi dire, les mêmes que celles des névralgies : nous y renvoyons le lecteur. Une constitution nerveuse, la vie molle et sédentaire, les lectures romanesques, la fréquentation des bals et spectacles, les impressions morales vives favorisent leur développement ; très souvent aussi elles se rattachent à un état chlorotique ou anémique.

*E. Traitement des névroses.* — Il se compose : 1° de *moyens hygiéniques* : régime de vie régulière, habitation à la campagne, équitation, chasse, etc., au lieu du séjour des villes, des bals, des grandes réunions ; 2° de *moyens moraux :* distractions, consolations, occupations sérieuses, voyages, culture des sciences ou des arts ; 3° *moyens médicamenteux :* calmants, antispasmodiques, *bromure de potassium*, bains. Tout cela ne s'adresse qu'aux névroses *essentielles*, celles qui ne consistent que dans une simple perversion de l'innervation. — Si quelque maladie plus sérieuse est le point de départ de ces troubles nerveux (névroses *symptomatiques*), il devient alors indispensable d'attaquer tout d'abord l'affection primitive. Il survient chez les femmes une foule d'accidents nerveux qui dépendent d'une maladie de la matrice, souvent très légère, et qu'on traite en vain tant qu'on ne guérit point l'affection utérine. Les *ferrugineux* seront les remèdes par excellence dans les cas d'appâuvrissement du sang.

La *suggestion hypnotique* donne de bons résultats comme traitement des maladies nerveuses en général (Bérillon).

## CHAP. X. — DE L'HYPERTROPHIE.

L'*hypertrophie* (*uper*, excès, *trophê*, nutrition) consiste dans un surcroît de développement d'un organe ou d'un tissu, sans modification de sa structure. Nutrition exagérée, partielle ou générale de la partie qui en est le siège, ayant pour *cause* ordinaire ce que nous avons nommé *irritation nutritive* (p. 287).

Il est une hypertrophie physiologique, normale, celle qu'on rencontre dans les muscles des athlètes. Poussée trop loin cependant, elle devient morbide ; mais il est difficile de tracer une ligne de démarcation entre l'hypertrophie *physiologique* et l'hypertrophie *morbide*, car elles sont des effets de mêmes causes. Dans tous les cas, l'augmentation de l'action nutritive dans l'hypertrophie dénote une augmentation de caloricité et de force vitale.

L'hypertrophie morbide a donc pour effets : 1° exagération de l'action organique et de la partie hypertrophiée, en devenant ainsi sa propre cause ; 2° développement d'un des tissus élémentaires d'un organe aux dépens des autres éléments de ce même organe, lesquels semblent s'atrophier ; 3° gêne causée par son volume aux fonctions des organes voisins.

Il ne faut pas confondre l'hypertrophie propre au tissu musculaire avec l'*obésité*, qui, elle, est une hypertrophie du tissu cellulaire.

Le *traitement de l'hypertrophie* consiste à mettre l'organe malade au *repos*, si cela est possible ; à le soustraire aux causes capables de l'exciter et de le fluxionner.

## CHAP. XI. — ATONIE.

### Asthénie, faiblesse générale.

*A.* La dénomination d'*atonie* ou *asthénie* (*a* priv., *tonos*, ton) s'applique à la diminution de l'action organique des tissus. C'est l'état opposé à la *sthénie* ou irritation. — L'atonie est générale ou locale, la première s'étend à tout l'organisme; la seconde est bornée à une seule partie.

*Atonie générale.* Elle est primitive, ou bien consécutive à un état morbide antérieur. La première est due à des *causes congénitales débilitantes,* telles que constitution lymphatique, hérédité ; la seconde aux privations, pertes sanguines, progrès de l'âge, etc., toutes conditions qui affaiblissent les forces vitales sans pour cela produire une altération organique déterminée. L'atonie *consécutive* est celle qui résulte d'une cause transitoire morbide (phtisie, affection typhoïde, etc.). On comprend l'importance de ces distinctions, car si les toniques et les corroborants conviennent dans l'atonie primitive, ils peuvent augmenter la faiblesse dans l'asthénie symptomatique, en aggravant la maladie qui donne lieu à celle-ci.

L'*atonie locale* ou partielle n'est presque jamais primitive. Il est difficile, en effet, de concevoir qu'une partie reste faible, débile, sans qu'elle ait été malade antérieurement. C'est toujours la surexcitation qui déprime le plus les forces vitales ; si l'action organique s'entretient et se développe par l'exercice modéré, gradué, elle s'épuise par un travail excessif. Trop exercés, le cerveau, les organes génitaux, la vue, etc., tombent dans l'atonie ; à plus forte raison, cet effet peut être dû à l'inflammation.

*B.* Les effets de l'atonie sont à peu près ceux de l'irritation, en ce sens que les fonctions sont toujours déviées de leur type normal, car soit qu'un tissu reçoive trop peu de sang et que la sensibilité s'émousse, soit qu'il en reçoive trop et qu'il devienne trop irritable, le résultat est le même ; il cesse de bien remplir le rôle qui lui est dévolu : un estomac enflammé, comme un estomac asthénié, ne convertit plus d'une manière parfaite les aliments en chyle.

*C.* L'asthénie se distingue encore en sanguine, nerveuse, hémorrhagique, nutritive, sécrétoire, suivant qu'elle porte plus spécialement sur le sang, l'innervation, le travail d'assimilation ou les sécrétions. Dans ces divers modes, les phénomènes sont faciles à prévoir : l'atonie du sang donne lieu à la chlorose, à l'anémie ou en est la conséquence; l'atonie des vaisseaux produit les hémorrhagies passives, l'hémophilie; l'atonie *nerveuse* jette les fonctions du système encéphalo-rachidien dans la paresse; l'atonie *nutritive* se rencontre chez les sujets maigres dont les chairs restent molles, atrophiées, etc. Il importe, en tout cas, de savoir si l'atonie est *cause* ou *effet;* or cela offre quelquefois de réelles difficultés.

*D. Traitement de l'asthénie.* — C'est la contre-partie de celui de l'irritation. Mais comme celle-ci est le plus souvent le point de départ de l'état de faiblesse des organes, il faut y avoir égard et prendre garde de ranimer la phlegmasie mal éteinte en voulant tonifier. Ainsi, l'asthénie de l'estomac, lorsqu'elle est franche, sans irritation, sera avantageusement combattue par une alimentation corroborante, tandis qu'au contraire elle augmentera sous l'influence de ce régime si l'inflammation n'est qu'assoupie, non éteinte.

La grande difficulté, en médecine pratique, consiste à distinguer les cas, à dégager les indications vraies de la confusion symptomatique: la thérapeutique devient facile ensuite. On ne s'en douterait pas à voir cependant les complications dont on se plaît à entourer les ordonnances. Mais il faut tout dire, *ces mélanges singuliers de médicaments, la manie qu'on a d'en changer à chaque visite, c'est là affaire de métier :* les médecins sérieux ne s'y prêtent que pour contenter le client, occuper son moral; les *faiseurs*, au contraire, négligent les distinctions, les cas, dont se préoccupe peu le vulgaire, pour s'appliquer à vendre cher une drogue de peu de valeur, qui, prescrite indifféremment dans toutes les circonstances, doit nécessairement faire plus de mal que de bien.

Nous ne saurions trop le répéter : savoir *diagnostiquer* et *pronostiquer* juste, c'est là, en médecine, le vrai talent. On peut dire du médecin qui en est doué qu'il est véritablement « homme de l'art; » car il possède le sens de l'appréciation du vrai, du juste, qui est le don de la nature par excellence.

## CHAP. XII. — DE L'ATROPHIE.

### Maigreur, amaigrissement.

A. L'*atrophie* (*a* priv., *trophê*, nourriture) consiste dans une diminution de volume et de poids d'un organe. Elle correspond à l'*asthénie nutritive* état opposé à l'hypertrophie. Elle est générale ou partielle.

L'atrophie n'est jamais *générale*, à moins qu'on ne donne ce nom à l'*amaigrissement*, ce qui serait une fausse application, car l'amaigrissement est une sorte de résorption du tissu cellulaire, et non une atrophie proprement dite. Quoi qu'il en soit, on doit rattacher la diminution générale de poids à une affection du canal intestinal ou des organes de l'hématose, car ce sont les deux laboratoires de la chimie vivante. L'atrophie *partielle*, c'est-à-dire limitée à une partie, dépend d'une lésion de l'innervation locale, d'un vice de nutrition ou du défaut d'action des muscles de la partie atrophiée.

*B*. L'*amaigrissement* qui fait des progrès croissants est de mauvais augure, principalement dans les maladies aiguës. Cet état est surtout prononcé dans les affections anciennes de l'estomac, des intestins, du foie, des poumons et dans les cachexies. Les mots *phtisie*, *émaciation*, *consomption*, désignent ses effets.

L'atrophie *partielle*, répétons-le, dépend d'un trouble local de la nutrition et se rattache à une affection morbide des vaisseaux capillaires ou des nerfs de la partie qui en est le siège. Elle se voit principalement dans les muscles et a pour causes : manque d'exercice, compression, ligature ou désorganisation de l'artère ou du nerf qui se distribuent dans l'organe, l'inflammation portée au delà du degré d'activité du tissu.

Un organe composé de tissus divers comme le foie, par exemple, peut n'être atrophié que dans un seul de ces tissus, ce qui change l'aspect de son parenchyme. La *cyrrhose* est une maladie du foie où ce phénomène est le plus marqué. Dans les os, l'atrophie porte sur la trame organique; et faisant ainsi prédominer les parties terreuses, elle rend ces organes plus fragiles.

L'atrophie *musculaire* fait le sujet d'un article à part.

## CHAP. XIII. — DE LA PARALYSIE EN GÉNÉRAL.

*A*. La *paralysie* (de *paraluein*, relâcher) consiste dans la diminution ou l'abolition de la contractilité musculaire, avec ou sans lésion de la sensibilité; et aussi dans l'affaiblissement ou la perte de cette dernière (*anesthésie*). Comme le mouvement et la sensibilité sont commandés par le système cérébro-spinal, leur paralysie doit être attribuée nécessairement à quelque lésion de ce système. Quant au grand sympathique, comme il est à l'abri des causes morbifiques directes, grâce à sa situation profonde et à la ténuité de ses parties; comme, d'autre part, ses nerfs, extrêmement nombreux et déliés, se suppléent les uns les autres grâce à leurs anastomoses, il est difficile que les organes soumis à son influence soient frappés de paralysie : c'est pourquoi les fonctions de nutrition qui en dépendent ne cessent qu'à la mort. Et cela devait être, car la vie eût été compromise à chaque instant, si les battements du cœur ou l'action des poumons eussent été exposés aux troubles profonds qui se produisent si facilement et si souvent dans les fonctions du cerveau et de la moelle épinière. Ce n'est pas à dire que l'innervation ne puisse cesser dans le grand sympathique ; mais lorsque cela a lieu, la lésion qui en est la cause réside encore dans le système cérébro-spinal, et son étendue et son siège sont tels, qu'elle éteint la vie dans tout l'organisme en même temps, comme dans les cas d'apoplexie foudroyante, ou d'une lésion du bulbe, du nœud vital (t. I, p. 84, *C*).

*B. Causes.* — La paralysie (celle du mouvement) ne frappe que les organes soumis à l'influence du cerveau, de la moelle épinière ou de leurs nerfs, organes de la vie de relation. Si quelques-uns de ces organes appartenant à la vie nutritive (pharynx, vessie, muscle sphincter de l'anus, etc.) se paralysent quelquefois, c'est parce qu'ils reçoivent des nerfs cérébro-spinaux en même temps que des nerfs du grand sympathique. Or, quelles sont les causes ou les lésions matérielles qui produisent la paralysie? C'est en premier lieu l'inflammation de la pulpe nerveuse et ses divers processus, tels que ramollissement, tumeurs, cancer, etc., ensuite les ruptures et déchirures de cette même pulpe nerveuse par violences extérieures, par hémorrhagie, etc.

*C. Symptômes.* — Rien de plus facile que la constatation de la paralysie ; mais il s'agit de déterminer le siège, le degré et l'étendue de la perte du mouvement ou du sentiment ; or ces phénomènes varient suivant que la lésion existe *au cerveau*, *à la moelle épinière* ou *aux nerfs*, qu'elle est plus ou moins profonde, etc. La physiologie du système nerveux nous ayant mis à même de comprendre le mécanisme de ses fonctions, nous pouvons déterminer d'avance, par induction logique, les phénomènes qui appartiennent aux altérations de chacune des trois divisions susnommées de ce système.

Il existe aussi des paralysies *idiopathiques*, *essentielles*, indépendantes de lésions matérielles ; nous en dirons aussi un mot.

*D. Paralysies par lésion du cerveau.* — Instrument des facultés intellectuelles, morales et instinctives, le cerveau est le seul organe auquel il faille rapporter les troubles de ces facultés. Comme il est formé de plusieurs parties qui se distinguent par leurs fonctions spéciales, cela explique comment la lésion de l'une d'elles ne trouble pas ordinairement l'action des autres. Le principe en vertu duquel nous *percevons* les sensations et nous *voulons*, réside aussi au cerveau ; mais avant de demander compte à celui-ci de son altération, et considérant que les organes des sens sont nécessaires pour sa mise en action (par l'intermédiaire des nerfs allant de ces organes au centre de perception), il faut s'assurer d'abord si la lésion existe dans les appareils des sensations plutôt que dans leurs nerfs.

La *motilité* et la *sensibilité*, en cas de lésions de l'encéphale, se troublent les premières; le plus souvent même ce sont les seules atteintes, car l'intelligence, la perception sensoriale et les impulsions instinctives se conservent d'une manière plus ou moins marquée. Perte du mouvement d'une partie, voilà la *paralysie* proprement dite; elle se complique souvent de l'extinction de la sensibilité (*anesthésie*).

*E. Paralysies par lésion de la moelle épinière.* — Les altérations de la moelle épinière se manifestent par des phénomènes de paralysie différents des précédents. Ils ne peuvent se rapporter qu'à la motilité et à la sensibilité, puisque les facultés intellectuelles et morales dépendent exclusivement de l'action du cerveau. La paralysie due à l'altération de la moelle épinière ne frappe que les organes qui reçoivent leurs nerfs des points situés au-dessous de cette altération, laquelle intercepte toute communication nerveuse entre le cerveau et ces mêmes organes. D'où il résulte que plus la lésion occupe un point élevé de la moelle, plus elle est grave, puisqu'elle paralyse un plus grand nombre d'organes : cela se conçoit parfaitement. Mais ce qui ajoute encore au danger des altérations du cordon rachidien, c'est qu'elles sont toujours, eu égard au petit volume de ce cordon, très étendues, considérables. Non seulement elles interceptent la communication de l'influx nerveux qui porte la sensation au cerveau et en rapporte la volition, mais encore elles anéantissent le principe de la contractilité musculaire, que nous savons résider dans la moelle épinière. Toute lésion du bulbe rachidien, celle du nœud *vital* surtout, est presque instantanément mortelle, parce qu'elle paralyse tous les organes qui reçoivent leurs nerfs des portions inférieures à cette même lésion; au nombre de ces organes sont le cœur et les poumons eux-mêmes. D'où cette conséquence aussi que, toutes choses égales d'ailleurs, les maladies de la moelle épinière sont beaucoup plus dangereuses que celles du cerveau, par cette raison que le cerveau est un organe double, multiple et d'un volume considérable par rapport à l'étendue des lésions qui le frappent, enfin que ses diverses parties peuvent se suppléer jusqu'à un certain point.

*F. Paralysie par lésions des nerfs.* — Ces lésions sont infiniment moins sérieuses que celles de la moelle épinière et du cerveau. Cela se comprend, car elles ne paralysent que les parties auxquelles le nerf affecté se distribue. Si un tronc nerveux volumineux est lésé, la paralysie sera naturellement plus étendue et plus grave. — Pour compléter ce sujet, nous renvoyons aux maladies du cerveau, de la moelle épinière et des nerfs.

*G. Paralysies sans lésion du système nerveux.* — Des phénomènes de paralysie se manifestent quelquefois sans que le système nerveux soit, nous ne dirons pas modifié, ce serait absurde, mais *lésé*, *altéré*, dans le sens que nous donnons à ce mot. Ces paralysies, qu'on nomme *idiopathiques*, *essentielles*, se manifestent : dans certaines névroses, telles que l'extase, la catalepsie, l'hypnotisme, l'hystérie; dans certaines névralgies d'organes soumis à l'influence de nerfs souffrants; dans certaines intoxications, par le plomb, les narcotiques, les stupéfiants, l'angine couenneuse, etc. Quelquefois elles surviennent à la suite d'une impression morale vive, d'une métastase rhumatismale, de l'action du froid humide, dans quelques formes de l'aliénation mentale. Ces diverses paralysies, sur lesquelles nous reviendrons plus tard, sont d'un pronostic peu grave en général, bien qu'elles s'étendent quelquefois aux fonctions de nutrition, et qu'elles atteignent le mouvement et le sentiment.

*H. Paralysie du sentiment. Anesthésie.* — On entend par *anesthésie* (de *a* et *aïsthésis*, défaut de sensibilité) l'abolition ou la notable diminution de la sensibilité organique. — Elle n'est le plus souvent qu'un symptôme presque toujours uni à la paralysie du mouvement. Quelquefois cependant elle est isolée, et alors idiopathique, comme dans certaines névroses, dans l'intoxication saturnine, ou lorsqu'elle est due au chloroforme, à l'application de la glace sur la peau, etc.

L'anesthésie *idiopathique* est généralement très bornée; elle affecte les nerfs sensitifs, et s'arrête à la ligne médiane antérieure du corps, bien que les nerfs des deux côtés viennent s'anastomoser sur cette ligne médiane. Elle reste superficielle; ses signes sont : sensibilité obtuse, tact imparfait, fourmillement au début, plus tard insensibilité complète.

Les parties le plus souvent anesthésiées sont la face, l'entrée des membranes muqueuses. — Les mouvements manquent de précision; la nutrition elle-même peut être troublée par suite de la lésion des fibres dites grises ou organiques qui s'allient spécialement aux nerfs du sentiment (Muller). La circulation est moins active et la température abaissée.

Il est une forme de paralysie (Par. *agitante*) dont nous renvoyons l'histoire au *Ramollissement du cerveau*.

*I. Traitement des paralysies.* — Il n'y a rien de bien efficace à opposer aux paralysies *symptomatiques*, c'est-à-dire par lésion du système nerveux ; c'est qu'en effet les agents thérapeutiques ne sauraient atteindre ces lésions toujours profondément cachées dans des cavités osseuses ou dans des tissus parenchymateux. D'ailleurs la pulpe nerveuse se modifie très lentement, se régénère difficilement ; enfin la nature du tissu nerveux est telle que, si petite en apparence que soit l'altération qui l'atteigne, elle a le triste privilège de donner lieu à des troubles très graves. Et pourtant, on n'a rien de mieux à faire que de s'attaquer tout d'abord aux *causes* et aux *lésions* à l'aide de moyens qui seront indiqués dans les cas particuliers. Puis, lorsqu'on a lieu de les croire surmontées ou cicatrisées, on oppose au phénomène paralysie les *tétaniques* (*noix vomique*, *strychnine*), les *révulsifs* externes ; l'*électricité*, les *vésicatoires*, les frictions avec la *pommade phosphorée*, la *teinture de cantharides ;* les *moxas*, les *sétons*, etc. — L'*hydrothérapie*, les *eaux thermales*, sont essayées à leur tour, mais, hélas ! sans grandes chances de succès.

Ces mêmes moyens conviennent dans la paralysie *idiopathique* (*sine materia*), pourvu que l'on combatte en même temps soit l'état nerveux, le rhumatisme ou l'intoxication saturnine, en un mot la cause connue ou soupçonnée.

Quant à l'*anesthésie* ou paralysie de la sensibilité, elle ne comporte pas d'autre traitement que l'excitation locale provoquée sur le lieu même où existe la maladie. C'est dans ces sortes d'affections que l'on voit réussir l'*électricité*, les frictions, les applications *irritantes*, etc.

## CHAP. XIV. — DE LA GANGRÈNE EN GÉNÉRAL.

*A.* La *gangrène* (de *graïnô*, je consume) est l'effet de la cessation de l'action organique dans une partie, avec réaction vitale des parties contiguës. C'est une mort partielle, locale, alors que la vie continue dans le reste de l'organisme. Selon la profondeur à laquelle pénètre la mortification, celle-ci reçoit les dénominations spéciales suivantes :

*Eschare* (de *eschara*, croûte). Simple plaque ou croûte de tissu mort, brunâtre ou noire, résultant de la désorganisation de la peau ou d'autre partie soit par l'action du feu, des acides concentrés, ou par une pression continue, comme chez les sujets malades depuis longtemps, ou plongés dans un état d'adynamie typhoïde, etc.

*Gangrène.* Elle consiste dans des plaques de tissus mortifiés, plus ou moins profondes, qui cependant ne comprennent pas toute l'épaisseur des parties.

*Sphacèle.* Gangrène étendue à une partie tout entière ou qui atteint, par exemple, toute l'épaisseur d'un membre.

*B. Étiologie.* — Les causes nombreuses de la gangrène agissent de trois manières : en interrompant le cours de la circulation et de l'innervation (ligatures d'artères, artérite, embolie, etc.) ; ou en désorganisant les tissus au moyen d'agents physiques ou chimiques (brûlures, contusions, broiement, etc.) ; ou bien, enfin, en introduisant dans l'économie des principes délétères, septiques, dont l'effet est d'éteindre la vie dans divers organes (charbon, pustule maligne, seigle ergoté, etc.).

Outre ces causes d'un effet déterminal, il en est qui n'agissent que comme prédisposantes, et ne sont pas moins importantes à signaler, telles : âge très avancé, passions tristes, fatigues excessives, délabrement de la constitution, engorgements œdémateux exposant les membres au refroidissement et à la gangrène, en un mot tout ce qui diminue, altère la vitalité des tissus, le mouvement trophique, comme dit la science.

Toutefois, la cause des neuf dixièmes des cas de gangrènes est l'inflammation qui, en effet, par sa violence ou sa nature septique, agit en interrompant le cours du sang et de l'innervation, et en désorganisant les tissus qui en sont le siège.

La gangrène est dite *externe* ou *interne*, suivant qu'elle est apparente à l'extérieur ou cachée dans la profondeur des organes.

*C.* La gangrène *interne* est celle qui atteint les viscères ou gît dans l'épaisseur des tissus parenchymateux. Elle est presque toujours due à une inflammation suraiguë, occasionnée par les causes ordinaires des inflammations, ou par des agents caustiques et désorganisateurs directs, ou par des principes de mauvaise nature, tels que virus, miasmes, venins, capables de donner lieu d'emblée à des eschares, en vertu de leur influence septique, ainsi que cela se voit dans la peste, la pustule maligne, la morve, etc.

Le *diagnostic* de la gangrène *interne* est difficile, le mal n'étant en général accessible à la vue ni aux autres sens. Lorsqu'elle se produit, loin que les accidents inflammatoires s'aggravent, ils s'apaisent en quelque sorte, parce que la mort des tissus fait cesser la réaction et la douleur. Aussi, toutes les fois que dans le cours d'une vive inflammation interne les symptômes se calment subitement, craignez une terminaison par gangrène. Le malade se réjouit de cette rémission, mais le médecin attentif la regarde comme un fâcheux présage. En effet, il se manifeste bientôt petitesse du pouls, son extrême fréquence, l'aspect cadavéreux de la face et la mort. La lutte entre la vie et la cause morbifique causait des symptômes de réaction, dans le duel la vie étant blessée à mort, le combat cesse.

*D.* La gangrène *externe*, elle aussi, est le plus souvent due à une inflammation qui cause des douleurs excessives, et dont l'intensité cède tout à coup lorsque la mortification des tissus se produit. Soit que la résistance organique succombe à la violence de l'inflammation, soit qu'il y ait étranglement des tissus (par des aponévroses ou des brides fibreuses, comme dans le panaris et l'anthrax; soit enfin que l'inflammation agisse par sa nature délétère, *gangreneuse*, comme cela se voit dans le charbon malin, toujours est-il que dans ces cas la gangrène est le résultat de l'inflammation, sans compter la part qu'y prend la *bactériologie*.

La gangrène succède aussi à l'interruption de la circulation quand une ligature, un caillot sanguin bouche le calibre d'une grosse artère (v. *Embolie*). L'artérite des extrémités artérielles produit aussi la gangrène dite *sénile*. La partie qui reçoit les ramifications du tronc artériel oblitéré se refroidit quoi qu'on fasse; si c'est un membre, par exemple, les orteils ou les doigts deviennent insensibles, se couvrent de taches jaunâtres, puis noirâtres, qui s'agrandissent de plus en plus; puis la gangrène se caractérise, s'étendant de bas en haut. La ligature de l'artère principale d'un membre n'est pas toujours suivie de ces fâcheux effets, parce que les branches ou rameaux artériels qui naissent au-dessus du point oblitéré du vaisseau principal se développent peu à peu et rétablissent la circulation dans la partie, qu'on a soin d'ailleurs de tenir chaudement.

*E.* Il existe une gangrène *spontanée* dont la cause est assez souvent la *glycosurie* (Voy.). Il s'agit alors d'une affection complexe très grave, presque toujours incurable.

Les violences extérieures pro uisent une gangrène dont la formation est facile à comprendre. Les fortes contusions, en effet, occasionnent, dans la trame vasculaire et nerveuse des tissus, un tel trouble que la vie ne peut plus s'y entretenir.

Les caustiques désorganisent les tissus, les privent ainsi de vie, mais ils ne produisent ni une véritable gangrène, ni l'odeur caractéristique de l'affection gangreneuse. Il en est de même du feu. Quant au froid, il congèle d'abord les liquides, et ce n'est que quand la réaction se déclare que la gangrène se produit, sans doute comme dans les vives inflammations.

*F.* Il y a une gangrène *septicémique*, c'est-à-dire *microbienne*, dont la bactérie a été inoculée au cheval et à l'âne (Chauvau). Suivant les conditions dans lesquelles a eu lieu l'inoculation, un même vibrion peut causer la mort ou ne donner lieu qu'à des accidents bénins. Le microbe du charbon, s'il est injecté dans les veines, ne provoque qu'une fièvre légère; au contraire, s'il est introduit dans le tissu cellulaire, il cause la mort : c'est que le vibrion charbonneux est anaérobien, c'est-à-dire inapte à vivre dans l'oxygène, gaz très abondant dans le sang, les tissus et l'air (Pasteur).

*G. Symptômes.* — Une fois établie, la gangrène s'étend et se propage des extrémités vers le centre, jusqu'à ce qu'elle rencontre des tissus doués d'assez de vitalité pour résister au travail de mortification. Alors, en vertu de la réaction vitale de ces tissus, une suppuration a lieu, qui détruit sur la ligne séparative des parties gangrenées et des parties saines : tissu cellulaire, vaisseaux et nerfs qui font communiquer les deux parties et les isolent. Dès ce moment les tissus mortifiés se décomposent avec plus de rapidité et exhalent une odeur *sui generis* des plus infectes; des lambeaux de tissu cellulaire gangreneux se détachent et laissent à découvert une plaie, simple ou fongueuse. Les eschares se détachent après un temps plus ou moins long (*temps d'élimination*). Lorsque l'*élimination* ne s'opère pas, la maladie continue de faire des progrès et le malade finit bientôt par succomber.

La gangrène est toujours une affection grave, car lorsqu'elle ne tue pas elle-même, elle produit des plaies plus ou moins étendues dont la suppuration et la cicatrisation sont environnées de nombreux accidents. Ajoutons que quelquefois la cause est par elle-même plus dangereuse que l'effet. C'est ainsi, par exemple, que le principe infectant et délétère de la pustule maligne (la *bactérie charbonneuse*) tue, souvent, avant que les plaques gangreneuses aient eu le temps de se former. Au surplus, le pronostic est ici encore soumis à une foule de considérations spéciales qui ne peuvent être exposées dans ces généralités.

*H. Traitement de la gangrène.* — Deux indications fondamentales se présentent : 1° prévenir la gangrène, 2° combattre ses effets. — On peut éviter que l'inflammation se termine par gangrène en la traitant très énergiquement, dès le début, par les antiphlogistiques, *sangsues*, *saignée*, *cataplasmes*, mais surtout par des *incisions* et *débridements* si les tissus sont étranglés par des brides fibreuses ou des aponévroses. Dans d'autres circonstances, on prévient le mal en supprimant l'*obstacle à la circulation*, en détruisant les ligatures faites autour des vaisseaux, en entretenant de la chaleur dans les membres soumis à des ligatures rendues nécessaires. — Dans les affections charbonneuses, il faut détruire le venin ou le virus; *cautériser* (par feu ou caustiques) le point où a eu lieu l'inoculation et où se manifeste le premier symptôme de gangrène. — S'il s'agit d'une *congélation*, on s'appliquera à restituer avec les plus grandes précautions le calorique aux parties endurcies par le froid. En cas de contusions désorganisatrices, il n'est guère possible, en général, d'empêcher la mortification des tissus intéressés; l'on est obligé alors, dans bien des cas, d'en retrancher une partie, c'est-à-dire tout ce qui ne peut recouvrer la vie.

Une fois la gangrène développée, que faut-il faire? D'abord, s'il y a une réaction vive, application de *fomentations* émollientes; dans les cas contraires, recourez aux *antiseptiques* (compresses imbibées de *décoction de quinquina, d'eau-de-vie camphrée, de chlorure de sodium* étendu de moitié d'une infusion aromatique); aux *toniques*, aux *aromatiques;* à l'intérieur, potions *antiseptiques* avec l'infusion de quinquina, de serpentaire de Virginie, additionnée d'un peu de camphre. Après la chute des eschares, on panse la plaie suivant les règles de l'art. (V. *Plaies*.)

## CHAP. XV. — DU CANCER EN GÉNÉRAL.

*A*. Le *cancer* ou *carcinome* (de *karkinos*, crabe) est un produit morbide ayant la propriété de détruire les tissus où il se développe. Il faut avouer, disent les auteurs de l'article Cancer du *Dictionnaire des sciences médicales*, que, dans l'état actuel de la science, cette maladie est aussi difficile à définir qu'à guérir; et comme elle est incurable, nous pouvons dire aussi qu'elle est indéfinissable. Cette déclaration nous fera pardonner l'insuffisance de notre idée de rapporter le cancer à une perversion des propriétés vitales qui président à la nutrition.

Le cancer est un tissu ou production morbide *sui generis*, envahissant de sa nature, rongeant, corrodant, ulcérant les tissus, sans pouvoir être arrêté dans sa marche autrement que par le fer ou le feu, encore que le mal ainsi enlevé repullule ordinairement avec une intensité plus grande. — Passons d'abord en revue les espèces, les effets, le diagnostic, la ou les causes, le traitement.

*B. Formes du cancer.* — Le cancer présente plusieurs variétés qui en font autant d'*espèces*, telles que *squirrhe, encéphaloïde, colloïde, mélanique, fibro-platique, épithélioma* ou *cancroïde, enchondrome*, etc. Toutes ces formes du même mal ont pour caractères cliniques : récidive sur place, après l'ablation, absorption de l'humeur cancéreuse par les lymphatiques voisins, finalement infection générale et *cachexie cancéreuse* (p. 201, *C*).

Le *squirrhe* (de *skiros*, marbre, à cause de sa dureté) est un tissu lardacé, dur, lobulé, criant sous le scalpel, d'un blanc grisâtre ou jaunâtre à la section, et qui paraît constitué par deux sortes de substances, l'une fibrineuse, disposée de telle sorte qu'elle rayonne du centre à la circonférence ; l'autre grisâtre, contenue entre les fibres de la première.

Le *tissu encéphaloïde* (ressemblant à la substance encéphalique) est mou, pulpeux, blanchâtre, cérébriforme; il n'est souvent que le second degré du squirrhe, mais il en diffère en ce qu'il contient beaucoup de petits vaisseaux artériels. Plus celluleux et vasculaire, il se ramollit, s'ulcère et bourgeonne plus vite. — Les *tissus colloïde* et *mélanique* sont des variétés de l'encéphaloïde : le premier est constitué par une sorte de gelée transparente analogue à de la colle, incolore ou d'une couleur jaune orangé ou rougeâtre, ne possédant point de vaisseaux; le second est une production accidentelle molle, caractérisée spécialement par une couleur noire, due, selon toute apparence, à du sang altéré ou à une matière pigmenteuse existant dans les organes à l'état de masses plus ou moins circonscrites d'infiltration ou de couches

L'examen microscopique de la matière cancéreuse a conduit les histologues à admettre comme signe *certain* de son existence la présence de *cellules* pavimenteuses déformées, avec plusieurs *noyaux* garnis de nucléoles. Suivant eux, tout tissu qui présente cet élément anatomique spécial serait cancéreux ; tout tissu qui ne le renferme pas ne serait pas du cancer, quels que soient d'ailleurs les caractères extérieurs. Cette manière de voir n'est pas partagée par tous les chirurgiens, car on voit chaque jour, disent-ils, des tumeurs ou des tissus repulluler et se comporter exactement comme le cancer, sans que le microscope y découvre la *cellule* caractéristique. D'ailleurs la découverte du *microbe spécial* de l'affection ôte tout intérêt au différend.

*C*. Considéré d'une manière générale, le cancer se développe sous forme de tumeurs ou d'ulcères d'aspects très divers. — Les *tumeurs cancéreuses* offrent des variétés nombreuses sous le rapport du volume, de la forme, de la consistance, etc.; ce sont tantôt des boutons ou espèces de verrues qui se montrent particulièrement au visage, où ils peuvent rester plusieurs années sans grossir; tantôt ce sont des tumeurs plus volumineuses, mobiles sous la peau ou adhérentes aux parties sous-jacentes. Le tissu de ces tumeurs, d'abord dur, squirrheux (*cancer cru*) reste dans cet état pendant un temps variable, parfois très long; puis il se ramollit petit à petit, passe à l'état d'*encéphaloïde* et, attaquant la peau et les parties circonvoisines, il les détruit en rongeant tout autour de lui pour s'ouvrir finalement à l'extérieur, ce qui établit alors l'*ulcère cancéreux* à bords renversés, sur lequel s'élèvent des végétations qui donnent lieu, parfois, à un écoulement de sang abondant (*fongus hématode*). Les vaisseaux de la partie malade, quoique résistant longtemps aux ravages du mal, finissent par se détruire, et, à partir de ce moment, surviennent des hémorrhagies plus ou moins graves qui peuvent être mortelles elles-mêmes.

Le cancer débute souvent par une ulcération tantôt sèche ou croûteuse, tantôt humide et fongueuse. C'est l'*ulcère cancéreux*. Elle s'étend en surface ou en profondeur, détruit les tissus qu'elle envahit, quoique plus lentement que les cancers ulcérés. Il y a, par conséquent, une grande différence entre l'*ulcère cancéreux* et le *cancer ulcéré*.

*D*. Les *symptômes locaux* que produit le cancer consistent en des douleurs vives, *lancinantes*, exacerbantes, se manifestant dans la tumeur : le caractère lancinant est pour ainsi dire pathognomonique. On compare ces douleurs, qui s'étendent quelquefois bien au delà des limites du mal, à celles que produiraient des *coups d'aiguille*. Elles n'existent pas toujours au début de la maladie; bon nombre de cas, au contraire, s'observent dans lesquels le cancer reste longtemps indolent. Les ganglions lymphatiques voisins de la tumeur s'engorgent par continuité de tissu ou plutôt parce que la matière cancéreuse est reprise par les vaisseaux absorbants. Les ganglions les plus éloignés se prennent également quand les vaisseaux lymphatiques qui s'y rendent ont un rapport plus ou moins direct avec le foyer du mal. Dans sa dernière période, le cancer se multiplie, se développe, surtout dans le système veineux, les os et les viscères. La tuméfaction œdémateuse des tissus malades et des parties voisines s'explique par l'obstruction des vaisseaux lymphatiques et veineux. A ces phénomènes se joignent ceux qui résultent du trouble survenu dans les fonctions de l'organe envahi; par exemple : le foie atteint de cancer peut produire les effets des altérations ordinaires de ce viscère, comme jaunisse, hydropisie, ascite, etc.

Après un temps qu'on ne peut déterminer d'avance, le cancer, d'abord dur, *cru*, subit une dégénérescence, se *ramollit*, et alors la maladie, qui semblait entièrement locale, commence à réagir sur les grandes fonctions; de là apparition de *symptômes généraux*, amaigrissement, inappétence, fièvre, *teinte jaune paille* de la peau, etc. Ces phénomènes ne sont pas seulement une mise en jeu des sympathies, ils accusent une sorte d'empoisonnement de l'économie par la matière cancéreuse absorbée.

*E*. Le cancer donne lieu à une *cachexie* bien caractérisée. Ce mot (de *cacos*, mauvais, *exis*, disposition) signifie viciation profonde de la nutrition ayant sa source dans la résorption de principes fournis par l'organisme malade et susceptibles d'altérer, d'empoisonner les humeurs. De même que les tubercules, le cancer, ainsi que nous le verrons plus loin, est considéré comme pouvant mêler son élément spécial au sang et le faire circuler, pour se reproduire dans divers organes, en donnant lieu à une véritable *diathèse*.

Il ne faut pas trop s'attacher à ces expressions de *cachexie* et *diathèse* (p. 201, *C*), qui sont prises souvent l'une pour l'autre; mais ce qu'il importe de savoir, c'est que dans les cancers avancés il s'opère une véritable *infection*, une sorte d'empoisonnement cancéreux qui, seul, explique la teinte jaune paille de la peau, les vomissements, le dépérissement, la fâcheuse propriété qu'a le mal de repulluler malgré tous les efforts que l'on fait pour en débarrasser l'économie, enfin la mort.

*F*. Les *causes* du cancer se dérobent à nos investigations; elles ne consistent pas, comme on l'a cru, dans des irritations, des violences extérieures, l'inflammation chronique, les passions tristes, etc. ; si ces influences paraissent être la circonstance déterminante de la maladie, on peut affirmer que celle-ci ne se serait pas développée si elle n'eût été favorisée par la *prédisposition*, cet $x$ algébrique qui n'a pas pu être encore dégagé. C'est par la prédisposition qui tantôt est congénitale et héréditaire, tantôt acquise, qu'on explique l'apparition en quelque sorte spontanée d'un cancer que rien ne pouvait faire prévoir, et sa tendance à se reproduire sur place ou dans tout autre organe plus ou moins éloigné, après avoir été enlevé par le fer ou le feu ou les caustiques. Notons ici cependant que, suivant la doctrine microbienne, il existe un *germe infectieux*, un *microbe* propre au cancer et qui fait que celui-ci peut être inoculé soit par vaccination ou injection sous-cutanée, à condition de réceptivité, heureusement rare.

Cette tendance opiniâtre de certains cancers à récidiver, alors que d'autres guérissent, a soulevé une foule de questions encore *sub judice*. Le cancer est-il une affection primitivement locale; est-il au contraire général dès le principe? Le *squirrhe* paraît être local dans bien des cas, car son extirpation, quand elle est complète, est assez souvent suivie de succès. Mais si, pour opérer, on attend que le ramollissement soit survenu, que l'économie se soit empoisonnée, infectée de matière *encéphaloïde*, alors toute chance favorable est perdue. On a émis cette opinion singulière (il a été bâti tant de théories vaines!) qu'il vaudrait mieux attendre que l'organisme se fût débarrassé complètement du principe cancéreux, supposé primitivement général, en le concentrant dans la tumeur en voie de croissance, avant d'enlever ladite tumeur. Mais dans cette supposition, comment saisir le moment, très court, où les humeurs ont pu se débarrasser entièrement des molécules cancéreuses, sans que la résorption ait eu le temps de commencer?....

Si le squirrhe ramolli a une grande tendance à repulluler, cette tendance est encore plus prononcée pour le tissu encéphaloïde, qui paraît être une espèce particulière de cancer plus grave, dénotant l'existence d'une diathèse fâcheuse, en vertu de laquelle il se reproduit presque inévitablement. Cela est si vrai que, tandis qu'une tumeur *squirrheuse*, même très volumineuse, peut être radicalement enlevée, sans récidive ultérieure, le plus petit noyau d'*encéphaloïde*, au contraire, expose à la repullulation du mal et tue tôt ou tard. Le tissu *colloïde* présente une disposition encore plus grande à sa réapparition.

Le squirrhe peut rester local, être guérissable, venons-nous de dire. Le plus souvent, nous le répétons, il n'est que l'ombre d'un état particulier des humeurs, état bien souvent *primitif*, quelquefois *consécutif* à l'absorption des molécules cancéreuses. Or, dans ce dernier cas surtout la maladie récidive presque sûrement après l'opération. L'*encéphaloïde* implique-t-il toujours une diathèse cancéreuse, dont il serait l'effet plus ou moins tardif ou prompt, et cette diathèse est-elle primitive ou secondaire? Ces questions ne sont que posées. Mais on est fondé à admettre une diathèse préalable (repullulation de microbes spéciaux) lorsqu'on sait le danger qu'entraînent les petits noyaux de la production homicide.

Les régions où le cancer fait élection sont principalement les mamelles, la matrice, les testicules, les lèvres, les joues, la langue, l'estomac, etc.; quand le mal se généralise, il envahit les vaisseaux, les os, le foie, etc.

Le cancer passe pour n'être pas contagieux; son humeur ichoreuse n'est pas inoculable, mais les expériences tentées sont insuffisantes pour décider la question. Il résulte au contraire de deux tentatives, faites dans ces derniers temps, que du suc cancéreux injecté dans les veines jugulaires d'un chien a déterminé la formation de petits noyaux cancéreux dans les poumons de l'animal.

*G. Traitement du cancer.* — Un grand nombre d'agents thérapeutiques sont employés contre le cancer, distingués en internes et en externes; mais, hélas! ils sont presque toujours impuissants.

Le *traitement interne* est basé sur l'action des *altérants* et des *fondants* (iodure de potassium, iode, chlorure d'or, ciguë, arsenic), et d'une foule d'autres remèdes qui n'ont jamais guéri un seul cancer avéré. Que chaque jour les empiriques vantent les cures qu'ils obtiennent sans opération, ceci n'est que de la friponnerie, ils exploitent la crédulité et le désespoir des malades. Sans doute les fondants, la compression, la temporisation surtout ont pu faire disparaître des tumeurs fibreuses, des ganglions lymphatiques engorgés, pris à tort pour des cancers; mais ces moyens sont tout à fait impuissants contre le cancer *vrai*, confirmé.

Le *traitement externe* ou chirurgical du cancer comprend la compression, la cautérisation et l'extirpation. — La *compression*, qui fut très vantée par Récamier, ne peut guérir le cancer; mais, méthodiquement employée, elle peut hâter la fonte des *tumeurs fibreuses* chroniques, tumeurs facilement confondues avec le cancer; aussi est-il bon de commencer par l'emploi de ces moyens, aidé, si l'on veut, des remèdes internes ci-dessus. Nous en dirons autant des *émollients* et des *sangsues*. — La *cautérisation*, c'est-à-dire la destruction sur place du tissu cancéreux par les caustiques, réussit assez bien quand il s'agit des petits cancers locaux, des boutons, ulcérations cancéreuses; elle se fait au moyen de la pâte de *chlorure de zinc*, de la *pâte arsenicale*, des *caustiques* concentrés, de la *galvano-caustique*, du *feu*. Mais elle irrite les parties saines, et plus d'une fois elle a hâté leur dégénérescence cancéreuse. — L'*extirpation* est préférable; malheureusement elle n'est pas toujours praticable. Il ne faut guère compter sur elle. D'ailleurs, lorsque la maladie est généralisée, qu'il y a *diathèse* cancéreuse, ou quand le mal ne peut être enlevé tout entier, elle ferait plus de mal que de bien.

Le *traitement palliatif* joue un rôle effacé et pourtant précieux quand tout a échoué, ou qu'il n'est plus possible de tenter l'opération, en raison du siège du mal, ou à cause du volume excessif de la tumeur, etc.; il se compose des moyens suivants : frictions avec *pommades* opiacées, fondantes; *opium* à l'intérieur pour calmer les douleurs; *toniques* et *ferrugineux* pour combattre la diathèse. Il faut augmenter peu à peu les doses de l'opium ingéré ou injecté, seul moyen d'adoucir la position cruelle des malades, voués à une mort certaine.

## CHAP. XVI. — DE LA TUBERCULOSE.

### Tubercules, écrouelles, phtisie.

Nous allons traiter ici de la plus terrible des maladies, au point de vue de ses ravages.

*A.* Ce que l'on désigne par *tubercules*, ce sont de tout petits corps arrondis, du volume d'un grain de mil à celui d'un petit œuf, composés d'une substance d'un blanc grisâtre ou jaunâtre, à densité de fromage ferme, se développant accidentellement dans les organes. Ils paraissent être l'effet d'un état constitutionnel favorisé par l'hérédité et certaines conditions d'atonie. Cette matière provient d'une exsudation liquide des capillaires, qui se solidifie en granulations isolées, puis en masses homogènes n'ayant aucun des caractères des tissus normaux.

*B.* Un microbe (*bacille* de Koch) est le point de départ, la cause, le fond de tout tubercule : cette cause est *une*, mais ses effets sont multiples, divers. La matière tuberculeuse est contagieuse, infectieuse (Villemin), et inoculable même. Mais ce fait, quoique vrai, n'entraîne heureusement pas les conséquences d'une contagiosité fréquente ni facile dans la pratique courante.

*Anatomie pathologique.* — En se développant, les tubercules passent par deux états différents : 1° dans le premier (*état de crudité*) ils sont très *petits*, assez fermes, disséminés dans le parenchyme des organes (*granulations grises* ou *jaunes*) ; le petit dépôt s'accroît par juxtaposition de nouvelles masses tuberculeuses (*infiltration tuberculeuse*) ; dans certains cas pourtant, il se développe autour du produit morbide une véritable membrane qui les sépare des parties saines (*tubercules enkystés*). 2° Dans le second état (*ramollissement*), les *tubercules* deviennent mous, leurs éléments constituants se désagrègent en commençant par le centre de la masse tuberculeuse, laquelle se transforme d'abord en une matière caséeuse, puis en un liquide épais, puriforme.

Les tubercules peuvent rester fort longtemps dans les organes, à l'état de crudité, sans faire de progrès sensibles, souvent même sans être soupçonnés. Cependant ils finissent, tôt ou tard, par grossir, se multiplier, se confondre et former, comme il vient d'être dit, des masses qui pressent, compriment, irritent les tissus circonvoisins, et troublent les fonctions de la partie où ils siègent. A cette période la *tuberculose* règne en souveraine.

En vertu de cette loi, qu'en pathologie tout corps étranger existant dans l'organisme provoque un travail de suppuration autour de lui, la matière tuberculeuse, faisant l'office de ce corps étranger, est destinée à être éliminée. A cet effet, elle se ramollit plus ou moins tôt ou tard, et tend à se porter au dehors; elle est enfin expulsée sous forme de suppuration, laquelle, outre les accidents propres aux abcès en général, peut fournir à l'absorption des molécules tuberculeuses qui infectent l'économie tout entière. C'est, en effet, dans la période de ramollissement des tubercules que se déclare la *diathèse tuberculeuse*, la *fièvre hectique* qui en est la conséquence, et le caractère microbien le plus accusé.

*C.* Toutefois la *diathèse tuberculeuse* ne doit pas être confondue avec l'*infection*. La diathèse est primitive, presque toujours due à l'hérédité; elle diffère aussi de la tuberculisation locale, laquelle peut rester stationnaire fort longtemps, sans qu'on puisse affirmer qu'elle subit ou gouverne la constitution primitive dont dépend la formation des tubercules.

*D. Étiologie.* — La tuberculose est reconnue maladie *microbienne* (*voy.* p. 276). Mais une inflammation chronique, une foule de conditions hygiéniques défavorables, semblent favoriser son développement; toutefois, ces causes ne suffisent pas pour sa genèse s'il n'existe une prédisposition spéciale; combien d'individus en effet, soumis à une alimentation insuffisante, aux privations, aux chagrins, au manque d'exercice et d'air pur, adonnés à tous les excès, exposés à toutes les causes présumées de tubercules, ne deviennent jamais phtisiques; combien d'autres au contraire, placés dans les meilleures conditions de vie, sont frappés tout à coup et succombent rapidement à la tuberculisation. La *prédisposition* est donc la cause première, on dirait volontiers nécessaire de la maladie, elle est héréditaire, mais à moindre degré qu'on l'a cru jusqu'ici, car, d'après Grancher, dans les grandes villes, dans les agglomérations humaines, la contagion joue un rôle plus grand que l'hérédité dans la transmission de la tuberculose. En tout cas, cette transmission exige la présence de microbes; ils étaient à l'état latent, mais plus tard se sont réveillés dès que, par faute de précautions, le milieu leur a été rendu favorable.

Dans ces derniers temps, quelques statisticiens ont prétendu que depuis qu'on pratique la vaccine, la mort prélève sur l'âge adulte l'impôt que lui payait la variole des enfants; d'après eux la phtisie, la fièvre typhoïde surtout, seraient les maladies que le virus vaccin, recélant dans l'économie le principe de la petite vérole, ferait éclater plus ou moins tard; mais rien ne confirme cette opinion.

*E.* Signalons aussi l'*antagonisme* que certaines observations tendraient à établir entre les *fièvres intermittentes* et la *diathèse tuberculeuse.* Il reposerait sur une sorte de propriété préservatrice qu'auraient les miasmes des marais. (Boudin.)

La prédisposition est-elle toujours congénitale? peut-elle naître spontanément, après la naissance, chez le sujet qui n'en a pas le plus léger germe? Ce sont là des questions sans solution. Il est probable qu'on parviendrait à faire disparaître la phtisie, si l'on pouvait interdire aux individus qui en ont le germe les devoirs du mariage et tout commerce avec les femmes. Il est probable aussi que, nonobstant ces précautions impossibles, les causes débilitantes, les alliances mal assorties surtout, feraient renaître la maladie, car celle-ci a dû avoir son commencement, de même que les microbes ont toujours existé.

*F. Symptomatologie.* — Les principaux symptômes de l'affection tuberculeuse viennent d'être indiqués d'une manière très générale : ajoutons l'affaiblissement général, la perte d'appétit, l'amaigrissement progressif, la fièvre hectique, le marasme, la diarrhée, et les sueurs colliquatives. On observe assez souvent chez les phtisiques un développement remarquable des cheveux, des cils et des dents. Une autre particularité est celle-ci : l'extrémité des doigts est aplatie, comme en massue (*doigts hippocratiques*). — Nous étudierons ces symptômes d'une manière plus spéciale en suivant la maladie dans les organes qu'elle atteint le plus souvent, poumons, membranes séreuses, cerveau, foie, mésentère, os.

L'affection tuberculeuse est une maladie extrêmement grave, presque toujours mortelle quand elle occupe les poumons, le cerveau ou ses enveloppes. Cependant les tubercules, en tant que disséminés, petits et stationnaires, n'offrent pas de danger imminent ; car ils peuvent rester plusieurs années dans cet état. Lorsqu'ils font des progrès et qu'ils se ramollissent, la scène change ; ils forment au sein des viscères envahis des ulcérations et des cavernes, moins dangereuses par elles-mêmes que par l'état diathésique qui les accompagne et la pullulation des bacilles. Car c'est la diathèse, l'*infection générale*, qui constitue le plus grand danger. Il n'est pas impossible, certainement, qu'après l'expulsion de la matière morbifique et quand l'économie n'est point infectée, les ulcérations ne se cicatrisent et la guérison ne s'opère. Malheureusement cette heureuse terminaison est extrêmement rare.

*G. Traitement.* — La médecine demeure impuissante contre la *tuberculisation*, plus encore que dans le cancer, parce que les tubercules se montrent le plus souvent dans les organes intérieurs et que la ressource de l'acier et du feu manque. Est-ce à dire cependant que la maladie ne puisse jamais guérir? Après l'élimination et l'expulsion de la matière tuberculeuse, la chose est possible, la vie peut reprendre le dessus et se prolonger jusqu'au terme ordinaire ; mais ces cas rares ont été dus aux seuls efforts de l'organisme. Pour guérir, il faudrait attaquer, annihiler la prédisposition, c'est-à-dire les microbes endormis.

On peut donner aux lapins une résistance prolongée contre la tuberculose et leur conférer une immunité dont la durée n'est pas encore déterminée. (Pasteur.) Par des cultures successives, le virus tuberculeux acquiert divers degrés de violence. Au degré le plus actif il tue le lapin en quelques jours. Ses effets vont en diminuant au fur et à mesure qu'il s'atténue. C'est là un grand fait dans la voie du traitement préventif de la phtisie pulmonaire. (*Inst. Pasteur*, 1890.)

La tuberculose de la race bovine est identique à celle de l'homme, le bacille est le même dans l'un et l'autre cas. De là la nécessité de surveiller rigoureusement les aliments provenant de bœufs, vaches et veaux. (*Congrès*, 1891.)

Puisque l'hygiène peut retarder le développement de la phtisie, au moins pour un certain temps, c'est à elle surtout qu'il faut s'adresser. Elle recommande d'employer les *toniques* chez les sujets faibles, de les entourer de toutes les *précautions hygiéniques :* exercice modéré, *séjour à la campagne*, alimentation saine et réparatrice, vêtements de flanelle, etc.

Quant aux moyens que fournit la pharmacie, ce sont principalement les préparations *ferrugineuses*, les *iodures*, les toniques, l'*huile de foie de morue*, etc., sans parler de l'*antisepsie interne*. Quand la maladie est à sa seconde période, dite de ramollissement, comme il survient ordinairement une réaction générale, de la fièvre, ces agents ne conviennent plus autant : alors les adoucissants sont préférés par les malades, mais ils tendent à augmenter la faiblesse. A ce moment les *préparations opiacées* deviennent très utiles, pour calmer les symptômes et procurer du sommeil ; car si la médecine est souvent impuissante, toujours au moins elle soulage le physique et le moral. En un mot, on a recours selon les cas : aux adoucissants, aux toniques, aux antiscrofuleux. Les exutoires, quelques remèdes spéciaux, comme les *hypophosphites ;* les préparations *martiales*, *iodées*, peuvent trouver leur indication ; mais l'*opium* est encore la providence des malades qui n'attendent que du soulagement. (V. *Phtisie pulmonaire.*)

Quand on étudie la tuberculose et le cancer dans leurs causes humorales présumées, dans leur marche que rien n'arrête; leur terminaison presque toujours funeste; leur traitement jusqu'ici impuissant, on n'a plus qu'un espoir : c'est que l'on découvre quelque chose qui pourra neutraliser le principe caché de ces maladies, quelque chose d'analogue au vaccin qui, comme l'on sait, préserve de la variole. Cette découverte est peut-être réalisable en procédant à la manière de Pasteur, qui est parvenu à neutraliser le virus de la rage. Bien des méthodes ont déjà été essayées, visant des cas particuliers de tuberculose; celle de Koch, qui fit tant de bruit, n'a pas été plus heureuse que les autres. Le rêve de bannir la phtisie pulmonaire de l'humanité en attaquant la maladie à tous ses degrés et formes ne peut se réaliser qu'en conférant l'immunité par une vaccination inoffensive et sûre, ou par la destruction du bacille dans les tissus, sans causer de dommage au reste de l'organisme. (V. *Inject. hypoderm.*)

Les essais continuent, on cherche des spécifiques, et déjà l'arsenic, le plomb, l'acide phénique, la créosote, les benzoates, ont été proposés. Mais, dit Bouchard, qu'on ne l'oublie pas, ce que doit viser avant tout la thérapeutique, c'est la rénovation de l'organisme, c'est la restauration de l'individu par les grands modificateurs hygiéniques.... des individus!.... il serait mieux de pouvoir dire de la race, des couples créateurs!

Toutefois, A. Robin a signalé un fait de nature à détruire une telle illusion, à montrer l'inefficacité possible entière de l'antisepsie interne. On sait que le sublimé est l'antiseptique le plus actif. Or une femme de trente-neuf ans qui avait été traitée pour une maladie secrète par le sublimé à haute dose, pendant un temps suffisant pour que l'organisme en fût saturé, n'en a pas moins été affectée d'une broncho-pneumonie infectieuse, et chez laquelle, à l'autopsie, on a trouvé des légions de microbes vivaces.

## CHAP. XVII. — DE LA SCROFULE.

Scrofulisme, scrofules, humeurs froides, écrouelles.

*A.* On nomme *scrofule* (de *scropha*, truie, à cause de la ressemblance qu'on trouve entre les engorgements scrofuleux et ceux qui se développent chez cet animal) un état *diathésique*, essentiellement chronique, paraissant consister dans une altération particulière des liquides blancs et un engorgement chronique des ganglions lymphatiques, avec ou sans tuberculisation. L'affection scrofuleuse appartient certainement à la pathologie du système lymphatique, et à ce titre son histoire devrait être renvoyée aux maladies de ce système. Mais comme il s'agit d'un état général, primitif, héréditaire, qui se manifeste par des affections multiples très diverses, imprimant un cachet particulier à toutes les actions organiques, nous croyons devoir indiquer ici les signes généraux auxquels on peut le reconnaître, ainsi que les principaux moyens de traitement à lui opposer.

Ce n'est donc pas de la *scrofule* proprement dite qu'il est question en ce moment, mais de la *constitution scrofuleuse*, dont le *lymphatisme* est le premier degré. L'individu de cette constitution présente les caractères du tempérament lymphatique exagéré : cependant il n'est pas nécessairement blond ou roux; de même que les sujets lymphatiques ne sont pas tous exposés aux humeurs froides, tant s'en faut, mais ils le sont à avoir des gourmes, des maux d'yeux, d'oreilles, etc.

*B. Étiologie.* Cette constitution, en dehors de l'hérédité, paraît être préparée par la misère, les privations de toutes sortes, l'action prolongée du froid humide, l'usage abusif des farineux, des pâtisseries, des fruits verts, de tous les mauvais aliments ; le vice syphilitique, la mauvaise chance d'être issu de parents trop jeunes ou trop âgés ou de rapports sexuels opérés pendant la menstruation, etc., telles sont ces causes présumées. Mais la plus manifeste de toutes sans contredit est l'hérédité, bien que, exceptionnellement, des conjoints scrofuleux puissent procréer des enfants parfaitement sains. La diathèse scrofuleuse reste latente jusqu'à ce que des causes occasionnelles la réveillent.

Les scrofules sont un produit morbide microbien. Comme le bacille en est le même que celui des tubercules, on pense que ce sont des maladies identiques. Seulement la pratique signale des différences trop grandes pour que l'on ratifie cette opinion sans réserve : par exemple la scrofule n'est point aussi infectieuse que le tubercule.

*C. Symptômes.* — « Une structure débile et peu régulière, une tête trop grosse, un ventre développé outre mesure ; un accroissement tardif, un appétit peu régulier, de l'apathie physique et morale; quelquefois au contraire une grande précocité ; tantôt la face pâle, les yeux cernés, l'haleine fétide, les dents souvent noires et gâtées ; tantôt le teint rosé, la peau blanche et fine, un certain embonpoint, le regard brillant, tels sont les caractères extérieurs dont la réunion dénote, au moins pendant les premières années de la vie, la *prédisposition scrofuleuse.* »

Les individus scrofuleux présentent généralement un état de langueur et d'atonie. Leurs tissus, lorsqu'ils s'enflamment, deviennent moins injectés, moins douloureux que dans les autres constitutions; l'inflammation est plus lente à se résoudre, et les engorgements chroniques qui lui succèdent persistent pendant des mois, des années. Quand elle se termine par des abcès, ceux-ci sont lents dans leur évolution, le pus est mal lié. Il leur succède des ulcérations qui se cicatrisent difficilement et qui, lorsqu'elles se ferment, laissent des *cicatrices irrégulières* d'un aspect particulier bien connu. Quand il n'est qu'au premier degré, l'*état scrofuleux* n'exerce pas une fâcheuse influence sur la santé générale; mais lorsque, dans ses progrès, surviennent l'altération de la lymphe et la dégénérescence des ganglions lymphatiques, alors une véritable *cachexie* s'établit et la maladie imprime un cachet de résistance à la thérapeutique appliquée à tous les autres états morbides, particulièrement ceux affectant les ganglions lymphatiques, les os, les yeux, les testicules, la peau, etc.

*D.* La *nature de l'altération strumeuse*, à part le bacille, est peu connue. Broussais l'attribuait à une phlegmasie chronique des vaisseaux et ganglions lymphatiques. Pour les uns, c'est un vice particulier de la nutrition, une sorte d'atonie avec prédominance des fluides blancs; pour d'autres, une véritable tuberculose des ganglions lymphatiques; dans tout cela rien de précis, de certain, à moins qu'on ne se contente d'une *prolifération bacillaire* pour toute explication.

Quoi qu'il en soit, s'il y a entre les tubercules et les scrofules de grandes analogies, il existe aussi d'énormes différences. Ainsi les scrofules consistent dans des engorgements de ganglions lymphatiques avec modification particulière de l'humeur qui les parcourt; les tubercules, au contraire, sont des dépôts d'une matière coagulable, apparaissant souvent là où n'existent point de vaisseaux blancs. D'autre part, les scrofules se montrent dans l'enfance, les tubercules plus tard; les premières sont occasionnées par le froid humide, la misère, les privations; les seconds éclatent souvent inopinément, chez des sujets qui jusque-là ont montré la plus belle santé et vécu dans le confortable. La *scrofulose généralisée* conduit presque toujours à la *consomption* et à la *phtisie.*

*E. Traitement du scrofulisme.* — C'est surtout à l'hygiène qu'il faut demander les moyens de combattre la disposition aux *humeurs froides*, car sans un régime fortifiant et des précautions convenables, les moyens pharmaceutiques demeurent à peu près impuissants. Aux scrofuleux il faut donc un air pur, une *alimentation analeptique*, des vêtements de flanelle, une habitation salubre. En même temps, on prescrit des frictions sèches sur la peau; l'usage des *boissons amères*, des toniques (gentiane, feuilles de noyer, houblon), les *sucs amers* de pissenlit, de fumeterre, de pas-d'âne, l'huile de foie de morue; les *ferrugineux*, le café de glands de chêne aux enfants; les bains de mer ou ceux d'eau ordinaire à laquelle on ajoute du sel commun; les *préparations iodiques*, etc., moyens faciles, excellents, qui devront être employés pendant un, deux, quatre, six mois et plus, comme préventifs, reconstituants.

Lorsque les engorgements apparaissent, il faut avoir recours à l'*iode*, aux *eaux sulfureuses*, au *chlorure de baryum*, à l'*huile de foie de morue*, etc. Il est bien entendu que l'administration de ces remèdes est subordonnée à l'état du canal intestinal et aux complications, comme cela doit avoir lieu généralement dans toutes les maladies.

On trouve dans les pharmacies diverses préparations spéciales, sirop, élixir, vin, etc., d'un emploi joignant l'agréable à l'utile.

## CHAP. XVIII. — AFFECTIONS CALCULEUSES EN GÉNÉRAL.

### Calculs, pierre, diathèse lithiasique.

*A*. Les *calculs* (de *calculus*, pierre) sont des concrétions de matières salines formées accidentellement dans les organes. Le mot *calcul*, au singulier, s'applique plus spécialement au produit inorganique qui prend naissance dans un réservoir ou dans un canal tapissé par une membrane muqueuse: *concrétion* désigne plutôt tout corps développé dans les muscles, les poumons, la prostate, les intestins, les bronches, etc.

*B*. *Symptomatologie*. — Les calculs vrais sont formés de matières salines à l'état d'agrégation. Leur composition chimique, que nous indiquerons en son temps, varie suivant les organes dans lesquels ils se développent. Ils ont pour siège le plus souvent les appareils de sécrétion, comme voies urinaires, biliaires, salivaires, lacrymales; ils y causent des accidents plus ou moins graves. Ils ne font d'abord que troubler l'exercice des fonctions de ces organes; mais, plus tard, ils altèrent leurs tissus. Il est remarquable cependant que leur présence au sein de l'organisme ne détermine pas des accidents aussi intenses ni aussi prompts qu'on l'aurait supposé *à priori*; cela tient à deux causes principales: premièrement, la lenteur avec laquelle les calculs se développent et qui fait que la manifestation de leurs effets étant aussi très lente, l'organisme a le temps de s'accoutumer à leur présence; secondement, à ce que les calculs s'échappent de temps à autre par les voies d'excrétion, et que les troubles fonctionnels qui leur sont attribuables cessent dans ces moments de relâche, d'absence de ces corps étrangers.

Néanmoins, il faut considérer les affections calculeuses comme étant la source d'accidents graves; car lorsqu'on ne parvient pas à en débarrasser l'économie, beaucoup finissent par amener la mort après avoir causé des souffrances longues et cruelles.

Nous ne dirons rien du *diagnostic* des calculs considérés en général, sinon qu'il est difficile et incertain; il ne devient précis que quand l'expulsion d'un ou plusieurs de ces produits ne permet pas de confondre la maladie avec d'autres qui peuvent la simuler. Nous reviendrons sur ce sujet dans les cas spéciaux. Passons aux causes et au traitement.

*C. L'étiologie* des affections calculeuses trouve sa source dans trois conditions physiques que voici : 1° lenteur du cours des liquides sécrétés; 2° diminution de la partie aqueuse des produits de sécrétion; 3° prédisposition individuelle et diathèse.

Lorsque les liquides d'excrétion sont ralentis, gênés dans leur marche, les parties salines qui entrent dans leur composition tendent à se précipiter. Si déjà un petit calcul, un corps étranger quelconque existe dans les voies sécrétoires, cette précipitation devient plus facile et plus prompte, étant comme attirée par ce noyau de concrétion. Elle est favorisée d'ailleurs par le manque d'exercice, par le séjour prolongé au lit, les travaux de cabinet, l'irritation des appareils de sécrétion, etc., qui sont encore des causes de ralentissement du cours des produits sécrétés.

Il est facile de comprendre que la précipitation des parties salines des produits de sécrétion soit plus prompte, quand les liquides sont peu aqueux, puisqu'alors ils contiennent relativement beaucoup plus de matériaux inorganiques. Or, l'habitude de boire peu, de suer beaucoup; l'usage d'aliments très azotés et échauffants, du vin pur généreux et très chargé de tartre, sont des circonstances favorables à la diminution de l'eau dans les sécrétions, partant au dépôt des matières salines.

Toutefois, rien n'a autant de part à la production calculeuse que la *prédisposition*, héréditaire ou acquise. Sous l'influence de l'*hérédité*, l'affection se manifeste tôt ou tard; elle paraît se lier à une prédisposition à la goutte, maladie qui offre en effet des rapports assez intimes avec elle : les deux se confondant dans une même diathèse.

*D. Traitement des affections calculeuses.* — Il repose sur trois principes : dissoudre le calcul, l'expulser, prévenir sa reproduction. —

On a essayé de dissoudre les calculs dans les organes tantôt en administrant des boissons abondantes, rendues acidules ou alcalines suivant la composition chimique des concrétions (V. *Lithontriptiques*), tantôt en injectant dans les réservoirs, lorsque cela est possible comme quand il s'agit de la vessie, par exemple, des liquides appropriés, avec la précaution de ne pas causer une irritation trop forte. Ces moyens sont généralement peu utiles en tant que curatifs.

L'*expulsion* des calculs très petits, formés dans les liquides excrémentitiels, peut se faire par les seuls efforts de la nature. Lorsque leur volume met obstacle à leur expulsion par les voies naturelles, on essaie d'en opérer la dissolution en injectant des liquides *lithontriptiques* dans les cavités où ils séjournent, ou bien on les broie par l'opération de la *lithotritie*, ou enfin on leur ouvre un passage accidentel à l'aide d'une *opération*. Cette opération pratiquée pour extraire les calculs de la vessie est connue sous le nom de *taille*.

On *prévient* la formation des calculs en combattant les causes : c'est l'hygiène qui en fournit les moyens. Avoir indiqué ces causes, c'est avoir dit ce qu'il y a à faire. Ajoutons toutefois que les eaux minérales (Vichy, Néris, Pougues, etc.) jouent un grand rôle dans le traitement.

Nous nous bornerons à cet aperçu sur l'histoire générale des affections calculeuses et sur les ressources fondamentales que la thérapeutique et l'hygiène leur opposent. Nous arriverons aux détails dans la Pathologie spéciale.

## CHAP. XIX. — PARASITES EN GÉNÉRAL.

*A*. Les *parasites* sont de très petits organismes, les uns visibles à l'œil nu, les autres microscopiques, qui se développent soit à l'intérieur du corps, soit à l'extérieur. L'homme n'est pas seul exposé à leur action, les animaux ont les leurs, peut-être même existe-t-il des parasites sur parasites et vivant à leurs dépens.

Il y en a de *végétaux* et d'*animaux*.

En voici le tableau :

| | | |
|---|---|---|
| *Parasites végétaux.* | Entophytes. | Oïdium. |
| | Epiphytes. | Oïdium.<br>Achorium.<br>Microsporon. |

| | | |
|---|---|---|
| *Parasites animaux.* | Entozoaires. | Helminthes, Trichines.<br>Cestoïdes, Vibrions.<br>Acéphalocystes.<br>Echinocoques. |
| | Epizoaires. | Acarus de la gale.<br>Poux.<br>Puces.<br>Trichine. |
| *Microbes, microzymas.* | Ce ne sont pas des parasites proprement dits, mais plutôt des germes, des miasmes, etc., rubriques auxquelles nous renvoyons le lecteur. | |

*B.* Les parasites, êtres organiques, proviennent non d'une génération spontanée, comme on l'a cru, mais d'œufs, de larves ou germes quelconques, et l'on donne le nom de *parasitisme* à l'ensemble des états morbides causés par les parasites. (V. *Microbisme.*)

Les parasites de l'homme, à l'exception des entozoaires (vers intestinaux), des trichines, des poux (phtiriase), seront signalés, décrits s'il y a lieu, à l'histoire des maladies qu'ils causent.

### Epizoaires.

Les *végétaux parasites* appartiennent à la classe des champignons. Ce sont des productions végétales microscopiques qui se développent et vivent sur certaines parties du corps (*épiphytes*), où elles constituent par elles-mêmes une maladie spéciale. Tels sont l'*oïdium*, l'*achorion*, le *microsporon*, dont l'apparition ne peut dépendre que de germes ou d'une sorte de semence jouissant de propriétés contagieuses, et exerçant leur action principalement sur les constitutions affaiblies.

### Entozoaires.

C'est à Rudolphi qu'on doit la dénomination d'*entozoaires* appliquée aux divers êtres *parasites* de l'intérieur, appelés vulgairement *vers*. Les entozoaires ne sont pas seulement des vers intestinaux, ils comprennent aussi certains êtres qui habitent dans l'intérieur des tissus et des fluides, sans parler des microbes. Ils se divisent comme suit :

*Helminthes* (de *helmins*, ver), vers intestinaux, ayant pour caractères : forme allongée, cylindrique ou aplatie, ou vésiculaire ; corps complètement dépourvu de membres et de cirrhes locomoteurs ; ayant un intestin, une bouche et un anus. — Nous reviendrons sur leur histoire.

*Cestoïdes* (de *cestos*, festonné), de la classe des helminthes, corps mou, cylindrique et seulement plissé annulairement près de la tête et divisé en articles très distincts, facilement séparables ; tête à 2 ou 4 ventouses avec crochets disposés sur deux rangs (ténia armé), d'autres sans crochets (ténia inerme). Ces vers ne constituent qu'un des six ordres composant la classe des helminthes.

*Acéphalocystes* (de *a* priv., *képhalè*, tête), hydatides des auteurs anciens. Ils consistent en des vésicules transparentes, dépourvues de tête, de bouche et d'organes digestifs, sans communication vasculaire avec les tissus, enfermées généralement dans un kyste fibreux. Ce ne sont pas des animaux, mais des organes de protection ou d'enveloppe d'un ver cestoïde en voie de développement (échinocoque).

*Échinocoques*. Se présentent sous la forme de petits grains ou de fine poussière, renfermés dans certains acéphalocystes : corps sphéroïdal, tête munie d'une trompe et de crochets. Ils ne représentent qu'une des phases de l'évolution d'une helminthe ; mais on ignore de quels êtres ils proviennent.

*Trichine*. Entozoaire parasite des muscles. (Voir malad. du tissu cellulaire.)

## CHAP. XX. — DES POLYPES.

On nomme *polypes* (de *polus*, beaucoup ; *pous*, pied) des excroissances charnues, plus ou moins molles ou consistantes, qui se développent d'ordinaire dans des cavités tapissées par une membrane muqueuse, naissant de cette muqueuse ou des tissus sous-jacents. Les fosses nasales, la matrice, l'oreille, le méat urinaire, le larynx, en présentent assez souvent des exemples. Ils ont la forme de tumeurs pourvues ou non d'un pédicule (polypes *pédiculés* ou *sessiles*), qui font saillie dans les cavités où elles naissent. — *Causes* obscures ; on les attribue à l'irritation ou à la perversion des propriétés vitales ou nutritives des tissus ; mais reste à savoir quelles influences produisent cette irritation.

*Symptômes*. — Ils sont de deux ordres (anatomiques et physiologiques), différant suivant la nature des polypes. Au point de vue anatomique, distinguons :

*A*. Polypes *muqueux*, petits, mous, grisâtres, demi-transparents, infiltrés de matière séreuse; ils semblent résulter d'une sorte d'expansion de la membrane muqueuse; volume généralement peu considérable. Maladie légère à part les troubles physiologiques plus ou moins incommodes qu'ils peuvent causer dans les organes où ils se développent. Comme ils n'ont que des vaisseaux très fins, leur *arrachement* ne donne jamais lieu à une hémorrhagie inquiétante.

*B*. Polypes *fibreux*, formés de fibres superposées et contournées autour d'un noyau central, ils acquièrent plus de volume et de consistance; leur grosseur peut même devenir considérable. Ils naissent tantôt entre le tissu propre de l'organe et sa membrane muqueuse, qu'ils poussent devant eux, tantôt dans l'épaisseur de ce même tissu, étant alors placés comme un noyau de fruit au milieu de son parenchyme. Ces polypes ne possèdent pas de vaisseaux volumineux; ceux qu'on y rencontre appartiennent à l'organe envahi, mais ne pénètrent pas dans l'excroissance polypeuse. Leur enlèvement n'est pas non plus accompagné d'hémorrhagie abondante.

*C*. Polypes *charnus*. Rouges, saignants, ils ressemblent tantôt à des fongosités inflammatoires, tantôt à des végétations cancéreuses ou syphilitiques. Leur volume est très variable, mais petits ou gros, ils sont pourvus de vaisseaux volumineux qui font que leur extirpation est grave, à cause de l'hémorrhagie à laquelle elle expose. Cette espèce de polypes dégénère assez facilement en cancer.

Quant aux symptômes physiologiques des polypes, nous disons qu'il n'est pas un point des membranes muqueuses qui ne puisse en devenir le siège, et que ces productions morbides, en se développant, dilatent les cavités qui les renferment, refoulent leurs parois, irritent et produisent des écoulements muqueux, des hémorrhagies plus ou moins abondantes, et tendent presque toujours à se porter au dehors. Ils se flétrissent, tombent d'eux-mêmes, ou bien, cas plus fréquent, ils persistent et occasionnent divers accidents dont la gravité est proportionnée aux troubles fonctionnels et aux hémorrhagies auxquelles ils donnent lieu.

*D*. Outre les hémorrhagies et les inflammations qu'ils font naître, les *polypes charnus*, ainsi que nous l'avons déjà dit, passent facilement à l'état de cancer, surtout lorsqu'on les irrite par un traitement inopportun, par des cautérisations incomplètes. Toutefois, le *pronostic* (nature de la maladie à part) varie suivant l'organe-siège et l'importance de ses fonctions. Il est évident qu'à l'œsophage, au larynx, à la vessie, les polypes présentent des inconvénients plus graves qu'aux fosses nasales, à l'oreille externe, à la matrice.

*E. Traitement.* — Le traitement des polypes est entièrement chirurgical. C'est en vain qu'on emploierait les fondants et tous les résolutifs imaginables contre ces productions morbides qui jouissent d'une grande vitalité : c'est comme si on voulait atrophier par ces mêmes moyens un organe à sa naissance. La destruction est la seule ressource. Elle se fait par *arrachement*, *excision*, *cautérisation* ou *ligature*, méthodes opératoires dont il serait question en traitant des polypes des fosses nasales, de la matrice, de l'oreille, de l'anus, etc., si ces opérations devaient être décrites dans un ouvrage du genre de celui-ci.

## CHAP. XXI. — DES KYSTES.

*A.* On appelle *kystes* (de *kustis*, vessie) des espèces de poches ou sacs membraneux, remplis de matières liquides ou solides de différentes sortes, développés anormalement dans une cavité naturelle, ou dans l'épaisseur d'un tissu (les deux cas se présentent à la matrice, par exemple). La paroi externe du kyste est en rapport avec les tissus environnants; l'interne, plus ou moins lisse, sécrète une matière liquide ou semi-solide de nature variable; ou bien la poche s'organise de façon à pouvoir isoler les tissus sains de cette matière ou de tout corps étranger dont elle rend alors le séjour supportable au sein de l'organisme. C'est ainsi que de vieux soldats portent, depuis de longues années, des balles *enkystées* dans leurs organes.

*B. Causes et symptômes.* — Comment se forment les kystes et quelle est leur origine? Aucune théorie exclusive ne leur est applicable; les influences qui déterminent leur formation varient selon la nature du tissu et la fonction de l'organe qui en est le siège. Les uns sont l'effet d'une aberration de la vitalité du tissu cellulaire, d'où résulte la formation d'une enveloppe sans ouverture qui exhale un liquide séreux, comme si plusieurs aréoles de ce tissu se confondaient et s'élargissaient pour constituer une très vaste cellule à parois plus résistantes : telle est l'origine des *kystes séreux.* — — D'autres sont dus à un développement anormal, exagéré, des follicules de la peau, lesquels devenant le siège d'un travail morbide, se remplissent d'une matière demi-fluide ou solide dont la nature, que nous examinerons plus tard, fait dire que le kyste est *sébacé*, *mélicérique*, *athéromateux* ou *stéatomateux.* — D'autres, enfin, sont dus soit à quelque corps étranger, une balle, une esquille, par exemple, soit à un produit pathologique (tubercule, noyau cancéreux, caillot de sang, etc.), lequel corps ou produit provoque dans le tissu cellulaire environnant un travail inflammatoire à l'effet de transformer ce même tissu en une espèce de membrane ayant pour but de l'isoler et de faire cesser l'irritation qu'il produit.

*C. Traitement des kystes.* — Aucun médicament interne, aucun topique ne peut résoudre des tumeurs formées de liquides ou de solides emprisonnés dans une poche membraneuse plus ou moins épaisse qui les soustrait à l'action des vaisseaux absorbants. Il faut recourir à la chirurgie, il faut : ou bien *ouvrir le kyste*, le vider et en *cautériser* l'intérieur pour empêcher la reproduction de la matière qui le remplit; ou *disséquer* et *enlever* complètement la poche qui le constitue, moyen sans contredit le plus sûr.

S'il s'agit d'un *petit* kyste, on enfonce la pointe du bistouri dans sa cavité; on presse les bords de l'incision pour le vider de la matière qui le remplit; puis on en cautérise l'intérieur au moyen du crayon de nitrate d'argent qu'on y introduit et y promène pendant quelques secondes. — Le kyste est-il très *volumineux*, on peut, s'il contient un liquide assez ténu pour s'écouler par la canule, le vider par une ponction faite au moyen du trocart, on provoque ensuite l'inflammation dans son intérieur en y injectant une liqueur irritante, telle que la *teinture d'iode* étendue d'eau ou le *vin chaud.* Dans le cas où le sac ne se vide pas ainsi, on le dissèque et on l'enlève; après quoi on panse la plaie plus ou moins profonde qui en résulte, suivant les règles de l'art.

*D.* Il est des kystes que l'on peut guérir sans le fer ni le caustique, par simple *écrasement :* tels sont ceux formés par du sang épanché (*hématocèles*); il suffit de les presser assez fortement pour rompre leur poche membraneuse, seulement il faut pour cela qu'ils reposent sur un plan assez résistant, sur un os, par exemple. Après l'écrasement, le liquide, qui s'est épanché au milieu des tissus sains, est bientôt résorbé; mais, dans certains cas, le sang qui a été enkysté s'est converti, avec le temps, en une matière fibreuse plus ou moins dense qui résiste aux efforts de résorption. — Il va sans dire que les kystes qui siègent dans les organes profonds, ceux du foie, des ovaires, des poumons, par exemple, sont inaccessibles aux moyens de traitement, partant au-dessus des ressources de l'art.

Nous continuerons l'étude des kystes en les poursuivant dans les divers organes où ils se montrent. — Cet article de chirurgie ne doit pas être terminé sans que les précautions recommandées par la méthode antiseptique soient rappelées (p. 278).

## CHAP. XXII. — DE LA CONTUSION ET DE LA COMMOTION.

Toute lésion faite aux tissus par le choc d'un corps obtus sans production de solution de continuité à la peau, est une *contusion*. Lorsqu'il y a en même temps rupture ou déchirure du tégument externe, on dit qu'il y a *plaie contuse*. — La contusion offre divers degrés : 1° simple froissement, la peau devient bleuâtre, comme nous allons l'expliquer tout à l'heure: 2° peau plus violemment heurtée, plus endommagée, prenant une teinte bleu noirâtre ; 3° tissu sous-jacent lui-même contusionné ; 4° parties tellement lésées, désorganisées, que la suppuration devient presque inévitable ; 5° propriétés vitales des tissus éteintes et gangrène imminente ; 6° enfin, toute l'épaisseur d'une partie, d'un membre, par exemple, broyée et vouée sans ressource à la mortification.

Ces divers états ou degrés de la contusion se résument en trois principaux : ecchymose, commotion, désorganisation.

*A*. On nomme *ecchymose* (de *eccheuein*, répandre) toute tache à la peau, noirâtre, livide ou jaunâtre, due à une violence extérieure. Cette tache résulte du froissement et de la rupture des vaisseaux capillaires superficiels, qui ont laissé échapper du sang. Le sang extravasé est situé plus ou moins profondément ; mais presque toute la tache se montre sous-cutanée. L'ecchymose se produit avec la plus grande facilité chez les personnes à peau fine, blanche, qu'il suffit de heurter ou de pincer légèrement pour y déterminer *un noir, un bleu*, comme disent les petites filles. Toute tache de cette nature est un signe de contusion. Mais il est des taches cutanées bleuâtres, livides, qui peuvent résulter de causes bien différentes : par exemple, d'une rupture de quelques fibres musculaires, à la suite d'un effort violent, de la *débilité* générale, du *scorbut*, de l'*adynamie*, états dans lesquels le sang appauvri s'échappe spontanément de ses canaux, s'extravase en plaques ayant plusieurs caractères des ecchymoses proprement dites.

L'étendue de l'ecchymose est proportionnée à la violence du choc et à la laxité du tissu cellulaire. On sait combien elle est facile, aux paupières (*œil poché*) avec sa teinte foncée. Le sang épanché est repris par absorption et disparaît peu à peu, la tache noirâtre s'atténue, passe au jaunâtre, et au bout de quelques jours, elle ne laisse plus de traces. Dans la contusion au quatrième degré, les tissus sont tellement froissés qu'il se produit l'un des deux phénomènes que voici : ou l'inflammation s'empare de la partie contuse, et alors un abcès se forme d'autant plus promptement que le sang épanché, ne pouvant être résorbé à cause du trouble des propriétés vitales, fournit de plus nombreux matériaux à la suppuration ; ou bien l'action organique, vitale, est tellement altérée que la *mortification* des parties s'ensuit. (V. *Gangrène.*)

*B.* On désigne par *commotion* l'ébranlement, la secousse imprimée par contre-coup à un organe par une violence extérieure frappant une partie plus ou moins éloignée de cet organe : le type de la commotion se passe au cerveau après une chute sur les pieds. Le cerveau, dans cet accident, n'a pas éprouvé de lésion appréciable ; cependant il s'est opéré dans son état moléculaire un ébranlement subit tel que ses fonctions se sont suspendues momentanément. — La *commotion cérébrale* produit éblouissement, étourdissement, perte du mouvement et de la voix ; intense, elle est suivie d'assoupissement, de paralysie, de mort. Nous reviendrons sur son diagnostic, car elle constitue un accident très fréquent qu'il ne faut pas confondre avec l'apoplexie. (V. *Maladies du cerveau.*)

« Tantôt les parties ébranlées par la commotion deviennent, en se ranimant, le siège d'une congestion active, d'un afflux sanguin considérable suivi d'accidents inflammatoires intenses ; tantôt leurs vaisseaux se distendent et s'engorgent d'une manière passive et sans que les phénomènes vitaux recouvrent leur énergie. Dans le premier cas, il se forme des suppurations abondantes, des foyers purulents considérables : au contraire, une sorte de *sphacèle*, d'*asphyxie locale* succède à l'engorgement passif. » Faisons remarquer que le mot *asphyxie* appliqué aux tissus signifie plutôt la *suspension* de l'action organique qu'*extinction* des propriétés vitales : la première se dissipe peu à peu et l'état du malade va toujours s'améliorant ; la seconde au contraire, quoiqu'elle puisse paraître légère tout d'abord, produit des effets de plus en plus sérieux, tels que suppuration et gangrène.

La *désorganisation* des parties par suite de contusion, consiste en un véritable broiement des tissus. A ce degré, la contusion se termine nécessairement par gangrène.

*C. Traitement de la contusion.* — En voici les bases. Si la contusion est externe, légère, superficielle, récente, il suffit d'appliquer des *résolutifs*, tels que compresses imbibées d'eau froide, d'eau blanche, d'eau salée ou d'oxycrat, selon le degré et l'étendue de l'ecchymose. L'eau-de-vie camphrée est très employée, et avec raison, comme résolutif ; mais son action stimulante serait nuisible s'il y avait menace d'inflammation.

Lorsqu'il se manifeste de la tension, de la chaleur, de la douleur dans la partie contuse, il faut recourir aux cataplasmes émollients, aux sangsues. Si on ne parvient pas à arrêter le développement inflammatoire malgré toute la vigueur du traitement, il faut craindre la *suppuration*, et dans ce cas ouvrir le foyer de bonne heure. L'*abcès* peut durer longtemps, se déterger lentement, à cause de l'altération des parties voisines et de l'affaiblissement des propriétés vitales des tissus endommagés. — Tel est le traitement externe.

*D*. Mais il y a aussi des moyens internes à employer. Dans la contusion ordinaire, tant que les fonctions organiques en général restent comme anesthésiées ou considérablement affaiblies, il est indiqué de relever les forces, de ranimer le système nerveux à l'aide des *stimulants* diffusibles. C'est alors qu'on emploiera les *vulnéraires*, l'*arnica*, l'*eau des Carmes*, l'*éther*, les *frictions*, etc.

Dans la *commotion cérébrale* et toutes les fois qu'après la chute on constate de la faiblesse, du refroidissement, résolution des muscles, etc., ces moyens sont utiles, nécessaires même; mais dès que la réaction se manifeste, que le pouls s'est relevé, surtout s'il y a menace de phlogose, on doit remplacer les vulnéraires par les *antiphlogistiques* et les *dérivatifs*.

*E*. La violence extérieure a-t-elle porté sur une des grandes cavités splanchniques, sur le crâne, le thorax, le ventre ou le bassin, l'accident est alors plus sérieux, car les organes intérieurs peuvent être contusionnés à des degrés qu'on ne saurait bien apprécier. Dans ces cas la *saignée* devient nécessaire. Toutefois, elle ne doit être mise en usage ni au moment de l'accident ni avant que les premiers effets de la commotion se soient dissipés; la réaction des forces vitales doit seule en montrer l'indication; or cette réaction peut se faire longtemps attendre. — Les gens du monde sont loin de voir les choses de cette façon; on s'imagine qu'on doit tout de suite tirer du sang à celui qui vient d'être renversé, heurté, contusionné. Du moins telle était l'opinion générale du temps de Broussais.

La *commotion du foie* est fréquente, elle réclame le même traitement : *vulnéraires* tout d'abord, puis, le lendemain ou le surlendemain, sangsues, bains, *émollients*.

### Considérations médico-légales relatives aux contusions.

Le médecin peut être appelé à donner son avis sur la gravité, les suites probables d'une contusion et sur l'époque à laquelle remonte l'accident. Pour asseoir son opinion, il doit se guider d'après l'étude des phénomènes de ce genre de lésion, tout en se mettant en garde contre des apparences souvent trompeuses : l'*ecchymose* est le signe le plus important. Elle apparaît du 2e au 3e jour en général; vers le 5e ou 6e, la coloration bleuâtre devient verdâtre ou plombée; elle passe à la teinte jaunâtre du 7e au 8e, et vers le 12e jour il n'en reste plus de traces ordinairement. La succession de ces diverses nuances, toujours plus foncées au centre qu'à la circonférence, peut se trouver avancée ou retardée suivant l'âge, la constitution du sujet, l'état des propriétés vitales, la densité de la peau, la profondeur des parties où l'ecchymose a son siège, etc. L'existence ou l'absence de tuméfaction, de rénitence, de fluctuation, etc., servira aussi à indiquer approximativement l'étendue et la profondeur des désordres.

Il importe également de ne pas prendre pour des ecchymoses dues à des coups ou des violences, les *taches congénitales* (v. *Nævus*), la coloration qui persiste plus ou moins longtemps après un vésicatoire, la lividité des exanthèmes, les *taches scorbutiques*, *gangréneuses*, celles qui dépendent d'une disposition morbide particulière, ni celles enfin qui n'apparaissent qu'après la cessation de la vie. (V. *Plaies* et *Mort*.)

### CHAP. XXIII. — DES RUPTURES EN GÉNÉRAL.

Les *ruptures* sont des solutions de continuité de tissus avec ou sans plaie extérieure, produites par une extension brusque et violente qui surmonte la force de cohésion des fibres organiques. Accompagnées de solution de continuité à la peau, les ruptures font partie des *plaies*. — Elles se divisent suivant leur siège, en : 1° R. des viscères parenchymateux (foie, rate, poumons); 2° R. des organes creux, des réservoirs (cœur, matrice, vessie); 3° R. des fibres musculaires, tendineuses et ligamenteuses. — Les ruptures des viscères sont dues à des contusions directes, violentes, des chutes d'un lieu élevé; les ruptures d'organes creux sont l'effet d'efforts d'expulsion. Les contractions brusques et énergiques sont les causes ordinaires des *ruptures musculaires*. — Les *symptômes* des ruptures varient nécessairement suivant le siège et l'importance de l'organe lésé.

Quant au *traitement*, nous ne pouvons le soumettre à des généralités. Renvoyons donc le lecteur à la pathologie spéciale, particulièrement aux *maladies de l'appareil musculaire*, car le mot *rupture* désigne le plus souvent la solution de continuité de quelqu'une des parties de ce système.

## CHAP. XXIV. — DES PLAIES EN GÉNÉRAL.

Les *plaies* sont des solutions de continuité des parties molles produites par l'action directe d'instruments tranchants, piquants ou contondants, ou par des tractions violentes, des projectiles lancés par la poudre à canon, etc.

La direction, la forme, la largeur et la profondeur des plaies varient beaucoup; nous les étudierons dans la pathologie des organes qui en sont le siège.

Ce que nous voulons en dire ici a trait aux quatre points principaux que voici : 1° phénomènes des solutions de continuité, suivant qu'elles guérissent avec ou sans suppuration ; 2° acccidents, complications; 3° différences selon la nature de l'instrument vulnérant; 4° traitement convenable. — Nous terminerons par quelques considérations médico-légales.

*A. Phénomènes des plaies non suppurantes.* — Toute plaie qui se cicatrise sans donner lieu à de la suppuration est une *plaie non suppurante*, c'est-à-dire une plaie qui, suivant le langage chirurgical, guérit ou se cicatrise par *première intension.*

Le travail de *cicatrisation* s'accompagne de phénomènes locaux et de phénomènes généraux; mais ces derniers appartiennent aux plaies suppurantes.

Les *phénomènes locaux* sont : douleur plus ou moins vive, qui est due à la lésion des filets nerveux; écoulement de sang dont la quantité varie suivant le volume des vaisseaux ouverts; lèvres de la plaie offrant un écartement plus ou moins grand, en rapport avec l'étendue de la solution de continuité et la nature de la cause vulnérante. A ces premiers effets succèdent ceux qui accompagnent le travail de réparation, la *cicatrisation.*

La *cicatrice* est le tissu de nouvelle formation, destiné à réunir les bords de la plaie; elle s'opère de deux façons, suivant que la solution de continuité doit ou ne doit pas suppurer. La plaie ne doit-elle pas suppurer, l'écoulement de sang cesse bientôt, pourvu qu'il n'y ait pas quelque artère de lésée; les bords divisés se tuméfient un peu, deviennent le siège d'une irritation ayant pour effet de provoquer à la surface de la plaie une exhalation d'un liquide demi-concret, connu sous le nom de *lymphe coagulable, lymphe plastique;* celle-ci s'organise rapidement pour maintenir cette plaie fermée et de manière à rétablir la circulation. Plusieurs conditions sont nécessaires pour que la cicatrice s'organise promptement, solidement, par *première intension*, les voici : La plaie doit être récente, sans bourgeons charnus développés à sa surface; les bords en doivent être réunis et maintenus dans un rapport exact; l'action organique ou vitalité doit se manifester à un degré suffisant dans les parties rapprochées, la plaie ne recéler aucun corps étranger; elle doit par conséquent être bien nettoyée et épongée; l'inflammation nécessaire au travail de cicatrisation ne doit être ni trop faible ni trop prononcée, mais au degré voulu pour l'*adhésion;* enfin, il faut que la plaie ne soit pas contuse, car la *contusion* altère l'action vitale des tissus et les rend inaptes à réagir efficacement pour opérer la cicatrisation.

Outre ces conditions (qu'on peut appeler *externes*) nécessaires à la réunion *immédiate* des plaies, il en est d'autres, dites *internes*, qui se rattachent à l'âge du blessé, à son état habituel de santé, à sa constitution, etc. Aussi les cicatrices par première intension s'obtiennent plus facilement chez les enfants, dont les chairs jouissent d'une grande vitalité, que chez les adultes, surtout les vieillards. Chez le même sujet, elles sont également plus ou moins promptes, suivant les tissus lésés, leur degré de vascularisation et leur siège.

Il est des individus qui, bien qu'étant habituellement d'une bonne santé, ont une disposition générale telle que, chez eux, la moindre irritation externe, la plus petite plaie est suivie de suppuration. Toutefois, cela ne doit pas accréditer une erreur trop répandue parmi les gens du monde, savoir : que le pus est une humeur altérée existant en quelque sorte toute formée dans l'économie, et dont il faut se débarrasser : ces idées, comme la plupart des préjugés en médecine, sont dues aux vieilles opinions sur l'humorisme et la viciation des humeurs, qualifiées jadis d'*acrimonieuses*, *peccantes*, etc. Ajoutons enfin que les plaies guérissent plus promptement dans les saisons où la température est plutôt chaude et sèche qu'humide et froide.

Mais une précaution qui réussit mieux que toutes les autres à l'effet d'effectuer la cicatrisation sans suppuration consiste à éloigner les microbes en rendant stériles (*aseptiques*) les divers objets de pansement, et en employant les *antiseptiques* (microbicides). (V. ces mots.)

Les plaies non suppurantes s'accompagnent de phénomènes peu marqués, et s'il s'en manifeste, ils rentrent dans la catégorie de ceux appartenant à la suppuration, ainsi que le montre le paragraphe suivant.

*B. Phénomènes des plaies suppurantes.* — Il faut les distinguer en locaux et en généraux. — 1° Phénomènes *locaux.* — La suppuration s'établit dans trois circonstances principales : écartement forcé des lèvres de la solution de continuité, dû à la nature ou à la direction de la division ; perte de substance, rendant la réunion impossible ; contusion des tissus et diminution ou perte de leur action vitale, de leur puissance de réaction. En tout cas, dans les tissus divisés un commencement d'irritation se manifeste, l'écoulement sanguin s'arrête et est remplacé par un suintement séro-sanguinolent. La surface de la plaie devient sèche, inégale, d'un rouge blafard ; il en suinte un nouveau fluide, séreux, sanguinolent, un peu visqueux, qui devient ensuite un peu consistant, jaunâtre, crémeux : c'est le *pus* (v. ce mot). Bientôt la plaie se couvre de granulations coniques, rougeâtres (*bourgeons charnus*), qui se développent d'autant plus rapidement que le tissu est plus celluleux et vasculaire. Ses bords tuméfiés par l'*inflammation* (dite *traumatique*) se dégorgent et s'affaissent peu à peu ; la circonférence se rapproche du centre, dont le fond s'élève, grâce aux bourgeons charnus développés à sa surface ; une couche de lymphe coagulable se concrète vers les bords, s'étend vers le point central, s'organise et devient vasculaire ; bientôt enfin la *cicatrice* se constitue, très faible d'abord et facile à déchirer.

Quand la plaie est très étendue, irrégulière, la cicatrisation se fait moins régulièrement : il se forme sur les bourgeons charnus comme des îlots de pellicule blanchâtre, qui se réunissent peu à peu les uns les autres et avec la pellicule de la circonférence. Dans les *plaies contuses*, les parties dont l'action vitale a été profondément atteinte tombent par suite de la mortification qui les frappe, et il en résulte des sinuosités, des délabrements qui demandent beaucoup de temps pour la cicatrisation, et entraînent des accidents consécutifs, des dangers plus grands.

La cicatrice récente est plus ou moins rouge, molle, bleuâtre ; peu à peu elle devient plus sèche et d'un blanc plus ou moins mat. Elle est quelquefois le siège de *douleurs* sous l'influence des changements atmosphériques.

Les *phénomènes généraux* des plaies sont les suivants : 1° douleur, plus ou moins vive suivant la vitalité des tissus lésés et l'importance des nerfs endommagés ; 2° paralysie, causée par la section des nerfs ; 3° hémorrhagie, toujours proportionnée au volume des vaisseaux divisés, et qui se manifeste tantôt en *nappe*, lorsque le sang est fourni par les vaisseaux capillaires, tantôt *par jets* saccadés quand il y a division d'artères, cas où peuvent survenir la syncope et la mort ; 4° enfin, fièvre et complications.

Le mouvement fébrile qui accompagne la cicatrisation des plaies suppurantes de quelque importance est appelé *fièvre traumatique ;* c'est le symptôme ordinaire et le plus naturel dans ces cas. Il est d'abord faible, local (*inflammation traumatique*) ; mais bientôt il devient général en réagissant sur le système sanguin. Il commence du deuxième au troisième jour par des frissons légers, suivis d'une chaleur halitueuse ; fréquence du pouls, soif, malaise, céphalalgie, etc. Cette fièvre se dissipe ordinairement au bout de deux ou trois jours ; quelquefois elle persiste plus longtemps, ou même s'accompagne d'accidents divers, tels qu'érysipèle, délire, spasmes, tétanos, suivant la gravité de la plaie et l'état physique et moral du blessé.

*C. Accidents et complications.* — Nous venons de signaler quelques-uns de ces accidents ; revenons sur ce sujet ; ce sont : 1° *Erysipèle.* Cette complication des plaies est malheureusement fréquente et grave. Certaines plaies, qui, vu leur peu d'étendue et leur siège superficiel, passent presque inaperçues dans les conditions ordinaires, offrent cependant de la gravité quand elles se compliquent d'érysipèle. — 2° *Fièvre.* Lorsque la solution de continuité est étendue, la fièvre traumatique peut se montrer intense et faire périr le blessé avant ou pendant la suppuration et le travail de réparation. Cette fièvre est encore plus à craindre lorsque les voies digestives sont en même temps le siège de quelque irritation ; elle favorise en outre la résorption purulente, qui est un accident mortel (p. 326). — 3° *Résorption purulente.* La suppuration peut devenir tellement abondante qu'elle épuise le sujet ; cela peut dépendre de mauvais pansements ou de l'inflammation trop vive. Mais l'accident le plus redoutable consiste dans la *suppression brusque de la suppuration,* due peut-être à une irritation locale réagissant sur le système vasculaire ou sur le canal intestinal déjà souffrant, ou à l'action malfaisante de l'air ambiant sur les surfaces suppurantes ; ou à l'inflammation des veines qui s'abouchent dans le foyer purulent, cause fréquente de cet accident, ou enfin à l'encombrement des malades, à l'*infection*, à cette sorte de principe contagieux aujourd'hui mieux connu qu'autrefois et rapporté aux microbes (bacille pyocyanique), et qui fait que, dans les hôpitaux, l'*infection purulente* règne ou plutôt régnait épidémiquement avant l'emploi de la méthode antiseptique. — 4° *Pourriture d'hôpital.* Cette espèce de gangrène, qui compliquait les plaies en suppuration, consistait en une sanie grisâtre, ténue ou couenneuse, couvrant la surface de la plaie, laquelle devenait enflammée, douloureuse et sèche. Ce n'est guère que dans les hôpitaux où régnaient l'encombrement et un air vicié par les émanations des appareils de pansements que se manifestait cette complication grave qui, heureusement, a disparu.

*D. Différentes espèces de plaies.* — En commençant cet article, nous avons distingué les plaies suivant qu'elles sont faites par des instruments *tranchants*, *piquants* ou *contondants*. — Les premières, lorsqu'elles sont superficielles et peu étendues, s'appellent *coupures;* il en sera question dans la pathologie de la peau; plus larges et profondes, elles n'offrent d'autres phénomènes que ceux que nous venons d'exposer et qui leur appartiennent spécialement. — Les plaies par instruments *piquants* présentent quelques particularités. Elles fournissent peu de sang, mais donnent lieu à beaucoup de douleurs et d'inflammation, en raison de la déchirure et de la section incomplète des nerfs. Profondes, elles peuvent atteindre des organes importants, de gros vaisseaux, être suivies d'accidents graves, mortels même, dus à une hémorrhagie interne ou à une inflammation suraiguë d'un viscère important. Ces sortes de plaies peuvent se compliquer de corps étrangers (morceaux de vêtements, fragments de l'instrument vulnérant, etc.) restés dans les organes et qui deviennent la source d'inflammation et d'abcès. — Les plaies *contuses* sont inégales, anfractueuses, remarquables par la teinte violacée et bleuâtre des tissus lésés, effet du choc violent d'un corps orbe. Elles ont une grande tendance à l'inflammation gangréneuse, par la raison que les tissus meurtris, désorganisés, n'ont plus assez de vitalité pour réagir convenablement contre l'inflammation traumatique qui s'en empare. (V. *Contusion.*) — Les *plaies par armes à feu* sont essentiellement contuses. Bien que leur étude offre un grand intérêt, nous nous voyons obligé de les passer sous silence. — Nous ne dirons rien des plaies *empoisonnées* et *envenimées*. Leur histoire sera mieux placée à l'article sur les maladies de la peau.

*E. Traitement des plaies.* — Il diffère suivant que la solution de continuité doit se cicatriser sans suppuration ou que celle-ci s'établit.

*Plaies non suppurantes.* — La cicatrisatison s'obtient ici par *première intension*. Or, pour obtenir ce résultat, on cherche à réaliser la *réunion immédiate* des lèvres de la plaie. La chose est possible : 1° lorsque les parties ne sont pas contuses, qu'il n'y a pas une grande perte de substance, encore que celle-ci ne soit pas un obstacle si l'on peut affronter les bords divisés; 2° lorsqu'il n'y a ni corps étrangers dans la solution de continuité ni lésion de canaux naturels versant des liquides, etc.

Dans les *grandes opérations* chirurgicales, les amputations de membres, etc., les fils des ligatures des vaisseaux réunis et dirigés hors du moignon ne sont pas un obstacle à la cicatrisation par première intension, bien que ces fils entretiennent un point de division et de suppuration à la partie déclive.

Avant d'opérer la réunion immédiate, il faut d'abord *laver* et *absterger* la solution de continuité, *lier les vaisseaux* qui fournissent trop de sang, *réséquer* les chairs pendantes; puis on *rapproche les bords divisés*, on réduit la circonférence à deux lèvres que l'on applique l'une contre l'autre autant que faire se peut, et qu'on maintient réunies à l'aide de *bandelettes agglutinatives* de diachylon ou à l'aide de la *suture*, selon le cas. Cela fait, on applique sur la blessure un *linge fin fenestré* enduit de cérat, et par-dessus on place un *plumasseau de charpie*. Le tout est maintenu à l'aide de quelques tours de bande. Le pansement terminé (avec toutes les précautions que comportent les moyens *antiseptiques*), la partie est placée de manière à ce que la plaie ne soit point tiraillée; l'on surveille l'inflammation traumatique, on la maintient autant que possible dans les limites nécessaires à l'adhésion. C'est là le premier appareil.

Lorsque la plaie est *légère*, la cicatrisation marche toute seule et rapidement, pourvu qu'on ne mette pas en usage ces baumes, onguents ou vulnéraires dont on faisait usage autrefois et qui, dans la grande majorité des cas, sont plus nuisibles qu'utiles. Dans les *grandes blessures*, on ordonnera le repos, des boissons aqueuses, un régime léger et doux, la diète même en cas de disposition à l'irritation intestinale. — Nous le répétons, l'irritation des voies digestives est particulièrement à redouter dans les cas de plaies très étendues; elle trouble le travail de cicatrisation *immédiate*, altère le pus des plaies *suppurantes*, et prédispose à la *résorption purulente*. Il faut donc la surveiller avec le plus grand soin et la combattre au moyen du régime, de la diète, des délayants, des lavements, des cataplasmes, etc.

*Le premier appareil* est levé le troisième ou le quatrième jour. Tout est ôté, renouvelé, à l'exception des bandelettes, qui doivent rester en place jusqu'à la cicatrisation complète, et qui seules d'ailleurs suffisent au traitement des plaies peu étendues et superficielles. Dans le cas où la suture a été employée, on commence par ôter les aiguilles qui traversent les bords de la plaie, car, demeurant trop longtemps en place, elles couperaient les chairs enflammées; quant aux fils entortillés qui les affrontent, on aura soin de ne pas en enlever l'entrecroisement, qui forme une sorte de plexus restant collé sur la plaie par l'effet du sang desséché, et qui en maintient encore la réunion. La suture consiste-t-elle en une couture? tous les fils doivent être coupés, attendu que chaque anse agit comme l'aiguille dans le cas précédent. Les ligatures des artères, après le pansement, ont donné un petit faisceau ou cordon de fils; on a soin de le reléguer dans l'angle déclive de la plaie. Les fils tombent vers le dixième ou douzième jour, et le point béant qui leur livrait passage et qui suppurait se cicatrise promptement.

*F. Traitement des plaies suppurantes.* — Il diffère peu de celui que nous venons d'appliquer aux plaies réunies par première intension. On rapproche d'abord autant que l'on peut, mais sans effort, les lèvres de la plaie au moyen de bandelettes agglutinatives disposées de différentes manières; par là on diminue d'autant la surface qui doit suppurer. Ensuite on couvre celle-ci d'un linge fin, fenestré, enduit de cérat, par-dessus lequel on applique mollement un plumasseau de charpie fine et douce. A défaut de celle-ci, on pourrait employer la soie, l'étoupe, l'éponge, le coton : c'est un préjugé de croire que cette dernière substance, si commune et si facile à trouver, soit *malsaine* et qu'elle irrite les surfaces mises à vif. Des compresses sont placées par-dessus le gâteau de charpie, et le tout est maintenu à l'aide de tours de bande peu serrés. — Il va sans dire que les autres précautions indiquées plus haut, l'*antisepsie* surtout, doivent être observées.

Le *premier appareil* reste en place trois ou quatre jours, temps nécessaire à l'établissement de la suppuration. Après ce laps de temps on l'enlève, sans toucher aux bandelettes agglutinatives. Cette *levée du premier appareil* exige des précautions. Pour mettre la plaie à découvert, il est nécessaire d'imbiber d'eau tiède les pièces de linge, afin qu'elles se détachent plus facilement et n'exercent pas de tiraillements. On lave la plaie, on la nettoie à l'aide de lotions simples ou mieux antiseptiques et *stérilisantes* et, sans tarder, on procède au *second pansement*, qui se fait comme le premier. Les pansements suivants doivent être quotidiens : propreté du linge et de la charpie, célérité, soins de stérilisation (*asepsie*), douceur dans l'opération, telles sont les conditions qu'ils réclament.

L'inflammation de la plaie doit rester dans de justes bornes. Si la *réaction est trop vive*, et c'est même l'inconvénient le plus commun, on y remédie soit en enlevant les bandelettes de diachylon qui peut-être compriment trop, soit en appliquant des cataplasmes émollients, des compresses d'eau de guimauve, des sangsues même autour de la solution de continuité, soit en pratiquant une petite saignée au besoin, ou enfin en combattant les complications, c'est-à-dire la phlegmasie du canal intestinal par les adoucissants internes et externes, l'état saburral de l'estomac par l'ipéca à dose vomitive, etc. Insistons sur ce point que l'embarras bilieux ou muqueux des premières voies a une influence très défavorable sur la marche des plaies étendues, et qu'il est assez souvent indiqué d'administrer un purgatif ou un vomitif.

Quelquefois, au lieu d'être trop prononcée, l'*inflammation traumatique languit*; dans ce cas la plaie devient pâle, blafarde, se couvre de bourgeons charnus mous, boursouflés, et la cicatrisation ne fait pas de progrès. Il faut alors *exciter* cette plaie au moyen de lotions avec décoction de quinquina, ou vin aromatique, dont on imbibe aussi la charpie et autres pièces de pansement, ou au moyen de l'onguent *basilicum*, *digestif* ou *styrax*, ou enfin de la *cautérisation* par le nitrate d'argent. Il est assez ordinaire que, vers la fin du travail de cicatrisation des plaies suppurantes, il faille cautériser légèrement en promenant la *pierre infernale* (nitrate d'argent fondu) sur les bourgeons celluleux qui s'élèvent au-dessus du niveau des surfaces et s'opposent à la guérison complète.

Nous ne parlerons pas ici du traitement des *accidents des plaies*, tels que délire nerveux, hémorrhagie, tétanos. Cette étude pleine d'intérêt serait déplacée dans cet article déjà trop étendu eu égard au but et au plan de l'ouvrage. Nous aurons occasion d'y revenir. Ce que nous avons voulu, c'est faire comprendre le mécanisme de la guérison des plaies, les impédiments à leur cicatrisation, les soins qu'il faut apporter aux pansements, et le ridicule des préjugés répandus parmi le public étranger à l'art de guérir.

*G. Pansement des plaies.* — Nous avons montré que la septicité et l'infection purulentes constituent les plus grands dangers des plaies; on avait autrefois les plus grandes difficultés à les conjurer; aussi de tout temps les chirurgiens ont-ils dirigé leur attention et leurs efforts de ce côté. Mais c'est surtout depuis que Pasteur a montré, par des expériences irréfutables, que ces accidents trouvent leurs causes dans l'air atmosphérique, dans les effluves, les germes d'infusoires, de bactéridies, de principes fermentescibles suspendus dans cet air, que sont nées les diverses *méthodes de pansement* ayant pour but d'éviter cette action productrice des complications de résorption de pus et d'infection purulente. Déjà J. Guérin avait fait connaître sa *méthode par aspiration*, consistant à placer la plaie dans le vide. Il s'était convaincu que l'action de l'atmosphère était nuisible, mais sans savoir précisément le pourquoi. Est venu ensuite le *pansement par occlusion* d'Alfonse Guérin, consistant à recouvrir la plaie de couches d'ouate superposées, lesquelles ont pour but de tamiser l'air et d'empêcher les miasmes et poussières d'agir sur elle.

Jusque-là il ne s'agit que d'empêcher les germes pathogènes d'arriver sur la plaie, de mettre obstacle à leur contact ; mais ne vaudrait-il pas mieux les détruire, les tuer sur place? C'est ce qu'a pensé un chirurgien anglais, Lister. Son *pansement*, qui a fait tant de bruit, consiste à imprégner d'*acide phénique* convenablement étendu d'eau toutes les pièces, en observant certaines précautions que nous n'avons pas ici à indiquer. Tout autre antiseptique, l'*acide salicylique* par exemple, peut être employé avec le même avantage.

Le docteur Guyon emploie l'*alcool* à 35°, tel qu'il est fourni dans les hôpitaux, ou coupé tout au plus de moitié son volume d'eau. Il fait pénétrer le liquide dans le fond de la plaie, dans les interstices des tissus, et les y laisse baigner pendant quelques minutes. En se combinant aux éléments organiques, l'alcool forme à la surface de la plaie une sorte de couche protectrice qui s'oppose à l'absorption des miasmes. Le reste du pansement s'exécute d'après les indications.

Il est certaines autres méthodes de pansement qui pourraient être signalées : l'*irrigation continue*, par exemple ; le *drainage* que l'on doit à Chassaignac, etc. Mais la méthode *antiseptique de Lister* a définitivement prévalu.

### Considérations médico-légales relatives aux blessures et plaies.

La *blessure*, devant les tribunaux, comprend plusieurs sortes de lésions, telles que contusions, commotions, distensions, fractures, brûlures, plaies par instruments piquants ou tranchants ou par armes à feu. On les distingue en légères, graves et mortelles.

Toutes les lésions qui n'occasionnent pas une maladie ou une incapacité de travail pendant plus de vingt jours sont réputées *blessures légères*. Telles sont celles qui n'intéressent que la peau et les muscles superficiels ; les contusions bornées au tissu cellulaire et susceptibles de se terminer par résolution ; les plaies sans complications qui guérissent par réunion immédiate, celles qui arrivent à la cicatrisation sans qu'il s'établisse une suppuration abondante ; les brûlures du premier degré et celles qui, bien que plus profondes, sont bornées à un espace très circonscrit.

Les *blessures graves* sont celles qui entraînent une maladie ou une incapacité de travail durant plus de vingt jours : telles les contusions profondes suivies de suppurations ou de lésions d'organes intérieurs importants, les plaies avec perte de substance, celles qui nécessitent des opérations, les brûlures étendues suivies d'eschares et de suppuration, toutes les lésions entraînant une infirmité quelconque, etc.

Les blessures graves sont encore distinguées selon qu'elles sont complètement guérissables sans infirmité et sans dérangement de fonctions, ou qu'elles ne peuvent guérir qu'incomplètement, en laissant quelque infirmité ou dérangement fonctionnel permanent ou temporaire. Cette distinction est importante, vu que l'application du maximum ou du minimum de la peine ou des dommages-intérêts déterminés par la loi résulte de la gravité plus ou moins grande de la blessure, c'est-à-dire de l'infirmité ou de la difformité qui peuvent en être la conséquence. Or, difformité ou infirmité sont elles-mêmes plus ou moins graves, permanentes ou temporaires. Ainsi, un membre frappé de paralysie par suite de contusion de ses nerfs peut, à la longue, recouvrer le sentiment et le mouvement qu'on croyait perdus; des cicatrices qui produisent d'abord beaucoup de gêne et de difformité perdent avec le temps leur rigidité et leur aspect désagréable. Pour distinguer les cas, il faut donc posséder des notions exactes en physiologie et en pathologie.

Les *blessures mortelles* sont celles qui intéressent les organes essentiels à la vie, comme le cerveau, le cœur, les poumons, le tube digestif, etc. (V. *Mort.*) « Si nous considérons les événements heureux consignés dans les fastes de l'art, nous voyons que des blessures profondes faites aux viscères les plus essentiels à la vie ont quelquefois été suivies de guérison, et qu'à proprement parler et en considérant les blessures dans un sens abstrait, il n'en est pas de nécessairement mortelles par elles-mêmes. Une blessure du cœur et des gros vaisseaux est plus absolument et plus promptement mortelle qu'une blessure du cerveau; celle-ci l'est plus qu'une blessure du poumon, et cette dernière l'est plus qu'une blessure des organes digestifs. Mais, tout en déclarant que la blessure soumise à son examen lui paraît devoir être une cause immédiate de mort, le médecin légiste ne doit oublier ni les étonnantes ressources de la nature, ni les erreurs de diagnostic dans lesquelles peut tomber le praticien le plus exercé : tant que le malade vit, il ne faut prononcer qu'avec réserve : l'autopsie cadavérique lève seule les doutes sur la cause de la mort. »

C'est qu'en effet, quelle que soit la gravité de la blessure, la mort peut être l'effet des complications plutôt que de la lésion. « Tous les auteurs ont parlé de la distinction à établir entre l'effet immédiat de la cause criminelle et les effets résultant de *sur-causes*, c'est-à-dire de causes secondaires, étrangères à la lésion primitive; mais aucun d'eux ne s'est attaché à ramener par l'analyse les blessures à leur état de simplicité première, aucun n'a cherché à tracer une ligne de démarcation entre cet effet immédiat, dont l'auteur de la blessure est en quelque sorte responsable, et les complications qu'on ne peut lui imputer. Cependant, s'il est vrai de dire que, dans certains cas, le danger des blessures ne peut être jugé qu'individuellement, en ayant égard à la partie lésée, à la cause vulnérante, à l'intensité de la lésion et à quelques circonstances qui peuvent aggraver la blessure et en prolonger la durée, on ne peut disconvenir non plus que le seul moyen de bien apprécier la gravité d'une blessure ne soit de la considérer comme survenue chez un individu sain et exempt de toute sur-cause, et d'examiner quelles sont en pareil cas ses suites ordinaires et sa terminaison naturelle. Le pronostic des blessures doit donc se réduire à déterminer suivant l'espèce et le siège de la lésion : 1° la voie que la nature emploiera pour la guérison; 2° le temps que l'observation a démontré être nécessaire pour cette guérison complète. » L'auteur de ce passage a cru, en conséquence, pouvoir dresser un tableau des pronostics des lésions par causes externes, et l'offrir aux médecins légistes comme renfermant des termes de comparaison pour tous les cas individuels.

L'examen juridique des blessures exigerait de longs développements auxquels nous ne pouvons nous livrer. Il a pour but de savoir comment et dans quelle circonstance une blessure a été faite, quelle est la valeur des dépositions du blessé et des témoins, quelle a dû être la position de la victime au moment où elle a été frappée et celle de l'auteur de la lésion. L'expert doit mentionner toutes les circonstances d'âge, d'attitude, de chaleur, de rigidité, s'il s'agit d'un cadavre; d'étendue, de forme, de complication que présente la blessure; il doit décrire les contusions, les plaies; parler de l'influence des pansements mis en usage, des symptômes généraux, s'il en existe; mentionner les trous, déchirures ou coupures que présentent les vêtements, etc. S'il s'agit d'une blessure légère, il déclarera, dès sa première visite, que la guérison aura lieu *en moins de vingt jours* sans infirmité ni dérangement de fonctions, *à moins de circonstances extraordinaires et dont il ne voit pas la probabilité.* Cette restriction est nécessaire, car les lésions les plus légères en apparence peuvent avoir des suites que le chirurgien le plus habile ne saurait prévoir. Si, au contraire, la blessure paraît grave, l'expert exprimera ses craintes, remettant à une visite ultérieure l'énoncé d'un pronostic plus positif. Il n'oubliera pas de tenir compte de l'état organique de ce sujet, de sa mauvaise constitution, de sa conduite personnelle et de celle des assistants, de l'insalubrité de l'air ou du local, du mauvais traitement employé, etc., si ces conditons ont eu ou peuvent avoir une fâcheuse influence sur l'état du blessé. (V. *Contusion*, *Commotion*, *Entorse*, *Luxation*, *Fracture*, *Brûlure*, *Mort*.)

Nous avons parlé de l'examen juridique des *taches de sang* (I, p. 373).

## CHAP. XXV. — DES ULCÈRES EN GÉNÉRAL.

L'*ulcère* est une solution de continuité, sorte de plaie ancienne, chronique, accompagnée d'une sécrétion purulente et qu'entretient une cause locale ou un vice général de l'économie. *Ulcération* signifie action vitale morbide dont l'effet est la production de l'ulcère.

L'ulcère n'est pas une plaie proprement dite. « Il y a entre la *plaie* et l'*ulcère* cette différence caractéristique et notable que la première, produite par une cause extérieure, tend essentiellement à la guérison, y arrive par la succession naturelle de ses périodes lorsque rien n'en dérange la marche et n'en intervertit le cours : c'est une maladie aiguë tendant à une solution heureuse. L'*ulcère* est, au contraire, une affection chronique produite ou entretenue par une cause interne ; la solution de continuité n'est plus ici la maladie principale, elle n'est que le symptôme d'une affection interne ou générale, disposition intérieure à laquelle l'ulcère est dû ou qui empêche la cicatrisation. » Par exemple, une solution de continuité est-elle faite à une jambe dont les veines sont variqueuses, la plaie se convertit en ulcère par le fait du trouble de la circulation veineuse, et c'est là la cause *locale* de cet ulcère, qui, en outre, pourra être entretenu par un vice du sang, scorbutique ou autre. Autre exemple : s'il se forme une excoriation à l'endroit où la syphilis a été inoculée, cette solution de continuité passera à l'état de plaie ulcéreuse, et n'aura aucune tendance à se cicatriser, parce que l'économie est sous l'influence du virus qui constitue la cause *générale* interne de l'ulcère, etc.

Si l'on considère leurs apparences et leur fréquence, on peut conclure que les ulcères présentent de nombreuses *variétés*. Ceux par cause *locale* sont dits *simples*, *fongueux*, *calleux*, *gangréneux*, *phagédéniques*, *fistuleux*; nous en indiquerons les caractères et le traitement lorsque nous en serons à l'histoire des maladies de la peau.

Ceux par cause *interne* sont les *syphilitiques*, *scrofuleux*, *scorbutiques*, *cancéreux*, ainsi nommés à cause de l'état général qui les entretient : ces ulcères-là se montrent à la peau, aux membranes muqueuses ; dans ce dernier cas, c'est le plus souvent dans le gros et le petit intestin, au cours d'une fièvre typhoïde grave, dans la cachexie tuberculeuse, la dysenterie chronique qu'ils s'établissent, car il faut dire qu'ils sont gouvernés par un état général diathésique.

L'ulcère *consécutif* à une solution de continuité fortuite s'établit avec les caractères spéciaux que comporte l'état diathésique existant. Cela se comprend ; mais comment se produit l'*ulcération spontanée ;* par quel travail spécial et sans être précédée ou accompagnée d'inflammation ? Ce travail destructif a été rattaché à une variété de phlegmasie qu'on a nommée *inflammation ulcéreuse*, ce qui ne dit rien.

L'*ulcération* peut se faire dans tout tissu, mais, nous le répétons, c'est à la peau et aux membranes muqueuses qu'on l'observe le plus fréquemment. L'ulcère est généralement peu étendu ; d'autres fois il présente des saillies, de petites cavités, d'où suinte un pus séreux, mal lié, *sanieux ;* ses bords sont comme découpés, minces ou épais, calleux et renversés en dehors, suivant sa nature diathésique. Quelle que soit la cause qui les entretient, les ulcères ont pour caractère commun de s'enflammer, de s'aggraver sous l'influence d'écarts de régime, de fatigues et d'excès. — Quant à leurs signes différentiels, il en sera question plus tard.

Le *traitement de l'ulcération* ne se prêtant point à des généralités, nous renvoyons ce sujet aux diverses espèces d'ulcères. (V. *Plaies*, *Fistules*, *Cancer*, *Scrofules*, *Syphilis*, *Scorbut*, *Varices*.)

## CHAP. XXVI. — DES FISTULES EN GÉNÉRAL.

A. La *fistule* est un ulcère en forme de canal étroit plus ou moins long, profond et sinueux, qu'entretient une cause locale, un corps étranger, par exemple, ou c'est un canal faisant communiquer une cavité muqueuse avec la surface de la peau ou une autre cavité muqueuse. Ce nom lui vient de *fistula*, à cause de la comparaison qu'on a faite du trajet long et étroit d'une plaie de cette espèce avec la cavité d'un roseau.

Les *causes* des fistules sont divers états morbides dont lesdites fistules sont un mode de terminaison. Cinq conditions pathologiques principales président à leur formation : 1° grands abcès dans lesquels une membrane d'espèce nouvelle se forme et fournit du pus par une sorte d'exhalation morbide qui empêche le recollement des parois du foyer purulent; 2° situation déclive de ce foyer, rendant l'écoulement du pus difficile et empêchant l'abcès de se déterger et de se cicatriser; 3° kyste ouvert à l'extérieur et continuant à fournir de l'humeur; 4° corps étranger logé dans l'épaisseur des tissus, tel qu'une portion d'os, par exemple, une esquille, une balle ou toute autre chose, qui entretient une suppuration intarissable; 5° solution de continuité faite à un réservoir ou à un conduit excréteur, donnant issue au liquide sécrété. A cette dernière cause se rapportent les fistules *lacrymales*, *urinaires*, *biliaires*, les plus communes, les plus graves, comme nous le verrons en pathologie spéciale.

D'après ce qui précède, deux faits principaux dominent toute l'histoire des fistules : 1° existence d'une cause locale qui entretient la maladie; 2° disposition telle des parties qu'elle ne permet pas à la cicatrice de la plaie fistuleuse de se faire. Exemple : un abcès de l'aisselle détruit le tissu cellulaire lâche et abondant de la région, et fait que les parois du foyer restent écartées et béantes, ne pouvant se rapprocher ni se cicatriser, d'autant que les mouvements du bras font obstacle à leur réunion. Même résultat pour les abcès de la marge de l'anus et partout enfin où la peau, très amincie ou altérée dans sa texture, ne jouit plus d'une vitalité assez grande pour opérer le travail de cicatrisation.

*B.* Les fistules qui n'ont qu'un orifice sont dites *borgnes*; cet orifice s'ouvre-t-il sur la peau, la fistule est *borgne externe;* s'il aboutit dans quelque conduit excréteur, elle est dite *borgne interne.* — D'autres fistules présentent deux orifices, l'un qui s'ouvre sur la peau, l'autre dans une cavité interne; on les dit *complètes.* Quoi qu'il en soit, les *trajets fistuleux*, lorsqu'ils existent depuis quelque temps, se tapissent par suite d'un travail organique fort curieux, d'une sorte de membrane muqueuse presque analogue aux muqueuses normales, et qui fournit par exhalation un liquide blanchâtre, visqueux, ayant presque tous les caractères du mucus, quoiqu'il ne soit autre chose que du *pus.* Or, comme le tissu muqueux ne contracte jamais d'adhérence avec lui-même, on conçoit la difficulté, l'impossibilité même de guérir ces fistules par l'adhésion de leurs parois.

Toutes les fistules, généralement, mais surtout celles qui ont leur siège au pourtour de l'anus et sur le trajet des voies urinaires, s'entourent de duretés, de *callosités* qu'entretiennent les matières excrémentitielles, auxquelles elles ouvrent un passage anormalement.

*C. Traitement des fistules en général.* — Il est modifié suivant les circonstances pathologiques. — Les fistules qui succèdent aux abcès ou dépôts tardivement ouverts peuvent guérir sous l'influence d'une *compression* méthodique qui rapproche les surfaces et les met dans un contact réciproque. Lorsque le décollement de la peau est considérable, on fait dans le trajet fistuleux des *injections stimulantes* pour provoquer une inflammation adhésive ; mais souvent nul moyen efficace n'existe autre que la *résection* d'une partie ou de toute la peau décollée. Cette opération convertit une plaie fistuleuse en plaie simple ; on panse ensuite avec de la charpie sèche ou imbibée d'une solution antiseptique.

Il est d'obligation d'*extraire les corps étrangers*, fragments d'os nécrosés, balles, etc. ; on coupe les tendons exfoliés, on résèque les parties qui gênent, etc. S'il y a un foyer d'abcès situé dans une position déclive qui favorise la stagnation du pus, on pratiquera des *contre-ouvertures* pour procurer un libre écoulement à ce liquide. Quand le cas l'exige, on passe dans le trajet fistuleux une *mèche*, un *séton*, en vue d'irriter les surfaces, de provoquer leur inflammation et adhésion. Toutefois, quand un tissu muqueux, pyogénique, de nouvelle formation existe (nous en avons parlé plus haut), on n'a rien à obtenir de ces moyens, tant qu'on ne l'a pas détruit.

Les fistules des canaux excréteurs *(fistules proprement dites)* réclament le rétablissement du cours normal des produits de sécrétion et l'oblitération de l'ouverture contre nature. On remplit ces deux indications fondamentales au moyen de procédés chirurgicaux, dont la description est renvoyée aux traités de *médecine opératoire.*

## CHAP. XXVII. — DE LA SCLÉROSE.

*A.* La *sclérose* (de *scleros*, dur) est une induration morbide des tissus, caractérisée par l'atrophie des éléments constitutifs de ceux-ci, qui sont alors remplacés par du tissu conjonctif. Cette altération peut atteindre tous les tissus, mais c'est surtout dans les centres nerveux, dans la moelle en particulier, qu'on l'observe le plus souvent.

Considérée spécialement comme altération des centres nerveux, la sclérose siège dans l'encéphale et dans la moelle. Elle est primitive ou secondaire. Dans le premier cas, elle survient sans cause connue ; dans le second cas, elle succède à une lésion produite par des tumeurs méningiennes, des collections purulentes, des fractures, etc., lesquelles compriment la moelle. La sclérose a conquis une place importante dans la science ; grâce aux progrès de celle-ci, dus surtout à Charcot, Vulpian, on a pu réduire le nombre des maladies dont on ne connaissait que les symptômes, sans savoir à quelle lésion les rapporter. Telles l'*ataxie locomotrice*, le *tabes*, etc. (V. ces mots.)

La forme de la sclérose la mieux connue est celle dite en *plaques disséminées ;* elles sont grises, circonscrites, sans ordre sur différents points de l'encéphale ou de la moelle. Leur constitution morbide propre ne peut guère intéresser dans ce livre ; c'est pourquoi nous passons aux symptômes.

*Symptômes.* — Ils varient suivant que la lésion n'atteint que la moelle, ou tout à la fois l'encéphale et la moelle. Forme *spinale :* Fourmillements, faiblesse générale qui, des membres inférieurs, gagne les supérieurs; le malade titube comme un homme ivre. Plus tard, tremblement dans les membres supérieurs et inférieurs ; il ne se produit que dans les mouvements spontanés ou voulus, cessant à l'état de repos. Paralysie plus ou moins complète des membres avec contracture permanente, mais conservation de la sensibilité.

Forme *cérébro-spinale :* aux symptômes susdits s'ajoutent des phénomènes cérébraux qui tantôt les précèdent, tantôt leur succèdent, comme vertiges, affaiblissement de la vue, céphalalgie, embarras de la parole, attaques apoplectiformes, etc. — Pronostic toujours très grave ; durée trois ans environ ; mort, comme terminaison. — *Traitement* inconnu.

*B.* Signalons la *sclérose musculaire* (amyotrophie) comme étant des plus fréquentes. Elle résulte, en général, du trouble de la nutrition causé dans le tissu musculaire par une altération du système nerveux, elle-même d'origine inflammatoire. Les scléroses sont l'effet d'un processus du tissu conjonctif (cellulaire), qui remplace le tissu propre de l'organe. « La cellule multipolaire de la corne antérieure de la moelle paraît tenir dans sa dépendance la nutrition du muscle. » (Charcot.) Le processus est comme une sorte de végétation parasitaire se développant avec rapidité. Les cirrhoses du foie, de la rate, du rein, sont provoquées également par des parasites d'une nature spéciale. (Klebs.)

*C.* De bien grands progrès en anatomie pathologique se réalisent chaque jour, mais tout en rendant hommage aux mérites de nos savants maîtres, à leurs patientes et très délicates recherches, comment se défendre d'un sentiment d'étonnement, quand on compare la pauvreté des conséquences, réellement, utilement pratiques, aux espérances aussi vaines que coûteuses des personnes qui recherchent une guérison impossible

## SOUS-SECT. II. — MALADIES LOCALISÉES

Nous commençons, sous cette rubrique, l'exposé des états pathologiques qui atteignent chaque organe en particulièr.

Ici reparait notre division fondamentale, savoir : maladies des organes de Relation, M. des organes de Nutrition, M. des organes de Reproduction.

## CLASSE 1re. — PATHOLOGIE DES ORGANES DE RELATION.

Cette partie de la Pathologie se subdivise elle-même en cinq sections, suivant qu'elle a trait à la locomotion, à la phonation, à l'olfaction, à la vision, au tact, à l'audition, au sentiment et à l'intelligence.

### CHAP. 1er. — PATHOLOGIE DES ORGANES DE LOCOMOTION.

Les maladies des organes locomoteurs occupent une large place dans le cadre nosologique. Elles ne menacent pas la vie directement, les parties qu'elles affectent n'étant pas indispensables à l'existence, mais elles n'en sont pas moins importantes, car elles attaquent les instruments de nos rapports avec les objets environnants, et tendent à réduire l'homme à la condition du végétal.

Nous passerons en revue successivement : 1° les maladies des os et du périoste ; 2° les maladies des tissus fibreux ; 3° les maladies des articulations ; 4° les maladies des muscles ; 5° les maladies du tissu cellulaire.

#### § 1er. — **Maladies des os et du périoste.**

Les *maladies du système osseux* sont nombreuses, fréquentes, souvent très graves dans leurs conséquences. Elles parcourent en général lentement leurs périodes, développent peu de réaction et de fièvre, comparées aux affections des autres tissus, à cause de l'organisation par moitié inorganique ou terreuse de ces organes. Toutefois, chez les jeunes sujets dont les os sont riches en gélatine, ces maladies ont une marche assez rapide.

Les médications internes modifient très faiblement les états morbides du tissu osseux, à cause du peu de vitalité de celui-ci. Cependant, comme ces maladies sont presque toujours sous l'empire d'une *diathèse*, ce n'est qu'en attaquant celle-ci par un traitement interne qu'on peut agir sur la cause morbide. D'un autre côté, la situation profonde des os fait pressentir que les médicaments externes doivent avoir sur eux peu d'action. Aussi la pathologie du système osseux est-elle essentiellement du ressort de la chirurgie, sous le rapport thérapeutique.

Les maladies des os sont : l'*ostéite* (inflammation) ; la *carie* (ulcération) ; la *nécrose* (gangrène) ; l'*exostose* (hypertrophie) ; les *douleurs ostéocopes* (névralgies) ; l'*ostéosarcome*, le *spina-ventosa* (cancer) ; le *rachitisme* et l'*ostéomalacie* (ramollissement) ; les *fractures*. Seront comprises dans cette énumération : la *périostite* et la *périostose* (maladies du périoste). Commençons par celles-ci.

### Ostéite. — Périostite.

*A. Ostéite* (d'*osteon*, os), dite phlegmasie du tissu osseux. Elle se développe plus facilement chez les jeunes sujets que chez les adultes et les vieillards, attendu que le tissu osseux est d'autant plus vasculaire, plus organique, qu'il appartient à un sujet plus jeune. Par la même raison, elle se fixe presque toujours dans la substance spongieuse, où la trame celluleuse vivante existe en plus grande proportion.

Les *causes* de l'ostéite sont les unes externes, dues à des violences extérieures, coups, chutes, blessures (ostéite traumatique) ; d'autres internes, détérioration de la constitution, excès vénériens, masturbation, diathèse scrofuleuse (ostéite spontanée). On peut affirmer que la masturbation, les diathèses syphilitique, tuberculeuse, scrofuleuse, cancéreuse, produisent les neuf dixièmes des maladies des os, abstraction faite de celles dites traumatiques et des fractures qui, on le sait, sont rendues beaucoup plus faciles, étant sous l'influence de ces états pathologiques généraux.

Les *symptômes* de l'ostéite rappellent ceux mentionnés p. 296, sauf les modifications que comporte la région particulière du squelette où siège le mal. Une douleur sourde, profonde, obtuse se fait sentir. Si l'os est superficiel, il manifeste un peu de gonflement. La peau de la région ne change pas de couleur, à moins que le tissu cellulaire qui environne l'os ne se prenne, ce qui arrive assez souvent, surtout aux extrémités articulaires ; là aussi se forment des abcès, qui se reproduisent à chaque recrudescence de la phlegmasie osseuse. Car la marche de cette phlegmasie est lente, surtout lorsqu'elle est entretenue par un vice interne, ci-dessus mentionné.

Dans l'*ostéite syphilitique*, les douleurs sont profondes, plus vives la nuit que le jour; elles ont aussi une plus grande durée, à moins qu'on ne leur oppose le traitement antisyphilitique. — L'ostéite peut se terminer par résolution, induration, suppuration, nécrose. (V. *Exostose*, *Carie*, *Nécrose*.)

Quand l'ostéite siège dans le canal médullaire des os longs, elle reçoit le nom d'*ostéomyélite*; ce mal ne survient guère qu'à la suite d'une amputation. Il cause une très vive réaction, des abcès, la périostite phlegmoneuse, la nécrose, etc.

*B. Périostite* (inflammation du périoste). Elle accompagne souvent ou même est liée à l'ostéite externe. La tuméfaction est alors plus prononcée et plus rapide, la douleur plus aiguë, la réaction plus marquée; le tissu cellulaire environnant s'enflamme aussi plus facilement, et la maladie se termine par résolution, par suppuration (*périostite phlegmoneuse*), souvent par induration. (V. *Périostose*.)

*C. Traitement.* — En principe, il repose sur les *antiphlogistiques*; mais on le modifie suivant l'état de la constitution du sujet et l'intensité du mal. Bains, cataplasmes émollients, sangsues seront employés au début, et tant que persistera l'état aigu. Lorsque les symptômes inflammatoires ont cédé, c'est le moment, pour hâter la résolution, de mettre en usage les *résolutifs*, les frictions avec l'*onguent mercuriel* double, les pommades à l'*iodure de plomb*, à l'*iodure de soufre*; les bains sulfureux, alcalins; les eaux thermales, l'application à demeure de l'*emplâtre de Vigo*, etc. Ces moyens, sur lesquels on compte comme *fondants* (v. ce mot) pour dissiper l'engorgement qui persiste, ne conviennent, nous le répétons, que quand la phlegmasie est bien éteinte, autrement on risque de la réveiller. Si l'on n'obtient pas de ce traitement tous les avantages qu'on en attend, on peut recourir aux *révulsifs* externes (vésicatoires, séton), voire même au cautère appliqué sur la partie malade. — Mais c'est au chirurgien qu'incombent les soins spéciaux réclamés par les abcès, plaies, etc.

En même temps, on combat l'état général diathésique; on cherche à détruire la cause interne qui entretient la maladie, car sans cela pas de succès. Aux articles *Syphilis*, *Scrofules*, *Tuberculose*, on trouvera exposé leur traitement respectif. En tout cas, le temps est ici d'un grand secours.

Nous ne pouvons poursuivre l'ostéo-périostite dans tous les os où elle offre des particularités; nous parlerons seulement de celle des vertèbres (*mal de Pott*), maladie très commune et très grave.

## Ostéite vertébrale. — Mal de Pott.

Carie vertébrale.

*A*. Nous savons que l'inflammation des os présente des caractères particuliers suivant les parties du squelette envahies. *L'ostéite vertébrale* se distingue des autres phlegmasies osseuses par ses symptômes, pronostic, conséquences propres. Répétons que, en outre des causes générales prédisposantes, la *cause* déterminante est, neuf fois sur dix, la *masturbation*, aggravée par la tuberculose.

Les *symptômes* du mal de Pott sont peu apparents au début. Le corps des vertèbres en est le siège de prédilection. Il s'annonce par des douleurs sourdes, profondes, siégeant dans un point du rachis, à la région lombaire ordinairement; ces douleurs peuvent être confondues, au début, avec celles d'une affection rhumatismale, du lumbago; mais elles sont très opiniâtres, caractère qui doit éveiller l'attention. D'ailleurs, dans le lumbago, les mouvements du tronc et l'action des muscles lombaires sont difficiles, les douleurs étant cependant presque nulles, ce qui n'existe pas dans le mal de Pott, où les douleurs dominent, alors même qu'il y a inaction des muscles. Le ramollissement et la *carie* s'emparant du tissu osseux, la vertèbre envahie est bientôt incapable de supporter le poids du tronc; elle s'affaisse alors sur elle-même, de telle sorte que la vertèbre qui repose sur elle exécute un mouvement de bascule, qui fait que son apophyse épineuse forme saillie au dos : alors une *gibbosité* apparaît, qui, quoique étant au début très légère, insignifiante en apparence, est cependant sérieuse au point de vue du pronostic.

*B*. En effet, la maladie est grave pour plusieurs raisons : parce que d'abord la moelle épinière est exposée à une compression plus ou moins forte, d'où il peut résulter une attitude vicieuse, de la faiblesse ou de la paralysie dans les membres inférieurs; et qu'ensuite l'os malade, devenant le siège de carie, fournit un pus qui fuse le long du tissu cellulaire en longeant le muscle psoas (t. I, p. 167, *b*), vers les parties déclives, s'amassant en *collection* plus ou moins considérable au niveau ou un peu au-dessous de l'aine, à la partie interne et supérieure de la cuisse, où il forme l'*abcès par congestion*. Notons que la collection purulente peut aussi se montrer aux lombes; mais à la cuisse elle devient pathognomonique du *mal de Pott;* et malheureusement, lorsqu'elle se manifeste, il est trop tard pour compter sur l'efficacité du traitement. Les malades finissent par succomber à l'épuisement ou à la résorption purulente.

L'ostéite vertébrale se termine rarement par résolution ou induration ; il ne faut pourtant pas désespérer si on attaque le mal de bonne heure, mais la carie et la suppuration en sont les effets ordinaires.

*C. Traitement.* — Il faut agir énergiquement dès le début, s'il est possible, pour réussir à enrayer la marche de la maladie. L'affection étant reconnue, ou même soupçonnée, appliquez sur chaque côté du point douloureux de l'épine vertébrale un ou deux *moxas*, que vous convertirez en *cautères*. Il faut que le malade garde la *position horizontale* et évite tout mouvement brusque. Surtout prescrivez l'usage des *toniques*, des *analeptiques*, des *antiscrofuleux*, car il s'agit de refaire la constitution tuberculeuse. Si l'examen des causes en montre l'opportunité, soumettez-le à un traitement interne spécifique. (V. *Syphilis.*)

*D.* L'*abcès par congestion* étant formé, surgit alors la question de savoir s'il faut l'ouvrir, et par quel procédé ; question qui a beaucoup occupé les chirurgiens, parce qu'ils savent que quand on enfonce le bistouri dans un foyer purulent, on s'expose à y faire pénétrer l'air, ce qui cause des accidents formidables. (V. *Résorption purulente.*) D'un autre côté, si l'on temporise, l'affection des os faisant des progrès, l'abcès grossissant s'ouvre de lui-même tôt ou tard, et pareils accidents sont encore plus inévitables. Quel parti prendre ? On a pensé que l'on pourrait s'opposer à la pénétration de l'air en faisant une ponction obliquement dirigée dans les parois du foyer, et, si l'abcès est considérable, en le vidant en plusieurs fois, toujours avec les précautions les plus grandes, en vue d'empêcher l'air de pénétrer. Malgré ces précautions, malgré les *pompes* aspirantes, on guérit rarement les malades, parce que lors même qu'on évite l'inflammation du foyer, ainsi que l'altération et la résorption du pus, il reste la carie, qui reproduit l'abcès presque inévitablement. On cite cependant des cas, rares à la vérité, où l'abcès par congestion a disparu après que la maladie de l'os s'est guérie.

*E.* Une autre méthode jouit de plus de faveur, c'est celle qui consiste à vider le foyer purulent et à injecter immédiatement dans sa cavité de la *teinture d'iode* plus ou moins mitigée ou un liquide antiseptique, comme après la ponction de l'hydrocèle. Mais ce mode de traitement, s'il est plus efficace que le premier pour empêcher la résorption purulente, est tout aussi impuissant à tarir la source du mal, qui, répétons-le, est la carie vertébrale. On fait donc une ponction avec le trocart, le pus s'écoule par la canule, puis on injecte le mélange suivant : eau et teinture alcoolique d'iode, de chacune trente grammes ; iodure de potassium, deux grammes. On fait en sorte que le liquide pénètre dans les recoins du foyer, et au bout de quatre à cinq minutes on le retire par la même voie qui lui a donné entrée. S'il survient une inflammation consécutive, on applique des cataplasmes. On revient plusieurs fois à l'injection, à des intervalles variables suivant le plus ou moins de promptitude avec laquelle le pus se reproduit. Celui-ci se modifie-t-il après chaque opération, ce signe est de bon augure. Le régime tonique et le *traitement de l'état général* sont continués avec persévérance.

L'antisepsie chirurgicale (voir au *Dict. thér.*) doit intervenir ici; et même elle prime tous les autres moyens de traitement, au point de vue microbien.

### Carie.

*A*. La *carie* est l'ulcération et la suppuration du tissu osseux. Parmi les chirurgiens, les uns la regardent comme une variété de *nécrose*, d'autres l'attribuent avec beaucoup plus de raison à l'*ostéite*, dont elle est la terminaison par suppuration. Cette divergence d'opinion tient à ce que les phénomènes inflammatoires sont, dans certains cas, si peu prononcés que la maladie semble apparaître d'emblée. Mais la cause profonde est presque toujours le scrofulisme.

Les *symptômes* de la carie sont donc, au début, ceux de l'ostéite.

*B*. L'inflammation est-elle superficielle, le périoste en est d'abord le siège principal (v. *Périostite*); il se couvre de fongosités, suppure, puis la surface de l'os s'altère, s'érode et se *carie*. Le mal débute-t-il au contraire dans l'os même, alors son tissu se ramollit, s'injecte, s'infiltre d'un pus sanieux, devient poreux, friable et fongueux. Bientôt aussi les parties molles environnantes s'altèrent; la peau se distend, s'amincit, devient livide, s'ulcère, et un pus sanieux, mal lié, souvent fétide s'en écoule. La nature de la maladie est facile à reconnaître quand les choses se présentent ainsi. S'il existait du doute, l'exploration au moyen d'un stylet introduit dans le trajet fistuleux le ferait cesser bientôt. En effet, l'extrémité de ce stylet promenée sur la surface dénudée de l'os, en cas de carie, donne la sensation d'une multitude de petites fractures (signe pathognomonique). Il importe donc de procéder à cet examen; seulement celui-ci offre quelques difficultés dans certains cas, d'abord parce que le pertuis fistuleux qui fournit le pus se cache dans les chairs fongueuses de l'ulcération environnante, et le stylet tâtonne parfois assez longtemps avant de s'y introduire; ensuite parce que la profondeur, l'éloignement de la partie de l'os malade est souvent trop considérable pour qu'on puisse l'atteindre. En tout cas, la constatation du trajet fistuleux suffit pour le diagnostic.

*C.* Lorsque la carie est profondément située, qu'elle atteint les vertèbres, les côtes ou le bassin, il arrive ordinairement que le pus, au lieu de se faire jour au dehors par la voie la plus courte, trouve un chemin plus facile en suivant la direction des traînées celluleuses qui enveloppent les muscles ou les vaisseaux, et va former dans un lieu déclive plus ou moins éloigné un *abcès par congestion.*

La carie est une maladie sérieuse; toute suppuration provenant d'un os a cela de particulièrement remarquable qu'elle affaiblit considérablement l'organisme, déjà victime de causes débilitantes. Notez qu'une surface osseuse suppurante très circonscrite altère plus profondément la nutrition générale que de vastes abcès du tissu cellulaire, tels que ceux de l'aisselle par exemple, et cela sans que nous puissions en expliquer la cause autrement qu'en constatant l'impuissance de la *nature médicatrice* à l'égard des maladies des os, alors qu'au contraire son intervention est efficace dans celles du tissu cellulaire. Lorsque l'art ne parvient pas à faire cesser le mal, la mort en est tôt ou tard la conséquence ; elle survient par épuisement du sujet, ou par *septicémie.* Cependant la carie peut guérir, même spontanément, chez les sujets jeunes, soumis à des influences hygiéniques favorables. Elle est quelquefois remplacée par la *nécrose.*

*D. Traitement.* — Deux indications fondamentales se présentent : 1° modifier la surface cariée de l'os de manière à amener sa cicatrisation; 2° modifier l'état général de la constitution qui s'oppose à celle-ci, ou traitement interne.

L'os malade est-il superficiel, découvrez-le en ouvrant largement le foyer purulent ou en agrandissant l'ouverture fistuleuse par laquelle le pus s'écoule ; puis agissez directement sur la carie, soit au moyen de *topiques excitants*, tels que charpie imbibée de teinture de myrrhe, d'aloès, d'huile essentielle de térébenthine, etc. ; soit en dirigeant sur elle des *douches* sulfureuses, alcalines ou iodées; ou en employant la *cautérisation* par des acides ou le fer rouge ; soit enfin en *réséquant* la partie malade et la séparant des parties saines; la plaie nouvelle qui en résulte ne tarde pas à se cicatriser, à moins toutefois que la détérioration ou le vice de la constitution ne la convertisse, elle aussi, en ulcère, en carie.

Lorsque l'os est profondément situé, comme à la colonne vertébrale, les *moxas* autour du mal constituent le seul remède de quelque efficacité, si toutefois il en est un pour une maladie qui ne peut disparaître qu'au prix d'un temps très long et de soins minutieux exigés par l'état local et général. (V. *Ostéite.*) Dans tous les cas, quand il y a de la fièvre, de la douleur, de l'inflammation, il faut employer des cataplasmes et autres topiques émollients. Les collections de pus, les abcès doivent être ouverts avec les précautions d'éviter l'action de l'air et celles que recommande l'*antisepsie.*

*E.* Le traitement interne ou général a pour but, comme il vient d'être dit, d'*améliorer la constitution.* Il faut employer les *toniques*, les amers, un régime fortifiant, à moins que l'état fébrile ne s'y oppose; il faut surtout *combattre la diathèse*, le vice scrofuleux, ou rhumatismal, ou syphilitique, par les moyens appropriés.

### Nécrose.

*A.* La *nécrose* (de *necros*, mort) est l'état d'un os ou d'une portion d'os qui ne vit plus. C'est la gangrène du tissu osseux. Ce tissu, comme tous les autres, se nécrose par suite d'un trouble profond survenu dans sa nutrition; or, comme dans le squelette l'action nutritive est naturellement peu active, obscure, l'on comprend que la mortification s'y montre facilement.

*Causes* de la nécrose. — Ce sont : l'inflammation du tissu osseux, principalement du périoste, lequel joue un rôle si important dans la nutrition des os; les violences extérieures, l'action directe des agents chimiques. Entre la carie et la nécrose, il y a cette différence que dans la première le tissu spongieux est plus souvent atteint, tandis que c'est le tissu compact dans la seconde. Cela s'explique par les conditions de plus ou de moins de vitalité entre les deux tissus constituants. — Il existe une nécrose *phosphorée* des maxillaires, rare toutefois et encore peu connue, chez les ouvriers employés à la fabrication des allumettes.

*B. Symptômes.* — Une portion d'os nécrosée, emprisonnée dans les parties, devient un corps étranger qui provoque autour de lui de l'irritation, de l'inflammation et des abcès. Ces abcès, comme ceux dus à la carie, sont situés tantôt au niveau du siège du mal, tantôt dans un lieu plus ou moins éloigné et déclive, et leur ouverture reste fistuleuse. La nécrose ne peut être constatée d'une manière certaine, si ce n'est par l'exploration avec le stylet, donnant la sensation d'un corps mobile, vacillant, sonore en quelque sorte; elle seule peut en effet indiquer les limites de la partie frappée de mort.

*C.* Pour la *terminaison*, il faut compter sur les efforts de la nature, qui travaille sans cesse à l'élimination de l'os mort (*séquestre*), autour duquel le tissu osseux vivant s'irrite, se tuméfie, et fournit des bourgeons charnus, comme cela se voit dans la gangrène des parties molles, où un travail inflammatoire s'oppose à la propagation de l'eschare ou la limite et la détache. Ce séquestre se détache de même, avec le temps, est éliminé par fragments qu'entraîne le pus. L'opération spontanée au moyen de laquelle les lames superficielles nécrosées se séparent se nomme *exfoliation*. Qu'il soit opéré par la nature ou par l'art, le détachement du séquestre est suivi d'un travail de réparation et formation d'un nouvel os. *Dans ce travail de réparation osseuse, le périoste joue un grand rôle.* Il emprisonne quelquefois le séquestre, au-dessus duquel il reste intact, et ledit séquestre se trouve enfermé dans l'os de nouvelle formation (séquestre *invaginé*). Souvent l'os nouveau, sorte d'étui osseux criblé de trous, laisse passer les débris de l'os nécrosé à travers ceux-ci. Quand la nécrose intéresse toute l'épaisseur de l'os, compris le périoste, la membrane médullaire, si elle est intacte, fait les frais d'une régénération osseuse, imparfaite toutefois et très lente. — Une cicatrice enfoncée et adhérente des parties molles succède ordinairement à la chute de l'os nécrosé.

*D. Traitement.* — On le distingue, comme celui de la carie, en local et en général. — 1° On *favorise l'exfoliation* au moyen d'applications émollientes, du repos et du temps. Dès que la partie nécrosée est rendue mobile, libre ou à peu près au milieu des tissus, on doit aider la nature dans ses efforts pour la *détacher*. Dans ce but, on fait une incision aux parties molles, et, à l'aide de pinces, on cherche à saisir le séquestre et à l'extraire. S'il est invaginé et qu'il s'échappe par fragments à travers les ouvertures que la nature lui ménage dans l'os nouveau, on attend ; mais il peut arriver qu'on soit obligé de pratiquer sur l'os de nouvelle formation une ouverture plus grande. On panse ensuite la plaie suivant les règles de l'art (v. *Plaies*.) 2° Quant au *traitement général*, c'est celui qui convient à l'état de la constitution du sujet. Nous l'avons indiqué à l'article *Carie*.

### Exostose. — Périostose.

*A. Exostose.* — Tuméfaction chronique ou sorte d'hypertrophie du tissu de l'os, sans altération de texture, à proprement parler. — Les *causes* sont celles de l'ostéite : violences extérieures, plaies, vices *scrofuleux*, *goutteux;* mais dans plus de la moitié des cas c'est l'*infection vénérienne*. L'exostose se manifeste de préférence dans les os longs et les os du crâne : le tibia en offre le plus grand nombre d'exemples.

*B. Symptômes.* — Si elle est due à une violence extérieure, la maladie se développe assez rapidement, quoique d'une manière sourde et presque inaperçue; mais quand elle est symptomatique de la syphilis, sa marche est essentiellement lente et chronique. L'exostose se manifeste par une tumeur ordinairement indolente, d'un volume variable, bien plus petite que celle de l'ostéosarcome, et sur laquelle la peau saine se meut avec facilité. On dit l'exostose *éburnée* quand elle occupe le tissu compact. Elle ne gêne les fonctions que par son volume et la pression qu'elle peut exercer sur les nerfs, les vaisseaux, les muscles environnants, etc. *Durée* longue, souvent indéfinie; cependant elle est susceptible de disparaître sous l'influence d'un traitement antidiathésique convenable.

*C. Périostose.* — Tuméfaction du périoste, chronique, avec dépôt d'une matière molle entre cette membrane fibreuse et le tissu propre de l'os. — Ses *causes* sont celles de l'exostose. La matière épanchée se durcit et se convertit en exostose; parfois elle se ramollit et la tumeur devient alors pâteuse. Dans l'un et l'autre cas, ou la périostose se résout et disparaît, ou elle reste stationnaire, ou enfin elle s'enflamme et passe à la suppuration (périostite *phlegmoneuse*). Il arrive quelquefois que le tissu osseux, ne recevant plus du périoste malade le degré de vitalité nécessaire, se nécrose et s'exfolie.

*D. Traitement.* —Si l'on assiste au début d'une *exostose* produite par violence extérieure ou par inflammation du tissu osseux, il faut débuter par un traitement *antiphlogistique :* repos, applications de cataplasmes émollients; sangsues, en cas de douleur et de symptômes d'irritation locale. La tumeur est-elle indolente soit de prime abord, soit consécutivement à l'emploi de ces moyens, c'est le cas de recourir aux *résolutifs*, tels que frictions avec l'onguent mercuriel, la pommade à l'*iodure de potassium*, l'emplâtre de Vigo, le vésicatoire volant. Si le sujet est atteint de syphilis ou si l'on a des motifs de croire qu'il en a été mal guéri, on doit employer le traitement approprié à cette affection considérée d'état constitutionnel. (V. *Syphilis, Antisyphilitiques.*)

Ce même traitement est entièrement applicable à la *périostose;* ici cependant, quand la maladie est par cause externe, les *antiphlogistiques* sont encore plus utiles dès le début. — Il ne faut jamais perdre de vue, nous le répétons, l'état de la constitution, lorsqu'on traite les affections du système osseux, qui sont d'ailleurs du domaine de la chirurgie.

### Douleurs ostéocopes.

*A.* Il est une névralgie du tissu osseux qui a pour cause spécifique l'infection vénérienne ; elle a reçu le nom de *douleur ostéocope*.

Les *douleurs ostéocopes* (de *coptein*, briser), sont aiguës ou sourdes, mais toujours exacerbantes, semblant briser les os dont elles occupent en général la partie moyenne, car elles affectent principalement les os longs. Autre caractère spécial, elles sont plus vives la nuit que le jour.

Tantôt les douleurs ostéocopes ne s'accompagnent d'aucune altération de tissu, tantôt, au contraire, elles dépendent d'une exostose ou d'une périostose.

Il est facile de les distinguer des douleurs rhumatismales qui affectent bien aussi quelquefois les os. 1° D'abord c'est la diathèse syphilitique qui gouverne les premières, tandis que c'est la diathèse goutteuse pour les secondes ; 2° celles-ci occupent l'extrémité des os, au lieu que les ostéocopes se font sentir dans leur partie moyenne; enfin les rhumatismales sont moins nocturnes, mais plus influencées par les variations atmosphériques que les syphilitiques, qui, elles, ne présentent ni l'un ni l'autre caractère sus-indiqué.

*B. Traitement.* — La thérapeutique est bien plus puissante contre les douleurs ostéocopes que contre les exostoses. Pour soulager et même guérir les malades, il faut : 1° faire sur la partie douloureuse des frictions avec l'*onguent mercuriel*, auquel on ajoute avec avantage de l'extrait d'opium ou du laudanum ; 2° *traiter la syphilis* constitutionnelle. Quelquefois le mal est aggravé par le traitement mercuriel externe, alors recourez aux *émollients,* fumigations, bains ; à l'intérieur les *narcotiques* en frictions, l'*iodure de potassium* pris à haute dose. Le vésicatoire volant est très utile.

### Ostéosarcome.

L'*ostéosarcome* est le *cancer des os*. C'est la transformation d'un os ou d'une partie d'os en une substance anormale, analogue au carcinome des parties molles. Cette espèce de cancer se présente sous forme d'une masse plus ou moins grosse, blanchâtre ou rougeâtre, lardacée ou ramollie, susceptible d'acquérir un *volume énorme*. La tumeur est bosselée, mobile, adhérente, de mauvais aspect ; est le siège de *douleurs lancinantes*, exacerbantes, atroces. La peau qui la recouvre, libre au commencement, ne tarde pas à lui adhérer, à dégénérer ; elle s'amincit, s'enflamme et s'ulcère. Alors s'élèvent sur l'ulcération, comme dans le cancer ouvert des parties molles, des *fongosités* vivaces. Une réaction générale se déclare, la *cachexie cancéreuse* s'établit, et la mort survient au milieu des plus grandes souffrances.

Le seul moyen à employer contre un mal si terrible est l'*extirpation*. Il faut enlever au plus tôt la partie malade. Heureux si ce remède extrême met à l'abri de la récidive.

Quant à la question de *causes*, le microbisme doit y avoir son influence encore plus que dans le cancer.

### Spina-ventosa.

Maladie qui consiste dans une distension, un amincissement progressif et une perforation finale des parois du canal médullaire d'un os long; cette altération singulière, rare du reste, est due à un accroissement extraordinaire de la membrane qui enveloppe la moelle de l'os, avec accompagnement d'une douleur que le mot *spina* (épine) caractérise, et d'une sorte de boursouflement qui a reçu l'épithète de *ventosa*. La membrane médullaire susdite est le point de départ de cette affection, qui est sous l'influence de la *diathèse scrofuleuse* ou de la *cancéreuse*. — L'*amputation* est le seul remède à employer pour sauver le malade, si possible.

### Rachitisme. — Scoliose.

*A*. Le *rachitisme* est une maladie des os consistant dans une tendance générale du tissu osseux au ramollissement et par suite à une déformation plus ou moins marquée du squelette. Le rachis est le plus souvent et le plus remarquablement déformé, d'où le nom de la maladie. Quant au mot *scoliose*, c'est le mot grec qui veut dire tortueux.

La lésion caractéristique du rachitisme consiste dans un *arrêt de développement des os*, avec infiltration sanguine dont l'effet est de rendre ces organes flexibles, en en gonflant surtout les extrémités.

*Causes*. — Le rachitisme est propre à l'enfance atonique. Elle est le plus souvent congénitale, héréditaire quelquefois, ou acquise: congénitale chez les sujets issus de parents scrofuleux, très âgés ou rachitiques; acquise, chez ceux qui, malgré la plus belle organisation, contractent la maladie sous l'influence prolongée d'un mauvais régime, d'un air insalubre, de la privation de la lumière, etc. Le nourrisson qui suce le lait d'une femme enceinte, ou que la dentition tourmente, ou que l'on fait manger trop tôt; le jeune homme qui se livre à la masturbation; la jeune fille qui devient enceinte dans un âge à peine sorti de l'adolescence, sont exposés à cette maladie; le développement de celle-ci paraît quelquefois précéder la croissance; mais elle est surtout fréquente à l'âge d'un à trois ans.

*B. Symptômes.* — Certains signes physiques et moraux annoncent la prédisposition à la scoliose : au physique, tête volumineuse comparée au reste du corps, menton pointu, ventre très développé et contrastant avec les membres, avec les jambes surtout, qui sont très petites et font paraître les articulations encore plus grosses; au moral, intelligence précoce, esprit vif et avisé. On sait combien les parents s'enorgueillissent de la vivacité intellectuelle, de la mémoire extraordinaire de leur enfant; ils attribuent sa débile santé à ces grandes dispositions; hélas! c'est prendre l'effet pour la cause : presque toujours, au contraire, ces facultés précoces ne sont qu'une étincelle destinée à disparaître bientôt, pour être remplacée par un *crétinisme* plus ou moins prononcé.

Le rachitisme offre plusieurs degrés. D'abord, c'est une légère tuméfaction des articulations (*nouure*), un redressement peu marqué des côtes, une faible déviation de la colonne vertébrale, avec ou sans courbure des jambes, et cela se manifeste sourdement, sans réaction générale et presque sans dérangement de la santé. Chronique de sa nature et à marche lente, la maladie peut s'arrêter en cet état; alors on la voit disparaître à l'âge de puberté, où, en tout cas, ses effets sont faciles à dissimuler. Mais elle peut aussi faire des progrès et amener une *déformation* considérable de la colonne vertébrale (*scoliose*), celle des côtes, du bassin et des jambes (*genu valgum*, état *cagneux*), en troublant plus ou moins la santé générale. La colonne vertébrale se dévie la première; et, par un examen attentif, on peut constater dès le début qu'une épaule, la droite ordinairement, est plus saillante que l'autre, et que le sujet devient *bossu*.

Dans un degré plus avancé, l'affection a une marche plus rapide, plus aiguë. L'enfant perd l'appétit, la gaieté, le goût pour le mouvement; il a des digestions mauvaises, de la diarrhée, des accès de fièvre irrégulière; puis, après une durée variable de ces troubles ou en même temps, sa tête se développe, sa peau devient molle et flasque, son visage se ride, ses articulations se gonflent, une fièvre lente le consume; enfin ses os longs se courbent et deviennent parfois le siège de vives douleurs. Si la maladie s'aggrave encore, comme elle attaque surtout les vertèbres, côtes, os coxaux, on voit survenir des *déformations* de la poitrine, de la taille, du bassin, déformations quelquefois tellement prononcées qu'elles gênent les fonctions du cœur, des poumons, et qu'au bassin elles mettent obstacle à l'accouchement.

Dans certains cas encore plus *aigus*, mais heureusement plus rares, l'enfant maigrit, dépérit, est en proie à un dévoiement colliquatif, et meurt de *consomption*. A l'ouverture du cadavre on trouve quelquefois des tubercules dans les poumons, le mésentère, le cerveau. Cependant chez les rachitiques la tuberculisation est une lésion organique peu fréquente ; ils sont beaucoup plus sujets aux affections du cœur, à l'emphysème pulmonaire, à avoir de la sérosité dans les ventricules du cerveau, des ulcérations dans les intestins, etc.

Si le rachitisme se rapproche de l'état scrofuleux, des différences capitales l'en séparent. On prétend que les urines des sujets très rachitiques sont chargées de sels calcaires ; on sait en effet que ce sont ces sels qui donnent aux os leur solidité.

*C.* Le rachitisme ou scoliose est une affection fâcheuse, tant par elle-même à cause de l'altération de la constitution qu'elle dénote, que par les déformations du squelette qu'elle produit. Quand la thérapeutique ou la nature ont pu avoir le dessus, la plupart des symptômes s'amendent avec rapidité, l'appétit renaît, le ventre devient plus souple, la diarrhée cesse, les douleurs sont moins vives, les urines moins chargées ; le petit malade revient à la gaieté, et les déformations osseuses, si elles n'étaient pas trop prononcées, s'effacent insensiblement. Le plus souvent, cependant, l'enfant est condamné à être difforme, *bossu*, *bancal*, *cagneux*, pour toute sa vie. Mais qu'il y a loin des cas les plus faibles de rachitisme aux plus avancés !

*D. Traitement.* — Il serait plutôt prophylactique, *hygiénique*, que pharmaceutique, car il est plus facile de *prévenir* la maladie que de la guérir. L'enfant prédisposé au rachitisme doit être soumis à l'influence salutaire d'un air pur, d'une habitation saine exposée au midi, d'un *régime fortifiant*, des *ferrugineux*, des *toniques*, de l'*huile de foie de morue*, sans préjudice de frictions excitantes avec eau de Cologne, vin aromatique ou eau-de-vie ; bains aromatiques, sulfureux ou salés, etc., en ayant égard toutefois à l'âge du sujet. Lorsqu'il s'agit d'un enfant à la mamelle, il faut lui donner une *bonne nourrice* ; le lait de chèvre est excellent dans les circonstances où il n'y a que faiblesse, langueur, sans irritation gastro-intestinale.

Le rachitisme s'annonce-t-il par des symptômes aigus, un mouvement de fièvre, le dérangement des digestions, on a recours d'abord aux *adoucissants*, aux *embrocations* avec le baume tranquille ou un mélange d'huile d'amandes douces et de laudanum ; on prescrit d'observer la *position horizontale*, pour que les os soient soustraits à la pression du corps. Plus tard, quand la période d'irritation aura cessé, on arrivera aux *toniques*, aux *ferrugineux*, aux *antiscorbutiques:* sirops de quinquina, de fumeterre, de gentiane, vin amer de Parmentier, tisane de houblon. L'*huile de foie de morue* et le *phosphate de chaux* sont particulièrement recommandés; ce dernier, comme redonnant aux os la matière phosphato-calcaire que les urines leur ont fait perdre.

L'*huile de foie de morue* est très usitée contre le rachitisme. Elle se donne incorporée à du sirop ou à des confitures, pour les enfants d'un à deux ans, à la dose de 1 à 10 grammes par jour. Le plus grand nombre de ces petits malades éprouvent de l'amendement au bout de huit à dix jours, pourvu toutefois que l'huile soit tolérée par l'estomac (Trousseau). Il est rare qu'après deux semaines de traitement on ne puisse constater un grand progrès. Les frictions avec la substance qui répugne à l'estomac ou au goût, lorsque l'enfant se refuse à la prendre, ne sont pas à négliger. L'usage de l'huile de morue détermine quelquefois une éruption à la peau qui cause de vives démangeaisons.

Viennent enfin les moyens *orthopédiques*, *chirurgicaux*, propres soit à prévenir les difformités, soit à y remédier; mais ils doivent être employés avec réserve et précautions.

On voit par cet exposé que les parents ont un rôle thérapeutique facile à exercer en dehors du concours de l'homme de l'art.

### Ostéomalacie.

L'*ostéomalacie* (de *ostéon*, os, et *malacos*, mou) est le ramollissement des os, ramollissement propre à l'âge adulte et distinct du *rachitisme*, lui aussi propre à l'enfance. Ces deux maladies ont été longtemps confondues. Cependant, outre qu'elles diffèrent par la période de la vie où elles se manifestent, l'ostéomalacie, elle, fait éprouver de vives douleurs, elle a une marche croissante, est accompagnée d'une diminution considérable de phosphate de chaux dans les os, lesquels deviennent, en effet, d'une mollesse extrême ; l'urine présente un sédiment abondant de phosphates calcaires; est, comme on l'a dit, *jumenteuse*. Le squelette se déforme énormément, et par là survient de la gêne des fonctions viscérales. L'affaiblissement est général, progressif, et lui ou quelque complication grave amène la mort tôt ou tard.

*Les causes et le traitement sont inconnus.* Seulement la maladie paraît être plus fréquente chez la femme que chez l'homme, quoique étant rare. — Soutenir les forces par une *alimentation succulente* et l'emploi des *toniques;* combattre les complications; calmer les douleurs par l'*opium* employé à l'intérieur et en frictions, par les injections hypodermiques de morphine; prescrire le *repos* pour empêcher les déformations et les fractures, telles sont les indications à remplir.

### Fractures.

Une *fracture* (de *frangere*, rompre) est une solution de continuité à un os faite par une violence externe, quelquefois par un effort musculaire.

*A*. Les fractures sont *simples*, c'est-à-dire sans lésion des parties molles, ou *compliquées*, c'est-à-dire accompagnées de ladite lésion; on les qualifie de *comminutives* lorsque les bouts de l'os sont réduits en plusieurs fragments. Ces distinctions sont importantes, comme on va voir.

*Étiologie.* — Des violences extérieures, le choc d'un corps dur, un corps lancé par une force quelconque (pierre, projectile d'arme à feu, coup de bâton, etc.), voilà des causes *directes*; lorsque, dans une chute sur les pieds ou les poignets, par exemple, on se brise quelque os long, la cause est dite *indirecte.* La résistance du tissu osseux peut être vaincue par des contractions musculaires brusques et violentes, on a vu, en effet, des enfants se casser le bras en lançant une pierre avec force, des hommes s'en faire autant au moment où, voulant frapper leur adversaire, leur bras a porté à faux.

Il est certains états de l'économie qui rendent les fractures plus ou moins faciles : si la vieillesse augmente la fragilité des os, par prédominance des parties inorganiques, le rachitisme et l'ostéomalacie les rendent moins résistants, plus souples, en diminuant les sels terreux; les *cachexies* en général (p. 333) altèrent aussi plus ou moins profondément la nutrition des os, et diminuent leur dureté.

*Symptomatologie.* — Les signes de fracture osseuse sont nombreux. Les principaux sont : abolition du mouvement ou de la fonction du membre atteint; déformation de la partie; une douleur vive à l'endroit où l'os est brisé, et qui augmente surtout dans les mouvements; enfin mobilité anormale. La *mobilité* extranaturelle est le signe pathognomonique; elle éclaire le diagnostic, d'abord par elle-même, surtout par le bruit de *crépitation* qu'elle fait entendre à l'oreille appliquée, nue ou armée du stéthoscope, crépitation résultant de la collision des surfaces brisées l'une contre l'autre. Ces signes, qu'il suffit d'énoncer, ne permettent pas de méconnaître la fracture lorsqu'ils se montrent réunis ; mais dans une foule de cas il n'en est point ainsi, lorsque par exemple l'os est profondément situé, ou qu'il existe, au moment de l'examen, un gonflement considérable des parties molles, s'opposant à la perception de la mobilité des fragments et du bruit de crépitation.

*B.* Dans les fractures il y a à considérer le degré et le mode de déplacement, le nombre des fragments osseux, la contusion des parties molles, la déchirure des gros vaisseaux, les plaies : 1° Le *déplacement* des deux fragments, dans la fracture *simple*, est plus ou moins considérable ; il a lieu suivant ou l'épaisseur de l'os, ou en en diminuant la longueur : dans ce dernier cas il y a *chevauchement*. — 2° Les fragments peuvent être *nombreux;* quand il y en a plus de deux, on a affaire à une fracture *comminutive*, laquelle est toujours plus grave, à cause de la difficulté de la coaptation et de la facilité avec laquelle se développent les accidents inflammatoires. — 3° La *déchirure* d'un gros vaisseau ou d'un nerf volumineux est une complication sérieuse. — 4° Les *organes* avoisinant les os ou protégés par eux *peuvent être lésés*, comme cela s'observe à la poitrine, au crâne, au bassin : tous ces accidents sont très sérieux. — 5° Mais la plus grave de toutes les complications, c'est la *plaie des parties molles,* soit que la cause vulnérante ait agi de dehors en dedans, soit que l'os, en se fracturant, ait traversé les chairs de dedans en dehors : or cette gravité tient à ce que l'air extérieur est mis en communication avec le foyer de la fracture. Lorsque cette fâcheuse circonstance se présente, il y a lieu de craindre l'inflammation, la suppuration, la phlébite et leurs conséquences. Et notez ceci : une fracture *sans* solution de continuité des parties molles, lors même qu'elle est avec broiement des fragments, est moins grave qu'une fracture sans déplacement, simple, mais où l'on constate une solution de continuité de la peau, une *plaie pénétrante.*

*C.* Le *pronostic* des fractures varie nécessairement en raison des diverses circonstances que nous venons de relater. Il repose aussi sur les différentes conditions d'âge, de santé du blessé, sur la manière dont le traitement est dirigé, etc. Toutes choses étant égales, les fractures sont moins sérieuses chez les jeunes sujets que chez les adultes, surtout les vieillards ; elles sont aussi moins graves et plus vite guéries chez les individus habituellement bien portants que chez les valétudinaires ou ceux qui sont atteints de quelque vice constitutionnel. La grossesse paraît retarder la consolidation des solutions de continuité des os. On cite le cas d'une femme qui ne put guérir d'une fracture à la jambe qu'après son accouchement, lequel arriva plusieurs mois après l'accident. Le mode de traitement, la manière d'employer les *bandages*, ne sont pas indifférents au point de vue du pronostic ; s'il est certain qu'on doive attribuer bien des difformités à leur imperfection, il ne l'est pas moins que beaucoup de ces infirmités sont plutôt la conséquence fatale et inévitable de la portée du cas que celle de l'impéritie du chirurgien.

*D. Traitement.*— Trois indications fondamentales se présentent : réduire la fracture ; maintenir les fragments en rapport ; prévenir et combattre les accidents.

*Réduire la fracture*, c'est placer les parties dans leurs rapports naturels. Pour cela deux aides exercent l'un l'*extension* sur le fragment inférieur, l'autre la *contre-extension* sur le fragment supérieur, en supposant qu'il s'agisse d'une fracture d'un membre ; puis le chirurgien opère la *coaptation* des fragments. La réduction se fait souvent avec facilité ; d'autres fois au contraire elle présente de grandes difficultés, presque toujours dues aux contractions spasmodiques, involontaires des muscles irrités par la douleur, et au gonflement des parties. Quand cela a lieu, les efforts que l'on fait pour réduire sont non seulement inutiles, mais nuisibles ; il faut attendre que l'irritation soit calmée et, pour obtenir plus promptement ce résultat, recourir aux *antiphlogistiques*, tels que cataplasmes émollients, fomentations calmantes, sangsues appliquées sur la région malade. On peut *réduire sur-le-champ*, avant le dévelopement de la réaction locale, de la tuméfaction, et cela est même très avantageux ; mais *il n'y a aucun inconvénient à attendre deux ou trois jours*, pourvu que le blessé soit dans le repos et que rien ne vienne imprimer des secousses aux fragments. Ce n'est pas ce que croient les gens du monde, qui s'imaginent que la présence du médecin est aussi indispensable au moment où se produit une fracture qu'après une attaque d'apoplexie.

Dans certaines fractures, celles du crâne, des côtes, du bassin, par exemple, il n'y a le plus souvent aucune réduction à faire, parce qu'aucun déplacement n'a lieu.

*E. Maintenir la fracture réduite*, c'est mettre en usage les divers *appareils* et *bandages* inventés dans ce but. Leurs forme, composition, mécanisme, varient suivant la partie du squelette fracturée. Nous ne pouvons décrire ces très nombreux appareils. Ce qu'il y a à dire de général à leur égard, c'est que leur application demande une grande habitude ; tantôt ils doivent rester en place, sans qu'il soit besoin de les renouveler lorsqu'il n'y a ni inflammation, ni gonflement, ni plaie ; tantôt, au contraire, ils doivent être levés et remplacés par d'autres, en cas d'accidents d'étranglement, ou bien quand il existe une plaie qui nécessite des pansements fréquents. — Les appareils doivent continuer leur action pendant 20, 30, 40 et 60 jours suivant le volume de l'os brisé, jusqu'à ce que le *cal* se soit formé, c'est-à-dire que la cicatrice de l'os se soit opérée et consolidée. — La compression exercée par le bandage et la longue immobilité à laquelle elle soumet la partie malade produisent de la raideur et une gêne des mouvements, qui persistent très longtemps, quelquefois même toute la vie, si même il n'en résulte pas une *ankylose* complète. Un autre inconvénient du bandage et de l'immobilité du membre est l'*engorgement œdémateux*, l'empâtement des tissus, qui ne se dissipe que très lentement. Enfin, dans les cas qui exigent le décubitus prolongé, les parties soumises à la pression, comme les régions sacrée et trochantérienne, deviennent le siège assez fréquent, surtout chez les vieillards, d'*eschares gangréneuses*, signes d'un très fâcheux augure.

Le *mécanisme du cal* a longtemps occupé les chirurgiens, et a été l'objet de travaux nombreux dont la connaissance est peu utile à la pratique. Nous passons.

*F. Prévenir et combattre les accidents*, c'est surveiller la réaction vitale qui s'opère dans les parties lésées, ainsi que l'action des appareils de pansement ; c'est serrer ou relâcher ceux-ci suivant les cas ; panser les plaies, combattre l'inflammation, etc.

Telles sont les trois indications fondamentales qui se présentent dans le traitement des fractures. Il en est une quatrième, l'*amputation*, qui devient nécessaire lorsque les désordres sont tels que la consolidation des fragments osseux est jugée impossible. Distinguer les cas qui réclament ce remède extrême de ceux qui le repoussent, c'est là une difficulté. Malgré les avis et l'expérience, on se refuse à croire qu'une fracture du tibia, par exemple, qui se complique de plaie extérieure ou d'une petite esquille faisant saillie au dehors, soit une maladie qui compromette le salut du membre et du malade, et qu'il y aurait plus de chance de sauver la vie du blessé en amputant le membre qu'en cherchant à le conserver. Quel ne doit pas être l'embarras et la perplexité du chirurgien dans ces circonstances pénibles, car il sait combien le cas est grave, et par contre, combien de délabrements encore plus considérables n'ont pas été suivis de mort ou de perte du membre ! Cet homme instruit, expérimenté, sera pourtant taxé d'ignorance, honni, quoiqu'ayant compris et suivi les règles de son art, si, après avoir proposé une opération non acceptée, le malade, par un hasard heureux, guérit sans l'avoir subie, aucun raisonnement ne pourra convaincre le blessé qu'il avait tort de refuser l'amputation et que le chirurgien avait raison de la lui proposer. L'événement sans doute a donné tort au médecin; son avis n'en était pourtant pas moins sensé et juste, puisqu'en s'y conformant, dans plusieurs cas de cette espèce, il obtiendra plus de succès qu'en les confiant aux efforts de la nature. — Il est vrai que depuis l'usage de la *méthode antiseptique*, les dangers sont presque toujours conjurés.

Ce court aperçu doit faire comprendre l'importance des soins d'un homme éclairé dans le traitement des fractures, et c'est là surtout le but que nous poursuivons.

*G.* Cependant, en *l'absence de l'homme de l'art* toute personne peut et doit savoir porter les premiers secours dans un cas de fracture reconnue ou présumée, d'autant que *rien ne presse*, qu'il n'y a aucun danger grave, immédiat à redouter. Ces secours se bornent à certaines précautions à prendre pour relever et transporter le blessé. Il vaut mieux cent fois laisser le malade couché par terre, sur le lieu de sa chute, que de lui prodiguer des soins qui ne sont pas accompagnés de manœuvres convenables. Si vous voulez le secourir, commencez par mettre la partie à découvert en coupant les vêtements avec des ciseaux ; saisissez d'une main la partie du membre qui forme le fragment le plus mobile, c'est-à-dire le fragment inférieur, et de l'autre embrassez fortement la partie qui comprend l'autre fragment. Alors faites exercer des tractions sur la partie mobile, afin de la replacer dans ses rapports naturels. Pendant qu'on continue de maintenir les fragments dans un rapport exact, on ordonne de relever le blessé et de le placer sur un brancard, et l'on accompagne le membre jusqu'à ce qu'il soit déposé sur un oreiller. Il y a manière de prendre et de relever un malade atteint de fracture du membre inférieur ; le blessé doit entourer de ses deux bras le cou d'un aide vigoureux qui le tient lui même à bras-le-corps ; un autre aide embrasse le bassin, un dernier s'empare du membre sain, tandis que le chirurgien se charge du membre fracturé ; puis, à un signal donné, le patient est soulevé ; on glisse sous lui le brancard, et il est posé dessus le membre étant placé dans la demi-flexion sur des oreillers.

Le traitement des fractures exige donc du chirurgien des connaissances et des soins intelligents. Cependant, dans les campagnes, ce traitement est confié à des empiriques, des *rebouteurs*, dont la réputation n'est nullement ébranlée ni par les difformités, ni par les mutilations qu'ils occasionnent. — Il faut nécessairement un temps assez long pour qu'une fracture se consolide; le rebouteur, lui, prétend la guérir en quelques jours, parce que de prétendues fractures qui ne sont que de simples contusions ou entorses ont pu lui donner raison. — Il faut éviter les mouvements et les secousses; le rebouteur ne prend pas cette précaution, il appelle à lui les blessés, qui se font transporter en voiture à des distances quelquefois très grandes. — Il faut user de soins, de ménagements, placer, ôter, remettre constamment l'appareil, surveiller les plaies, etc.; le rebouteur, au contraire, exerce des manœuvres aveugles, applique horriblement un travestissement de bandages, fait quelques signes mystérieux, donne quelques avis, etc., et renvoie le consultant, qui meurt bientôt des suites de ces imprudences. Il est mort ! ah ! c'est qu'il devait en mourir, disent les ignorants, et la réputation du rebouteur grandit toujours !....

### § II. — Maladies du tissu fibreux. — Arthritisme.

Le *périoste*, les *cartilages*, les *tendons*, les *ligaments* et les *aponévroses* sont des tissus doués de peu de vitalité, par conséquent assez rarement malades; seule l'inflammation et ses effets atteignent le tissu fibreux. Elle s'y montre peu intense, lente dans sa marche, obscure dans ses phénomènes. Mais ce tissu est le siège de prédilection de cette espèce de phlegmasie qu'on nomme *rhumatisme*, laquelle affecte également le système musculaire et les articulations.

Un mot d'abord sur le *rhumatisme* en tant qu'expression générique, et sur la *périostite*, la *chondrite* et la *fibrochondrite*.

#### Rhumatisme. — Diathèse rhumatismale.

Le mot *rhumatisme* (*reuma*, cours, fluxion) n'exprime rien de bien défini ou, si l'on veut, il signifie trois choses, soit : 1° une classe particulière de maladies (phlegmasies ou névralgies) dont le caractère commun est d'être engendrées par le froid, et que l'on englobe sous l'appellation *affections rhumatismales*; 2° soit un état morbide constitutionnel spécial, une *diathèse rhumatismale*, que l'on a confondue avec la goutte; 3° soit une maladie bien déterminée, constituée par une inflammation *sui generis* des tissus fibro-séreux articulaires, appelée *rhumatisme articulaire*.

« Lorsqu'on étudie les différentes formes sous lesquelles se présente à nous l'affection rhumatismale, dit Grisolle (*Traité de pathologie interne*), on trouve d'abord entre elles tant de dissemblances, qu'on serait tenté d'y voir tous autres états morbides distincts les uns des autres. Que de différences n'y a-t-il pas, par exemple, entre les douleurs erratiques mobiles des muscles et le rhumatisme articulaire aigu! Cependant il est facile de reconnaître que ces maladies, en apparence si distinctes, ne diffèrent que par la forme; elles coexistent entre elles, se remplacent, alternent les unes avec les autres; elles surviennent sous l'influence des mêmes causes et dépendent d'une même diathèse. Eu égard à son siège spécial, comme à l'état symptomatique qui l'accompagne, on peut diviser l'affection rhumatismale en deux grands groupes, suivant qu'elle siège dans les muscles ou bien dans les articulations. De là la division du rhumatisme en *musculaire* et en *articulaire*. On a aussi établi un troisième ordre, comprenant les rhumatismes *viscéraux*; on ne possède encore sur ces derniers que des renseignements peu précis. Il est d'ailleurs certain que, sous la dénomination de rhumatismes viscéraux, on a confondu des affections très dissemblables. — Quant au *traitement*, il varie suivant le siège de l'affection et ne se soumet point à des généralités. » Si ce n'est cependant que certains moyens externes plutôt qu'internes conviennent dans tous les cas de rhumatismes (tels que : onctions, fomentations anodines, bains, massage et frictions, stations aux sources minérales sulfureuses, etc.). Mais le moyen le plus efficace serait celui qui annihilerait la *diathèse rhumatismale*, ou, si l'on veut, toute influence microbienne, puisque l'on prétend que le rhumatisme est une maladie infectieuse.

### Périostite.

Nous n'avons pas à revenir sur l'inflammation du périoste, dont nous avons parlé à propos de l'*ostéite*.

### Chondrite, fibro-chondrite.

La *chondrite* est la phlegmasie du tissu cartilagineux; la *fibro-chondrite* celle des fibro-cartilages. On ne rencontre ces inflammations sourdes qu'aux articulations; elles y sont presque toujours consécutives au rhumatisme aigu ou chronique, à l'ostéite traumatique, à l'inflammation de la membrane synoviale ou des ligaments. — Les *symptômes* de la chondrite se confondent avec ceux de ces maladies. C'est un sentiment de pesanteur, de gêne, de douleur profonde que le mouvement augmente. Le gonflement qui s'empare des cartilages articulaires fait que le membre s'allonge un peu, comme dans la *coxalgie*. (V. ce mot.) Lorsque la résolution ne s'opère pas, ces parties finissent par s'éroder, s'altérer, suppurer, et cela donne lieu à des abcès par congestion, des tumeurs blanches, l'ankylose, ainsi que nous le verrons ci-après.

Les maladies des *ligaments* se confondent avec celles des articulations qu'ils consolident; les maladies des *tendons*, avec les affections musculaires; les maladies des *aponévroses*, avec les douleurs rhumatismales chroniques. Tous ces tissus peuvent être compromis dans les plaies. Toutes ces affections vont être décrites successivement.

### § III. — Maladies des articulations. — Arthropathies.

Les articulations se composent de tissus trop divers et leurs fonctions sont trop importantes pour qu'elles ne soient pas exposées à de nombreuses et graves maladies. Les principales sont en effet : 1° l'*arthrite* (inflammation), qui se distingue en *traumatique, rhumatismale* et *goutteuse;* 2° la *tumeur blanche* (inflammation chronique avec dégénérescence des tissus) ; 3° l'*hydarthrose* (hydropisie de la capsule articulaire) ; 4° l'*entorse* (distension subite des ligaments) ; 5° la *luxation* et la *coxalgie* (cessation des rapports des surfaces articulaires); 6° l'*ankylose* (soudure et immobilité) ; 7° les *corps étrangers articulaires* (concrétions développées) dans l'intérieur des articulations; 8° le *pied-bot* (déformation).

Les articulations peuvent encore être le siège de *contusions*, de *plaies pénétrantes*, de *carie* et de *nécrose*, toutes affections très sérieuses, sur l'histoire desquelles nous ne croyons pas devoir insister.

#### Arthrite traumatique.

*A*. On donne le nom d'*arthrite* (de *arthron*, articulation) à l'inflammation siégeant dans les articulations. Les auteurs comprennent sous cette dénomination : 1° la phlegmasie articulaire par cause externe (arthrite traumatique), 2° celle par cause interne (rhumatisme articulaire, goutte).

L'arthrite *traumatique* (de *trauma*, plaie) est causée par des violences extérieures, coups, chutes, blessures.

*Symptômes*. — Elle se manifeste par du gonflement, de la douleur, de la chaleur, avec teinte rosée de la peau recouvrant la jointure; difficulté ou impossibilité de mouvoir celle-ci, réaction fébrile plus ou moins prononcée. Ces phénomènes, il est vrai, se manifestent dans la goutte et le rhumatisme aigus, mais des différences nombreuses distinguent les trois affections l'une de l'autre. Dans les trois cas, l'inflammation occupe les mêmes tissus : ligaments, capsule synoviale et tissu cellulaire environnant; mais l'arthrite traumatique a une marche plus rapide, une durée moins longue et se termine quelquefois par suppuration. Au contraire, le rhumatisme et la goutte ne donnent point lieu à de la suppuration. A quoi tient cette différence? Tout simplement à ce que, dans l'arthrite par cause externe, la phlegmasie, provoquée subitement, trouve l'économie en bon état et présente un caractère franc, de bon aloi, tandis que le rhumatisme et la goutte se développent sous l'influence prolongée de causes prédisposantes diathésiques, dont le principe actif, déterminant, serait un microbe.

*B.* Le *traitement* de l'arthrite simple, vraie, traumatique, se compose essentiellement de moyens *antiphlogistiques*, tels que fomentations, cataplasmes émollients; si cela ne suffit pas, on a recours aux sangsues, à la saignée dans le cas de réaction générale. Diète, boissons délayantes, repos absolu, etc., cela va sans dire.

### Arthrite rhumatismale. — Rhumatisme articulaire.

*A.* Nous sommes obligé de nous contenter des courtes et vagues considérations générales présentées plus haut sur le *rhumatisme*, pour arriver de suite à l'histoire de cette affection siégeant dans les articulations.

Les *causes du rhumatisme articulaire* sont plutôt internes qu'externes, bien que le froid humide, les vicissitudes atmosphériques paraissent en être les seuls facteurs. En effet, ces influences atmosphériques sont singulièrement favorisées par une prédisposition interne, héréditaire ou acquise, souvent diathésique.

Comme le sang se montre très fibrineux dans l'état aigu, on pense que les aliments excitants, l'usage abusif des mets succulents, produisent cet état, bien qu'il se manifeste dans des circonstances hygiéniques tout à fait opposées, chez les campagnards par exemple, qui ne vivent que de laitage et de végétaux. Rare dans l'enfance, le rhumatisme articulaire se déclare en général de quinze à quarante ans, plus souvent chez les hommes que chez les femmes. Il n'épargne aucun tempérament. L'hérédité paraît en être la cause principale, dans bien des cas.

*B. Symptômes.* — Ils varient suivant que l'affection se montre aiguë ou chronique. — *Rhumatisme articulaire aigu.* Il ne débute pas d'ordinaire brusquement; au contraire, des frissons, de la courbature, un mouvement fébrile peu intense en sont les *prodromes.* De la raideur aux articulations, une gêne des mouvements, se manifestent, et quelques heures ou quelques jours après l'apparition de ces premiers phénomènes, la maladie éclate. Une ou plusieurs articulations, les grandes plutôt que les petites, deviennent le siège de douleurs vives, la peau qui les recouvre est parfois colorée et tendue, du gonflement se produit, qui s'explique par l'appel des liquides (*ubi dolor, ibi fluxus*), surtout qui dépend d'un épanchement de synovie dans la membrane séreuse articulaire. (V. *Hydarthrose.*) La réaction générale se développe ; une fièvre plus ou moins intense règne.

*C.* Jusque-là ce sont des symptômes qui ne diffèrent pas de ceux de l'arthrite simple ou traumatique. Mais voici les *caractères différentiels :* Dans l'arthrite traumatique, les symptômes locaux (gonflement, chaleur, rougeur, douleur) sont les premiers à paraître ; dans le rhumatisme articulaire, au contraire, ces symptômes locaux sont précédés par un mouvement fébrile. Or, il faut noter que non seulement la fièvre ouvre la scène, mais qu'elle se prolonge au delà de la cessation de ces mêmes symptômes, si bien que souvent elle est encore très accentuée alors que l'inflammation articulaire se montre peu intense, peu étendue. C'est à cette réaction générale persistante que les auteurs ont donné le nom de *fièvre rhumatismale*, fièvre dans laquelle le pouls est sous la dépendance de l'état général, du vice rhumatismal, le plus souvent de l'*endocardite* (v. ce mot), qui complique la maladie.

Ce n'est pas tout, la phlegmasie rhumatismale locale ne parcourt pas toujours ses périodes là où elle a débuté, elle tend à changer de place, à envahir successivement ou simultanément plusieurs articulations ; dans l'arthrite traumatique (par cause externe), au contraire, l'inflammation demeure à la même place et s'y épuise.

Toutes les jointures sont quelquefois prises en même temps ; alors le malade reste aussi immobile qu'une statue, couché sur le dos, ne pouvant exécuter aucun mouvement. Dans ces cas, on constate une réaction fébrile très prononcée, avec redoublements ; la peau est halitueuse, ou même couverte de sueurs, lesquelles ne soulagent point le malade, chez qui, au contraire, elles s'accompagnent quelquefois d'une éruption *miliaire.* Les douleurs articulaires sont *vives, contusives, lancinantes ;* leur violence est telle parfois qu'elles arrachent des cris au patient : elles augmentent sous la pression, comme aussi les mouvements les rendent excessives, etc. L'urine est rare, concentrée, laissant déposer par le refroidissement une grande quantité d'urates.

*D.* Le rhumatisme aigu n'a pas, d'ailleurs, comme les phlegmasies franches, une marche bien régulière ; il est assez commun de le voir se réveiller avec une nouvelle violence, après avoir disparu presque entièrement ; de voir les articulations qui étaient tout à fait débarrassées devenir malades de nouveau, et cela à plusieurs reprises différentes.

Le rhumatisme articulaire aigu, *fébrile*, surtout lorsqu'il occupe plusieurs jointures à la fois (*rhumatisme généralisé*), se *complique assez souvent de phlegmasie du péricarde ou de l'endocarde* (*rhum. du cœur*), *des plèvres*, voire même *des méninges*, cas heureusement rare. Depuis longtemps on avait remarqué la fréquence de la *péricardite* et de la *cardite* dans les arthrites aiguës ; à Bouillaud revient l'honneur d'avoir fixé l'attention des médecins sur ces complications. Selon cet éminent observateur, la coïncidence de ces complications est la règle dans le rhumatisme aigu fébrile, généralisé, affections intercurrentes, graves, tant à cause de leur ténacité que par les *altérations organiques* qu'elles déterminent dans le cœur. On peut dire même que la *cardite* et la *péricardite* constituent tout le danger du rhumatisme, lequel, sans cela, ne serait réellement sérieux que par sa longue durée et les souffrances qu'il occasionne.

Une *méningite* intercurrente peut emporter le rhumatisant ; dans ce cas rare, le malade est comme *sidéré* et succombe en peu d'instants dans le coma ou au milieu des convulsions, et l'autopsie ne révèle rien d'anormal. D'autres fois, il se forme avec une grande rapidité un *épanchement séreux dans les ventricules du cerveau*, où éclate une véritable *inflammation cérébrale; ces métastases* sur le cerveau sont mortelles, rares toutefois.

*E*. Le rhumatisme articulaire *aigu* se termine par résolution, par l'état chronique, rarement par suppuration. La *suppuration* dans cette phlegmasie est si rare même que beaucoup d'auteurs nient qu'elle ait jamais lieu. La *résolution* est la terminaison la plus fréquente ; elle se fait attendre plus ou moins longtemps, vingt, trente, quarante jours, trois mois même, après que la maladie a changé plusieurs fois de siège, pour se porter sur des organes plus ou moins importants, cœur, plèvres, enveloppes du cerveau, tissu fibreux des intestins, par exemple.

Tandis que la suppuration est presque inconnue dans l'arthrite rhumatismale, elle est fréquente dans la phlegmoneuse. La rareté de cette terminaison, si ordinaire aux phlegmasies à siège fixe, s'explique, répétons-le, par la nature essentiellement mobile du rhumatisme.

*F. Rhumatisme articulaire chronique*. — Cette forme est très commune ; elle succède ordinairement à l'aiguë, mais débute aussi fort souvent sous ce type. — Les *symptômes*, peu intenses, consistent en : gêne des mouvements, gonflement sans rougeur à la peau, douleurs faibles dans certains cas, mais d'autres fois prononcées et fixes dans les articulations atteintes; la pression les augmente à peine, mais presque toujours, au contraire, les variations atmosphériques les exaspèrent, ce qui fait que certains malades prédisent plusieurs jours à l'avance les changements de temps. Le plus souvent le rhumatisme chronique se montre à l'état d'*affection constitutionnelle*, caractérisée alors par des douleurs sourdes, mobiles, dans une ou plusieurs articulations, avec des rémissions plus ou moins complètes, et se compliquant presque toujours de *rhumatisme musculaire*. Lorsqu'il n'y a qu'un petit nombre d'articulations de prises et que de modérées douleurs, l'état de santé générale ne présente presque aucun trouble. Dans les cas de *diathèse rhumatismale* réelle il survient de l'amaigrissement avec fièvre lente; les jointures se déforment (*rhumatisme noueux*), et s'entourent de concrétions tophacées ou dépôts d'une substance dure, composée principalement d'urate de soude. Aux douleurs et accidents chroniques sans fin peuvent succéder la désorganisation des tissus, des tumeurs blanches, des caries, la fièvre hectique, la mort.

*G. Traitement du rhumatisme articulaire.* — Commençons par celui de la forme *aiguë*. — Un grand nombre de méthodes thérapeutiques et de remèdes empiriques ont été employés et rejetés tour à tour. Le traitement le plus rationnel consiste encore dans l'emploi des *antiphlogistiques*. Les émissions sanguines sont les moyens les plus efficaces, nous devrions dire : *ont été*, car on saigne bien rarement depuis que les médecins ne voient plus qu'*anémie* et surtout que nervosisme et *microbisme*. Un agent nouveau, le *salicylate de soude*, a pu faire négliger les émissions sanguines ; mais nous nous en passerons pour le moment, afin d'achever l'exposé du traitement classique. Donc, dans le rhumatisme *aigu-fébrile*, il y a un demi-siècle, on ouvrait la veine une ou plusieurs fois même, aussi près que possible du début de la maladie ; aussitôt après ces *saignées*, ou en même temps, on tenait appliqués sur les articulations douloureuses des *sangsues* et des cataplasmes émollients *laudanisés ;* ces derniers ont été conservés. Certains médecins saignaient à outrance : c'était une pratique généralement blâmée, il est vrai, mais c'est parce que le sang se montre toujours très couenneux ; or, si on réglait sur ce fait l'emploi des évacuations sanguines, on pourrait tirer jusqu'à la dernière goutte, elle se couvrirait encore d'une *couenne*. La diète et les boissons délayantes secondent ces moyens, qui sont loin d'abréger la maladie autant qu'on l'a dit, alors même qu'ils ont été maniés par les mains les plus habiles.

Frappés de l'insuffisance des antiphlogistiques, des praticiens ont essayé d'autres méthodes de traitement; ils ont employé, à titre d'*altérants*, le *sulfate de quinine*, le *nitrate de potasse*, les *frictions mercurielles* portées jusqu'à salivation, l'*opium*, le *colchique*, le *tartre stibié* à haute dose, les *purgatifs* répétés, etc., enfin le *salicylate de soude*.

Quelques *laxatifs*, lorsqu'il y a de la constipation, ou de légers *purgatifs* (eaux de Sedlitz, de Pullna), secondent parfaitement le traitement antiphlogistique. On peut revenir à la purgation tous les quatre ou cinq jours, sauf contre-indication. — Le quinquina a joui autrefois d'une grande faveur; on a essayé de le remettre en honneur dans ces derniers temps, en employant le *sulfate de quinine* à haute dose (de 1,50 à 2 gram. par jour dans 150 à 200 gram. de véhicule, administré par cuillerées). Cette méthode a donné de beaux résultats, mais ils sont très inconstants, souvent même remplacés par des accidents quand on élève trop la dose du médicament. — Le *nitrate de potasse* à haute dose a été vanté contre le rhumatisme ambulant. — L'*opium* est utile dans les rhumatismes extrêmement douloureux, comme il l'est dans mille autres circonstances où il importe de calmer la douleur. On le donne à dose de 2 centigr. pour commencer, en augmentant cette dose progressivement jusqu'à 20 et 25 centigrammes par jour. — D'autres ont employé avec le plus grand succès le *chloroforme* ou mieux l'*éther chlorhydrique chloré* en applications sur les jointures douloureuses. (V. *Anesthésiques*.) Les bains sont généralement plus nuisibles qu'utiles. On doit aussi proscrire les purgatifs drastiques, ainsi que l'émétique et le *colchique*, car ils peuvent déterminer des évacuations cholériformes qu'on ne serait plus maître d'arrêter et qu'on a même vues suivies de mort. — On a parlé de la *vératrine* comme d'un spécifique du rhumatisme aigu. Que n'a-t-on pas essayé?

Aucun médicament interne n'avait produit des effets aussi marqués et aussi prompts que le *salicylate de soude*, à la dose de 2 à 8 gr. progressivement en potion. Son règne s'affaiblit à son tour.

*H*. En résumé : saignée, sangsues proportionnées à la force du sujet, à l'intensité locale de la maladie; boissons douces et tièdes légèrement nitrées; cataplasmes laudanisés sur les jointures douloureuses; deux ou trois fois de l'eau de Sedlitz contre la constipation; 5 centigrammes d'opium lorsqu'il y a insomnie; salicylate; diète, repos, tels sont les moyens qu'on opposera avec le plus de sécurité et de succès au rhumatisme *aigu*. Ajoutons qu'il faut aussi compter sur le temps et sur certaine influence idiosyncrasique personnelle, qui fait que chez les uns la maladie cède promptement, tandis que chez d'autres elle se joue des prescriptions les mieux ordonnées.

*I. Traitement du rhumatisme articulaire chronique.* — Ici point de saignée générale, mais si la maladie est locale et succède à la forme aiguë, quelques applications de *sangsues* ou *ventouses scarifiées* sur l'articulation, des *révulsifs cutanés* (liniments excitants, vésicatoires, cautères et moxas), seront les principaux moyens. Dans le rhumatisme constitutionnel, ancien, c'est aux *sudorifiques*, aux bains et douches de vapeur, bains sulfureux, eaux d'Aix en Savoie, de Barèges, de Bade, de Bagnères, du Mont-Dore, que l'on aura recours. Le *colchique*, l'aconit, la salsepareille, le gaïac, la tisane de feuilles de frêne, sont souvent employés à l'intérieur, sans compter que l'électricité, le galvanisme, l'acupuncture, le chloroforme, la *faradisation*, peuvent être essayés. Lorsqu'il existe des concrétions tophacées, un vice goutteux, on a recours aux eaux de Vichy.

Ce n'est pas tout encore. Quoique moins efficace que dans la forme aiguë, le *salicylate de soude* compte aussi des succès importants.

Trousseau s'est bien trouvé de l'emploi de *bains mercuriels* (8 à 30 gram. de *sublimé* pour un bain d'adulte) ; il en administrait un tous les deux jours, jusqu'à ce que les gencives s'enflamment un peu sous l'action du mercure. Les *fumigations de cinabre* lui ont paru aussi avantageuses. A la vérité il employait en même temps les *sudorifiques* concentrés, tels que la décoction de salsepareille édulcorée avec le sirop de Cuisinier, la décoction de Zittmann, etc. N'oublions ni l'*iodure de potassium* ni l'huile de foie de morue à haute dose, qui ont eu leurs partisans.

Les malades doivent être couverts de *flanelle ;* si l'on double extérieurement cette étoffe de taffetas gommé, on triple son action. Ajoutons, enfin, que l'*hydrothérapie* avec sudation promet de grands succès.

*J. A méditer par les malades :* — Le rhumatisme chronique est une des maladies que le charlatanisme exploite avec le plus de profit, d'abord parce qu'elle est aussi fréquente que rebelle, ensuite parce qu'elle n'est pas mortelle, enfin parce qu'elle offre des rémissions qui font croire à l'efficacité des remèdes. La simple énumération des médications, prescriptions, formules, remèdes empiriques, qui ont été préconisés contre cette affection, formerait un énorme volume : au fond rien ou à peu près. Une dose de patience morale, c'est le meilleur des traitements.

**Goutte. — Arthrite goutteuse. — Diathèse arthritique.**

*A*. La *goutte*, comme le rhumatisme, est une phlegmasie d'une nature spéciale, diathésique, occupant de préférence les tissus fibreux, ligamenteux et synoviaux. Elle diffère du rhumatisme en ce qu'elle atteint de préférence les *petites* jointures. Son nom lui vient de la supposition ancienne qu'une humeur âcre se déposait *goutte à goutte* dans les articulations.

*Causes.* — Cette affection paraît se rattacher, dans beaucoup de cas, à l'usage exclusif des aliments azotés et de haut goût, à un certain état d'irritation gastrique; dans d'autres cas, elle paraît due a l'*hérédité*, laquelle la transmet souvent des grands-parents aux petits-fils, en épargnant une ou deux générations. — La goutte a mis en échec la sagacité des hommes de l'art les plus instruits, qui ont voulu en déterminer la nature et le traitement le meilleur.

Y a-t-il une différence de nature entre la goutte et le rhumatisme articulaire ? Non, suivant Chomel, mais rien ne légitime cette opinion. Il reconnaît que la goutte offre quelque chose de spécial, en raison de ses accès, de l'acide urique que contiennent en abondance les urines, de sa coexistence avec la gravelle, des concrétions calculeuses (*tophus*) qu'elle dépose dans les jointures, de sa prédilection pour les gens riches et bien nourris, etc. ; mais il prétendait aussi que tout cela se rencontre dans le rhumatisme, à des degrés moindres, à la vérité. Il y a sans doute une grande analogie de siège, de symptômes, de marche et d'accidents consécutifs entre ces deux affections; mais le rhumatisme paraît dépendre plus spécialement de l'action du *froid humide*, tandis que la goutte trouve sa source dans une *alimentation trop riche*, le confort. Le rhumatisme est la maladie des gens peu aisés, la goutte celle des riches ; le premier attaque plus souvent les grandes jointures que les petites, tandis que c'est l'inverse pour la goutte qui, de plus, revêt une foule de formes diverses et cause des accidents nombreux du côté des organes digestifs, du cœur, de la peau, etc. Toutefois, l'une et l'autre affection se rattachent à une *prédisposition diathésique* propre à chacune.

*B. Symptômes.* — Pour leur étude, il faut tenir compte de la forme aiguë et de la forme chronique.

*La goutte aiguë, régulière* se manifeste par une série d'accès quotidiens, qui constituent une *attaque*. Le premier accès se déclare ordinairement la nuit, tantôt d'une manière inopinée, au milieu d'un état de bien-être inaccoutumé, tantôt après avoir été précédé de certains prodromes, tels que troubles digestifs, aigreurs, vents, malaises, sécheresse de la peau, etc. Il s'annonce par une chaleur vive, brûlante ou lancinante, dans une ou plusieurs articulations, le plus souvent dans celle du *gros orteil*, qui se gonfle et dont la peau rougit. Cette douleur, très variable en intensité, est quelquefois excessive ; le malade est agité, a de la fièvre ; mais tout se calme au matin pour s'exaspérer le soir. Cependant les accès deviennent de moins en moins forts, et au bout de sept à vingt jours la maladie se termine par résolution, qui est annoncée très souvent par des urines très sédimenteuses. — Telle est l'*attaque* de goutte aiguë.

*C. Goutte chronique.* — Cette forme succède à la précédente, ou est débutante. Dans le premier cas, les symptômes aigus disparaissant, l'articulation envahie conserve du gonflement, sans rougeur ; des douleurs sourdes s'y font sentir, augmentant et diminuant d'une manière irrégulière, sans présenter d'intermittences ni accès : voilà la *goutte fixe* ou *régulière* des auteurs. Lorsque le gonflement articulaire est œdémateux, indolent, on lui donne le nom de *goutte atonique.*

Dans d'autres cas l'affection, semblable au rhumatisme chronique, change de siège, abandonne l'articulation envahie sans y laisser trace de fluxion, et se porte par *métastase* soit sur des muscles, où elle cause des douleurs mobiles, vagues ou fixes ; soit sur les intestins, où elle donne lieu à des éructations, des borborygmes, de la diarrhée, des coliques violentes ; soit sur le cerveau, ce qui produit des étourdissements, des tintements d'oreilles, des phénomènes de congestion cérébrale ; soit encore sur les enveloppes du cœur. Cette forme constitue la *goutte vague*, *mobile*, *nerveuse* des auteurs ; souvent elle détermine les accidents que nous venons de signaler sans débuter par un siège fixe. La *goutte vague tourmente beaucoup de personnes et de bien des manières, souvent sans qu'elles en soupçonnent l'existence.*

Nous l'avons déjà dit, les urines des goutteux déposent un sédiment abondant d'acide urique et d'urate d'ammoniaque : aussi, de tout temps, on a remarqué que la *gravelle* et la *goutte* marchent ensemble.

*D.* Il est de la nature de la goutte de changer facilement de siège (*métastase*). Lorsque, à l'état aigu, elle se porte sur un organe important (cœur, poumon ou cerveau), cela est un accident grave, mortel souvent, et le vulgaire le caractérise par l'expression de *goutte remontée.* La métastase de la goutte *vague*, chronique (*goutte occulte*) est beaucoup moins à redouter, bien qu'elle cause divers troubles qui se manifestent tantôt dans telle région, tantôt dans telle autre, ce qui a fait dire que la maladie est un véritable *protée*. Ajoutons que les accidents de *goutte remontée* sont heureusement moins fréquents qu'on ne le croit dans le monde.

*E*. Un des plus fâcheux privilèges de la goutte consiste en ce que chacune de ses attaques laisse après elle des traces de son passage. C'est ainsi que les articulations se couvrent de dépôts crétacés (*tophus*), dépôts qui augmentent à chaque nouvelle attaque par superposition de nouvelles couches; bientôt les extrémités osseuses se déforment, leurs mouvements deviennent raides, difficiles, puis impossibles; les doigts sont raccourcis, et la jonction des phalanges présente des saillies anguleuses. A la longue, les mêmes produits morbides se trouvent disséminés dans l'universalité des tissus, et l'on peut dire alors qu'il y a véritablement *cachexie goutteuse*.

*F. Traitement*. — Il n'est pas de maladie contre laquelle on ait essayé plus de remèdes que contre la goutte, parce qu'il n'en est pas non plus dont la théorie soit plus incertaine et la nature moins connue. C'est dire qu'il n'y en a pas qui aient autant exercé l'industrie des charlatans. — Le traitement de la goutte est *curatif* et *prophylactique*.

Si l'on prévoit une *attaque de goutte* prochaine par la constatation des prodromes ordinaires de la maladie, le repos, un régime très doux, des bains, un laxatif et même, si l'état du pouls l'indique, une saignée, conjureront ou tout au moins modéreront le mal. Mais si l'attaque est déclarée, il faut appliquer sur l'articulation enflammée des *cataplasmes* émollients et calmants, des *sangsues* même ou ventouses. Ce n'est que rarement, chez les sujets robustes, que la *saignée* est indiquée, et j'ajoute qu'aujourd'hui personne n'y a recours. Un *laxatif*, s'il y a constipation, un peu d'*opium* pour calmer l'agitation et les douleurs, le salicylate, l'antipyrine, des *boissons douces* et légèrement diaphorétiques compléteront la prescription. — L'aconit, la vératrine, le chloroforme, ont produit d'heureux effets : l'ingéniosité des médecins n'est pas au-dessous des formes pathologiques, quant aux essais thérapeutiques.

Aussi ne devons-nous pas faire mention des remèdes prétendus secrets que les gens du monde, même des médecins honorables disent avoir employés avec succès. La liste en serait longue et leurs avantages trop restreints. Citons cependant : 1° les *pilules de Lartigue*, qui, prises 2 par 2 à six heures d'intervalle, jusqu'au nombre de 6 ou 8 au plus en 24 heures, produisent quelquefois un très bon effet; elles provoquent des garde-robes, de la moiteur, dissipent le gonflement, la douleur par une sorte de spécificité ; 2° la *liqueur de Laville*, etc. Tout topique irritant ou astringent sur la jointure douloureuse est nuisible. Dans la convalescence, le régime doit être doux, sévère : les eaux de Vichy, de Carlsbad, Tœplitz, etc., sont alors utiles.

*G.* S'agit-il de la *goutte chronique fixe ?* ou l'articulation est encore douloureuse, ou elle ne l'est pas. Dans le premier cas, employez les topiques *émollients*, les embrocations avec les *liniments huileux*, laudanisés et camphrés ; dans le second cas, les *douches*, *bains de vapeur*, *bains sulfureux*, les *pommades résolutives*. — C'est contre cette forme de goutte que les sudorifiques, les purgatifs, le *colchique*, le *sirop de Boubée*, la *liqueur de Laville*, les pilules de Lartigue, et tant de remèdes réputés *antigoutteux*, peuvent avoir de l'efficacité.

*H.* Dans la *goutte vague*, mobile, métastatique, lorsque son déplacement cause des accidents, il faut irriter l'articulation qui en est ordinairement le siège, afin de l'y rappeler, et c'est dans ce cas que conviennent les *topiques irritants*, le sinapisme, le cataplasme de savon cuit avec de l'eau-de-vie, l'*emplâtre de Pradier*, l'*eau de Husson*, etc.

*I.* La *prophylaxie* est un point important à considérer. Elle consiste dans l'observance de la *sobriété* et l'usage exclusif d'*aliments doux*, comme végétaux, viandes blanches, etc., à favoriser les excrétions au moyen de frictions, de boissons diurétiques, bains, laxatifs employés de temps en temps. Huffland donne comme excellent, pour activer les sécrétions et prévenir la goutte, le soufre associé au gaïac (résine de gaïac, 2 ; lait de soufre, 0,8 ; soufre doré d'antimoine, 0,1 ; oléo-sucre de citron, 2 ; pour faire une poudre à prendre trois fois dans la journée, pendant 4 à 6 jours chaque mois). Mais le moyen prophylactique le plus efficace est fourni par l'*eau de Vichy*, et autres sources alcalines, car elles agissent, par leur alcalinité, sur les principes acides des dépôts urineux et des concrétions tophacées. Nous conseillons donc aux personnes affectées de *goutte chronique* d'aller passer quelques saisons à Vichy, Néris, Vals, Contrexéville, etc., ou tout au moins d'user aux repas d'une eau alcaline naturelle ou artificielle.

### Arthrite blennorrhagique.

C'est l'inflammation articulaire causée par une métastase blennorrhagique. Souvent dans le cours de l'*uréthrite blennorrhagique* le poignet, le coude ou le genou, etc., se prend d'inflammation ; toutefois une seule articulation est atteinte. Autre caractère de ce genre de phlegmasie, très rarement elle se termine par suppuration. Une arthrite simple peut se manifester par manœuvres exercées sur l'urèthre; dans ce cas elle suppure assez facilement.

Contre l'arthrite *blennorrhagique*, repos, lotions de teinture d'iode sur la partie malade. Mais l'arthrite *uréthrale*, celle par irritation de 'urèthre, exige un traitement plus énergique : sangsues, cataplasmes, vésicatoires répétés. Il faut donner issue au pus au moyen de ponctions. Une fois l'inflammation calmée, on applique un bandage inamovible, et l'on place le membre dans une position favorable. Cette affection est d'ailleurs rare.

### Arthrite par infection purulente.

Dans les maladies infectieuses (p. 166), lorsque le sang est contaminé par l'absorption de pus ou de matières putrides, comme dans l'*urémie*, la *morve*, le *farcin*, une ou plusieurs articulations peuvent s'emplir de pus. Cela est précédé par un frisson initial et une douleur locale, médiocre d'ailleurs; et cela est très grave, non pas en tant qu'arthrite purulente, mais parce que celle-ci est un phénomène ultime de la véritable maladie, qui est l'empoisonnement du sang par l'urée, le principe morveux ou le pus. (V. *Infection purulente.*)

### Tumeur blanche.

Arthropathie.

*A.* On appelle *tumeur blanche* le gonflement d'une articulation, diffus, pâteux, chronique, avec altération des parties molles, des os même, sans changement de couleur à la peau. Le mot *arthropathie* est générique, applicable d'ailleurs à toute maladie articulaire. La nature de cette affection consiste dans une *dégénérescence* de tissus particulière, une altération ou transformation spéciale caractéristique des parties malades; car, si elle manque, ce n'est plus qu'une inflammation articulaire chronique simple, et non une tumeur blanche proprement dite. Malheureusement il est rare que cette dégénérescence soit bien *spécifiée* par ses symptômes et sa nature, d'autant qu'elle ne débute pas ordinairement sous sa forme caractéristique.

La tumeur blanche présente donc une altération des parties molles particulière, enveloppant une articulation. Sa *cause* première réside dans une constitution détériorée ou scrofuleuse; elle se développe au genou plus fréquemment qu'à toute autre jointure, à l'occasion d'une violence extérieure, d'une phlegmasie rhumatismale chronique, etc.

*B. Symptômes.* — Nous répétons que le genou, le cou-de-pied, le poignet, sont le siège qu'occupe de préférence l'altération en question. Le gonflement et la douleur sont plus ou moins prononcés, selon le degré de l'inflammation, laquelle débute tantôt d'une manière aiguë, tantôt sourdement; seulement, dans l'un comme dans l'autre cas, elle ne se résout pas et passe à l'état chronique. Or, sous l'influence de la constitution lymphatico-scrofuleuse, les tissus éprouvent une dégénérescence particulière, caractéristique encore une fois, sorte d'état fongueux à aspect blanc mat, avec gonflement de la jointure. Ce processus se développe rapidement, l'articulation contraste par son aspect comme graisseux, avec le membre qui, lui, au contraire, maigrit et semble s'atrophier, paraissant d'autant plus petit que l'articulation tuméfiée se montre plus volumineuse.

*C.* Les choses peuvent rester en cet état des années entières; les fonctions de la partie sont gênées ou rendues impossibles, sans qu'il se manifeste d'autres accidents. Cependant, comme le mal ne rétrograde jamais, il doit s'aggraver tôt ou tard. Des abcès vont donc se former, s'ouvrir, leurs ouvertures se convertir en fistules intarissables, et os, cartilages, ligaments, tous les tissus qui entrent dans la composition de l'articulation vont se corroder, s'ulcérer, se détruire. Alors de deux choses l'une : ou les douleurs et la suppuration intarissable amènent le dépérissement du malade et le font succomber au marasme; ou bien l'art et la nature parviennent à triompher du mal; toutefois, dans ce dernier cas, le résultat ne s'obtient qu'au prix des fonctions du membre, des mouvements de l'articulation, car ce que l'on peut espérer de plus favorable alors, c'est la soudure des surfaces osseuses, c'est l'*ankylose* (p. 414.)

*D. Traitement.* — Au début de la maladie, c'est le traitement de l'arthrite traumatique qui convient, c'est-à-dire les *antiphlogistiques*, cataplasmes, sangsues, repos. Lorsque les symptômes inflammatoires ont cédé, et que le gonflement pâteux, élastique, persiste, il y a la dégénérescence fongueuse des tissus à craindre, et c'est le moment d'attaquer le mal avec force par les frictions *résolutives,* les pommades et emplâtres *fondants*, surtout par les *vésicatoires*, les *cautères*, les *moxas.* Il faut surtout compter sur le temps, savoir attendre pendant des mois, des années, consacrés au repos et à la mise en pratique des moyens susindiqués, aidés des *douches sulfureuses*, des bains d'eaux minérales, principalement des *antiscrofuleux* à l'intérieur, etc.

Mais, hélas! que peut la thérapeutique contre la désorganisation des tissus? Comment ramener ceux-ci à leur état normal, alors surtout que leur dégénérescence a été provoquée par la diathèse scrofuleuse, qui est comme une constitution spéciale? Cela est impossible. Aussi les abcès, la fièvre hectique, le dépérissement, font songer au remède suprême, le seul qui offre quelque chance de salut, *l'amputation*. Reste à décider si celle-ci est praticable dans le cas particulier dont on s'occupe.

### Hydarthrose.

Hydropisie articulaire.

*A*. L'*hydarthrose* (de *udôr*, eau, et *arthron*, articulation) consiste dans un épanchement de sérosité dans les membranes synoviales. Sa genèse rentre dans celle de l'hydropisie considérée en général, à l'étude de laquelle nous renvoyons tout d'abord le lecteur.

*Causes*. — Les plus fréquentes sont le rhumatisme articulaire, aigu ou chronique, les violences extérieures, les marches forcées, la répercussion de certains écoulements, celui de la blennorrhagie par exemple. Tout ce qui peut irriter, enflammer la capsule synoviale articulaire peut déterminer son hydropisie.

*B*. *Symptômes*. — L'hydarthrose occupe presque exclusivement le genou. La maladie est presque toujours par sthénie locale, *idiopathique*. L'épanchement synovial se forme tantôt lentement, d'une manière latente, sans produire douleur ni gêne bien sensibles; tantôt au contraire il est accompagné de phénomènes inflammatoires dans la jointure, cas où son développement se montre plus rapide.

La collection séreuse (*synovie*) se reconnaît au volume augmenté de l'articulation. à la sensation de fluctuation qu'elle fait éprouver au palper ; cette fluctuation est très manifeste *sur les côtés de la rotule* dans l'hydarthrose du genou. Il est inutile d'ajouter que les mouvements de la jointure sont rendus difficiles par la douleur; que la maladie peut se compliquer d'inflammation des parties molles, de *tumeur blanche*, etc. ; que par conséquent la durée et le pronostic varient en raison de ces conséquences.

Alors même qu'elle se termine par résolution, il faut à l'hydarthrose beaucoup de temps pour disparaître complètement. Avant qu'elle en arrive là, il survient ordinairement des alternatives d'exhalation et de résorption séreuse plus active ; ce qui fait que l'épanchement disparaît, puis recommence à plusieurs reprises, et cela se voit surtout chez les rhumatisants, suivant qu'ils sont exposés à l'influence alternative du froid ou du chaud, de la fatigue ou du repos. On est d'autant plus en droit d'espérer la guérison que le sujet est plus jeune, doué d'une meilleure constitution, que l'inflammation articulaire est moins ancienne, plus affranchie de toute diathèse et que le liquide épanché paraît se résorber plus vite. Mais chez les scrofuleux, la capsule synoviale chroniquement malade s'altère peu à peu, prend un aspect fongueux ; la dégénération s'étend aux autres tissus, et finalement se manifestent les symptômes de la *tumeur blanche* et ses suites.

*C. Traitement.* — Ainsi que dans toute hydropisie *active*, il faut : 1° éteindre la phlogose de la membrane séreuse qui en est le siège, s'il y a lieu, ou faire disparaître la cause qui entretient l'exhalation synoviale ; 2° favoriser la résorption du liquide épanché. — On remplit la première indication par l'emploi des *antiplhogistiques*, tels que cataplasmes, *sangsues* en nombre plus ou moins grand sur la jointure quand il y a douleur, repos. Des onctions *d'onguent mercuriel* à hautes doses, employées après les sangsues ou en même temps que les cataplasmes, sont efficaces dans la période aiguë, laquelle n'est autre chose qu'une arthrite par cause externe (p. 393), ou par influence rhumatismale, ou goutteuse ; seulement, il importe d'en faire la distinction. Quelque laxatif ou *purgatif* léger seconde ces moyens. Aussitôt que l'irritation est apaisée, on a recours, pour l'éteindre tout à fait, aux *révulsifs externes :* liniments rubéfiants, applications de *teinture d'iode*, *vésicatoires*, cautères. Lorsque la résolution paraît s'opérer franchement, les topiques *résolutifs*, comme compresses imbibées d'eau blanche ou d'une dissolution d'hydrochlorate d'ammoniaque, doivent suffire.

Un moyen excellent, mais qu'il faut savoir employer, est la *compression*. Elle doit être exercée uniformément, à l'aide du bandage roulé ou d'un tissu élastique. Si la maladie paraît vouloir durer et passer à *l'état chronique*, un large vésicatoire volant, embrassant presque toute la jointure, est efficace soit pour décider la résolution, soit pour hâter la résorption du liquide épanché. On favorise encore cette résorption au moyen de topiques résolutifs, *pommades fondantes* (iodure de potassium, mercure) ; *diurétiques*, *purgatifs*, *vésicatoires* répétés. Quelquefois il faut en venir à la *ponction* de l'articulation. (Voir les *traités de chirurgie.*)

Telle est toute la thérapeutique de l'hydarthrose ; qu'elle soit mise en pratique par l'*humble praticien* de province ou par le « *grand médecin* » de la ville, le résultat sera le même. Il est juste d'ajouter cependant que si les « princes de la science » ne traitent pas autrement que les autres, c'est par la manière hardie et opportune dont ils emploient les remèdes qu'ils se distinguent.

La maladie étant sujette à récidiver, Velpeau faisait une *injection iodée* dans la capsule articulaire du genou, en vue d'enflammer la séreuse et de changer ses conditions fonctionnelles, comme pour le traitement de l'hydrocèle. Cette tentative n'a pas été suivie d'accidents sérieux et a été imitée. D'ailleurs, depuis ce chirurgien célèbre qui passait pour hardi, combien d'autres sont devenus téméraires en présence des avantages de l'*antisepsie*.

### Hygroma.

*A.* On nomme ainsi l'hydropisie des capsules synoviales et des bourses séreuses. Ces tissus, assez nombreux et disséminés sur divers points osso-musculaires, n'ont point été mentionnés dans notre anatomie, vu leurs maladies d'ordre chirurgical.

Cependant il nous faut dire un mot de l'*hygroma* du genou ou plutôt de la *rotule*, lequel paraît résulter, le plus ordinairement, de la contusion des membranes capsulaires chez les personnes qui restent longtemps agenouillées. L'épanchement ne devient manifeste qu'après une longue durée de cette cause déterminante. C'est une tumeur située au devant de la rotule ; elle ne s'accroît que fort lentement, car il s'écoule quelquefois plusieurs années avant qu'elle ait acquis un volume un peu considérable.

Ne pas confondre l'*hygroma* avec l'*hydarthrose :* il n'y a de commun entre ces deux affections que d'être constituées l'une et l'autre par un épanchement séreux. Comme différence : l'hygroma du *devant* de la rotule ne dépasse pas les bords de cet os, faisant saillie en avant, tandis que l'hydarthrose située *sous* la rotule, dans l'intérieur même de l'articulation, fait saillie aux côtés interne et externe du genou ; l'hygroma est dû exclusivement à des causes externes, il est sans gravité ; l'hydarthrose, au contraire, se rattache souvent au rhumatisme ou à quelque influence interne, et peut entraîner des suites fâcheuses.

*B.* Le *traitement* de l'hygroma se compose de *topiques résolutifs* employés avec persévérance ; de flanelles imbibées d'une dissolution de 30 grammes de chlorhydrate d'ammoniaque dans un litre d'eau, maintenues par une compression soutenue ; on obtient aussi de très bons résultats de l'application de *vésicatoires* volants. Si ce traitement est sans effet favorable, on *incise la tumeur*, on la vide et l'on maintient les parois en contact avec elles-mêmes au moyen de la *com-*

*pression*. Lorsque la tumeur est ancienne, on est obligé quelquefois d'*exciser* une portion du kyste; d'autres fois il suffit de faire une ponction et d'injecter un liquide irritant, comme dans l'opération de l'hydrocèle.

### Entorse.

Foulure.

*A*. Le mot *entorse* (de *intorquere*, tordre) désigne toute extension subite, violente des ligaments et des parties molles qui entourent une articulation. L'entorse est fréquente à l'articulation tibio-tarsienne (cou-de-pied) et c'est d'elle qu'il est question ici. Ses *causes* se nomment faux pas, saut ou chute, dans lequel le poids du corps porte à faux sur les tissus fibreux et ligamenteux qui unissent le pied aux malléoles, à la malléole externe principalement. — Quant aux *symptômes*, voici : au moment de l'accident, une douleur très vive se fait sentir ; elle est due au tiraillement violent que subissent les ligaments articulaires. Bientôt du gonflement se manifeste. Le malade ne peut marcher, quelquefois même ne peut se relever, alors il est facile de supposer l'existence d'une fracture, mais la distinction de l'entorse d'avec la fracture est chose environnée de difficultés ; or, dans le doute, consultez un chirurgien instruit, et gardez-vous des guérisseurs ou *rebouteurs*.

L'entorse est un accident fréquent, qui, négligé ou mal traité surtout chez un individu scrofuleux, peut avoir des suites graves, par exemple dégénérer en *tumeur blanche*.

*B*. *Traitement*. — La première chose à faire aussitôt après l'accident, c'est envelopper la jointure de compresses imbibées de liquides *astringents* et *répercussifs*, tels que l'eau froide additionnée d'extrait de saturne ou de vinaigre, l'oxycrat, la glace pilée, etc., lesquels, en s'opposant au gonflement inflammatoire, préviennent les accidents ultérieurs. Ces moyens, dits *abortifs*, doivent être continués pendant un certain temps. Dès que l'inflammation se développe, on doit les abandonner pour recourir aux *cataplasmes* émollients et *sangsues* (douze, quinze, vingt-cinq, suivant les cas). Plus tard, on revient aux répercussifs, à l'eau blanche additionnée d'eau-de-vie camphrée, etc. Quand la résolution est lente à se faire, et qu'il reste du gonflement chronique, on a recours aux *pommades fondantes*, *vésicatoires*, *douches* sulfureuses, etc. L'*immobilité* n'est pas seulement commandée par la douleur, elle est de rigueur au point de vue du traitement.

Ce n'est qu'au bout de trois semaines, un mois, souvent plus, qu'une entorse un peu forte peut être guérie, et malgré cela de la douleur, de la sensibilité, du gonflement persistent plus longtemps encore.

*C.* Le *massage* appliqué aux entorses est une pratique qui a été trop longtemps abandonnée, mais à laquelle on revient après avoir constaté les bons effets qu'en obtiennent les rebouteurs. Ici nous reproduirons la conversation suivante qui a eu lieu au sein d'une *Société de médecine.* « M. Sée demande l'avis des membres de la Société sur l'efficacité du massage appliqué aux entorses. Il raconte qu'un de ses clients, s'étant donné une entorse, s'est soumis pendant plusieurs semaines aux soins de M. Michon sans éprouver de soulagement. M. Lebatard le vit alors, pratiqua des massages pendant trois ou quatre minutes, et dans ce court espace de temps le mit en état de se promener le même jour.

« M. Roussel a vu un cas tout semblable. C'est celui d'un jeune auditeur qui, s'étant donné une entorse, fut alors soigné par la méthode ordinaire, mais sans aucun succès. M. Roussel fit alors appeler M. Lebatard, qui pratiqua son massage, et, en quelques minutes, le malade fut mis en état de marcher. Le lendemain il reprenait ses occupations. — Demarquay serait embarrassé d'expliquer un résultat que, d'ailleurs, ceux mêmes qui l'obtiennent ne peuvent expliquer. Il connaît des faits analogues à ceux qu'on a cités et voit avec plaisir des hommes sérieux comme M. Lebatard se livrer à l'étude d'un procédé abandonné jusqu'à ce moment aux rebouteurs, et qui peut être dangereux entre leurs mains. Du reste, il pense qu'on ne doit l'employer que dans les simples diastases.

« M. Marotte explique que, dans ce procédé, M. Lebatard n'a pas seulement pour but d'agir sur l'élément douleur; mais bien sur les liquides qu'il cherche à déplacer. Un malade avait une vaste entorse du genou, avec épanchement. Il s'adressa à un rebouteur qui, par le massage, fit disparaître la douleur en une séance. Vingt-quatre heures après, l'épanchement avait disparu ; de sorte qu'il est impossible de borner l'action du massage aux simples diastases; mais elle s'applique également aux entorses avec épanchement. »

### Luxation.

Déboîtement.

*A.* La *luxation* (de *luxare*, déboîter) est le déplacement de deux os dont les surfaces articulaires ne sont plus dans leurs rapports naturels. Elle est *accidentelle* lorsqu'elle est due à des violences externes; *spontanée* quand elle est l'effet d'une maladie de l'articulation. Nous ne nous occupons que de la première. La seconde fait le sujet d'un article spécial. (V. *Coxalgie.*)

*Causes.* — Toute luxation est l'effet soit d'une action brusque, exagérée, des muscles sur les os, soit de forces étrangères agissant sur les parties de manière à faire cesser les rapports des surfaces articulaires. Elle est dite *complète*, si ces rapports sont entièrement détruits; *incomplète*, dans le cas contraire.

*B. Symptômes.* — Le premier effet de toute luxation brusque est la sensation d'une déchirure accompagnée d'une vive douleur dans la jointure. Dans la luxation *complète*, le déplacement des surfaces articulaires est plus ou moins prononcé; l'extrémité osseuse mobile se porte soit en haut, en bas, en avant ou en arrière, en obéissant aux contractions musculaires les plus énergiques. Par la vue et le toucher on constate ordinairement bien ces déplacements, à moins qu'il n'y ait une tuméfaction considérable des parties molles, et celle-ci survient, en effet, peu de temps après l'accident. Il y a donc raccourcissement, déformation de la partie lésée. Il peut s'être produit aussi des déchirures, des lésions de vaisseaux et de nerfs, et de là des accidents inflammatoires, hémorrhagiques ou nerveux, qui compliquent et aggravent la luxation.

Indépendamment de ces signes communs à toutes les luxations, chacune d'elles, suivant les parties du squelette qu'elle affecte, en offre de *spéciaux*. Il nous faudrait les examiner une à une si nous voulions les étudier. Nous dirons seulement, relativement au *pronostic*, que les luxations les plus graves sont celles des vertèbres, parce qu'il peut en résulter la compression ou la déchirure de la moelle épinière et par suite la paralysie et la mort. On voit quelquefois des individus essayer leurs forces à soulever les enfants en appliquant leurs mains sur les côtés de la tête; rien n'est plus dangereux que ce jeu, car on peut luxer les deux premières vertèbres et produire la mort subitement, par lésion de la protubérance cérébrale ou *nœud vital*, comme cela se pratique pour tuer un lapin (t. I, p. 84).

*C. Traitement des luxations.* — Il a pour but naturellement d'opérer la réduction des os déplacés, c'est-à-dire de rétablir leurs rapports naturels et de maintenir ces rapports par l'application d'un bandage approprié, qui assure l'immobilité. La *réduction* comprend trois temps : 1° *Extension*. Elle consiste à exercer sur le membre luxé une traction assez forte pour dégager la surface articulaire du lieu où elle est accidentellement logée; on l'exécute en fixant sur le membre, à l'aide de tours de bande, la partie moyenne d'une ou deux serviettes dont on confie les chefs aux aides chargés d'opérer la traction. — 2° *Contre-extension.* Elle a pour but de résister aux efforts d'extension au moyen d'autres serviettes fixées autour de la partie supérieure du membre ou même autour du tronc. — 3° *Coaptation.* Tout étant disposé pour l'extension et la contre-extension, le chirurgien, placé au côté externe du membre luxé et prêt à diriger les mouvements des aides et à surveiller leur action, donne le signal des tractions; celles-ci, portées à un degré suffisant, permettent de rétablir les rapports articulaires. Nous ne parlons que des luxations des membres, qui sont d'ailleurs de beaucoup les plus nombreuses.

Des difficultés très grandes peuvent se présenter, comme pour la réduction des fractures; elles proviennent soit de l'inflammation articulaire, qui produit du gonflement et des douleurs excessives, soit d'une résistance spasmodique des muscles qui nécessite l'emploi de forces très considérables. Dans le premier cas, il faut attendre que l'irritation soit calmée et employer à cet effet des cataplasmes, des sangsues, etc.; s'il n'y a que du gonflement sans grande sensibilité, les *résolutifs* conviendront, comme pour l'entorse. Dans le second cas, c'est-à-dire lorsque les muscles opposent une grande résistance, on conseille d'engourdir le malade au moyen de l'opium ou des liqueurs alcooliques, ou plutôt en le soumettant à l'anesthésie chloroformique, moyens qui ont le double avantage de faire cesser la contraction musculaire et de rendre le malade insensible à la douleur produite dans les efforts de traction.

Il est certaines *luxations qui se reproduisent avec la plus grande facilité* et qu'on réduit de même : celle de l'épaule par exemple, lorsqu'elle s'est répétée déjà plusieurs fois. Cette facilité de réduction humérale dépend et de l'état de laxité extrême de la capsule articulaire, et de l'affaiblissement de la sensibilité motrice des muscles de l'épaule, habitués à cet accident.

### Coxalgie.

Luxation spontanée.

*A.* La *luxation spontanée*, mieux désignée par *coxalgie*, en raison de son siège presque exclusif à l'articulation *coxo-fémorale*, est celle qui dépend non pas de violences extérieures, d'un coup, d'une chute, d'un effort, mais d'une maladie des surfaces articulaires. C'est à l'*ostéite*, à la *fibrochondrite*, qu'il faut rattacher cette affection, qui reconnaît pour *causes* le lymphatisme, le vice scrofuleux, l'arthrite, la masturbation, etc.

La *coxalgie*, ou *déboîtement* de la tête du fémur, s'explique parfaitement : 1° par le gonflement de cet os spongieux ; 2° par le rétrécissement progressif de la cavité cotyloïde qui le reçoit, deux effets simultanés dus à une phlegmasie de nature scrofuleuse ; 3° par une mauvaise position du fœtus dans le sein de sa mère.

*B. Symptômes.* — La maladie, celle non héréditaire, débute par une douleur sourde, profonde, d'abord vague, erratique ; plus tard, elle se fixe à la hanche. Cette douleur a cela de remarquable qu'elle se fait sentir aussi, par un effet réflexe, dans le genou, où elle prédomine parfois au point de tromper le malade et même le médecin inattentif sur le véritable siège du mal. La tête du fémur étant repoussée peu à peu de la cavité cotyloïdienne, la disjonction s'opère. Or ce résultat est lent à se produire, d'ailleurs il ne devient presque jamais complet. Cependant le membre s'allonge un peu ; on constate cela aisément en rapprochant les deux jambes du malade sur un plan horizontal, et ce signe est presque pathognomonique de l'affection, surtout étant renforcé par la *douleur* et la *claudication*. Voilà les trois symptômes caractéristiques de la coxalgie à sa *première période*.

Les accidents peuvent rester à ce point pendant plusieurs années ; et même, avec le temps, la maladie peut guérir, quoique ce cas soit l'exception. Lorsque la luxation devient *complète*, le fémur sorti de sa cavité est entraîné en haut par les muscles fessiers, et le membre, qui était le plus long au début de la maladie, devient plus court que son congénère, en même temps qu'une direction vicieuse lui est imprimée. A cette période, il arrive de deux choses l'une : ou une *fausse circulation* s'établit, qui permet, à la longue, l'exercice des mouvements et de la marche, avec une *claudication* plus ou moins prononcée ; ou bien l'inflammation des tissus osseux et cartilagineux continue sa marche, le *processus* s'aggrave, et surviennent bientôt la *carie*, des *abcès*, des *fistules*, qui entraînent presque inévitablement le malade au tombeau. L'affection est donc très grave. Aussi, quand elle se termine par une *ankylose*, est-ce une terminaison dont on doit se réjouir.

La *luxation spontanée de naissance*, ne dépendant point d'une maladie des os, est sans danger. Seulement elle produit une claudication des plus disgracieuses, dont les exemples se voient bien souvent dans le commerce de la vie.

*C. Traitement.* — L'inflammation des surfaces articulaires présente-t-elle une période *aiguë*, il faut débuter par les *antiphlogistiques* (sangsues, cataplasmes, bains). Lorsqu'elle se manifeste à l'état *latent*, obscure, soit qu'elle succède à la première forme ou qu'elle débute de prime abord, on doit recourir aux *révulsifs externes* énergiques (vésicatoires, cautères, sétons, moxas) appliqués sur la région trochantérienne. Ces *exutoires* seront entretenus pendant longtemps. Toujours le *repos* le plus complet sera gardé. Divers appareils orthopédiques sont employés pour obtenir l'immobilité.

Ce n'est pas tout. Il importe de *combattre l'état général*, de modifier la constitution qui est presque toujours scrofulo-tuberculeuse, par une médication et un régime appropriés. Les abcès consécutifs seront l'objet de soins et de craintes que rappelle l'abcès par congestion (p. 374). — La coxalgie fait le désespoir du patient et du médecin, à cause du peu de succès de la thérapeutique et des mois, des années qu'il y faut sacrifier, sans grand espoir.

### Ankylose.

*A*. L'*ankylose* (de *ankylos*, courbé) est l'état d'une articulation mobile de sa nature qui a perdu la faculté de se mouvoir. A proprement parler, ce n'est pas une maladie autonome, mais la conséquence d'états morbides divers qui ont eu pour effet d'altérer les conditions anatomiques et physiologiques de l'articulation, en corrodant, dépolissant les surfaces osseuses et annihilant la sécrétion synoviale, d'où endurcissement des ligaments, et quelquefois carie des os.

Les *causes* de cette infirmité nous ramènent donc à l'ostéite, à la carie, à la tumeur blanche, en un mot à toutes les lésions osseuses affectant les extrémités de ces organes. Toutefois, ces lésions agissent moins par elles-mêmes, peut-être, pour produire l'ankylose, que par la longue immobilité à laquelle elles condamnent la jointure. Telle est, en effet, l'influence de cette immobilité, qu'elle seule suffit à priver une articulation saine de la faculté de se mouvoir. On peut se convaincre de ce fait lorsqu'on lève des appareils maintenus appliqués pendant un ou deux mois pour des fractures dans la continuité des os; les articulations du membre condamné au repos restent un ou plusieurs mois, quelquefois des années entières, gonflées et immobiles.

*B*. L'ankylose est *vraie* ou *fausse*, selon que les mouvements sont définitivement perdus ou recouvrables. Dans le premier cas, il s'agit d'une véritable *soudure* des surfaces articulaires, suite de carie, de tumeur blanche; dans le second cas, c'est une simple adhésion de ces surfaces par manque de synovie, ou bien une simple raideur des ligaments et des muscles plongés dans une inaction de trop longue durée.

*C. Traitement.* — L'ankylose *vraie*, confirmée, est au-dessus des ressources de l'art. Lorsque dans le cours d'une maladie articulaire on la prévoit comme terminaison inévitable de la maladie, il faut avoir soin de placer le membre dans une position ou une direction telle qu'il puisse rendre le plus de services possible, après la soudure des surfaces articulaires. — Quant à la *fausse* ankylose, elle cède à l'emploi prolongé des bains émollients, des bains aux sources thermales, des *liniments huileux*, des *douches* de vapeurs simples, aromatiques ou sulfureuses, du massage, des *mouvements* et de l'*exercice gradués.*

### Corps étrangers dans les articulations.

Signalons, en passant, certaines *concrétions cartilagineuses* ou *osseuses* qui se développent dans les articulations, dans celle du genou spécialement, ou même exclusivement. Elles paraissent prendre naissance dans le tissu cellulaire qui double la face externe de la capsule synoviale, sous l'influence d'une aberration des forces vitales. Trouvant plus de résistance du côté des ligaments articulaires que du côté de la séreuse, elles pénètrent dans la cavité de celle-ci.

Une fois dans l'articulation, le corps étranger, dur, raboteux, cause des douleurs vives, subites, qui se reproduisent de temps à autre, étant provoquées par les mouvements du membre; et ce n'est que par l'*extraction* du corps étranger qu'il est possible de guérir cette maladie. L'opération toutefois n'est pas sans danger.

### Pied-bot.

Le *pied-bot* est une déformation du pied; celui-ci est ou contourné en dehors (*varus*), ou ramassé en dedans (*valgus*), ou ramassé sur lui-même (*pied-équin*). Cette difformité, qui est ordinairement congénitale, peut être produite par accident. *Causes* inconnues dans le premier cas, elles sont attribuées dans le second cas à la forme irrégulière des os du tarse, à des insertions musculaires contre nature, principalement au défaut d'équilibre entre les forces musculaires propres aux pieds.

*Traitement.* — On essaie de remédier au pied-bot au moyen de divers *appareils orthopédiques* destinés à maintenir le redressement des parties après qu'on a opéré la *section des muscles* rétractés. Les muscles *ténotomisés* se ressoudent en s'allongeant un peu par interposition d'une matière fibro-plastique qui unit les deux bouts. Le meilleur moyen de remédier au pied-équin, est de *couper le tendon d'Achille.* (*Ténotomie.*)

### § IV. — Maladies des muscles.

Si l'on attribuait au système musculaire les tremblements, convulsions, paralysies, courbatures, rétractions musculaires, etc., etc., on trouverait que les muscles sont exposés à des maladies aussi nombreuses que graves. Mais il n'en peut être ainsi, car les états morbides que nous venons de nommer se rattachent plus spécialement au système nerveux, qui en est l'agent excitateur. Quant aux maladies spéciales aux muscles, celles que nous devons étudier, sont : l'*inflammation* ou *myosite;* le *rhumatisme musculaire* (*torticolis*, *pleurodynie*, *diaphragmodynie*, *lumbago*) ; les *contractures*, *atrophies*, *ruptures;* enfin la *trichinose.*

#### Myosite.

La *myosite* est l'inflammation du tissu musculaire. Cette phlegmasie est rare ; cela se conçoit quand on sait le peu de changement que subit la fibre musculaire dans les plaies profondes et les grandes amputations. On trouve très fréquemment, il est vrai, du pus au milieu du parenchyme musculaire, mais ce pus provient du tissu interfibrillaire qui unit et sépare les faisceaux et les fibres, pus formé sur place, ou, ce qui est plus grave, qui est le produit d'une *inflammation suppurative*, d'une *résorption purulente*, ou de la *morve* et du *charbon.*

Quand le tissu musculaire vrai s'enflamme, cette inflammation est franche, adhésive, non suivie de purulence. Très souvent le *rhumatisme* y établit son siège, mais il n'y détermine point les phénomènes caractéristiques de la phlegmasie, encore moins ceux de la suppuration. Les muscles présentent quelquefois des altérations chroniques, sortes de transformations fibreuses, cartilagineuses, osseuses, qui prouvent qu'ils sont susceptibles de lésions vitales réelles, quoique peu manifestes pendant la vie.

La *myocardite* (inflammation du tissu musculaire du cœur) est la myosite la plus importante. Elle peut causer l'anévrysme partiel du cœur.

### Rhumatisme musculaire.

Douleurs, fraîcheurs.

*A*. Lorsque le *rhumatisme* occupe les muscles, il est apyrétique, c'est-à-dire sans accompagnement de fièvre; il consiste alors dans une douleur plus ou moins vive, fixe ou mobile, siégeant dans un ou plusieurs appareils musculaires, et qu'exaspèrent leurs contractions. — Ses *causes* sont toutes celles que nous avons précédemment indiquées (p. 417). Rare dans l'enfance, le rhumatisme musculaire se montre souvent chez l'adulte et le vieillard, plutôt chez l'homme que chez la femme. Tous les tempéraments, toutes les constitutions y sont exposés. Il paraît être héréditaire, mais c'est la fatigue, l'action du froid humide sur la peau s'exerçant pendant le sommeil, qui ont le plus d'influence dans sa production. En effet, comme les muscles sont enveloppés d'une sorte d'atmosphère de tissu cellulaire où s'opère une exhalation, on conçoit que quand le froid les surprend au moment où leurs fonctions perspiratoires internes sont activées par les mouvements et frottements musculaires, il en résulte du trouble, une irritation locale qui revêt bientôt les caractères que nous allons indiquer.

*B*. *Symptômes*. — Le rhumatisme musculaire se montre à l'état aigu ou chronique. *Aigu*, c'est une douleur vive qui s'empare d'un ou de plusieurs muscles; elle s'exaspère dans les mouvements, et la pression l'augmente. Toutefois elle est bien moins forte que celle due à une véritable inflammation. La peau ne change pas de couleur; il n'y a ni tuméfaction ni fièvre, sauf complication. La maladie se termine par résolution, jamais par suppuration, à moins que le tissu cellulaire ne soit entrepris.

*C*. Le rhumatisme musculaire *chronique* succède souvent à la forme aiguë; ordinairement cependant il se présente tel dès le début. Les douleurs sont vagues, diffuses, ne consistant parfois qu'en des *inquiétudes* ressenties dans les membres, les jointures; parfois elles sont plus prononcées, contusives. Elles augmentent dans le lit et à l'approche de changements de temps; elles s'accompagnent souvent d'un sentiment de *fraîcheur* à la peau; elles diminuent, cessent sous l'influence de la chaleur.

*D*. Aigu ou chronique, le *rhumatisme musculaire simule la névralgie*, et pour beaucoup de médecins les douleurs rhumatismales chroniques ne sont autre chose que des *névralgies des extrémités nerveuses*. Le fait est que les unes et les autres sont également influencées par les vicissitudes atmosphériques. Toutefois le rhumatisme dont il est question est essentiellement mobile de sa nature, capricieux dans ses alternatives de calme et d'exaspération. Par ses *déplacements* métastatiques il cause une foule d'incommodités, de malaises, de douleurs mal définies que les gens du monde attribuent à toute autre affection, ne voulant pas convenir qu'ils puissent avoir un rhumatisme, comme si les mots changeaient les choses ! Il n'y a pas de milieu, leur dirons-nous; toute douleur est ou névralgique, ou inflammatoire, ou rhumatismale; or il vaut mieux qu'elle soit de cette dernière espèce, puisque le rhumatisme n'altère pas les tissus, moins encore le tissu musculaire que les autres. Il est vrai que ses métastases peuvent être quelquefois suivies d'accidents, mais ceux-ci sont rarement bien graves, quoiqu'ils puissent paraître l'être. (V. *Rhumatismes viscéraux*.)

*E. Traitement.* — Lorsque l'affection est *aiguë*, très douloureuse et qu'elle occupe des masses musculaires, comme les sacro-lombaires (V. *Lumbago*), on a coutume de débuter par une forte application de *sangsues* (les ventouses scarifiées sont plus usitées), suivies d'une application de *cataplasmes laudanisés* ou d'*embrocations* huileuses, de *liniments calmants*, etc. On favorise l'action de ces moyens par le séjour au lit et l'usage de *boissons diaphorétiques*, comme l'infusion de bourrache. Des badigeonnages de *teinture d'iode* peuvent suffire dans les cas modérés, mais les *opiacés* sont préférables quand il y a vive douleur. Les pulvérisations de *chlorure de méthyle* sont vantées dans ces cas.

Au rhumatisme *chronique* on oppose les *frictions* sèches ou avec divers *liniments excitants*, tels que baume de Fioraventi, baume opodeldoch, teinture de cantharides, liniment ammoniacal, chloroforme, etc. Si le mal résiste, on applique un ou deux *vésicatoires* volants, qu'on peut saupoudrer de 2 à 3 centigrammes d'hydrochlorate de morphine. Douches, bains de vapeur, électricité, vêtements de flanelle, application de papier chimique sur la peau, lotions de teinture d'iode, projections sédatives, etc., voilà les divers moyens prônés contre les douleurs rhumatismales chroniques. Une saison thermale à Aix-les-Bains peut amener et consolider la guérison.

Il faut se couvrir de flanelle, habiter dans un appartement exposé au midi, etc. Plusieurs eaux minérales sont ordonnées en bains et douches; sans compter l'hydrothérapie. Voilà une richesse de médications qui est plutôt pauvreté, au point de vue de leur efficacité, et vraiment il y a de quoi être embarrassé dans le choix. Mais, puisqu'il s'agit d'une affection de notre groupe « rien » (V. notre *Credo*), autant vaut laisser faire la nature.

### Torticolis.

*A*. Le *torticolis* est le rhumatisme des muscles du cou ; il atteint principalement le muscle sterno-mastoïdien. *Causes* ordinaires : impression du froid, un courant d'air sur le cou découvert, quelquefois une mauvaise position, etc.

Les *symptômes* se réduisent à ceci : douleur plus ou moins vive forçant le patient à tenir la tête inclinée en avant, sur le côté ou en arrière, suivant tels ou tels muscles affectés, et à se mouvoir tout d'une pièce lorsqu'il veut tourner la tête. Quand la maladie est à l'état *aigu*, il y a chaleur, douleur, gonflement au cou ; quelquefois même mouvement fébrile ; mais ces phénomènes, qui dénotent une véritable inflammation, se dissipent ordinairement dans l'espace de cinq à six jours. Le torticolis se montre aussi quelquefois à l'état *chronique :* alors, difficulté des mouvements de la tête sans réaction fébrile.

*B*. Le *traitement* est basé sur les topiques *émollients* et *calmants :* cataplasmes chauds, frictions laudanisées, *liniments opiacés*, boissons diaphorétiques. — L'état *chronique* réclame au contraire les topiques *excitants*, tels que ceux indiqués plus haut, le *vésicatoire* volant, les *douches de vapeur*. On a coupé le sterno-mastoïdien pour remédier au torticolis ancien qui résiste à tout autre traitement ; mais le remède est pire que le mal et d'ailleurs abandonné.

Il importe de guérir le torticolis, car, ancien, chronique, il peut altérer la conformation des os du cou par suite de l'attitude vicieuse à laquelle il astreint le patient.

### Pleurodynie.

Point de côté.

La *pleurodynie* est le rhumatisme des muscles des parois de la poitrine. Affection très fréquente, qui trouve aussi son origine dans l'action du froid humide, la prédisposition, etc.

En voici les *symptômes :* douleur vive, lancinante, siégeant près du teton. Souvent elle est prise pour celle de la pleurésie ; mais elle en diffère en ce que : 1° elle est superficielle, exaspérée par la pression, apyrétique, tandis que le point pleurétique est aigu, fébrile (V. *Pleurésie*) ; 2° les signes fournis par l'auscultation sont négatifs dans la pleurodynie, la plèvre ni le poumon n'étant enflammés.

Cette affection n'a rien de grave, bien qu'elle gêne la respiration et les mouvements des parois thoraciques, en raison de la douleur qui résulte des contractions des muscles inspirateurs. Cependant elle peut se porter sur l'autre plèvre et déterminer une pleurésie plus ou moins latente ou aiguë. Cet accident n'est même pas rare; s'il n'était pas à craindre, on pourrait se dispenser d'appeler le médecin pour le rhumatisme pleurodynique.

Le *traitement* consiste à attaquer la douleur de côté par les moyens indiqués plus haut, en débutant par les *sangsues*, les *ventouses* scarifiées, suivies du *vésicatoire* volant. On doit ausculter le malade, surveiller la marche de ce rhumatisme, afin qu'une *pleurésie intercurrente* ne survienne pas d'une manière insidieuse et qu'elle soit combattue dès le principe, par les moyens appropriés.

### Diaphragmodynie.

*Rhumatisme du diaphragme.* Cette affection a été peu étudiée jusqu'ici, presque méconnue. Le docteur Chenevrier en a publié trois observations intéressantes. — Ses *causes* ne diffèrent pas de celles du rhumatisme musculaire en général : impression du froid humide, métastase de la pleurodynie sur le diaphragme.

Pour se faire une idée des *symptômes*, il importe de se rappeler les usages importants du muscle diaphragme, ses insertions à la base de la poitrine, son action sur la cage thoracique. Le malade éprouve une difficulté extrême à respirer et une sensation de barre qui l'étouffe, correspondant aux attaches du diaphragme, lequel ne s'abaisse que pendant l'acte respiratoire. La douleur n'augmente pas par la pression, difficile d'ailleurs. La respiration est courte, elle se fait par le soulèvement des côtes supérieures seulement. Pas de toux; pouls normal; rien à l'auscultation, si ce n'est une diminution du bruit respiratoire. L'accès dure d'une à huit heures, et se termine sans laisser de traces.

Cette affection offre plusieurs points de ressemblance avec la pleurodynie, la névralgie intercostale et l'angine de poitrine; mais voici les différences : 1° La douleur pleurodynique occupe un point limité; 2° la névralgie intercostale se montre sur l'un ou sur l'autre côté de la poitrine, et si on exerce une pression sur le trajet du nerf, la douleur produite par elle fait découvrir les trois points où ce nerf envoie des rameaux superficiels aux téguments. 3° Dans l'angine de poitrine, le point de départ est au sternum, et la douleur s'irradie d'un seul côté, jusqu'à l'épaule et au bras. 4° Dans l'asthme, il y a de la toux, avec râles sibilants, etc.

*Traitement.* — *Préservatif*, il repose sur l'emploi de la flanelle, des bains de vapeur, du massage, de l'hydrothérapie, etc. *Curatif*, il consiste dans l'emploi des *ventouses*, sinapismes, potions et *liniments* calmants, avec ou sans chloroforme.

### Lumbago.

Tour de reins.

*A*. Le *lumbago* est le rhumatisme de la région lombaire. Il occupe un seul ou les deux côtés, une seule ou les deux masses musculaires de cette région. — Ses *causes* et ses *symptômes* ne diffèrent pas de ceux des affections rhumatismales. La douleur survient plus ou moins vite, vive ; elle est ou apyrétique, ou accompagnée de fièvre ; la flexion et le redressement du tronc l'exaspèrent, mais non la pression, qui semble plutôt la soulager ; elle condamne quelquefois le patient à l'immobilité. Toutefois l'état *aigu* ne dure que quelques jours. Mais la maladie peut se prolonger pendant des mois, des années, sous forme *chronique*.

Il ne faut pas confondre le lumbago avec la névralgie lombo-abdominale, ni avec les *douleurs lombaires* qui se manifestent au début de certaines maladies fébriles, de la variole notamment, et qui ne sont que des phénomènes prodromiques.

*B*. *Traitement*. — Dans les cas ordinaires, le séjour au lit, des boissons *diaphorétiques*, des embrocations huileuses et *narcotiques*, des cataplasmes *laudanisés*, cela suffit. La douleur est-elle *aiguë*, il faut recourir aux *sangsues*, ou aux *ventouses scarifiées*, quelquefois même à la saignée quand il y a fièvre. — Plus tard, les *douches de vapeur*, les *vésicatoires*, les liniments *irritants*, l'électricité, etc., sont indiqués contre le lumbago *chronique*, qui est quelquefois très rebelle.

L'inflammation rhumatismale lombaire peut, chez un sujet de mauvaise constitution, se porter sur les vertèbres, les carier, produire des abcès par congestion et atteindre la moelle épinière. Il ne faut donc rien négliger pour faire disparaître cette maladie tenace : *électricité*, *acupuncture*, *moxas*, etc., seraient tour à tour mis à contribution.

### Rhumatisme viscéral. — Rhumatismes viscéraux.

*A*. On a décrit des *rhumatismes de l'estomac*, des *intestins*, de *la vessie*, de l'*utérus*, du *cœur*, du *diaphragme*, du *larynx*, etc. ; mais la science ne possède encore sur ces *affections viscérales* que des notions peu précises. C'est que le rhumatisme n'affecte ces organes que dans ses pérégrinations métastatiques. Nous venons de parler du rhumatisme du diaphragme (*diaphragmodynie*). Nous avons observé sur nous-même le *rhumatisme du larynx*. Affecté depuis notre jeunesse de rhumatisme erratique, nous voyons cette affection se porter tantôt sur quelque jointure (douleur ou inquiétude sourde), sur le canal intestinal (diarrhée avec borborygmes), à l'anus (hémorroïdes), tantôt au larynx (sentiments de pression, de gêne particulière avec besoin d'expulser des mucosités arrachées par une toux gutturale, etc.).

*B.* Fixé *sur le tube intestinal*, le rhumatisme donne lieu à des coliques, des borborygmes, des éructations, de la diarrhée, des symptômes analogues à ceux d'une entérite ou d'un choléra sporadique. *A la matrice*, il simule la métrite et la péritonite; *au cœur*, ce sont des palpitations, des étouffements; à l'*épicrâne*, une douleur que l'on prend pour de la migraine, mais qui est d'un caractère tout autre (*gravedo*, etc.). La nature de l'affection se décèle dans tous les cas par l'absence de tout mouvement fébrile, par cette circonstance que le sujet est rhumatisant, et que les accidents coïncident avec un changement dans la température ou l'état hygrométrique de l'atmosphère. La goutte vague, erratique, produit des accidents semblables, cela n'empêche que le pronostic est généralement sans gravité.

*C. Traitement.* — Bains, boissons *diaphorétiques* ou légèrement *aromatiques, potions calmantes*, précautions hygiéniques, tels sont les moyens à opposer au rhumatisme viscéral. Il faudrait rappeler à son siège ordinaire celui qui occasionnerait des désordres graves du côté d'un viscère important. (V. *Goutte.*)

### Rétraction, contracture musculaire.

*Contracture*, *rétraction*, ce sont deux choses différentes. La première est une rigidité involontaire arrivée lentement et par degrés, souvent sans cause appréciable, comme chez les enfants. (V. *Paralysie infantile.*)

*A.* Quant à la *rétraction musculaire*, elle est un effet de quelque lésion organique du cerveau, de la moelle épinière ou des nerfs, ce n'est qu'une affection purement nerveuse (rhumatisme ou sclérose). Elle peut être congénitale ou acquise. Elle affecte un seul ou plusieurs muscles à la fois. La rétraction des muscles se reconnaît à la déviation anormale de la partie sur laquelle les forces musculaires affectées agissent. On observe un état de tension du muscle contracturé; elle donne la sensation d'une corde tendue simulée par le tendon. Quand elle persiste ou devient chronique, elle amène souvent l'atrophie des muscles, de façon à produire des difformités incurables. Cette affection devient cause de strabisme, de pied-bot, de torticolis chronique et autres déviations, suivant son siège. On a voulu lui faire jouer un rôle très important en lui attribuant presque toutes les déformations de la colonne vertébrale : de là est née la *ténotomie rachidienne*, qui consistait à diviser les muscles de l'épine dorsale pour redresser les bossus (J. Guérin). Mais l'Académie de médecine n'a pas cru, après une longue discussion, devoir l'approuver.

La *ténotomie*, néanmoins, est une opération efficace dans certains cas de rétraction musculaire. C'est par elle qu'on a pu, répétons-le, redresser les yeux louches, les pieds-bots, les doigts rétractés, etc.

*B.* La *rétraction des doigts* tient, le plus souvent, à un raccourcissement de l'aponévrose palmaire. Elle survient principalement chez ceux qui se livrent à un travail manuel très pénible; elle se montre plutôt à l'annulaire qu'aux autres doigts. Le doigt est à demi fléchi, et ne peut être redressé; si on cherche à l'étendre, on ne peut y parvenir, et les efforts faits dans ce but font saillir davantage l'aponévrose palmaire, à laquelle adhère le tendon fléchisseur du doigt rétracté.

*C. Traitement.* — Pour redresser le *doigt rétracté* et inextensible, il n'y a à tenter que le *débridement de l'aponévrose*, au moyen d'incisions faites près de l'articulation de la première phalange avec le carpe.

Dans toute opération de ce genre, il faut, après la section du muscle, du tendon ou de l'aponévrose, maintenir étendues les parties qu'on veut redresser au moyen d'appareils spéciaux : les bouts de la division fournissent une matière organisable qui les réunit solidement, en les allongeant par son interposition.

### Rupture musculaire.

Coup de fouet.

Des muscles ont pu se rompre sous les efforts brusques de leurs propres contractions; cela est difficile toutefois, car plus les muscles se contractent, plus ils se raccourcissent, partant plus ils s'éloignent des conditions favorables à leur rupture. Il n'y a ordinairement que quelques fibres qui se rompent : cela cause une douleur subite, vive, accompagnée parfois d'un sentiment de craquement; mais l'accident, bien qu'il gêne les mouvements ou même les rende impossibles, n'a rien de très grave. — Le repos, une position convenable et des applications émollientes suffisent.

Le muscle *plantaire grêle* est souvent exposé à se rompre. Lorsque cela se produit, le patient sent quelque chose comme si on lui assenait sur la jambe un coup de bâton, de cravache (*coup de fouet*). Il est obligé de s'arrêter tout court. — Quelques jours de *repos* suffisent pour la guérison de l'accident.

Dans certains cas, ce ne sont plus quelques fibres musculaires qui se rompent, mais les tendons. La *rupture du tendon d'Achille* est la plus commune et la plus sérieuse. Elle se produit pendant un effort violent pour exécuter le saut, franchir une fosse par exemple. L'accident s'annonce par un bruit de déchirement. Le blessé ne peut se relever ni marcher; il indique la place où il souffre, et là on trouve un écartement, un enfoncement sensible. La douleur n'est pas très forte à l'endroit de la blessure, où se manifeste d'ailleurs peu d'inflammation.

Le *repos prolongé*, quelques compresses *résolutives*, maintenues par un *bandage roulé*, cela suffit pour la guérison, qui se fait par interposition d'un tissu nouveau (*néoplasme*), soudant les deux bouts du tendon divisé.

Les *viscères musculeux*, comme le cœur et la matrice, peuvent aussi être le siège de rupture, laquelle frappe le premier affecté d'anévrisme, le second pendant les efforts excessifs d'un accouchement rendu impossible par le rétrécissement des diamètres du bassin. Il en est de même pour la vessie lors d'une rétention d'urine insurmontable. Ces accidents sont mortels, mais heureusement rares.

### Atrophie musculaire progressive.

Cette espèce d'*atrophie* fait disparaître la plupart des fibres rouges des muscles, et transforme ceux-ci en matière cellulo-graisseuse. A quelle *cause* rattacher ce phénomène? à l'atrophie des racines antérieures de la moelle épinière, qui sont motrices (t. I, p. 176, *C*); quant aux causes de cette atrophie, elles sont à peu près inconnues: on sait seulement que celle-ci n'affecte que certains muscles des membres, de la face, du tronc. Elle se développe très lentement et ne guérit jamais, malgré les vésicatoires, l'électricité, la strychnine, douches, etc.

### Trichinose.

On donne ce nom à un état pathologique occasionné par la présence d'un entozoaire parasite dans les muscles. La *trichine* (*tri-*

*china spiralis*) est cet entozoaire qu'Owen a découvert en 1835, ver extrêmement petit provenant, dit-on, de la chair du porc, lequel le recevrait du rat qu'il dévore.

La trichine est ingérée dans l'estomac à l'état de larve, ou à l'état parfait. Elle s'y reproduit. Les petits pénètrent dans différents organes en suivant le cours du chyle et du sang, particulièrement dans la fibre musculaire, où ils croissent en produisant peu à peu l'atrophie des muscles envahis. Ils traversent même les parois intestinales par voie d'endosmose. La trichine s'enroule sur elle-même, et il se forme comme un petit *kyste* d'isolement autour d'elle.

Cet état s'observe surtout en Allemagne, où l'usage de la viande de porc peu cuite est répandu. Le porc importé d'Amérique en est assez souvent atteint.

*Symptômes.* — De la diarrhée, des coliques accompagnent presque toujours l'introduction des trichines dans les intestins, et ces troubles durent jusqu'au moment où elles en sont expulsées (8 à 12 jours).

Quand elles ont pénétré dans les vaisseaux ou dans les muscles, c'est alors que se manifestent de la lassitude, des frissons bientôt suivis de douleurs dans les membres et d'œdème à la face et aux paupières; si elles sont dans les muscles de la respiration, elles produisent de l'oppression, de la dyspnée.

Les douleurs musculaires dues à la trichinose sont telles que tout mouvement est presque impossible. Quand les malades doivent succomber, ils présentent les symptômes des fièvres graves.

Le *traitement est préventif*. Il consiste à éviter de manger du porc cru ou qui n'a pas été soumis à une température d'au moins 70 à 80 degrés centigr. — Quant au traitement *curatif*, il consiste : 1° à détruire et expulser les trichines intestinales par les vomitifs, les purgatifs, la benzine; 2° à détruire l'entozoaire une fois qu'il a pénétré dans les muscles, mais l'art s'est montré jusqu'ici impuissant à remplir cette indication.

### § V. — Maladies du tissu cellulaire.

Le *tissu cellulaire* est le théâtre de nombreuses et très fréquentes maladies; aucun autre n'en offre de mieux caractérisées, de plus aiguës, et de plus propres à réagir par action réflexe sur les grands systèmes. Cela se conçoit; quand ce ne serait pas par l'importance extrême de son rôle dans l'organisme qu'il jouirait de ce triste privilège, ce serait du moins par sa grande vitalité, par sa texture lâche qui favorise l'extension de l'inflammation et par les traînées de pus, conséquence de celle-ci. Mais outre que le tissu cellulaire a ses maladies spéciales, à lui propres, comme il est presque universellement répandu, concourant à former tous les organes, il participe presque toujours aux affections de ceux-ci.

Pour étudier les divers états morbides du système cellulaire, il faut passer en revue le *phlegmon* (inflammation), comprenant le *panaris*, la *phlegmasia alba dolens;* les *abcès* (inflammations circonscrites du tissu sous-cutané et de quelques éléments de la peau); le *furoncle; l'anthrax;* le *charbon*; la *pyohémie* (diathèse purulente); l'*anarsaque* et l'*œdème* (hydropisie); les *loupes* (hypertrophies partielles); le *sclérême* (endurcissement); l'*obésité* (hypersécrétion des cellules adipeuses), sans compter le *cancer*, l'*éléphantiasis*, etc., qui ont une place plus spéciale dans le cours de l'ouvrage.

Nous comprenons toute l'importance de ce point de pathologie, et nous allons faire tous nos efforts pour en rendre l'histoire abrégée aussi claire que possible.

### Phlegmon.

*A.* Le *phlegmon* (de *phlegô*, je brûle) est l'inflammation du tissu cellulaire sous-cutané ou intermusculaire. Cette inflammation, lorsqu'elle est libre de toute cause diathésique, est prise pour type, parce que ses caractères essentiels (douleur, rougeur, chaleur, gonflement) sont très marqués, sa marche régulière, franche, et qu'elle parcourt rapidement ses périodes. Le pus qu'elle donne est de bonne qualité, et qualifié de *pus louable*, étant pur, bien entendu, de tout principe infectieux.

Car nous faisons abstraction des cas où le phlegmon est l'effet ou l'accompagnement d'une altération de sang par un germe septique (charbon, morve, peste, etc.).

*Étiologie.* — L'inflammation cellulaire est le signe pathologique du phlegmon; ce sont des coups, chutes, piqûres, actions chimiques, qui le produisent (phlegmon *franc*). Mais il y a un phlegmon par cause interne, infectieuse, taxé de *mauvaise nature* et qui est dû à des virus ou miasmes, produisant l'altération des liquides de l'économie, une sorte d'empoisonnement septique, d'où bubons, abcès, fusées purulentes, etc.

*Symptômes* du phlegmon *franc*. — Ils se divisent en locaux et en généraux. Les symptômes *locaux* sont très accusés lorsque la maladie se montre à l'extérieur, cas dont nous nous occupons dans cet article. Ils consistent dans une tuméfaction circonscrite, dure, douloureuse, pulsative, avec rougeur de la peau plus ou moins prononcée, suivant que l'inflammation est plus ou moins superficielle. Cette tuméfaction s'accompagne de douleur et de chaleur. Bientôt à ces premiers symptômes (*réaction locale*) s'ajoutent des phénomènes par sympathie, tels que céphalalgie, soif, état fébrile, dénonçant une *réaction générale*.

*a.* Si dès le début l'inflammation est vigoureusement combattue, le phlegmon peut avorter; mais dans le cas contraire, il est presque certain qu'au bout de cinq à six jours la *suppuration* sera établie dans la tumeur. Dans ce cas, les symptômes persistent ou même augmentent d'intensité : de pulsative qu'elle était, la douleur devient *gravative*, c'est-à-dire accompagnée d'un sentiment de pesanteur ; la tumeur s'amollit, devient fluctuante à son sommet, là où le pus se forme tout d'abord (phlegm. *circonscrit*); la peau s'amincit peu à peu, devient d'un rouge livide, et, après un laps de temps qui varie suivant la région, l'épaisseur et la résistance de cette membrane, une ouverture s'y fait qui livre passage au liquide purulent.

*b.* Dans certains cas, au lieu d'une tuméfaction circonscrite, il se manifeste un gonflement moins saillant, moins apparent, mais plus étendu; il s'agit alors d'un *phlegmon diffus*, c'est-à-dire d'une inflammation des couches profondes du tissu cellulaire, couches plus ou moins favorables à l'extension de cette inflammation. Le phlegmon *diffus* ne donne pas toujours lieu à des symptômes de réaction très intense, mais il est infiniment plus grave que le *circonscrit* pour deux raisons : la première, la principale, c'est qu'occupant la région profonde d'un membre, par exemple, l'inflammation se trouve comprimée par l'aponévrose d'enveloppe, partant est forcée de s'étendre le long des vaisseaux et des nerfs, dans les interstices musculaires; enfin partout où elle rencontre des traînées de tissu cellulaire, elle donne une grande étendue à la suppuration (phlegm. *sous-aponévrotique*) et il s'ensuit des décollements de tissus, de la peau, des muscles, qui exigent de larges et profondes incisions pour vider les vastes et profonds abcès. La seconde raison consiste dans l'état général plus ou moins mauvais de la constitution du malade.

*c.* Dans le phlegmon *diffus*, comme dans le *circonscrit*, l'inflammation et la suppuration tendent donc à se propager, à s'établir autour du foyer primitif, en se dirigeant naturellement vers les parties déclives; mais si la disposition des parties, l'arrangement des aponévroses, la texture serrée du tissu cellulaire s'opposent à cette pérégrination, le liquide purulent remonte à droite ou à gauche, là où la laxité des tissus lui est le plus favorable.

Les abcès n'ont pas encore été suffisamment étudiés au point de vue de toutes les *fusées* qu'ils produisent et dont la source est quelquefois très éloignée du point malade le plus apparent.

*d.* Il importe de distinguer le phlegmon diffus du circonscrit; car dans le diffus la suppuration s'établit dès le troisième ou quatrième jour, sans qu'on puisse la prévenir. Elle est encore plus prompte quand l'économie est sous l'influence d'une cause morbifique générale. Plus la phlegmasie est étendue et profonde, plus la réaction est prononcée, à moins que l'organisme ne soit incapable de résister longtemps à la cause septique, comme dans le cas de morve, de pustule maligne, de résorption purulente, etc., tous produits microbiens qui s'accompagnent de grandes suppurations intermusculaires. (V. *Morve*, *Pustule maligne.*)

*B. Traitement.* — Comme le type de l'inflammation franche se rencontre dans le phlegmon *circonscrit*, de bon aloi, c'est à lui que s'adresse le *traitement antiphlogistique* type. Bien traitée à son début, une inflammation phlegmoneuse de moyenne intensité peut être enrayée par une forte application de *sangsues*, suivie d'application de cataplasmes *émollients* à demeure. Il est souvent nécessaire de revenir aux sangsues; la *saignée* du bras peut même être indiquée. Employez concurremment les *onctions mercurielles*, à titre de contro-stimulants.

*a.* Si la suppuration n'a pu être évitée, on doit *ouvrir l'abcès* aussitôt qu'il est formé: il vaut toujours mieux recourir de bonne heure au bistouri que d'attendre l'ouverture spontanée, qui s'effectue tard et laisse au pus le temps de faire des dégâts. Velpeau faisait une ponction au sommet de la tumeur, même avant qu'il y eût du pus de formé, prétendant qu'en tout cas cela débride et favorise la résolution. Nous l'avons vu plusieurs fois recourir avec succès à ces *incisions prématurées*. Notons que les *débridements* sont conseillés par tous les chirurgiens, mais dans des cas bien déterminés; seulement le chirurgien de la Charité voulait les généraliser.

*b.* Le *phlegmon diffus* doit être attaqué avec une grande énergie par les *sangsues* et les *frictions mercurielles*. Malgré cela, nous répétons qu'il y a peu d'espoir de prévenir la suppuration; et comme elle tend à s'étaler, à décoller muscles, peau, aponévroses, il importe de lui donner issue de bonne heure. L'ouverture de l'abcès, dans ces cas, est souvent délicate, parce qu'il faut enfoncer le bistouri profondément, et qu'il importe d'éviter les vaisseaux volumineux. C'est ici que les connaissances anatomiques sont indispensables. Velpeau employait quelquefois, dès le début, un très large vésicatoire pour décider soit la résolution, soit la suppuration. Nous ne sommes pas chirurgien, et nous avouons n'être pas au courant de ce qui se fait maintenant en chirurgie dans des cas pareils.

*c*. Les applications de *cataplasmes* doivent être continuées jusqu'à la détersion de l'abcès. On pratique des *contre-ouvertures*, si cela est nécessaire ; la *compression*, faite au moyen d'un bandage roulé, facilite le recollement des tissus. Bien appliquée dès le début, elle pourrait arrêter le développement et l'extension de la phlegmasie ; mais ce moyen, comme le large vésicatoire, doit être employé à propos, convenablement. Inutile d'ajouter que pendant le traitement on prescrira le repos, la diète, des boissons délayantes, un ou deux laxatifs, etc.

### Panaris.

Mal d'aventure, *tourniole*.

*A*. Le *panaris* (de *para*, à côté, et *onux*, ongle) est l'inflammation phlegmoneuse des doigts. — Ses *causes* ordinaires sont externes, telles que piqûres, contusions, morsures, arrachement des pellicules qui se détachent de la peau autour des ongles (*envies*) ; introduction d'échardes sous ces parties, etc. Mais il y en a d'autres qui paraissent naître sous l'influence d'un embarras gastrique, d'un état général particulier de l'économie, dont le panaris serait un effet critique (*mal d'aventure*). On dit qu'il y a des épidémies de panaris : l'affection, dans ce cas, doit être considérée comme secondaire d'un état général de l'économie, peut-être microbien et partant infectieux.

*B*. *Symptômes*. — Du gonflement apparaît d'abord à l'extrémité du doigt, puis envahit tout l'organe, où des battements se font sentir. L'inflammation s'accompagne de très vives douleurs qu'expliquent la densité des tissus, l'inextensibilité de la peau, la grande quantité de nerfs et de vaisseaux, parce qu'elle se trouve comme emprisonnée, douleurs qui se manifestent souvent même avant l'apparition du gonflement. Le sommeil et l'appétit se perdent, et il survient de la céphalalgie et de la fièvre.

L'inflammation peut occuper isolément ou simultanément les différents éléments anatomiques du doigt : quand c'est le derme qui est spécialement entrepris, la phlegmasie, contournant l'ongle, est appelée *tourniole ;* quand elle débute dans le tissu cellulaire sous-cutané, c'est le *panaris proprement dit*. Souvent l'inflammation ne dépasse pas l'extrémité du doigt, car un obstacle à sa propagation se trouve au niveau de l'articulation phalangienne, par la densité des tissus. D'autres fois l'inflammation, étant plus profonde, envahit les tissus fibreux, s'étend le long des coulisses tendineuses et se propage vers la main et le bras, où elle détermine un véritable *phlegmon* (p. 426). Pour peu que la maladie soit intense, ces trois variétés ou degrés se confondent. Le membre supérieur peut être envahi tout entier ; mais la phlegmasie se développe de préférence à la face dorsale de la main à cause de la laxité plus grande du tissu cellulaire en cet endroit. Ainsi donc, un phlegmon diffus, de la main, de tout le bras, peut survenir à l'occasion d'un panaris, et être suivi d'*abcès* aux doigts, à la main, au bras et jusqu'à l'aisselle. — Le panaris-*tourniole* ne donne lieu qu'à une exhalation puriforme superficielle; le panaris-*phlegmon* occasionne souvent la destruction du derme, une sorte de dessèchement du doigt ; le panaris *profond* entraîne presque toujours la dénudation et la nécrose d'une ou plusieurs phalanges, l'adhérence des tendons, l'ankylose, etc. Dans ces conditions, le mal a une longue durée.

*C. Traitement.* — Comme il s'agit d'une pure inflammation, dont les accidents tiennent surtout à la compression exercée par les tissus inextensibles du doigt, il faut employer le *débridement* sans préjudice des *antiphlogistiques*. Une incision faite longitudinalement sur la face palmaire du doigt, en ayant soin d'éviter l'articulation phalangienne, est le plus sûr moyen de soulager le patient, de conjurer les accidents et d'abréger la durée de la maladie. Cette incision peut être faite sans douleur, au moyen d'un jet d'éther pulvérisé dirigé pendant quatre à cinq minutes sur l'endroit où doit pénétrer le bistouri, et qui produit l'*anesthésie locale, par réfrigération.*

En résumé *bains de mains* émollients et narcotiques, *cataplasmes*, sangsues, *débridement*, le membre placé en écharpe et tenu en une position élevée, tel est le traitement. Les onguents excitants, *maturatifs*, ne font qu'accroître l'inflammation et la douleur en pure perte ; il faut les repousser, ainsi que les remèdes bizarres que les commères, les empiriques et les charlatans vantent contre les panaris.

### Phlegmasia alba dolens.

Œdème douloureux des femmes en couche.

*A.* Il est une maladie phlegmoneuse d'une nature spéciale, qui se manifeste aux membres inférieurs des nouvelles accouchées, où elle produit un gonflement œdémateux blanchâtre et douloureux, désigné par son triple nom latin, *phlegmasia alba dolens*. Lorsqu'elle survient, voici ce qui a lieu : du cinquième au quinzième jour après l'accouchement, un sentiment de pesanteur et de douleur se manifeste à l'une des aines et dans la cuisse correspondante ; puis c'est un gonflement qui s'étend en *progressant* non de bas en haut, mais en sens inverse, ce qui est à noter. Le membre devient lourd, incapable de se mouvoir, et des douleurs vives s'y font sentir. Autre caractère : la peau est lisse, tendue, luisante, d'un blanc laiteux, mais quelquefois une ligne rosée apparaît comme par transparence sous cette membrane et semble suivre la direction des vaisseaux cruraux, des veines particulièrement, dont elle accuse l'inflammation. (V. *Phlébite.*) Toujours il y a de la fièvre, perte d'appétit, sueurs abondantes, urines rares, etc. Ainsi qu'on le voit, la maladie offre les caractères réunis de l'œdème et du phlegmon. Les mamelles, qui étaient gonflées par le lait, s'affaissent ; or cette disparition du lait, coïncidant avec l'œdème crural, a fait supposer qu'il s'agissait d'une *métastase* ou *dépôt laiteux*. C'était prendre l'effet pour la cause, car une irritation pathologique fait cesser une sécrétion physiologique, et nous avons dit déjà qu'il n'existe pas de maladies laiteuses dans le sens d'un *lait répandu*.

*B.* La *phlegmasia alba* se termine par résolution, par suppuration ou par l'état chronique. La résolution est annoncée par la diminution graduelle des douleurs, du gonflement et de la fièvre ; elle est lente à s'opérer, et quelquefois n'est pas complète au bout de deux mois. Dans d'autres cas, il survient de la suppuration, et alors de vastes et profonds abcès dénudent la peau et les muscles du membre. (V. *Phlegmon.*) Des complications peuvent survenir aussi, telles que : inflammation des jointures du bassin, péritonite, surtout phlébite, lesquelles rendent l'affection dangereuse. Notons enfin qu'après avoir presque cessé dans un membre, la singulière maladie dont nous parlons peut se porter sur l'autre, y acquérir une nouvelle intensité et parcourir à nouveau toutes ses périodes.

*C.* Les *causes* de cette affection sont encore obscures, peu connues. Disons, toutefois, que la fatigue et l'irritation dont les parties molles et osseuses du bassin ont été le siège durant la grossesse et l'accouchement, doivent être considérées comme de puissantes prédispositions à cette maladie, dont la cause déterminante serait le plus souvent une imprudence, un refroidissement. Quant à sa *nature*, il n'est point exact de dire qu'il s'agit d'un phlegmon, encore moins d'un œdème. En effet, on ne trouve ni le gonflement, ni la rougeur, ni la fixité de l'inflammation phlegmoneuse, pas davantage les caractères de l'œdème simple, tels qu'empâtement indolent, possibilité de marquer l'impression du doigt, tuméfaction marchant de bas en haut, tandis que, répétons-le, c'est l'inverse pour la *phlegmasia*. L'inflammation paraît débuter par les veines de la cuisse, d'où elle s'étend au tissu cellulaire, et elle présente dans sa manière d'être quelque chose de spécial, quoi qu'on dise, qui tient à l'état particulier dans lequel sont les humeurs d'une femme qui a porté dans son sein un fœtus, et qui est actuellement sous l'influence de fonctions nouvelles : sécrétion laiteuse, évacuation des lochies, etc.

*D. Traitement.* — L'œdème douloureux des femmes en couche réclame l'emploi des *antiphlogistiques;* la *saignée* générale est indiquée si le pouls offre de la force; les *sangsues* sur les membres malades, spécialement aux aines et au jarret, calment assez bien les douleurs. Les malades seront en outre plongées dans un bain tiède, dont on prolongera le plus possible la durée; les membres seront enveloppés de *fomentations* émollientes et narcotiques. A l'intérieur on administrera des boissons sudorifiques, diurétiques ou laxatives, afin de favoriser le travail de résolution. Enfin, quand l'inflammation a cédé, que la tuméfaction du membre seule persiste encore, on exercera une *compression* méthodique à l'aide d'un bandage roulé. Au début, lorsqu'il y a embarras gastrique, un *vomitif* (ipécacuana) est très utile. On parle de l'émétique administré à dose contro-stimulante pendant la période la plus aiguë, comme d'un bon moyen.

Si l'inflammation offre décidément le caractère phlegmoneux, c'est au traitement du *phlegmon diffus* qu'il faut recourir (p. 428).

### Furoncle.

Clou.

*A.* Le *furoncle* est une tumeur phlegmoneuse très circonscrite, dure, douloureuse, due à l'inflammation des prolongements cellulaires qui pénètrent dans le derme avec les vaisseaux et les nerfs. C'est par conséquent l'inflammation simultanée du tissu sous-cutané et de la peau, limitée à une petite région.

Les *causes* étaient mal déterminées avant que Lœwenberg eût démontré la nature microbienne du furoncle. En effet, dit-il, le micro-organisme descend le long du poil, qui lui sert de fil conducteur; arrivé au fond du follicule pileux, il s'y multiplie et provoque l'inflammation locale, en envahissant un grand nombre de glandules.

N'empêche que la malpropreté suffit à faire surgir un ou deux clous, et que quand le furoncle est suivi de plusieurs autres, apparaissant dans diverses régions, on peut les rattacher à un trouble général, à un embarras gastrique le plus souvent. L'éruption furonculeuse est souvent l'effet critique de quelque malaise de l'économie et le fait cesser.

Chacun connaît les *symptômes* du furoncle. L'étranglement des prolongements cellulo-vasculaires enflammés par les mailles du derme explique l'acuité de la douleur et la gangrène des parties étranglées; or, ce sont ces parties mortifiées qui constituent le *bourbillon*, lequel n'est plus qu'un corps étranger dont l'expulsion devient nécessaire. Quelquefois, pourtant, le furoncle ne suppure pas; alors il se termine par résolution, ou par une *induration* qui persiste plus ou moins longtemps. Quand au contraire il est très volumineux et très enflammé, il se termine, ainsi qu'il vient d'être dit, par une véritable mortification du tissu cellulaire, comme cela arrive inévitablement dans l'anthrax.

*B. Traitement.* — On peut dès le début appliquer deux ou trois *sangsues* sur le sommet de la petite tumeur, mais il y a peu à compter sur ce moyen; il convient, en tous cas, d'appliquer des *cataplasmes* émollients. Pourtant, lorsque le furoncle est déjà avancé, des topiques *maturatifs*, diachylon, *onguent de la mère*, cataplasmes d'oignons de lis cuits sous la cendre et pilés, etc., hâtent la suppuration. Le sommet de la tumeur étant percé et le bourbillon formé, on le fait sortir en pressant la tumeur. — Mais le remède souverain, parce qu'il est *abortif*, consiste dans l'*incision*, simple ou cruciale, de la tumeur, faite dès le début; seulement peu de personnes consentent à se soumettre à cette petite opération douloureuse. Rappelons, à ce sujet, que ladite opération peut être exécutée sans douleur. Le pansement antimicrobien vient ensuite.

Un *purgatif* est avantageux dans le cas où un embarras gastrique est présumé être la cause de l'apparition furonculaire.

Il y a des furoncles *critiques*, ils sont de bon augure; hâtez leur maturité au moyen d'applications excitantes susdésignées.

*C.* Il va de soi que le microbe étant la cause du furoncle, le traitement doit viser sa destruction : lotions antiseptiques, phéniquées, boratées, prolongées et réitérées. (Verneuil.)

L'antisepsie interne pourrait conjurer les renouvellements des petites tumeurs furonculaires (Bouchard). Tout cela n'est facile qu'en théorie.

### Anthrax.

Charbon bénin.

*A.* L'*anthrax* (*anthrax*, charbon) est une tumeur phlegmoneuse, circonscrite, douloureuse, anatomiquement semblable à celle du furoncle, mais beaucoup plus volumineuse; l'inflammation occupe les prolongements que le tissu cellulaire sous-cutané envoie dans les aréoles fibreuses du derme, en accompagnant les vaisseaux et les nerfs qui vont des parties profondes à la superficie.

*B. Causes.* — Irritations de la peau, malpropreté, contact de corps rances, mais surtout un état particulier de l'économie, un embarras gastrique; et comme cause pathogénique déterminante, présence d'un microbe. L'anthrax apparaît le plus souvent à la partie postérieure du cou et du dos.

*C. Symptômes.* — La maladie débute quelquefois par du malaise, de la fièvre, puis bientôt se montre sous la forme d'un énorme furoncle, avec douleur brûlante, aspect rouge, livide et luisant de la peau. La tumeur augmente; s'accompagne de soif, céphalalgie, fièvre; et au bout de dix jours environ elle a acquis son entier développement. Arrive alors la suppuration. Les parties fibro-celluleuses enflammées et étranglées se mortifient, se gangrènent; la tumeur perce à son sommet par de petites ouvertures qui, d'abord isolées, s'agrandissent et se confondent; l'eschare gangréneuse s'isole grâce aux progrès de la suppuration, et tombe à la manière du *bourbillon* furonculeux, laissant à sa place une plaie large, profonde, à bords livides, et qui se cicatrise difficilement, lentement. Aussi la maladie, sans être absolument grave, est très sérieuse, moins à la vérité par elle-même que par l'état général inquiétant de l'économie qui complique le mal.

*D. Traitement.* — Il consiste à appliquer, dès le début, un grand nombre de *sangsues* sur la tumeur de l'anthrax, afin de faire avorter l'inflammation et de prévenir la mortification gangréneuse des tissus. Mais ce moyen n'a pas un effet sûr; il vaut mieux *débrider profondément*, tout de suite : la ou les incisions produisent un écoulement de sang, empêchent l'étranglement et donnent issue au pus. On panse ensuite la plaie avec un plumasseau de charpie enduit d'*onguent digestif* ou de styrax, qu'on recouvre d'un cataplasme émollient. Un pansement simple succède à celui-ci. Il va sans dire que la diète et les *boissons délayantes* sont de rigueur pendant toute la durée de la période d'augmentation. — Un *vomitif* ou un *purgatif* administré au début, ou dans le cours de la maladie, si l'état du canal digestif l'autorise, modifie avantageusement l'état général. — Du reste, l'*antisepsie* est indiquée comme pour le furoncle (p. 433, *C*).

### Charbon.

Charbon malin. Pustule maligne.

*A*. On entend par *charbon* une affection virulente des animaux domestiques, inoculable à l'homme, et qui chez lui prend le nom de *pustule maligne*. Cela consiste, extérieurement, en une petite tumeur livide sur laquelle se forme une eschare noire (comparée au charbon), laquelle s'accompagne de symptômes d'adynamie, de prostration, etc.

*Causes*. — Le *virus charbonneux* est dû à la présence de *bactéries* qui pullulent dans le sang. Propre aux animaux, la maladie se transmet à l'homme par contact, attaquant principalement les individus qui sont en rapport avec les animaux domestiques ou leurs dépouilles, comme bouchers, tanneurs, laveurs de laines, laboureurs, bergers. Les insectes et les mouches sont les agents ordinaires de transmission de cette terrible affection. Quand ils ont sucé le cadavre d'animaux morts de celle-ci, ils peuvent la transmettre aux individus vivants sur lesquels ils viennent se poser ; on voit souvent, en effet, des hommes succomber à la piqûre de certains insectes qui passent habituellement pour être innocents. On croyait que les animaux herbivores, par suite de fatigues ou de privations excessives, sont atteints du charbon *spontané*; mais la spontanéité ne doit s'entendre qu'en ce sens que le virus (bactéries) n'a pas eu besoin d'être communiqué pour se développer, car les germes microbiens préexistants ont trouvé un sol préparé pour leur manifestation. (Pasteur.)

Le charbon règne souvent sous forme épidémique dans les groupes de ruminants : ces épidémies (*sang de rate*, *fièvres charbonneuses*) ravagent les étables. Leur description est du ressort de la médecine vétérinaire.

*B*. *Symptômes*. — Chez l'homme, le charbon s'annonce par une petite tumeur d'un rouge livide, circonscrite, dure et très douloureuse, accompagnée d'un sentiment de tension, de chaleur brûlante, et précédée de symptômes d'abattement et de malaise. Au centre de cette tumeur s'élève bientôt une phlyctène, quelquefois plusieurs qui s'ouvrent, laissent échapper une humeur ichoreuse et se convertissent en une croûte noire de tissu gangrené. De la fièvre, des nausées et des vomissements se déclarent. La prostration augmente, des sueurs froides, quelquefois du délire, se manifestent, et la mort survient au bout de huit à dix jours, à moins que de bonne heure un traitement destructeur du virus (la cautérisation) n'ait été employé.

*C*. *Traitement*. — Dès que le caractère de la tumeur est reconnu, il faut *inciser l'eschare,* enlever les parties frappées de gangrène, et *cautériser* avec le fer rouge, le chlorure d'antimoine, un acide ou l'ammoniaque liquide, etc. On applique ensuite des *antiseptiques*, tels que poudre de quinquina, compresses imbibées d'une décoction de cette écorce ou d'un chlorure désinfectant, ou d'eau-de-vie camphrée, etc.

En même temps, on s'occupe du *traitement général*. Si les phénomènes inflammatoires étaient très intenses, une saignée, disait-on jadis, pourrait être employée; mais ce moyen, rarement indiqué du reste, est aujourd'hui absolument proscrit par la doctrine microbienne.

Ayez plutôt recours aux *purgatifs* et aux *vomitifs* réitérés. Au contraire, quand il y a prostration, adynamie, vous administrerez des *toniques*, des *antiseptiques*, une boisson acide ou amère, la décoction de quinquina.

*D.* Une fois la plaie nettoyée et tout danger disparu, on fait un pansement simple ou à propriétés antiseptiques. La recherche des *vaccins* pouvant préserver l'homme et les animaux des maladies putrides, typhoïdes, pestilentielles, cholériques, etc., sont à l'ordre du jour. M. Toussaint, vétérinaire à l'École de Lyon, prétend que du sang charbonneux défibriné et porté à une température de 55° en vue d'en tuer les bactéries, étant injecté sous la peau d'un animal que l'on veut rendre réfractaire à l'action du virus charbonneux, fait l'office d'un véritable vaccin préventif après une incubation de 12 à 15 jours.

### Abcès. — Purulence.

On donne le nom d'*abcès* à une collection de pus formée dans une partie du corps quelconque. A ce titre, l'abcès eût dû être classé au nombre de nos maladies typiques ; seulement ce n'est pas un état pathologique autonome, mais le produit de celui-ci, qui est toujours l'inflammation. Or l'abcès résulte d'une atteinte portée au tissu cellulaire. Le vulgaire lui donne le nom de *dépôt*. C'est un tort ; dépôt doit s'entendre de la sortie d'une humeur naturelle de ses voies ordinaires : dépôt de sang, d'urine, etc.

*A*. Le *pus* est un liquide plus ou moins blanc ou jaune alcalin, tirant sur le verdâtre, provenant des tissus enflammés et se composant d'une partie *liquide* et d'une autre *solide*. La partie liquide est du *sérum ;* la partie solide est formée par les *globules*, qui, au repos, se séparent du sérum par précipitation. Des *corpuscules* de diverses espèces se trouvent dans cette partie dite solide ; ce sont des globules purulents, des globules rouges du sang, des granules graisseux, etc. Quant aux globules blancs appelés *leucocytes*, ils ne se distinguent point des globules blancs proprement dits, seulement ils sont un peu plus volumineux. Les histologistes prétendent qu'ils sont doués de mouvements propres.

Les globules *rouges* du sang que l'on trouve dans le pus proviennent soit de la ponction faite à la peau pour évacuer le liquide, soit des capillaires sanguins qui se déchirent autour de la collection purulente.

Le pus se présente sous des aspects très différents suivant les proportions de sérum, de globules ou de diverses substances qui s'y rencontrent accidentellement. Comment se forme-t-il? On prétend qu'il est exsudé par les vaisseaux de la partie enflammée, et que ce sérum constitue un *blastème* au sein duquel naissent spontanément les *leucocytes* (Ch. Robin). Mais, d'après Walter, ces globules émanent du sang en traversant les parois des vaisseaux : or de ces manières de voir naît la théorie de la formation du pus : ou par *prolifération*, ou par *genèse spontanée* au sein du blastème.

*B. Étiologie.* — Les abcès ont pour *cause* nécessaire l'inflammation. Toute inflammation n'est pas suivie de suppuration; mais celle-ci n'existe jamais sans l'avoir pour origine. Or, suivant que cette inflammation a été aiguë et intense, ou chronique, obscure, l'abcès est appelé *chaud* ou *froid*.

L'*abcès chaud* parcourt rapidement ses périodes, étant dans une partie pourvue de tissu cellulaire abondant; car le pus se forme surtout là où existe du tissu cellulaire, et sans doute aux dépens de ce dernier. Nous parlons du pus type, du *pus louable*, comme disent les chirurgiens. (V. *Phlegmon.*) Lorsque l'inflammation occupe un tissu muqueux ou séreux, la matière purulente se forme aussi rapidement, par une véritable action sécrétoire.

L'*abcès froid* résulte d'un travail inflammatoire obscur. Mal élaboré sous l'influence d'une stimulation insuffisante ou de source infectieuse, au lieu d'être blanc, crémeux, homogène, le pus est plus séreux, jaune verdâtre, mal lié, chargé de flocons albumineux. Ces sortes d'abcès, qui se développent particulièrement chez les individus scrofuleux, affaiblis, rachitiques, etc., se présentent sous la peau, affectant la forme d'une tumeur molle, pâteuse, fluctuante, sans rougeur ni chaleur cutanées bien marquées. La *micrographie* décrit les diverses espèces de microbes qui abondent dans ces produits morbides.

Quelle que soit sa nature, l'abcès est tantôt ramassé, colligé, si l'on peut ainsi dire (*collection purulente*), tantôt emprisonné dans des cavités naturelles (*épanchement purulent*), tantôt infiltré dans les tissus (*infiltration purulente*, *résorption* ou *infection purulente*).

*C.* La distinction des abcès en chauds et en froids ne suffit pas pour établir leur classification ; il faut les diviser aussi en idiopathiques et symptomatiques.

L'*abcès idiopathique* est celui qui résulte directement de la cause morbifique extérieure, et qui se forme là où s'est développée la phlegmasie. Il peut être chaud ou froid.

L'*abcès symptomatique* est celui qui apparaît dans une partie plus ou moins éloignée de celle où a régné l'inflammation suppurative. La pérégrination du pus, répétons-le, s'explique par la disposition anatomique des tissus : là où existent des traînées de tissu cellulaire, entre les muscles, le long des vaisseaux etc., la progression du pus est facile ; il tend naturellement à gagner les parties déclives en obéissant aux lois de la pesanteur et en suivant ces traînées favorables à sa production. Mais il peut arriver qu'il remonte, s'étende de bas en haut, lorsque, par exemple, des brides, des obstacles infranchissables se trouvent sur sa marche naturellement déclive.

L'abcès symptomatique est ordinairement désigné sous le nom d'*abcès par congestion*. Le plus fréquent et le plus grave de ces abcès est celui qui se forme à la partie antérieure et supérieure de la cuisse, et dont le pus provient des os cariés de la colonne vertébrale. Nous en reparlerons quand nous traiterons des maladies des os.

*Diagnostic.* — Il n'est pas toujours facile d'affirmer l'existence des abcès : elle se déduit du siège et de la marche de l'inflammation, des caractères de la tumeur et des changements qui s'opèrent en elle. L'*abcès chaud*, *phlegmoneux*, est en général le plus facile à reconnaître. Étant un des modes de terminaison du phlegmon, il s'affirme quand le gonflement diminue, sans disparaître pourtant quand il devient mou, fluctuant, vers son point central, qui forme saillie quand les symptômes locaux et généraux de l'inflammation perdent de leur intensité, et que la douleur devient *pulsative*, plus obtuse. Une fois l'abcès formé, ces symptômes disparaissent ; et alors si l'art ne donne issue au pus, les tissus qui le recèlent, altérés par l'inflammation, se distendent, s'amincissent, et bientôt il se fait une ouverture par laquelle ce liquide s'écoule.

Lorsqu'il s'agit d'un abcès *profond*, situé par exemple dans le foie, les reins, les poumons, la fosse iliaque, les signes susdits se soustraient aux sens du médecin, qui ne peut être guidé dans son diagnostic que par les phénomènes généraux de l'inflammation phlegmoneuse. L'incertitude n'est pas préjudiciable heureusement, car dans de tels abcès, on est forcé d'attendre presque tout des efforts de la nature.

Quant aux *abcès par congestion*, ils ne sont reconnaissables que lorsqu'ils se manifestent à l'extérieur, faisant saillie et formant une tumeur indolente et fluctuante. Dans ces cas, la collection purulente n'est que l'ombre de la maladie véritable; celle-ci ayant son siège dans une région plus ou moins éloignée, presque toujours dans quelque point de la charpente osseuse; or c'est de ce côté que doit se fixer principalement l'attention. Malheureusement, comme la maladie d'un os donne lieu à des symptômes peu marqués, dont le malade ne s'aperçoit même pas, elle est presque toujours au-dessus des ressources de l'art lorsque l'abcès en dévoile l'existence.

*D. Terminaison.* — Ou bien le pus se fait jour au dehors, ou bien il est résorbé; dans l'un et l'autre cas la guérison ou la mort peuvent s'ensuivre. Dans l'immense majorité des cas, le pus est rejeté de l'économie, ordinairement au travers de la peau, qui, pour cet office, se distend, s'amincit et s'ouvre. Mais si l'abcès occupe un organe interne, comme le foie, le rein, l'ovaire, le pus peut s'échapper avec les selles, les urines, par le vagin en se frayant un passage dans les canaux dont ils traversent les parois; et ces sortes de *perforations* ne sont pas toujours aussi graves qu'on pourrait le croire *à priori*. Néanmoins, pour que le pus ne suive pas une autre voie que celle que lui destine la nature, le plus souvent une inflammation spéciale, dite *adhésive*, emprisonne la collection par des adhérences qu'elle établit et qui forment un véritable *kyste*. Les *abcès enkystés* peuvent demeurer très longtemps au sein des organes, sans causer de graves accidents, mais leur pronostic est généralement fâcheux. — Quant aux abcès par *congestion*, la matière purulente parcourt un trajet plus ou moins long et sinueux, selon la disposition des parties celluleuses ou aponévrotiques, avant d'apparaître à l'extérieur.

*E.* Si le pus ne se fait pas jour au dehors, il peut être repris par l'absorption et disparaître, pourvu que l'inflammation qui l'a produit soit éteinte et qu'il n'ait pas subi l'influence fâcheuse du contact de l'air extérieur, sauf toutefois les cas où le pus se forme dans l'intérieur d'une veine enflammée et se mêle directement au sang. Toutes les fois que le foyer purulent communique avec l'extérieur, le pus s'altère profondément, et, s'il est résorbé, ce qui n'arrive que trop souvent, il empoisonne l'économie (*infection*, *empoisonnement purulent*, *pyhémie*). Ce fâcheux résultat, toutefois, n'est guère à craindre dans les abcès chauds ouverts chirurgicalement, chez des sujets sains, parce que le travail inflammatoire et de réparation, dans ces cas, s'oppose à la résorption du pus. C'est dans les abcès par congestion que l'empoisonnement purulent est surtout fréquent et redoutable. (V. *Fièvre purulente*, *Phlébite*, *Mal de Pott.*)

*F. Pronostic.* — D'après ce qui précède, nous pouvons prédire le sort des abcès. Nous comprenons sans peine que les abcès *chauds* soient moins graves que les *froids*, encore moins que les *symptomatiques*, toutes choses étant égales d'ailleurs. L'abcès chaud qui s'ouvre à l'intérieur peut être très dangereux à cause des désordres que produit le pus en se frayant un passage au travers d'organes importants, malgré l'inflammation adhésive provoquée par la nature et dont il vient d'être question. L'abcès *froid* est grave aussi, mais moins par lui-même que par la faiblesse et l'altération générale de l'économie, qu'il accuse. — L'*abcès par congestion* est très redoutable, non seulement à cause de la lésion principale (*carie* d'un os) qui dénote une mauvaise constitution et qui le plus souvent est hors de portée de la thérapeutique, mais surtout à cause de la pénétration de l'air dans le foyer purulent après l'ouverture spontanée ou provoquée. En résumé, *toute suppuration, lorsqu'elle continue, dure indéfiniment, peut amener la mort soit en produisant les effets de la fièvre hectique, soit en donnant lieu à l'empoisonnement purulent*, décrit plus loin.

*G. Traitement des abcès en général.* — L'abcès *chaud* étant une terminaison du phlegmon, c'est à celui-ci que nous renvoyons tout d'abord le lecteur. Lorsqu'il est bien formé, on doit l'ouvrir à l'aide du bistouri ou de la potasse, on le couvre ensuite de cataplasmes émollients jusqu'à sa détersion complète. — L'abcès *froid*, celui qui vient au cou des personnes scrofuleuses, par exemple, réclame des cataplasmes émollients, quelquefois des cataplasmes maturatifs pour hâter la suppuration lorsqu'on la croit inévitable. Il faut l'ouvrir de bonne heure avec le bistouri, ou, si l'on redoute cet instrument, avec un fragment de potasse caustique appliqué au centre de la tumeur et maintenu au moyen d'un carré de diachylon appliqué dessus; l'eschare formée tombe au bout de deux ou trois jours, et le pus s'écoule. L'abcès froid doit être ouvert de bonne heure, nous le répétons, afin d'éviter le décollement de la peau et des cicatrices larges et difformes qui lui succèdent.

Certains petits abcès *superficiels* ou *sous-cutanés* ni chauds, ni froids, apparaissent au front à la suite d'une maladie dont ils sont un effet critique favorable. Ils forment une petite tumeur molle, dépressible, fluctuante; la peau qui les recouvre, très amincie et enflammée, est d'un rouge bleuâtre. Il faut y plonger le bistouri, car restant longtemps dans le même état, ils pourraient altérer une plus grande étendue de téguments.

Dans les rares abcès qui ne doivent pas se vider (s'ils sont *profonds* ou tout à fait *indolents*), on favorise la résorption du pus (résorption innocente du moment que l'air n'a pas pénétré dans l'abcès) au moyen de topiques astringents ou fondants et de purgatifs.

Les abcès des *viscères intérieurs* sont confiés à la nature. Il faut seulement combattre les symptômes locaux et généraux de l'inflammation par les moyens appropriés.

*H.* Quant aux abcès *par congestion*, ils ne doivent être ouverts que le plus tard possible, à cause du danger de l'introduction de l'air dans le foyer purulent. Ce danger a inspiré diverses précautions en vue de l'éviter, telles que : soin de les vider en plusieurs fois ; de pratiquer une ouverture (ponction) étroite et oblique ; de rapprocher immédiatement les lèvres de la plaie en les couvrant de sparadrap ; de les vider au moyen du trocart et injecter dans le foyer un mélange de teinture d'iode et d'eau. J. Guérin a imaginé une seringue à aspiration au moyen de laquelle on retire le pus, on vide le foyer, dans lequel on injecte un liquide irritant ou autre que l'on retire ensuite de la même façon, sans laisser pénétrer l'air.

Tout cela était un grand progrès, mais les accidents sont maintenant conjurés, grâce aux progrès de l'*antisepsie*.

### Pyohémie.

Infection, fièvre purulente, diathèse, résorption purulente.

*A. Pyohémie* signifie, étymologiquement, pus dans le sang ; mais pour nous c'est une disposition particulière et générale de l'organisme à former du pus, une sorte de *diathèse purulente*, laquelle ne doit pas être confondue avec la *résorption purulente*, bien que son explication ne soit guère possible sans l'admission de cette dernière comme point de départ.

Les *causes* de la pyohémie sont le plus souvent difficiles à saisir : elle se montre assez fréquemment chez les blessés, les opérés, chez les femmes nouvellement accouchées (fièvre puerpérale) ; quelquefois elle est due à une contagion spéciale qu'engendrent l'encombrement, la misère, l'air confiné des hôpitaux, etc., et dans tous les cas le pus est rempli de *bactéries* et la maladie est infectieuse, contagieuse.

Il y a une pyohémie *traumatique* (résorption purulente chez les opérés), une pyohémie *puerpérale* (*fièvre pyogénique des nouvelles accouchées*), une pyohémie *virulente* (due à l'inoculation de principes putrides, virus, morve), enfin une pyohémie dite *spontanée*. Cette dernière espèce mérite ici une courte description; quant aux autres, leur histoire est aux mots *Abcès*, *Fièvre puerpérale*, *Plaies*, *Morve*, etc.

*B.* La *pyohémie* dite improprement *spontanée* (car il ne peut y avoir de purulence sans affection locale ou générale préexistante) consiste dans la disposition de certains organismes à suppurer longtemps pour la moindre écorchure. C'est une sorte de *diathèse*, de constitution à purulence, qui survient chez les individus fatigués, affaiblis, sans avoir été précédée *ostensiblement* d'aucune maladie. Du malaise, de la courbature, de l'abattement, un frisson erratique sont les premiers symptômes. Bientôt une douleur locale se fait sentir en un point du corps; ou bien une ou plusieurs collections purulentes se forment sans que le malade en ait conscience. La fièvre paraît, est suivie promptement de prostration, de rêvasseries. La physionomie est altérée, la langue sèche, la respiration fréquente, la peau chaude, couverte de sueur, le ventre ballonné. Douleurs dans les articulations; délire presque constant; teinte jaune ictérique de la peau; yeux caves, chassieux; regard trouble; pouls de plus en plus petit: sueur froide, visqueuse; soubresauts des tendons; mort, après une durée de trois à huit jours et même moins.

A l'*autopsie* on trouve du sang noir et diffluent, des abcès multiples dans les interstices musculaires, les articulations; de plus pneumonie, méningite, rate grosse et molle, foie farci de noyaux purulents, et tous ces désordres sont des effets de la résorption du pus.

Le *traitement* est sans efficacité; inutile de parler de l'*aconit*, de l'opium, des boissons aqueuses abondantes, des *toniques*, des *antiseptiques* même, car tout est sans succès.

*C.* La pyohémie *symptomatique*, secondaire, se manifeste par des abcès multiples à la suite de la fièvre typhoïde, de la variole, de la vaccine, de l'érysipèle, etc.; le pus s'amoncelle dans les muscles, sous la peau, quelquefois dans les articulations; marche lente, mais qui n'empêche pas toujours la guérison chez un sujet de bonne constitution. Toutefois, le danger de la *résorption du pus* est présent; il faut y songer, il faut placer le malade dans de bonnes conditions hygiéniques, et recourir aux *antiseptiques*, à la *désinfection*. (V. ces mots.)

### Polysarcie.

Obésité, diathèse adipeuse.

*A.* L'*obésité* est un trouble de nutrition du tissu adipeux, produisant une accumulation de graisse dans toutes les parties du corps. Sans constituer un état morbide proprement dit, l'accumulation graisseuse est quelquefois assez considérable pour gêner certaines fonctions organiques. Elle se manifeste vers l'âge mur, alors que les passions se calment, surtout chez les sujets qui mènent une vie sédentaire, usent d'une nourriture succulente; chez les bouchers. sans doute parce qu'ils vivent au milieu d'une atmosphère chargée de molécules animales; chez ceux qui sont continuellement en voiture ou à cheval; chez les ecclésiastiques,à cause de la régularité de leur vie et de leurs mœurs. L'obésité ne commence guère avant trente ans; on la voit chez certains enfants comme effet d'une véritable *diathèse adipeuse.* La perte d'un membre, la castration, le climat humide y prédisposent. Il ne faut pas croire qu'elle coïncide nécessairement avec une grande activité des forces digestives; au contraire, les personnes obèses mangent généralement peu. C'est un état idiosyncrasique particulier, souvent héréditaire: il n'indique pas en général des facultés génésiques puissantes.

Grâce à l'*obésité*, le corps peut acquérir un volume énorme, un poids de 150 à 300 kilogrammes et plus. Alors les diverses parties sont en quelque sorte déformées. Les mouvements sont pénibles, lents, et occasionnent de l'essoufflement. des palpitations. des sueurs. Les hommes obèses, nous le répétons, sont peu portés aux plaisirs de l'amour; les grosses femmes sont souvent stériles. Les uns et les autres sont dormeurs, paresseux; mais c'est à tort qu'on les croit impropres au travail intellectuel. La plupart sont exposés aux congestions cérébrales et aux maladies du cœur, à l'albuminurie.

*B. Traitement.* — Dès que se manifeste une disposition à l'obésité. il faut diminuer la quantité d'aliments, choisir ceux qui contiennent le moins de principes féculents et sucrés. On donne la préférence aux *légumes herbacés;* viandes rôties, vin pur aux repas plutôt que l'eau. On se livrera le plus possible à *l'exercice à pied;* le sommeil sera court. On excitera toutes les évacuations et spécialement les sueurs, les selles, les urines. Ces moyens seront continués avec persévérance. Le *vinaigre*, qu'on a préconisé et que le vulgaire emploie encore, n'a aucune efficacité et son usage immodéré n'est pas sans danger. La théorie est en faveur des *alcalins* qui, comme on le sait, agissent sur les corps gras de manière à former un savon ; on a donc conseillé les carbonates de soude ou de potasse, l'eau de Vichy, celles de Marienbad, de Hombourg, de Brides, dans l'intention non de saponifier la graisse, mais de combattre ou neutraliser la disposition à son exhalation.

*C*. La chimie organique jette une grande clarté sur la physiologie de la nutrition. Elle nous apprend que les carbures d'hydrogène (huiles, graisses, fécule, sucre, dits *aliments respiratoires*) entretiennent spécialement la respiration et la chaleur animale, que pour cela l'hydrogène et le carbone subissent une oxydation non interrompue par l'introduction incessante de l'air. Dès lors, l'introduction dans l'économie d'une trop forte proportion de substances hydro-carbonées ne pouvant être brûlées et éliminées sous forme de vapeur d'eau et de gaz carbonique, paraît être la condition principale de l'exhalation graisseuse. De là découle ce régime-ci à suivre : usage d'*aliments plastiques*, privation d'aliments féculents, de substances sucrées.

## Lipôme.

Loupe.

Les *loupes* sont des tumeurs circonscrites, mobiles, indolentes, siégeant *sous* ou dans l'*épaisseur* de la peau. Les premières, *loupes proprement dites*, sont dues à une sorte d'hypertrophie du tissu cellulaire adipeux. On les appelle *lipômes* ou *stéatômes*, suivant que leur tissu ressemble davantage à la graisse ou au suif. Leur volume peut devenir énorme. Le lipôme n'incommode que par son poids ; le stéatôme, qui n'est que le lipôme ancien sans doute, est d'un tissu plus ferme, comme lardacé ; l'on dit qu'il peut dégénérer en cancer. Le siège le plus commun de ces loupes est à la nuque. — L'*ablation* est le seul remède à employer.

Les loupes qui se développent dans l'épaisseur de la peau ne sont autres que des *follicules développés* anormalement par suite de l'oblitération de leur goulot et de l'accumulation de la matière qu'ils sécrètent. (V. *Kystes* et *Tannes*.)

## Œdème.

*A*. On nomme *œdème* (de *oïdein*, se gonfler) une tuméfaction pâteuse et indolente des tissus, due à une infiltration de sérosité dans les mailles cellulaires. L'œdème sous-cutané est une hydropisie circonscrite, bornée à une région ; l'histoire de l'*hydropisie*, considérée en général, lui est applicable, en quelque façon, ainsi qu'à l'*anasarque* (ci-après). Les tissus *sous-cutané*, *sous-muqueux*, *sous-séreux* et le *parenchymateux* sont susceptibles d'infiltration séreuse. Mais il n'est question, pour le moment, que de l'hydropisie du tissu cellulaire sous-cutané.

*B*. Son *étiologie* se résume en ceci : débilité locale ou générale, occasionnant un défaut d'activité d'absorption lymphatique, alors que l'exhalation est augmentée ou même reste au même degré ; obstacle à la circulation veineuse ou lymphatique existant entre la partie infiltrée et le cœur. — Les causes de l'anasarque peuvent produire l'œdème; mais lorsque celui-ci précède l'anasarque, l'infiltration s'étend peu à peu et se généralise.

*a*. L'œdème se produit souvent au cours de la convalescence, et à la dernière période des maladies chroniques, comme signe d'atonie ; Il apparaît ordinairement aux membres inférieurs, au niveau des malléoles, sous la forme d'une infiltration séreuse *passive*, et d'une tuméfaction pâteuse d'un blanc mat et complètement indolente. La pression du doigt y est longtemps conservée. Quelquefois cependant l'œdème est *actif*, par irritation sécrétoire (p. 287, *I*) du tissu cellulaire (V. *Hyperdiacrisie*), effet ordinaire de l'impression du froid dans le cours d'une maladie fébrile : dans ce cas, rare d'ailleurs, la tuméfaction est un peu douloureuse.

*b*. L'œdème le plus fréquent se montre aux extrémités inférieures, accusant soit un état de faiblesse générale, ou un appauvrissement du sang (*anémie*), soit un obstacle à la circulation veineuse (*varices*). Les femmes enceintes en sont souvent très incommodées parce que les veines iliaques et hypogastriques sont comprimées par l'utérus ; dans d'autres cas ce sont des caillots fibrineux, des détritus cancéreux qui gênent la circulation.

*c*. L'œdème des jambes est causé le plus souvent par un trouble de la circulation cardiaque. Se montre-t-il dans d'autres parties, il doit être alors attribué à une altération organique autre que celle du cœur (une maladie du foie, par exemple). En général, *toute hydropisie par gêne de la circulation cardiaque commence par les membres inférieurs*. Mais une infiltration générale du tissu cellulaire n'est plus de l'œdème, c'est de l'*anasarque* ci-après décrite.

*C*. On saisit facilement la *cause anatomique* de certains œdèmes. Par exemple, on s'explique celui du bras par l'oblitération des veines de ce membre, la veine axillaire notamment, par une tumeur, un cancer ou un anévrisme; on comprend que l'oblitération de la veine jugulaire détermine une infiltration dans le côté correspondant de la tête; qu'un obstacle au cours du sang dans la veine cave supérieure donne lieu à un œdème de toute la moitié supérieure du tronc ; que de même ce serait la moitié inférieure qui serait œdématiée si c'était la veine cave inférieure qui fût oblitérée ; ces sortes d'œdèmes sont rares d'ailleurs. Du reste, il suffit de comprendre la disposition des veines (I, p. 132) et celle des vaisseaux lymphatiques (I, p. 134), qui jouent à peu près le même rôle dans la production des œdèmes, pour s'expliquer les variétés de cette maladie, quand elle dépend d'un obstacle au retour du sang au cœur.

*D. Traitement.* — On oppose à l'œdème le même traitement qu'à l'anasarque ci-après. Dans l'œdème *passif* (*par atonie*), une position convenable qui favorise la circulation veineuse suffit pour faire disparaître l'infiltration. C'est ainsi que des engorgements œdémateux aux jambes, très prononcés le soir, disparaissent pendant la nuit, pour se reproduire le lendemain dans la position assise ou verticale. Des *frictions* avec quelque liquide spiritueux ou tonique (*eau de Cologne, vin aromatique, teintures de scille* et *de digitale*) (elles sont en même temps diurétiques) sont également efficaces. La compression uniforme par un *bandage roulé* bien appliqué est un des moyens les plus convenables pour guérir l'œdème, du moins pour l'empêcher d'augmenter lorsqu'il se rattache à une lésion permanente. Dans l'*œdème douloureux* de la convalescence, on devra envelopper les parties de *fomentations narcotiques*.

### Anasarque.

Hydropisie, œdème général.

*A.* On donne le nom d'*anasarque* (*ana*, entre, et *sarx*, chair) à l'accumulation de sérosité dans le tissu cellulaire sous-cutané de la plus grande partie du corps. Cette hydropisie diffère de l'œdème en ce qu'elle est presque généralisée, au lieu que celui-ci n'occupe qu'une partie ou une région plus ou moins limitée.

Pour comprendre l'*étiologie* et le mécanisme de l'anasarque, on doit se reporter d'abord à l'exposé des fonctions du tissu cellulaire (I, p. 376); puis à l'article *Hydropisie* (p. 310); car l'infiltration séreuse du tissu cellulaire peut se développer sous l'influence de toutes les causes que nous avons attribuées à l'hydropisie considérée en général.

*a.* L'anasarque est dite *active*, quand elle dépend d'une exhalation idiopathique du tissu cellulaire ; *passive*, si elle est liée à un état de faiblesse ou d'appauvrissement du sang ; *symptomatique*, étant due à un obstacle au cours de ce liquide, obstacle non situé dans un vaisseau secondaire, comme pour l'œdème, mais au cœur ou à l'aorte.

*b*. Il est une anasarque originaire *de la scarlatine*, qui survient dans la convalescence des scarlatineux, et qui paraît dépendre du défaut d'exhalation cutanée résultant de l'exfoliation de l'épiderme à la suite de l'*exanthème*. Il y a enfin une anasarque particulière, qui accompagne l'*albuminurie*.

*c*. L'anasarque est plus ou moins étendue. Lorsqu'elle est générale, c'est un gonflement du corps, des membres, etc., sans douleur, dans lequel les tissus cèdent sous le doigt, avec aspect mou, pâteux, pâleur, refroidissement et sécheresse de la peau. D'abord partiel, limité (*œdème, empâtement*), commencé par les extrémités inférieures au niveau des malléoles, il se développe peu à peu, de bas en haut, gagnant les cuisses, le scrotum, la verge, qu'il rend informes, puis les lombes, le ventre et la poitrine, etc. Le corps entier devient énorme. La peau, amincie, luisante, est parfois le siège de vives démangeaisons.

Dans les cas les plus avancés, on signale en même temps un épanchement de sérosité dans les cavités séreuses ; et l'on peut dire que toutes les hydropisies existent alors en même temps. Un tel état produit une gêne plus ou moins grande dans les fonctions de la circulation et de la respiration, gêne qui augmente encore davantage l'infiltration séreuse. Il n'y a pourtant pas de fièvre, à moins de complication phlegmasique quelque part ; mais de temps en temps une diarrhée séreuse, qui produit du soulagement en diminuant l'épanchement. L'infiltration recommence de plus belle, surtout lorsqu'elle est symptomatique d'une maladie du cœur ou des gros vaisseaux ; la faiblesse fait des progrès, la peau se distend, s'amincit, des crevasses douloureuses se forment, qui donnent issue à la sérosité ; mais qui, parfois, se compliquent d'érysipèle.

*d*. Lorsque la cause cesse d'agir, disparaît, comme quelquefois dans l'anasarque cellulaire active, dans celle par anémie, par chlorose, par scarlatine, l'infiltration disparaît d'elle-même par résorption. Quant aux hydropisies dépendantes d'altérations organiques soit du cœur, du péricarde, du foie, ou des reins, etc., elles persistent aussi longtemps que durent ces affections elles-mêmes ; et comme celles-ci sont la plupart du temps incurables, l'anasarque continue de s'aggraver jusqu'à ce qu'elle emporte le malade, soit par la gêne croissante de la respiration (*asphyxie*), soit par un érysipèle ou une gangrène, qui s'empare de la peau distendue, amincie, sans vitalité.

*B. Traitement*. — Rappelons-nous d'abord celui de l'*hydropisie*

(p. 312). Si l'épanchement séreux est l'effet d'une hyperdiacrisie (*anasarque active*), le repos, quelques bains, une *saignée* même en cas de plénitude du pouls, seront suffisants. Dépend-il au contraire de l'atonie, du manque de vitalité des vaisseaux absorbants, d'un état anémique, d'un appauvrissement du sang, c'est aux *toniques*, aux *ferrugineux*, aux aliments *analeptiques*, aux frictions aromatiques de combattre la cause et de ramener l'organisme à de meilleures conditions. Mais quand on a affaire à une affection organique du cœur, des gros vaisseaux, du foie ou des reins, c'est la maladie primitive qu'il faut attaquer ; malheureusement, dans ces cas, la thérapeutique est le plus souvent sans efficacité. — Néanmoins ces divers moyens dirigés contre l'état pathologique et destinés à attaquer la maladie dans sa source même doivent être considérés comme les plus importants.

Mais il en est d'autres qui ont pour but de faire disparaître ou de diminuer l'épanchement, soit en activant l'absorption interne, soit en provoquant des évacuations abondantes, ou enfin en donnant issue à la sérosité à l'aide de *piqûres* faites à la peau. On active l'absorption précisément en forçant les sécrétions et les évacuations, au moyen de boissons *sudorifiques*, ou mieux *diurétiques*, telles que décoction de chiendent nitrée et édulcorée avec le sirop des cinq racines, infusion légère de feuilles de digitale, etc. ; on a recours aux *purgatifs* répétés, au moyen de l'eau de Sedlitz, des pilules hydragogues de Bontius, de l'eau-de-vie allemande, de la médecine Leroy, etc., pourvu que l'état du tube intestinal en permette l'emploi. Suivant quelques praticiens, le *tannin* (2 à 4 grammes par jour) guérit l'anasarque ou l'œdème développé passivement, coïncidant avec des urines albumineuses. (V. *Albuminurie*.) Quant à procurer à la sérosité une issue par la peau, cela peut se faire à l'aide de piqûres de lancettes (*mouchetures*), mais n'y ayez recours que lorsque la distension de l'enveloppe cutanée cause des douleurs très vives, rend les mouvements impossibles et menace de rompre ou d'enflammer la peau, car ces mouchetures sont souvent le point de départ d'une *phlegmasie* érysipélateuse et d'une véritable *gangrène* qui aggrave la position du malade, bien que celui en éprouve d'abord du soulagement dû à l'écoulement continu de sérosité.

### Œdème des nouveau-nés. — Sclérème.

Un nouveau-né *faible de naissance*, mal soigné, mal préservé du froid, respirant faiblement, risque d'être atteint d'une espèce d'endurcissement de la peau et du tissu cellulaire auquel on donne le nom d'*œdème des nouveau-nés*, *œd. compact*. Cet œdème, encore appelé *sclérème* (de *scleros*, dur), commence par les extrémités inférieures, paraît ensuite aux mains, aux bras, à la face, aux cuisses, et devient général. La peau, d'abord très pâle, refroidie, se colore un peu, revêt une teinte bleuâtre et conserve l'impression du doigt; le petit malade est assoupi, bouffi, froid, constipé, quelquefois pris de diarrhée; il ne sort de son engourdissement que pour pousser un cri tout spécial, aigu ou voilé, très faible, entrecoupé, persistant. Pouls presque insensible; pas de fièvre. Souvent il survient une complication de congestion pulmonaire. La maladie se termine presque toujours par la mort.

*Traitement*. — *Frictionner* le petit malade avec des liqueurs spiritueuses ou aromatiques tièdes; le plonger dans un *bain chaud;* le protéger contre l'action du froid; lui administrer quelques légers *cordiaux*, etc., c'est tout.

## CHAP. II. — PATHOLOGIE DES ORGANES DE PHONATION.

Le larynx est l'instrument propre de la voix, bien qu'il serve à la respiration. Par conséquent nous ne devons nous occuper ici que des maladies qui lui sont spéciales. — Mais comme la description du corps thyroïde suit, en anatomie, celle du larynx, nous aborderons aussi les états pathologiques de cette glande, qui sont : le *goitre*, le *goitre exophthalmique*, les *kystes thyroïdiens*.

### Maladies du larynx.

Le larynx est exposé à beaucoup d'affections morbides, graves pour la plupart. Leur danger provient non des troubles généraux qu'elles déterminent, mais des complications qui les accompagnent, surtout de l'obstacle qu'elles apportent au passage de l'air à travers la glotte rétrécie, et de la difficulté de la respiration qui en est la conséquence.

Les maladies du larynx ont pour titres : 1° *laryngite* (inflammation simple ou catarrhale) ; 2° *croup* (inflammation couenneuse); 3° *œdème de la glotte* (gonflement œdémateux des cordes vocales) ; 4° *phtisie laryngée* (ulcérations simples ou tuberculeuses); 5° *polypes;* 6° *corps étrangers ;* 7° *plaies*.

Le diagnostic des maladies du larynx a fait d'immenses progrès depuis l'invention du *laryngoscope*.

### Laryngite.

Angine laryngée, enrouement.

La *laryngite* est l'inflammation de la membrane muqueuse du larynx. Elle se montre aiguë ou chronique.

*A. Laryngite aiguë.* — Ses *causes* sont de diverses natures : c'est l'action du froid, de l'humidité; certaine influence inconnue qui donne la grippe; exercice immodéré de l'organe vocal; inspiration de vapeurs irritantes; ingestion de boissons trop chaudes; éruption variolique s'étendant dans la gorge et le larynx; métastase rhumatismale, etc.

*Symptômes.* — Un sentiment de gêne, de douleur au larynx marque le début. La voix est altérée dans son timbre; elle devient criarde, inégale, le plus souvent rauque; quelquefois même éteinte (*aphonie*). Ces altérations du son vocal résultent du gonflement des cordes vocales. Le malade éprouve, au niveau de la glotte, un picotement incommode qui l'excite à tousser, mais la toux n'est suivie d'aucune expectoration.

Tout se borne encore à ces phénomènes *locaux*, car il n'y a ni fièvre ni trouble des fonctions digestives.

Mais si l'affection fait des progrès, et c'est l'ordinaire, elle s'accompagne de phénomènes *généraux* et devient plus grave. En effet, la tuméfaction des bords de la glotte augmente, au point de gêner la respiration qui devient sifflante, et d'altérer profondément l'émission du son vocal et son timbre. L'air ne pénétrant qu'en très faible quantité dans la poitrine, le murmure respiratoire à l'auscultation est à peine sensible. De grands efforts de respiration sont faits, d'où pâleur de la face, angoisses, yeux saillants; ces sortes d'accès de suffocation alternent avec des instants de calme après l'expulsion de quelques crachats muqueux. Il y a une réaction fébrile prononcée, menace d'asphyxie. — La maladie comporte divers degrés.

*B.* Le premier degré (*laryngite catarrhale*) est connu sous le nom d'*enrouement;* sa terminaison est ordinairement favorable, quoiqu'elle soit accompagnée parfois d'une véritable aphonie. Une autre forme est la *laryngite aiguë bénigne*, dont les symptômes sont plus marqués, mais qui se termine aussi favorablement. Vient la *laryngite grave*, forme qui peut produire l'asphyxie par occlusion de la glotte, ou par des abcès dans le larynx, etc. Enfin il nous faut signaler l'état chronique (*angine laryngée chronique*).

Faisons remarquer que nous ne parlons encore ni du *croup*, ni de l'*angine striduleuse*, ni de l'*œdème de la glotte*, dont les phénomènes symptomatiques peuvent donner le change.

Le *traitement* de la laryngite varie suivant la forme et la nature du mal. — La forme *catarrhale* cède aux plus simples précautions hygiéniques : *repos* de l'organe malade, température douce et uniforme, *infusions pectorales* de mauve ou de violettes, *pédiluves* irritants. — S'agit-il d'une laryngite *intense*, on fera une application de *sangsues* au cou, sur le larynx, on insistera sur les *révulsifs* externes. Si l'inflammation persiste ou augmente, on administrera un *vomitif*, en vue de provoquer une violente secousse. Il ne faut pas craindre de faire vomir les enfants à plusieurs reprises même, comme dans le croup. Si, malgré l'emploi de ces moyens, la suffocation devient imminente, on aura recours aux *vésicatoires* appliqués à la nuque, sur le devant du cou, aux jambes, à la *trachéotomie* même, si le danger est pressant, pour ouvrir accès à l'air au-dessous de la glotte.

*C. Laryngite chronique.* — Elle peut succéder à la forme aiguë; mais le plus souvent elle débute telle de prime abord ; or elle a pour facteurs ordinaires : des cris, des efforts de chant et de déclamation ; mais trop souvent la prédisposition à la tuberculisation, la diathèse syphilitique. Rare chez les enfants, elle est fréquente, au contraire, à l'âge adulte, chez les marchands, les crieurs, les chanteurs ambulants, etc.

*D.* Le *symptôme* le plus remarquable de la laryngite chronique consiste dans l'altération du son vocal; la voix est *voilée*, rauque, dure ou même éteinte (*aphonie*). Ordinairement, ce n'est qu'un *enrouement* plus ou moins prononcé, survenant sous l'influence de l'état thermométrique ou hygrométrique de l'air. Le larynx est le siège d'un sentiment de gêne plutôt que d'une véritable douleur. La maladie est lente dans sa marche, d'une durée indéterminée. Elle ne trouble pas les autres fonctions de l'économie, à moins qu'elle ne se complique d'un état diathésique tuberculeux ou syphilitique et d'ulcérations au larynx (*laryngite ulcéreuse*).

*E.* Le *traitement* est basé sur les moyens que voici : repos de l'organe vocal; inspirations de vapeurs émollientes (*fumigations*) ; régime doux, précautions hygiéniques, flanelle sur la peau, etc. Cela peut suffire dans les cas peu anciens. Mais lorsque la maladie résiste à ces moyens, il faut recourir au *vésicatoire* ou au *séton* à la nuque ; modérer la toux par les *fumigations narcotiques* (belladone, stramonium, plantes que le malade pourra fumer aussi en *cigarettes*), par de petites doses d'*opium* en pilules ou en potion. La *cautérisation* de la partie supérieure du larynx au moyen d'un morceau d'éponge fixé à l'extrémité d'une tige et trempé dans une solution de nitrate d'argent (2 grammes pour 4 grammes d'eau distillée) a été essayée avec des résultats favorables par Trousseau, qui employait encore des *insufflations* de poudres de sous-nitrate de bismuth, de sulfate de zinc, d'acétate de plomb, d'alun ou de borax, mêlées à cinq, dix ou quinze fois leur poids de sucre. Ces moyens, toutefois, ne doivent être employés que par des hommes de l'art, et l'on sait qu'il en est qui ont choisi le traitement des *maladies du larynx et de la voix* pour en faire leur spécialité.

Répétons que la *laryngite chronique peut se rattacher à la phtisie, à la syphilis*, et aussi à la diathèse *dartreuse, rhumatismale*, etc., et qu'alors il faut *traiter l'état diathésique* avant tout.

### Laryngite ulcéreuse.

Phtisie laryngée.

*A*. La *laryngite ulcéreuse* est une phlegmasie du larynx primitivement chronique, compliquée d'ulcérations de la muqueuse, et donnant lieu à des phénomènes de consomption, comme dans la phtisie pulmonaire. De là la dénomination de *phtisie laryngée.*

Mais ici surgit une difficulté, une incertitude : Si les ulcérations distinguent la laryngite *ulcéreuse* de celle dite *chronique simple*, serait-ce que celle-ci ne présente jamais de ces ulcérations? Autrement dit, la laryngite chronique peut-elle devenir ulcéreuse *simple*, c'est-à-dire indépendante de toute affection tuberculeuse ou syphilitique? Les avis sont très partagés sur ce point.

*B*. On donne le nom spécial de *phtisie laryngée* à la laryngite ulcéreuse par cause tuberculeuse diathésique, car l'on considère comme très rares les ulcérations *simples* du larynx.

Quoi qu'il en soit, les *causes* de la laryngite ulcéreuse sont : les unes prédisposantes, comme le froid, les efforts de voix, etc.; les autres déterminantes, telles que la tuberculisation pulmonaire, les vices syphilitique, cancéreux, etc. Les hommes y sont plus sujets que les femmes.

*C*. Les *symptômes* se manifestent comme suit : d'abord chaleur, sentiment de gêne, de sécheresse ; picotements et démangeaisons au larynx, augmentant sous l'influence de l'exercice de la parole, du froid, de l'humidité ; petite toux sèche, brève et fréquente, se manifestant et augmentant proportionnellement aux progrès de la maladie. L'expectoration est laborieuse, composée de crachats purulents, pelotonnés; déglutition douloureuse, difficile; appétit nul; voix altérée, rauque ou éteinte (*aphonie*); respiration gênée, sifflante.

Une fièvre lente consume le malade, qui maigrit, tombe en hectisie, et finit par mourir au milieu des sueurs et d'un dévoiement colliquatifs, comme dans la *phhtisie pulmonaire*, laquelle d'ailleurs est souvent *concomitante*. Nous ne parlons pas de quelques autres signes, tels que le murmure bruyant dans le larynx à l'auscultation, la faiblesse du bruit respiratoire, sans compter les renseignements que donne la tuberculisation pulmonaire, laquelle accompagne presque toujours la *phtisie laryngée*.

Lorsque l'affection dépend d'une *syphilis* constitutionnelle, les ulcérations laryngiennes peuvent causer des accidents pareils à ceux de la tuberculose laryngée, mais le pronostic est infiniment moins grave, puisque l'affection, la maladie est sous la dépendance d'une diathèse curable. (V. *Syphilis*.) Si elle est *idiopathique*, c'est-à-dire si les ulcérations sont simples (cas de beaucoup les plus rares), ces ulcérations peuvent durer très longtemps, sans causer d'autres troubles que l'altération de la voix.

Or, au moyen du *laryngoscope* le médecin peut porter le regard explorateur jusque dans la profondeur du larynx, et constater si l'aphonie tient à une *ulcération des cordes vocales* ou à une *carie des cartilages*.

*D. Traitement* de la laryngite ulcéreuse. — Il est le même que celui indiqué ci-dessus, impuissant lorsque la maladie est liée à la *phtisie pulmonaire*; lorsqu'au contraire il y a lieu de soupçonner le *vice syphilitique*, c'est aux moyens spécifiques qu'il faut recourir. Quant au *cancer* laryngien, il est au-dessus des ressources de l'art, ainsi que la maladie de l'empereur Frédéric III en a offert un triste exemple.

### Aphonie.

Extinction de voix.

L'*aphonie* est la diminution ou l'extinction du son vocal. Il ne faut pas la confondre avec le *mutisme*, qui est un état congénital. La voix ayant pour organe spécial le larynx, c'est dans cet appareil que réside, ainsi que nous venons de le voir, la cause de ses altérations. (V. *Laryngite*.) De plus, comme il faut que le larynx, pour produire le son vocal, reçoive l'influence nerveuse des nerfs laryngés (I. p. 91, *J*), il s'ensuit que l'altération de ces derniers est suivie nécessairement de celle de la voix. Or, le *goitre* lui-même, quand il comprime les nerfs en question, peut produire de l'aphonie à un degré plus ou moins marqué.

Il y a aussi une *aphonie nerveuse*, essentielle ; c'est celle qui survient chez les hystériques, les sujets irritables, et qui laisse le larynx exempt de maladie démonstrable. Dans ce cas il s'agit de combattre la névrose qui donne lieu à l'extinction de la voix.

### Polypes du larynx.

Le larynx peut être le siège de *polypes*, petites excroissances ou muqueuses ou fibreuses, simples, hypertrophies partielles avec ou sans pédicule, compliquées ou non d'ulcération. — Aux *symptômes* de la laryngite s'ajoutent des accès de suffocation ayant lieu pendant la déglutition. La respiration est facile dans certains cas, plus ou moins gênée dans d'autres ; quelquefois même le polype cause une véritable asphyxie par obstacle au passage de l'air. L'exploration du larynx au *laryngoscope* doit assurer le diagnostic.

Le *traitement* consiste à cautériser l'excroissance polypeuse, en se guidant au moyen du laryngoscope ; si la tumeur est *pédiculée*, on peut la saisir avec une pince à griffes et l'arracher. — On peut, dès le début du mal, diriger dans le larynx divers topiques à l'aide de la *pulvérisation*, consistant à réduire l'eau en poussière à l'aide d'un appareil fabriqué *ad hoc*.

### Œdème de la glotte.

*A*. La muqueuse du larynx et son tissu sous-jacent, les ligaments aryténo-épiglottiques sont quelquefois le siège d'une infiltration séreuse ou *gonflement œdémateux*, qui rétrécit la glotte au point de la réduire au quart de ses dimensions ordinaires. — Les *causes* sont : 1° la laryngite, coïncidant avec une angine gutturale et déterminant rapidement un gonflement œdémateux des lèvres de la glotte ; 2° des ulcérations anciennes du larynx, produisant d'une manière secondaire et moins subitement l'infiltration des replis muqueux glottiques ; 3° un état de faiblesse générale, une disposition favorable à l'anasarque, qui fait que grâce à une idiosyncrasie spéciale, le tissu péri-glottique s'infiltre de sérosité.

*B. Symptômes*. — Respiration difficile, bruyante ; gêne ou impossibilité de déglutition ; toux quinteuse, convulsive ; aphonie ; accès de suffocation qui durent de 6 à 10 minutes et amenant une injection de la face, qui devient bleuâtre comme dans l'asphyxie par strangulation. Dans les intervalles, l'acte respiratoire est plus libre, mais l'inspiration est toujours plus difficile que l'expiration. *Pas de fièvre* ou presque pas : et ce caractère distingue l'œdème croupal de la glotte de la laryngite aiguë et même de la laryngite striduleuse. (V. ces mots.) On sait que cette dernière affection est propre aux enfants, tandis que l'œdème de la glotte est plus fréquent chez les adultes. Quand on voit se produire tout à coup de l'enrouement, de l'aphonie, de la dyspnée, des accès d'étouffement, avec inspiration sifflante suivie d'une expiration très facile, de cyanose, etc., on peut affirmer qu'il existe un œdème de la glotte. Le *pronostic* est extrêmement grave. Après la mort, on trouve les bords de la glotte épaissis, infiltrés de sérosité ou de pus, fermant plus ou moins cette ouverture.

*C. Traitement.* — Au début, si la maladie est inflammatoire, primitive, on peut appliquer des *sangsues* au cou, faire des *frictions mercurielles* portées jusqu'à la salivation. Les *vomitifs* sont surtout utiles. Recourez aussi aux *ventouses, vésicatoires, révulsifs* de toutes sortes, sans négliger les *insufflations* de poudre d'alun, de borax, mêlée à du sucre, etc. Mais ces moyens sont généralement peu efficaces; aussi propose-t-on de faire des *mouchetures* sur le bourrelet œdémateux au moyen du bistouri à lame étroite garnie de linge jusqu'à 3 ou 4 millimètres de la pointe. La *trachéotomie* est la ressource extrême lorsque le malade est menacé d'asphyxie.

### Laryngite striduleuse.

Faux croup, croup spasmodique.

*A.* Cette affection n'est autre chose qu'une *inflammation catarrhale* de la muqueuse de la glotte, compliquée d'un état spasmodique du larynx et d'accidents de suffocation, revenant par accès; *pas de production* de fausses membranes, comme cela se voit dans le croup vrai. Elle est propre à l'enfance et sévit principalement sur les sujets de deux à huit ans, élevés dans de bonnes conditions, ce qui est encore un caractère qui la différencie du croup. Les petits garçons y sont plus exposés que les filles; le froid en est l'agent ordinaire. La maladie peut se reproduire plusieurs fois chez le même enfant.

L'angine *faux croup* débute ordinairement d'une manière subite, au milieu de la nuit, après avoir été précédée, ou sans cela, d'une légère toux catarrhale-laryngienne. L'enfant est pris tout à coup d'une difficulté de respirer; sa toux et sa voix sont sonores ou d'un timbre rauque particulier, non croupal toutefois. Pas d'aphonie complète. Il est inquiet, en proie à des accès de suffocation. (V. *Spasme de la glotte.*) Fièvre modérée. Au bout de 24 ou 48 heures environ, la toux redevient catarrhale, humide, l'expectoration commence, une moiteur générale se manifeste, et le calme se rétablit. Mais ordinairement une bronchite succède à ces accidents et dure un temps variable.

*B.* Le *traitement* est des plus simples : repos au lit; température douce, égale; *boissons pectorales*, diaphorétiques, pédiluves. Quoique moins essentiel que dans le croup, le *vomitif* (ipéca, 30 à 40 centigr. dans du sirop) est d'une utilité incontestable au début. Une erreur de diagnostic peut faire recourir au traitement actif du vrai croup. Heureusement la nature surmonte les inconvénients de ces moyens perturbateurs. Et le médecin passe aux yeux de la famille pour avoir sauvé l'enfant du croup, alors que la maladie eût guéri toute seule.

### Laryngite diphthéritique.

Croup, diphthérie, laryngite pseudo-membraneuse.

*A.* Le *croup* est une inflammation spécifique, infectieuse, aiguë du larynx, avec production de fausses membranes, obstruction de la glotte par elles et difficulté ou impossibilité de respirer.

Nous avons déjà dit quelque chose de cette singulière tendance des muqueuses à exhaler un liquide coagulable sous l'influence d'une phlegmasie dont nous ne pouvons expliquer la nature, mais que tout le monde avec Bretonneau considère comme *spécifique* (on dit maintenant *microbienne*) et contagieuse de sa nature.

*Causes.* — Le croup se développe le plus ordinairement dans les contrées humides et les saisons pluvieuses; les vicissitudes atmosphériques ont une grande influence dans sa production ; il est endémique dans certaines localités basses, et y règne souvent épidémiquement, se montrant très infectieux et contagieux. C'est une maladie particulière, spéciale aux enfants de trois à huit ans, ceux du sexe masculin surtout ; mais les adultes n'en sont pas exempts. On la signale aussi chez les animaux domestiques.

*B. Symptômes.* — D'ordinaire le croup ne débute pas inopinément, comme le faux croup; il est précédé par du malaise, de la courbature, des frissons, du mal de gorge, des phénomènes catarrhaux ordinaires; mais lorsqu'à ces phénomènes se joint du *gonflement des ganglions sous-maxillaires*, le cas est sérieux ; bien vite alors il faut porter son attention du côté de la gorge, où on trouve la muqueuse rouge, gonflée et déjà peut-être parsemée de plaques blanchâtres ou grisâtres de fausses membranes, sorte de feutrage formé par les micro-organismes qui y pullulent. L'inflammation *diphthéritique* (p. 295) se propage au larynx ; d'autres fois, commençant par la trachée-artère, elle s'étend de bas en haut. Quoi qu'il en soit, le croup n'est confirmé que du moment où des *fausses membranes* se forment sur les lèvres de la glotte, dont elles rétrécissent l'ouverture, déjà si étroite chez les enfants. C'est alors qu'apparaissent les accidents graves de suffocation et d'asphyxie. Le malade éprouve de la gêne, de la douleur au larynx. Sa voix, sa toux offrent un timbre et des caractères particuliers qui l'ont fait comparer au cri d'un jeune coq. Cette toux est quinteuse, se calme et revient alternativement en s'accompagnant d'anxiété, d'accès de suffocation. La respiration est très gênée ; l'expiration se fait mieux que l'inspiration, qui est difficile, courte, brusque, sifflante. L'enfant semble vouloir arracher l'obstacle qui l'empêche de prendre haleine. Sa face est bouffie, pâle, anxieuse, livide ; ses yeux hagards, et les veines du cou, dans les derniers moments, se montrent gonflées, etc. Pourtant quelques instants de calme reviennent encore, surtout lorsque les quintes de toux ou la médication employée amènent des vomissements expulsifs de fausses membranes. Tous les symptômes s'aggravent bientôt ; l'anxiété est extrême et la fièvre intense.

L'état général par la pâleur, l'altération des traits, l'abattement, l'anesthésie, dénote une sorte d'empoisonnement. L'asphyxie est croissante et annonce l'approche de la mort. — A l'autopsie, on trouve dans le larynx la trachée et quelquefois jusque dans les bronches, des concrétions pseudo-membraneuses, au-dessous desquelles la muqueuse est d'un rouge foncé, livide. Le calibre des conduits aérifères est plus ou moins rétréci, suivant l'épaisseur des fausses membranes, et cela explique la suffocation.

*C.* On a établi des distinctions, des degrés dans la marche de cette terrible maladie ; c'est le croup *local*, borné au larynx et au pharynx ; le croup *généralisé*, qui s'accompagne d'un *état diphthéritique* des plus caractérisés, infiniment plus grave que le premier, parce qu'il se lie à une altération infectieuse profonde des humeurs : altération telle que l'application d'un vésicatoire sur un point très éloigné, par exemple, donne lieu à une exsudation pseudo-membraneuse analogue à celle développée dans le larynx. La marche en est aussi plus rapide, tout en donnant lieu à une réaction moins franche, etc. On peut reconnaître dans la succession des symptômes trois périodes : la première (l'*état catarrhal*) est prodromique, et non encore le croup ; la seconde est le *croup confirmé ;* la troisième, *la période asphyxique et toxique.*

Nous n'avons pas besoin d'insister sur le *pronostic* de cette épouvantable maladie : il est des plus graves, surtout lorsque règne une *épidémie de diphthérie.*

*D. Traitement.* — Il doit être actif et prompt. Sans parler du repos, des boissons douces, des soins hygiéniques que réclament les symptômes catarrhaux, nous supposons tout de suite qu'on ait des craintes fondées par l'intensité de la fièvre, le mal de gorge et le gonflement douloureux au toucher des ganglions cervicaux ; alors il faut agir vigoureusement. Si l'enfant est fort et de bonne constitution, on peut appliquer sur les côtés du larynx 2, 4, 6 *sangsues*, beaucoup plus même suivant l'âge, mais ce moyen, considéré autrefois comme de première importance, inspire peu de confiance aujourd'hui que l'infection microbienne occupe le premier rang en étiologie morbide. Explorez la gorge et, si vous y voyez des plaques pseudo-membraneuses, hâtez-vous de *cautériser* avec de l'acide hydrochlorique, ou une solution concentrée de nitrate d'argent, portée à l'aide d'une tige ayant une petite éponge fixée à son extrémité. Cautérisez largement et profondément, comme dans l'angine couenneuse.

*a.* Lorsqu'il existe des fausses membranes dans le larynx, la cautérisation est impuissante, parce qu'elle ne peut être portée jusque dans la glotte. C'est aux *vomitifs* et aux *mercuriaux* qu'il faut recourir : les premiers, pour expulser les concrétions membraneuses ; les seconds, pour modifier l'état des liquides, les rendre moins plastiques. Faites donc vomir à l'aide de l'*émétique* (5 ou 10 centigr. dans un peu d'eau qu'on administre par petite cuillerée aux enfants) ; surtout revenez plusieurs fois à ce moyen, qui est sans contredit le meilleur. Faites des *frictions mercurielles* autour du cou ; donnez à l'intérieur le *calomel* (2 à 5 centigr. d'heure en heure), de manière à exciter la salivation le plus tôt possible. Miquel (d'Amboise) propose d'administrer 10 centigr. d'alun en poudre et autant de calomel, alternativement de deux en deux heures, ce traitement lui a paru offrir de grands avantages. En même temps, on met en usage les *sinapismes*, les *révulsifs* cutanés. Il ne faut pas oublier que le vésicatoire a, dans la diphthérie, l'inconvénient de développer sur le derme mis à nu une fausse membrane, et qu'il est considéré par les praticiens comme plutôt nuisible qu'utile.

On a vanté un grand nombre de *remèdes empiriques* dont les effets sont plus que douteux.

Lorsque tout a échoué, qu'il y a menace d'asphyxie, il ne reste plus que la cruelle ressource de la *trachéotomie*, laquelle cependant, d'après les relevés de Trousseau, réussit deux fois sur cinq quand elle est faite dans les conditions que ce professeur a indiquées avec beaucoup de soin.

*b.* Une maladie aussi grave que le croup réclame impérieusement les soins de l'homme de l'art. Cependant, comme il faut *agir promptement*, les parents doivent savoir porter les premiers secours, qui consistent dans l'emploi du *vomitif* et des *sinapismes*. Ils ne peuvent mal faire, en attendant le médecin, de provoquer le vomissement au moyen de l'émétique (10 centigr. dans 100 gram. d'eau par cuillerée) ou de l'ipécacuana (1 à 2 gr. en poudre dans deux verres d'eau tiède). Un père intelligent pourrait même *cautériser* le fond de la gorge, si les accidents devenaient menaçants.

Mais puisque la maladie est microbienne, où sont dans tout cela les remèdes antiseptiques ou microbicides internes? Nous avons montré que, sur ce point, presque tout est à faire. Au reste, ici, l'antisepsie ne sera efficace qu'à condition d'être préventive par voie de vaccination.

### Maladies du corps thyroïde.

Le corps thyroïde peut être affecté d'hypertrophie (*goitre*), dont suit l'histoire; de *polypes* et de *kystes* dont nous n'avons pas à parler. Le goitre peut exister, à titre de complication et comme cause ou effet, dans l'*exophthalmie goitreuse* et le *crétinisme*.

### Goitre.

Bronchocèle, gros cou, grosse gorge.

*A.* Le *goitre* est un gonflement hypertrophique du corps thyroïde, dont le tissu est rendu plus rouge, plus dense, les vaisseaux plus volumineux, et qui, dans les cas anciens, devient le siège de diverses productions morbides, telles que kystes, noyaux cancéreux ou cartilagineux, etc. Les causes en sont peu connues. On l'attribue généralement à l'usage des eaux provenant de neiges fondues ou chargées de sels calcaires; Boussingault a prétendu qu'il serait dû à la désoxygénation de l'eau, sur le sol élevé, par la présence de l'acide carbonique dans le liquide et son contact avec des substances avides d'oxygène, telles que le fer, le soufre, les feuilles mortes, le bois pourri.

Le goitre est endémique dans les vallées des Vosges, du Valais, des Pyrénées, des Alpes; il est inconnu sur les hauteurs. Il est quelquefois héréditaire. La femme y est plus exposée que l'homme; chez elle les efforts de parturition en favorisent ou déterminent le développement. Les *goitreux* des contrées où ils abondent sont souvent en même temps *crétins*. (V. *Crétinisme*.) On peut différer d'opinion sur les relations de cause à effet touchant ces deux états de dégénération, mais tout le monde est d'accord sur ce point, que ces états dépendent d'un concours de circonstances climatériques et géologiques dont la disparition entraînerait la cessation de ces infirmités.

*B.* « Le goitre se présente sous la forme d'une tumeur molle, pâteuse, indolente, plus ou moins mobile, sans changement de couleur à la peau, sillonnée de grosses veines. Sa forme et son volume varient beaucoup : l'hypertrophie peut occuper tout l'organe ou un de ses lobes, et, dans l'un et l'autre cas, l'affecter très inégalement ; le plus souvent pourtant la tumeur est ovoïde ou sphéroïdale, et occupe toute la partie antérieure du cou. On la voit quelquefois se détachant du larynx, tomber sur la poitrine, sur le ventre et même, dit-on, jusque sur le pubis ; d'autres fois, elle remonte latéralement jusqu'au niveau des oreilles ; mais ces faits sont excessivement rares. Dans la plupart des cas la tumeur n'a que le volume du poing ou des deux poings du sujet ; chez les femmes, elle augmente pendant l'époque menstruelle. » On conçoit l'action mécanique que la *grosseur* exerce sur les organes voisins, sur le larynx (d'où altération de la voix et aphonie), sur la trachée (gêne de la respiration), sur l'œsophage, (difficulté de déglutition). Sa marche est extrêmement lente ; elle ne fait plus de progrès sensibles après l'âge de quarante ans, époque où sa résolution, qui était possible au commencement, ne peut plus s'effectuer.

*C. Traitement.* — Lorsque le goitre endémique est à son début, il faut *expatrier* le sujet atteint, surtout s'il est jeune, et le soumettre à de *bonnes conditions hygiéniques ;* cela suffira à arrêter la maladie dans sa marche et amener sa résolution. Cette heureuse terminaison peut être hâtée par des préparations *iodées*. L'*iode* est en effet le remède sur lequel il est le plus permis de compter : on l'administre à l'intérieur sous forme de teinture (20 à 40 gouttes deux ou trois fois par jour chez les adultes) ; et à l'extérieur, en pommade (hydriodate de potasse, 4 ; axonge, 30), et sous forme d'injections dans la tumeur. L'éthiops végétal, l'*éponge brûlée*, la *poudre de Sency* doivent leur réputation, dans le traitement du goitre, à l'*iode* qui entre dans leur composition. — Vésicatoires, séton, ligature des artères thyroïdiennes, etc., sont sans effet.

### Goitre exophthalmique ou exophthalmie goitreuse.

Maladie de Basedow.

« Le *goitre exophthalmique* est une hypertrophie aiguë du corps thyroïde ou une thyroïdite congestive coïncidant avec un trouble de la circulation cardiaque et produisant une asphyxie mécanique. L'*exophthalmie* est le résultat de la gêne de la circulation dans la carotide externe par l'hypertrophie aiguë de la thyroïde, et d'une tendance au rétablissement de la circulation collatérale par l'artère ophthalmique, ce qui produit une sorte d'érection dans le système artériel de l'orbite. »

Voilà une longue définition pour une affection sur la nature et la genèse de laquelle on discute encore. Graves en faisait une névrose, parce qu'elle se complique d'accidents nerveux, de suffocation par exemple. Mais ces accidents sont la conséquence des lésions organiques.

Le goitre exophthalmique n'est décrit que depuis peu d'années, mais on avait remarqué depuis longtemps que certains goitres s'accompagnent d'un peu d'*exophthalmie*.

Le *traitement* est à peu près impuissant. Il ne peut s'adresser d'ailleurs qu'aux lésions, c'est-à-dire à l'état chlorotique ou anévrismatique du sujet, etc. Menace de suffocation ou d'asphyxie, ferait songer à la trachéotomie.

Dieulafoy, considérant l'érothisme cardio-vasculaire dans le goitre exophthalmique, lui oppose l'ipéca associé à la digitale et à l'opium (poudre d'ipéca 0,03; poudre de feuilles de digitale, 0,02; extrait d'opium 0,0025, pour une pilule), en prendre 4 à 6 par jour. — Une amélioration considérable de tous les symptômes est la règle.

### Kystes du corps thyroïde.

Nous n'avons pas à nous occuper de ce sujet exclusivement chirurgical.

### Crétinisme.

Article renvoyé à la pathologie des centres nerveux présidant à la nutrition.

## CHAP. III. — PATHOLOGIE DES ORGANES DE L'OLFACTION.

Nous commençons ici l'histoire de la pathologie des sens externes : olfaction, audition, gustation, toucher, vision.

Le sens de l'olfaction comprend, comme nous savons, le nez et les fosses nasales. Or ces organes sont assez fréquemment le siège de *plaies*, *fractures*, *ulcérations* de diverses nature ; de *tumeurs*, *hypertrophie*, etc. Mais ces états morbides, dont l'histoire générale a été faite précédemment sous la rubrique *maladies-types*, ne présentent ici rien de spécial. Cependant les fosses nasales offrent à notre examen spécial : 1° le *coryza* (inflammation de la membrane muqueuse) ; 2° l'*épistaxis* (hémorrhagie nasale) ; 3° la *morve* (inflammation virulente) ; 4° la *punaisie* (ulcération avec odeur puante) ; 5° des *ulcérations* ; 6° des *polypes*.

### Coryza ou rhinite

Rhume de cerveau, enchifrènement.

Le *coryza* (vulgairement *rhume de cerveau*) est une inflammation catarrhale de la membrane muqueuse des fosses nasales. Il y a l'aigu et le chronique ; de plus le coryza des enfants à la mamelle.

*A*. Coryza ordinaire dit *aigu*. — A peine considéré comme une maladie, tant il est fréquent et peu grave, il se manifeste sous l'influence d'un simple changement de température, ou du froid humide et autres causes communes des affections catarrhales. — Il débute par une sensation de sécheresse, de prurit, de gonflement dans le nez, avec éternuements répétés. Un écoulement nasal se produit qui, d'abord muqueux, incolore, transparent, devient ensuite épais et jaunâtre après la période aiguë de l'inflammation ; il irrite, excorie la peau de la lèvre supérieure. L'odorat est diminué ou aboli ; la respiration par le nez est rendue difficile ou même impossible, en raison du gonflement de la muqueuse olfactive.

En même temps malaise, pesanteur de tête, quelquefois forte céphalalgie et léger mouvement fébrile. Mais ces symptômes ne sont très prononcés que quand la phlegmasie s'étend aux sinus maxillaires et frontaux (t. I, p. 33, *a*) et aux voies lacrymales. Au bout de deux ou trois jours ils s'amendent ; alors une sécrétion muqueuse plus épaisse, colorée, parfois odorante, annonce la période de *coction*, et la guérison ne se fait pas attendre.

*B*. Le coryza *chronique* est un catarrhe nasal qui se montre spécialement chez les enfants et les jeunes gens lymphatiques, scrofuleux. Il est sans douleur, mais non sans gêne dans le nez. Il donne lieu à une sécrétion abondante épaisse, opaque, jaunâtre ou verdâtre, tantôt inodore, tantôt d'une odeur forte, presque fétide. Le sujet mouche souvent et abondamment. Comme tous les catarrhes chroniques, celui-ci offre des alternatives d'amélioration et de recrudescence; sa durée est très longue, quelquefois indéfinie, cas où il porte une grave atteinte au sens olfactif.

Le *traitement* est simple : Boissons légèrement *diaphorétiques* chaudes; *pédiluves;* température douce et uniforme. Les fumigations émollientes ne conviennent que lorsqu'il y a sécheresse des fosses nasales. On peut priser ou renifler des poudres ou des liquides antiseptiques.

Pour venir à bout du coryza *chronique*, il faut d'abord améliorer la constitution par des *soins hygiéniques* bien entendus, ainsi qu'il est indiqué à l'article *Scrofules.* Après ou en même temps on emploie les moyens locaux qui sont prescrits ci-après contre l'*ozène.*

### Coryza des enfants à la mamelle.

C'est une maladie qui n'est pas sans danger chez ces jeunes êtres, qui ne peuvent plus teter puisqu'ils ne sauraient respirer; en outre elle peut se compliquer de diphthérie avec fausses membranes. Alors force est de remplacer le sein par le biberon. Dans ces cas graves, calomel à l'intérieur, vésicatoire, cautérisation de la muqueuse nasale au moyen d'un pinceau imbibé d'une solution de nitrate d'argent (0,25 p. 30 d'eau distillée), ou d'injection antiseptique (eau boratée), etc.

Si le coryza était d'origine *syphilitique*, on sait le traitement général à employer.

### Ozène. — Coryza fétide.

Punaisie.

L'*ozène* (de *ozein*, sentir mauvais) est une affection des fosses nasales caractérisée par des ulcérations chroniques et fétidité de l'haleine. Toutefois il faut distinguer. Il y a un *coryza chronique*, compliqué ou non d'ulcérations et d'une sécrétion odorante, qui n'est pas cependant un *ozène proprement dit.* Celui-ci est une affection toute spécifique, microbienne, à peu près toujours incurable. On l'observe chez les individus de toute constitution, tandis que le coryza chronique ordinaire est lié à un état lymphatique ou scrofuleux. Au reste, la distinction est peu importante, les deux maladies exigeant le même traitement. Mais si l'ozène est le plus souvent incurable, il ne faut pas moins essayer de le traiter par les moyens que nous allons indiquer et qui lui sont communs avec ceux dirigés contre le coryza chronique. Ajoutons que, d'après Lowemberg, c'est le microbe (un *coccus*) qui est surtout le principe de la fétidité.

*Traitement.* — Supposons l'absence de tout symptôme aigu. Il faut d'abord faire tomber les croûtes qui obstruent les fosses nasales, au moyen de fumigations émollientes ; puis on a recours aux *fumigations* aromatiques et balsamiques (*goudron*) ; aux *injections* astringentes, chlorurées, antiseptiques, voire même caustiques ; aux *poudres* mercurielles ou autres que l'on prise. Indiquons quelques formules.

On peut employer des injections chlorurées (chlorure de calcium ou de sodium, 2 ; eau d'orge, 50 à 100) ; on peut introduire dans le nez, à l'aide d'un pinceau, une pommade ou un cérat ainsi composé : axonge, 30 grammes ; acétate de plomb ou céruse, 2 grammes. Trousseau conseille de priser sept à huit fois par jour une pincée de la poudre suivante : protochlorure de mercure, 1 gram. 30 centig. ; oxyde de rouge de mercure, 60 centigram. ; sucre candi, 16 gram. Il injecte aussi une solution caustique, soit sublimé, 8 ; eau distillée, 380, dont on met une demi-cuillerée à café jusqu'à deux cuillerées dans un verre d'eau. Enfin la *poudre antiseptique* (borax et salol par parties égales) pourra être prisée avec avantage. Si le sujet était sous l'influence du vice syphilitique ou scrofuleux, on le soumettrait au *traitement interne* approprié. Enfin, dans les cas rebelles on peut recourir à la *cautérisation* de la muqueuse boursouflée à l'aide du crayon de nitrate d'argent, ou mieux à l'aide de la solution de ce sel (1 ou 2 pour 30 d'eau). Tout cela sans préjudice des *dérivatifs* internes et externes, etc.

Supposons que tous ces moyens aient échoué ou que l'on ne se soit pas décidé à les employer, il reste les *palliatifs*, agents pour masquer l'odeur fétide de l'haleine, comme par exemple l'*eau chlorurée* (eau 40, chlorure de chaux liq. 2) à renifler plusieurs fois par jour ; ou l'acide phénique très étendu (1 pour 100 d'eau distillée), mieux encore le *permanganate de potasse* (10 pour 200 d'eau distillée) en injections dans le nez.

### Ulcérations des fosses nasales.

Mal dans le nez.

*A.* Il ne s'agit, dans ce court article, ni des ulcères, ni du coryza chronique, ni de l'ozène (p. 463), mais de certaines *excoriations superficielles* qui s'établissent souvent à la partie inférieure interne de la cloison du nez, chez les enfants lymphatiques surtout. Cela donne lieu à des démangeaisons incommodes, provoquant une humeur qui, se desséchant, forme croûte; celle-ci, lorsqu'on l'arrache, met à nu une surface rouge, excoriée, saignante. Aucune odeur désagréable n'est exhalée, à moins qu'il n'existe un coryza chronique concomitant.

L'action répétée des doigts, la densité du tissu affecté, un certain état passager ou chronique de la constitution, rendent la guérison de cette légère maladie longue et difficile à obtenir.

*B. Traitement.* — Faites tomber les croûtes à l'aide de *fumigations* émollientes; puis pansez les petites ulcérations avec une *pommade détersive* ou *astringente*, telle que celle au calomel, au précipité blanc, au borax, ou simplement le *cérat soufré*. Des injections ou reniflements de liquides antiseptiques sont aussi indiqués, comme à l'intérieur les *toniques*, les *amers*, le houblon, l'eau sulfureuse, etc.

### Epistaxis.

Saignement de nez.

*A.* L'*épistaxis* (*epi*, sur, *staxein*, couler goutte à goutte) est une hémorrhagie qui se produit à la surface de la membrane muqueuse des fosses nasales. Son histoire se trouve comprise sous plusieurs rapports dans celle de l'hémorrhagie considérée en général, nous devons y renvoyer le lecteur (p. 300). En effet, l'épistaxis peut être *active* ou *passive*; *essentielle* ou *symptomatique*; *critique* ou *supplémentaire*, suivant l'état dans lequel se trouve l'organisme.

*B. Causes.* — Le *saignement de nez*, considéré comme affection essentielle, spontanée, est fréquent chez les jeunes gens sanguins, chez ceux dont la muqueuse olfactive est le siège de phlegmasie chronique ou de polypes. — Il se manifeste souvent au début des fièvres continues, des fièvres éruptives et dans certains états cachectiques, mais c'est alors comme prodrome ou symptôme indiquant un état de pauvreté du sang. Il se rattache quelquefois à une diathèse hémorrhagique (*hémophilie*), et alors il est plus sérieux.

*C. Symptômes.* — Ou le sang s'échappe goutte à goutte, ou il s'écoule d'une manière continue; dans ce dernier cas l'abondance peut en être considérable. Si l'hémorrhagie est *active*, due à un état de pléthore, elle soulage, devient même son propre remède, pourvu qu'elle soit modérée; si au contraire elle est *passive*, liée à un état d'atonie générale, elle augmente la faiblesse et crée sa propre cause. Survient-elle au début d'une maladie fébrile, elle indique assez souvent que celle-ci sera grave. Apparaît-elle au contraire dans le cours d'une affection aiguë, elle juge celle-ci ordinairement d'une manière favorable.

Les épistaxis *symptomatiques* de maladies organiques des fosses nasales (ulcères, cancer, polypes) sont les plus rebelles, les plus graves à cause de l'altération organique qui les produit.

*D. Traitement.* — L'épistaxis essentielle modérée, comme celle qui se montre *critique*, doit être respectée; elle s'arrête d'ailleurs spontanément par formation de caillots sanguins; mais comme ceux-ci sont chassés par l'éternuement, l'écoulement de sang reparaît quelquefois. Dès que l'hémorrhagie menace par son abondance, on doit s'en occuper. Un moyen fort simple consiste à élever le bras correspondant à la narine d'où le sang s'écoule, et à le maintenir quelque temps dans cette position, cela facilite en effet le retour du sang veineux de la tête au cœur (Négrier). Nous préférons faire tenir la *tête élevée*, appliquer sur le front ou entre les épaules des *corps froids*, tels que compresses imbibées d'eau froide glacée ou d'oxycrat; faire *renifler de l'eau vinaigrée* ou une *dissolution d'alun*, de sulfate de cuivre, de zinc ou d'acétate de plomb. En même temps, *révulsifs* aux extrémités; introduction dans les fosses nasales de bourdonnets ou de *mèches de charpie* imbibés de solutions astringentes ou mieux encore de *perchlorure de fer* à 45°.

*E.* Si le sang ne s'arrête pas, ce qui est rare, on devra recourir au *tamponnement.* Celui-ci consiste non à boucher simplement la narine à l'extérieur (ce qui pourtant suffit souvent), mais à pratiquer le tamponnement *antéro-postérieur* des fosses nasales. Toute personne intelligente peut l'exécuter de la manière suivante : A défaut de la sonde dite *sonde de Belloc*, on se procure une tige flexible d'osier que l'on introduit dans la narine d'où le sang s'échappe, jusqu'au fond de la gorge; là on la saisit avec une pince et on en ramène l'extrémité au dehors par la bouche. A cette extrémité on attache les chefs d'un fil lié sur un bourdonnet de charpie préparé à l'avance. On retire alors la tige par l'extrémité nasale, le bourdonnet est ainsi entraîné jusqu'à ce qu'il s'applique contre l'ouverture nasale postérieure; puis à l'aide du fil qui sort par la narine, on fixera un second bourdonnet sur l'ouverture nasale antérieure. Un autre fil, attaché d'avance au bourdonnet guttural, sort par la bouche et sert plus tard à retirer le bourdonnet obturateur. Le sang ainsi emprisonné, ne pouvant s'échapper ni d'un côté ni de l'autre, remplit la fosse nasale et, s'y coagulant, sert de tampon aux vaisseaux béants.

### Polypes des fosses nasales.

*A.* Les fosses nasales sont souvent le siège de ces productions morbides, que précédemment nous avons étudiées sous le titre de *polypes* (p. 347). Elles peuvent naître dans tous les points des cavités olfactives et se montrer, là comme ailleurs, vésiculeuses, charnues ou fibreuses.

*Signes.* — Les polypes des fosses nasales produisent d'abord une légère gêne, de l'enchifrènement; plus tard des démangeaisons, de la douleur, de la difficulté de respiration. Puis c'est une sensation d'un corps étranger et un besoin continuel de mouchements. Chaque espèce de polype s'accompagne de phénomènes spéciaux : le *muqueux* se gonfle par les temps humides et devient très incommode; — le *charnu* ou *vasculaire* fournit du sang ou un écoulement muco-purulent ; il remplit la fosse nasale, s'y moule en quelque sorte, envoie des prolongements dans les points où il trouve le moins de résistance, et apparaît à l'une des ouvertures de ces cavités ; — le *fibreux*, lui, ne cède pas en raison de la résistance de son tissu; il écarte, déprime, use, perfore même les lames osseuses, et déforme les parties. Du reste, le polype charnu se comporte de même quand il dégénère en *cancer*, ce qui n'est malheureusement pas très rare. Les polypes muqueux sont de beaucoup les moins graves, en même temps que les plus fréquents.

*B.* Quant au *traitement*, il est entièrement chirurgical ; il comprend l'*arrachement*, l'*excision*, la *ligature*. L'arrachement est le plus souvent mis en pratique pour les petits polypes muqueux : il se fait au moyen de pinces de forme et de grandeur appropriées, on les introduit dans les narines, et, le polype saisi, on le tord et on l'arrache. L'opération pouvant être suivie d'hémorrhagie, il faut se munir des choses nécessaires pour parer à cette complication. L'*excision* et la *ligature* sont des opérations qui ne se trouvent guère décrites que dans les traités de *Médecine opératoire*.

**Morve. — Farcin.**

*A*. La *morve* est une maladie infectieuse et contagieuse des solipèdes, dont le principe actif (virus microbien) est transmissible même à l'homme et de celui-ci à son semblable. — Le *farcin*, forme particulière de la morve, est dû au même *contagium*, qui se développe dans les humeurs par prolifération de vibrions microscopiques.

Voyons d'abord comment ces maladies se comportent chez l'animal qui en est le plus souvent affecté, le cheval.

Le *farcin* est caractérisé par l'engorgement des vaisseaux et ganglions lymphatiques, par une éruption de boutons sous-cutanés, isolés ou confluents, qui s'ulcèrent, avec empâtement des membres; peu ou point de symptômes généraux. Il est presque constamment associé à la morve, ou plutôt il représente une morve chronique.

La *morve* a pour caractères propres un engorgement des ganglions de l'aine et du cou, un écoulement nasal (*jetage*), des ulcérations à la muqueuse des fosses nasales, l'altération des os de ces parties, des masses de granulations dans les poumons, avec dépérissement général. Puis, dans la forme *aiguë*, ces symptômes croissent en violence, rapidité de marche, et bientôt sont suivis de mort. A l'autopsie on trouve du pus dans les muscles, les articulations et divers organes.

On a cru, jusqu'à la découverte des germes contagieux, que la morve et le farcin pouvaient se développer spontanément chez le cheval. En tout cas les diverses formes de ces affections se reproduisent chez l'homme par contagion infectieuse et chez les animaux par inoculation expérimentale.

Le fait de la transmission du farcin et de la morve à notre espèce, indiqué dès 1811, n'a été définitivement acquis à la science qu'en 1837, grâce aux travaux de Rayer.

*B*. La morve est essentiellement microbienne, et son bacille s'obtient facilement. L'incubation des virus infectieux est chez l'homme d'une à deux semaines; elle est de deux à quatre jours seulement quand le virus est inoculé sous la peau. Dans le premier cas, les symptômes sont : malaise, frissons, prostration, vomissements; dans le second cas, début plus rapide, inflammation au point où s'est faite l'inoculation, aspect sanieux de la solution de continuité, phénomènes de réaction générale. Puis, douleur articulaire, avec ou sans rougeur à la peau; rougeur érysipélateuse à la face, avec empâtement des tissus; apparition de pustules pleines de pus; formation d'abcès sous-cutanés ou intermusculaires, dans diverses régions du corps; ulcérations aux fosses nasales, au voile du palais; écoulement visqueux, purulent, par le nez. Le ventre se météorise, selles fétides, pouls très fréquent, petit; prostration, eschares gangreneuses, délire, coma, mort.

*C.* La morve *chronique* offre des symptômes moins manifestes, plus lents dans leur marche. Elle succède presque toujours au *farcin*, lequel ne diffère de la morve que par l'absence de lésions nasales, et parce qu'il n'est pas toujours mortel.

*D.* On a tout essayé comme traitement : toniques, évacuants, antimicrobiens, iodure de potassium, quinine, mercuriaux, aconit, acide phénique, acétate de fer (6 à 8 gram. par jour), tout sans succès.

Restent les moyens préventifs, la *prophylaxie.* Ainsi les individus chargés de soigner les chevaux malades du farcin doivent être avertis des dangers qu'ils courent, afin qu'ils prennent des précautions. Ils ne devront panser ces animaux qu'après s'être assurés qu'ils n'ont aucune écorchure aux mains. S'ils se piquent avec un objet infecté, ils doivent agir sur-le-champ, comme si la petite plaie était faite par un chien enragé. Ils resteront le moins de temps possible dans l'écurie, ne se serviront point des objets à l'usage des chevaux, se laveront souvent la figure, les mains, le corps, etc. (*V. Désinfection*, *Antisepsie*.)

## CHAP. IV. — PATHOLOGIE DES ORGANES DE L'AUDITION.

*A.* La structure extrêmement délicate des organes auditifs, leur composition très complexe, leur situation dans la profondeur du rocher, les nombreux nerfs et vaisseaux qu'ils reçoivent, tout cela fait que les maladies qui les atteignent sont généralement douloureuses, compromettantes pour l'ouïe, difficilement guérissables, et le plus souvent même incurables. Il faut remarquer encore que le mouvement vital, ou, si l'on aime mieux, la *nature* agit très faiblement pour aider la thérapeutique, sans doute à cause de la grande proportion de parties osseuses qui entrent dans la composition de l'appareil.

*B.* Notons d'ailleurs que les vices tuberculeux, scrofuleux, ou syphilitique, sont des tares qui rendent très dangereuses les maladies de l'oreille en général. Aussi les médecins *auristes*, comme on appelle ces spécialistes, comptent bien rarement, nous ne dirons pas des succès, mais des quarts de succès. Ils le savent et s'en consolent volontiers puisqu'on les *honore* très grassement. O sourds infortunés, gardez au moins votre argent !....

Les maladies de l'oreille les plus fréquentes sont, en procédant de dehors en dedans : 1° l'*obstruction* du conduit auditif ; 2° l'*otite*, (inflammation du conduit, distinguée en *externe* et *interne*) ; 3° l'*otorrhagie* (hémorrhagie par l'oreille) ; 4° les *polypes* et les *corps étrangers ;* 5° le *catarrhe de la trompe* (inflammation catarrhale de la trompe d'Eustache) ; 6° la *surdité* (paralysie de l'ouïe) ; 7° l'*otalgie* (névralgie de l'oreille).

### Obstruction du conduit auditif externe.

« Le cérumen peut s'accumuler en quantité considérable dans le conduit auditif, l'obturer et déterminer la surdité. Lorsque cette circonstance aura été bien reconnue, il faudra *extraire la plus grande partie de la matière cérumineuse* avec une curette ; et de peur de léser la membrane du tympan, emporter la dernière portion de cette substance à l'aide d'*injections alcalines* pratiquées dans le conduit auditif. »

### Otorrhagie.

Tout *saignement* par l'oreille est un symptôme plutôt qu'une affection idiopathique, car il accuse le plus souvent une lésion soit du conduit auditif, du rocher ou de la cavité glénoïde du temporal avec ou sans fracture de la base du crâne.

Une hémorrhagie par l'oreille peut suppléer l'écoulement menstruel.

### Polypes de l'oreille.

Le conduit auditif externe peut être quelquefois, quoique rarement, le siège de *végétations polypeuses* qui entretiennent, dans cette partie, de l'irritation, un écoulement séro-purulent, des bourdonnements d'oreille, une dureté d'ouïe, etc. Ce sont des polypes ordinairement muqueux, très petits, mais qui cependant, s'ils ne sont pas détruits, peuvent faire irruption dans la caisse du tympan et causer l'*otite interne*, la *surdité* complète, voire même des accidents cérébraux. Des excroissances charnues peuvent aussi se développer dans l'oreille par suite d'altération des cartilages. Le polype auriculaire est ordinairement solitaire.

*Traitement.* — Lorsque l'on s'est assuré de l'existence de ces végétations (il suffit de regarder dans le conduit auditif dont on écarte les parois au moyen d'un petit *spéculum* fait exprès), on procède à leur *arrachement* et l'*arrachement* se fait à l'aide de petites pinces à polype, ou on les *excise*. Après l'opération, s'il y a hémorrhagie (cas rare) ou si les polypes sont de nature cancéreuse, il faut *cautériser;* puis on fait des *injections* émollientes, et l'on combat les symptômes inflammatoires qui peuvent survenir. (V. *Otite.*)

**Corps étrangers dans l'oreille.**

« Des billes d'ivoire, des balles, des pierres, des morceaux de papier, etc., ont quelquefois été introduits dans le conduit auditif; ces corps gênent l'audition et déterminent une vive inflammation des parties avec lesquelles ils se trouvent en contact. Il est urgent de reconnaître leur présence et d'en faire l'extraction. Leur séjour longtemps prolongé a causé de graves accidents. »

On les *extrait avec des pinces* ou des instruments analogues faits exprès, en écartant, si cela est nécessaire, les parois de l'oreille externe au moyen du spéculum *auris*, et l'on combat ensuite les symptômes inflammatoires par les émollients.

**Otite externe aiguë catarrhale.**

Le mot *otite* (de *ous*, *otos*, oreille) désigne l'inflammation de l'oreille ; mais il faut ajouter *externe* ou *interne*, suivant le siège qu'elle occupe. Voici d'abord la première.

L'inflammation du conduit auditif ne dépasse pas la membrane du tympan : c'est le catarrhe de l'oreille externe.

*A. Causes.* « L'otite affecte surtout les enfants et les jeunes gens. On dit que les scrofuleux y sont plus disposés ; mais les nombreux *écoulements d'oreille* qu'on observe chez eux ne dépendent pas toujours d'un travail inflammatoire ; ils sont très souvent l'effet d'une simple sécrétion morbide, d'un catarrhe, ou bien ils dépendent d'une altération semblable à celle qu'on observe dans plusieurs autres parties du corps et à laquelle l'inflammation est tout à fait étrangère. Il est plusieurs maladies vers le déclin desquelles l'otite survient très fréquemment : ce sont surtout la variole, la rougeole, la fièvre typhoïde et la phtisie pulmonaire. Dans la plupart des cas, l'otite survient d'une manière spontanée ou sous l'influence de causes toutes locales, telles que l'impression d'un courant d'air froid reçu sur l'oreille, l'accumulation du cérumen, l'introduction d'un corps étranger, certaines opérations pour détruire des végétations. »

*B. Symptômes.* — L'otite externe à l'état *aigu* se manifeste par un sentiment de gêne et de douleur, une tuméfaction plus ou moins prononcée des parois du canal auditif, avec sensation de corps étranger dans l'oreille. Le malade entend du bruit, du sifflement, éprouve une douleur plus ou moins vive, même de la fièvre. Il se produit par l'oreille un écoulement séreux ou muqueux plus ou moins jaunâtre et épais, par exhalation morbide de la muqueuse qui tapisse l'intérieur de l'organe. Quelquefois cet écoulement fait défaut, mais une matière cérumineuse s'accumule, se concrète, et cela cause de la dureté de l'ouïe. Quoique douloureuse, cette maladie n'a rien de grave tant qu'elle reste bornée à l'oreille externe. Mais il se peut que la phlegmasie s'étende à la membrane du tympan, qu'elle la détruise et se propage à la caisse : c'est alors la forme otite interne, celle que nous décrivons ci-après.

*C.* L'inflammation du conduit externe peut atteindre jusqu'au degré phlegmoneux. Dans ce cas, se présente au méat une tumeur saillante, arrondie, rouge, elle provoque de vives douleurs avec fièvre, et se termine par suppuration.

### Otite externe chronique.

Otorrhée, catarrhe de l'oreille.

*A.* Cette forme de l'otite s'accompagne d'une sensation de gêne et de gonflement dans le conduit, avec ou sans écoulement muqueux ou séreux. Apparaît dans le conduit tantôt une exhalation muco-cérumineuse, tantôt au contraire de la sécheresse. Dans le premier cas (*catarrhe chronique, otorrhée*) l'écoulement est plus ou moins abondant, jaunâtre ou verdâtre, fétide ; il résulte d'une simple exhalation morbide, parfois de désordres plus graves et plus profonds, tels qu'une carie des osselets ou du rocher, d'où suppuration de l'oreille interne. Dans le second cas, le conduit auditif externe offre un aspect rosé, et donne lieu à de petites écailles qui se renouvellent sans cesse, comme dans les affections dartreuses. (*Otite sèche, dartreuse.*)

Quoique d'un pronostic généralement favorable, l'otite externe se montre très rebelle. Elle peut produire ou la *surdité* si elle s'étend à l'oreille interne, désorganisant les parties délicates qui s'y trouvent, ou la mort par suppression subite de l'écoulement, occasionnée par le froid ou un traitement répercussif; et finalement une encéphalite mortelle. La forme *sêche* est bien moins sérieuse.

*B. Traitement.* — On oppose à l'inflammation *modérée* de l'oreille externe les applications émollientes et les *injections adoucissantes* et calmantes. Dans les cas où il y a des symptômes inflammatoires aigus, on doit recourir aux *sangsues* et même à la *saignée*. Si la douleur était très vive, on ferait dans le conduit auditif des *injections opiacées* (25 centigr. pour 60 grammes d'eau), avec administration d'*antipyrine* à l'intérieur. Il importe d'éviter que le mal se propage dans l'intérieur de l'oreille. L'action de ces moyens sera secondée par des *laxatifs*, des *pédiluves* irritants et des boissons adoucissantes.

*C*. Le *catarrhe de l'oreille* à l'état chronique se traite par les injections, d'abord *émollientes*, ensuite légèrement *excitantes*, avec l'eau de Barèges, l'infusion de *feuilles de noyer*, l'eau de savon légère ; puis *astringentes* (eau de rose 300 gram., acétate de plomb 50 centigr.) ; quelquefois *caustiques*, avec la solution de nitrate d'argent. On placera du coton dans l'oreille pour la préserver de l'impression du froid et éviter la répercussion de l'écoulement. Dans les cas rebelles, on ne reculerait même pas devant le *séton*, les *vésicatoires* à la nuque ; à l'intérieur les *dépuratifs*, les *toniques* ou les *sulfureux*, suivant que la constitution du malade est scrofuleuse ou dartreuse, en vue de combattre l'état général.

## Otite interne.

*A*. L'*otite interne* est l'inflammation de l'oreille interne. Comme la précédente elle est aiguë ou chronique. — Mêmes *causes* que celles ci-dessus.

Dans l'*état aigu*, ce qui prédomine c'est la douleur : elle est excessive, atroce, car les parties enflammées sont très pourvues de nerfs et l'inflammation est emprisonnée dans une cavité osseuse inextensible. Il y a par conséquent des phénomènes de réaction générale intense, tels qu'agitation, nausées, fièvre, souvent accompagnés de délire. Cette inflammation se termine ordinairement par *suppuration*. Si la membrane du tympan résiste, l'abcès se trouve emprisonné, et par sa présence il augmente encore les désordres matériels et les douleurs. Cependant le pus finit par se frayer un passage, soit du côté du conduit auditif externe, en détruisant le tympan, soit par la trompe d'Eustache, cas plus rare. Quand les choses en sont là, les osselets, les parois osseuses de la caisse, le labyrinthe, l'humeur de Cotugno, toutes les parties délicates de l'appareil auditif (I, p. 108) sont en suppuration, détruits, et l'ouïe est perdue sans retour.

*a.* La maladie passe-t-elle à l'*état chronique* avec perforation du tympan, un écoulement de pus grisâtre, sanieux, fétide se fait par le conduit externe, charriant souvent de petits fragments d'os. Quand le rocher est profondément carié, des symptômes cérébraux, une vive réaction fébrile se déclarent, qui suppriment l'écoulement; de là de graves accidents, la mort même. Le malade peut guérir dans les cas peu intenses; mais recouvrer la faculté auditive, jamais.

La paralysie de la face s'observe quelquefois dans les *maux d'oreille*, parce qu'alors le nerf facial qui traverse les cavités où siègent les désordres est compromis, lésé (I, p. 91).

*b.* Cependant l'oreille interne peut être le siège d'une *inflammation catarrhale* légère, d'un simple *engouement*, affection très commune même chez les sujets lymphatiques ou scrofuleux. Elle est tantôt spontanée, tantôt consécutive au catarrhe de la trompe d'Eustache. Elle cause peu ou point de douleurs, mais une sensation de plénitude, d'embarras dans l'oreille ; l'ouïe est dure; des bourdonnements d'oreille ont lieu, mais ces troubles de l'audition ne sont pas continus : c'est principalement dans les temps humides qu'ils s'observent. Ils disparaissent d'eux-mêmes ou sous l'influence du traitement ci-après. La récidive est fréquente, comme dans tout autre catarrhe.

*B. Traitement.* — Celui de l'otite interne aiguë doit être essentiellement *antiphlogistique* au début : Sangsues, même saignée, purgatifs, dérivatifs, injections *narcotiques*, cataplasmes : il ne faut rien négliger, car il importe de *faire avorter l'inflammation*, qui détruirait bientôt les osselets dans le rocher et l'ouïe par conséquent. Si l'on n'a pu s'opposer à la suppuration, on donnera issue au produit purulent en perforant la membrane du tympan. On favorisera ensuite l'écoulement au moyen d'*injections émollientes* tièdes, d'une position convenable imprimée à la tête.

*a.* L'*otorrhée chronique purulente* réclame le traitement déjà indiqué pour l'*otite externe*. S'il y a carie des os, on essaiera l'usage des *eaux minérales* alcalines ou sulfureuses tant à l'intérieur qu'en bains, injections, douches. On *combattra la diathèse* existante, s'il y a lieu, c'est-à-dire l'état général de la constitution. Mais il ne faut pas oublier qu'on devra attendre beaucoup du *temps* et des *efforts de la nature*.

*b.* Quant au simple *engouement de la caisse*, on lui oppose les *gargarismes* émollients ou astringents, les *purgatifs*, *vésicatoires*, *injections dans la trompe;* enfin les moyens applicables aux affections catarrhales, scrofuleuses, etc.

### Catarrhe de la trompe d'Eustache.

*A*. La trompe d'Eustache est assez souvent le siège d'inflammation catarrhale. Sa membrane muqueuse est rendue plus épaisse par phlegmasie et son canal s'obstrue. Les *causes* sont les mêmes que celles des affections catarrhales en général ; plus ordinairement pourtant, c'est l'inflammation de la gorge (*angine gutturale*), laquelle s'étend à la trompe d'Eustache par continuité du tissu.

*Symptômes*. — Sentiment d'embarras, de gêne, qui de la gorge s'étend jusque dans l'oreille. Dureté de l'ouïe ou faible surdité. Celle-ci a cela de particulier, non seulement qu'elle augmente par les temps humides, lorsque la trompe se remplit de mucus ou s'obstrue par le gonflement de sa muqueuse, comme cela se voit dans le coryza, par exemple, mais parce qu'elle diminue, disparaît même dans les saisons chaudes, lorsque l'obstruction cesse. Qui ne sait, en effet, combien certaines *surdités* (v. ce mot) sont influencées par l'état hygrométrique de l'atmosphère !

*B*. *Traitement*. — C'est celui soit des affections catarrhales, soit des phlegmasies muqueuses. Contre l'état *aigu*, emploi des *antiphlogistiques* (sangsues, gargarismes émollients, boissons douces, etc.) ; contre l'état *chronique*, gargarismes *astringents*, *révulsifs* cutanés et intestinaux (frictions, flanelle, purgatifs, etc.). La trompe d'Eustache étant profondément située et répondant à des cavités d'une extrême susceptibilité qu'il importe de ménager, on n'ose y injecter des liquides *astringents* en vue de modifier l'état de sa membrane muqueuse, ce qui pourrait être aussi efficace que les collyres dans la conjonctivite, mais on a imaginé d'y pousser de l'air à l'aide d'une sonde armée d'une espèce de soufflet en caoutchouc. Donc on fait pénétrer cette sonde dans la cavité gutturale, en l'introduisant par la bouche ou encore par la narine correspondante. Ces *injections d'air* procurent du soulagement pour un temps plus ou moins long, parce qu'elles dérangent ou chassent les mucosités qui obstruent le conduit.

Comme c'est l'*angine chronique* qui cause ou entretient la maladie, c'est elle principalement qu'il faut attaquer par les *gargarismes astringents*, la *cautérisation* du fond de la gorge, la *résection des amygdales* chroniquement tuméfiées, ainsi que par les précautions hygiéniques, etc., suivant les indications.

### Surdité.

*A*. La *surdité* n'est pas une maladie, c'est un symptôme, un effet secondaire de divers états morbides dont l'oreille peut être le théâtre.

Nous n'avons donc qu'à résumer son *étiologie*.

Toute lésion du conduit auditif externe, de l'oreille interne, de la trompe d'Eustache, soit même de la partie du cerveau chargée de percevoir les sons, peut altérer la faculté auditive. Dureté de l'ouïe, surdité, peuvent en conséquence dépendre : 1° d'un obstacle au passage des ondes sonores (otite externe, polypes, tumeurs, corps étrangers, accumulation du cérumen dans le conduit auditif) ; 2° de l'inflammation aiguë ou chronique de l'oreille interne (otite interne, carie de la chaîne des osselets, du labyrinthe, du limaçon, du rocher); 3° du catarrhe, de l'obstruction de la trompe ou de la caisse (engouement) ; 4° d'une affection cérébrale ou purement nerveuse (névrose), ou inflammatoire (encéphalite, fièvre cérébrale, ramollissement du cerveau).

Indépendamment de ces causes pathologiques, il peut se produire une surdité *idiopathique*, *essentielle*, primitive, indépendante. Et cette forme mériterait une description à part, si elle n'était constamment au-dessus des ressources de l'art, par cette raison qu'elle se lie, soit à la paralysie du nerf auditif, laquelle peut être congénitale ou le fruit de la vieillesse ; soit à un vice de conformation originelle (surdité de naissance).

Ainsi l'on voit combien est complexe l'*étiologie* de la surdité, et l'on doit être frappé de la diversité des cas qui peuvent se présenter, de même que la difficulté de les rattacher à des causes bien déterminées. Si on a saisi la description anatomique de l'appareil auditif, le mécanisme de la sensation et sa pathogénie, on doit voir combien peu il y a à compter sur la thérapeutique quand il s'agit de récupérer l'ouïe perdue, perdue surtout par suite d'une affection de l'oreille interne, là où de si délicates parties sont si facilement altérées et rendues impropres à leurs fonctions.

De même que la vue, l'ouïe est susceptible de présenter des troubles très divers, tels que tintements, bourdonnements (*paracousie*), audition à distance, audition de certains sons à l'exclusion des autres, etc.

*B. Traitement.* — Il n'existe, comme traitement de la surdité, que celui de la lésion dont elle dépend. Malheureusement, celle-ci est presque toujours sinon inguérissable, du moins la condamnation de la faculté auditive. Voici donc ce que l'on peut faire : 1° S'il y a accumulation de cérumen dans le conduit auditif externe, cause de dureté de l'ouïe bien plus fréquente qu'on ne pense, enlevez-la avec le cure-oreille ; 2° s'il y a inflammation chronique de la gorge ou des amygdales, combattez-la par des moyens appropriés (V. *Angine*) ; 3° quand il y a engouement de la trompe ou de la caisse, il faut sonder, désobstruer ; 4° s'agit-il d'une *otite interne* chronique, c'est d'abord aux sangsues, aux ventouses scarifiées, puis aux vésicatoires derrière l'oreille, aux purgatifs, etc., qu'il faudra recourir ; 5° y a-t-il eu *métastase*, suppression d'évacuations naturelles, on tâchera de rappeler celles-ci au siège primitif ; enfin si le sujet est scrofuleux, on modifiera sa constitution s'il est possible.

*C*. Quant à la *surdité sénile* ou très ancienne, tout espoir est à peu près perdu, car le nerf acoustique est paralysé ; que si, au contraire, la perte de l'ouïe est passagère, due à un trouble de l'innervation ou à un mal de gorge accidentel, elle disparaîtra facilement. Dans tous les cas, le froid, l'humidité, les brouillards augmentent les troubles de la faculté auditive ; tandis que, en général, le temps sec et chaud lui est favorable.

Les précautions hygiéniques sont donc d'une grande importance ; elles constituent même presque tout le traitement. Ce qui veut dire, cher lecteur, que si vous avez le malheur d'être sourd, et que vous consultiez le *médecin auriste*, plus ou moins *faiseur*, vous verrez qu'il ne sortira pas de cette thérapeutique : ventouses, vésicatoires, cathétérisme de la trompe d'Eustache, douches d'air ou injections légèrement excitantes dans ce canal, cautérisation de la gorge, pourvu même qu'il songe à tous ces moyens, que votre médecin ordinaire saura parfaitement employer, s'il est au courant de la science. Disons pourtant, pour être juste, que le cathétérisme de l'oreille exige une certaine habitude qu'on est plus sûr de trouver chez le praticien qui a le plus l'occasion de la pratiquer, encore que les malades peuvent apprendre à se cathétériser eux-mêmes.

Quand tout a échoué, on peut avoir recours aux *cornets* et autres *appareils acoustiques*, à moins que la surdité ne soit absolue.

### Otalgie.

Mal, douleur d'oreille.

L'*otalgie* est la névralgie de l'oreille. Elle peut exister sans lésion d'aucune sorte, être idiopathique, elle peut être symptomatique d'une inflammation, ou l'effet réflexe d'un mal de dents, d'une angine, d'une métastase rhumatismale. Elle peut être causée enfin par une altération du nerf auditif ou du cerveau. Dans tous les cas, la douleur est vive, exacerbante, confinée dans l'oreille. Pas de fièvre.

On oppose à l'otalgie des frictions avec le laudanum ou l'extrait de belladone, le vésicatoire, des fumigations éthérées chaudes, l'instillation de quelques gouttes de laudanum dans le conduit auditif, quelques cachets d'antipyrine à l'intérieur. — Combattre l'inflammation, s'il y a lieu. — Mettre du coton dans l'oreille, etc.

## CHAP. V. — PATHOLOGIE DES ORGANES DE GUSTATION.

La *langue* étant l'organe spécial du goût, nous n'avons à examiner, dans ce chapitre, que les maladies qui lui sont propres. La *glossite* (inflammation); les *plaies;* le *cancer* et autres *tumeurs;* le *filet* (brièveté du frein), c'est tout, car il faut en distraire les maladies de la muqueuse buccale (stomatite).

### Glossite.

*A*. Il y a distinguer l'*inflammation de la langue* suivant qu'elle est bornée à la muqueuse ou qu'elle envahit le parenchyme même de l'organe.

L'inflammation *muqueuse*, superficielle est caractérisée par les diverses altérations qu'on rencontre dans la *stomatite*, le *muguet*, les *aphtes*, maladies que nous étudierons plus loin. Elle ne mérite donc pas une description spéciale. Cependant il est une forme de glossite, dans laquelle les papilles de la langue sont rouges, dures, saillantes et déterminent un sentiment de chaleur et de cuisson qu'augmente le contact des aliments sapides. Cette variété (glossite *papillaire*) est très opiniâtre, mais heureusement rare.

Quant à l'inflammation profonde ou *phlegmoneuse* de l'organe, elle est occasionnée par des blessures, la morsure par les dents dans un accès d'épilepsie, l'usage intempestif du mercure, l'action de certains venins, etc. Elle se déclare aussi, comme lésion secondaire, dans les fièvres graves.

*B*. *Symptômes*. — La langue profondément enflammée acquiert rapidement un volume énorme; ne pouvant être contenue dans la bouche, elle en franchit l'ouverture en avant en repoussant l'épiglotte en arrière : de là gêne de la respiration, impossibilité d'avaler, de parler; bouffissure et injection de la face; réaction fébrile. La maladie se termine par résolution, suppuration ou gangrène; dans ce dernier cas, la mort peut en être la suite. Le pronostic est donc assez grave. Heureusement cette maladie se montre rarement à ce degré.

*C*. *Traitement*. — La glossite *superficielle* (*papillaire*) réclame l'emploi des collutoires mucilagineux et anodins. — La glossite *phleg-*

*moneuse* doit être attaquée par la *saignée*, les *sangsues* posées sous le menton; lavements, *pédiluves* irritants. Si le malade était menacé de suffocation, il faudrait pratiquer des *scarifications* profondes sur la face supérieure de la langue, depuis la base jusqu'à la pointe, afin d'opérer un dégorgement favorable; et en effet cette opération produit une diminution subite de volume de l'organe.

### Plaies de la langue.

« Les plaies de la langue sont produites par les instruments piquants, par les instruments tranchants, quelquefois par les corps lancés par la poudre à canon, presque toujours par le rapprochement subit et violent des mâchoires pendant que la langue est avancée entre les dents, soit qu'une cause extérieure détermine ce rapprochement subit, comme un coup, une chute; soit que les muscles élévateurs de la mâchoire supérieure se contractent avec force dans une mastication précipitée ou dans des convulsions épileptiques. Cette dernière cause est la plus fréquente, et la moitié, peut-être, des individus chez lesquels on remarque de grandes cicatrices sur cet organe sont des épileptiques dont la langue a été blessée entre les dents au moment des accès. »

### Cancer de la langue.

La langue est assez souvent le siège du *cancer* et de ses variétés. Ces lésions de mauvaise nature affectent de préférence la pointe et les bords de l'organe. Le mal commence sous la forme d'une *ulcération* plus ou moins étendue, ou d'une *tumeur* pédiculée ou enkystée. Sa marche est lente, longtemps stationnaire. Cependant l'ulcère s'étend, ou la tumeur s'ulcère, et une sanie d'une odeur désagréable s'échappe de la bouche. Des douleurs et des élancements, ordinaires symptômes des affections cancéreuses, se déclarent; le mal, s'il n'est extirpé à temps et en entier, détruit la langue et cause la mort.

### Filet à la langue.

On donne le nom de *filet* à une disposition congénitale du frein de la langue dans laquelle le repli muqueux qui unit la partie inférieure de l'organe au plancher de la bouche se prolonge en avant et gêne les mouvements linguaux, la succion et l'articulation des sons. On croyait autrefois qu'il était *toujours* nécessaire de « *couper le filet* » aux enfants, surtout à ceux qui prennent difficilement le sein. Mais on sait actuellement que quand l'action de teter est difficile, cela tient le plus souvent à la faiblesse du nouveau-né ou au peu de développement du mamelon. — En tout cas, il faut s'assurer de l'existence de l'obstacle à l'aide de la vue et du toucher; pour ce faire, on force l'enfant à ouvrir la bouche en introduisant le doigt dans cette cavité, ou en comprimant ses narines.

On remédie au léger vice de conformation en question au moyen d'une petite opération, qui consiste à *diviser le repli membraneux* avec des ciseaux à pointe mousse, en même temps qu'on soulève la langue à l'aide de la *plaque fendue* de la sonde cannelée. La petite plaie n'exige aucun pansement. Si l'on incisait trop près de la face inférieure de la langue ou trop en arrière, on pourrait intéresser des vaisseaux et donner lieu à une hémorrhagie : cela est arrivé bien des fois. Dans ce cas, on cautériserait la petite artère ouverte, soit avec le crayon de nitrate d'argent, soit plutôt avec une petite tige de fer rougie au feu.

## CHAP. VI. — PATHOLOGIE DES ORGANES DU SENS TACTUEL.

Le tact ou toucher a pour organe principal la peau; mais la sensation tactile siège aussi sur les membranes muqueuses. Considérées à ce point de vue, ces vastes membranes n'offrent qu'un faible intérêt, car leurs fonctions spéciales sont d'ordre nutritif.

C'est pourquoi nous renvoyons à la pathologie des fonctions de nutrition le peu qu'il y aurait à dire à cette place-ci sur les affections de l'appareil consacré au sens tactuel.

## CHAP. VII. — PATHOLOGIE DES ORGANES DE LA VISION.

L'appareil visuel se compose de tissus et d'organes très divers, complexes et dont la structure est délicate. Aussi les maladies qui l'atteignent sont de nature bien diverse, en rapport avec leur contexture et leurs usages différents, et se montrent avec des formes symptomatiques multiples, exigeant des modifications thérapeutiques nombreuses qui ne peuvent être bien saisies que par l'homme de l'art. Cependant, dans le dédale des distinctions établies par les *oculistes* théoriciens, distinctions que nous voulons faire connaître en partie, nous pourrons saisir des caractères généraux qui nous permettront de formuler quelques préceptes pratiques à la portée de tout le monde.

A cette occasion, répétons-le : si ce travail a obtenu la faveur du public, voire même celle des médecins, il la doit surtout à l'alliance des préceptes scientifiques avec les données d'une pratique simplifiée.

Les descriptions que nous allons faire des maladies des yeux pourront paraître écourtées et n'être pas facilement saisies par les personnes étrangères à l'art, nous avons néanmoins la conviction d'être utile en leur faisant comprendre que l'*ophthalmologie* ne saurait se séparer de la science générale, de la médecine physiologique, encyclopédique ; que les *oculistes exclusifs*, lorsqu'ils négligent la connaissance de l'économie considérée dans son tout, sont moins aptes à bien traiter les affections des yeux que les médecins qui embrassent l'ensemble, et que ce n'est pas avec une seule *pommade* ou une même *eau* qu'on peut satisfaire à toutes les indications qui se présentent dans ces maladies. En même temps, nous croyons être assez complet pour guider les médecins qui n'ont plus, eux, qu'à se rappeler des faits sortis de leur mémoire.

Divisons d'abord notre sujet en : 1° maladies des paupières ; 2° maladies du globe de l'œil.

## § 1er. — Maladies des paupières.

Les paupières sont susceptibles de devenir le siège de maladies fréquentes et généralement considérées comme chirurgicales. Ce sont : 1° la *blépharite générale* (inflammation phlegmoneuse) ; 2° la *blépharite muqueuse* (inflammation de la membrane conjonctive) ; 3° les *blépharites glanduleuse et ciliaire* (inflammation du bord palpébral) ; 4° l'*œdème des paupières* (infiltration séreuse) ; 5° l'*ecchymose* (contusion) ; 6° l'*ectropion* et l'*entropion* (renversement en dehors ou en dedans) ; 7° la *trichiasis* (déviation des cils) ; 8° l'*orgeolet*, les *loupes*, les *kystes* (différentes sortes de tumeurs). — Nous rappelons que nous n'avons pas à décrire les opérations manuelles, encore moins les sanglantes.

Il ne doit pas être question ici des maladies des voies lacrymales, leur histoire faisant partie de celle des sécrétions.

### Blépharite phlegmoneuse.

Phlegmon des paupières.

Les paupières sont souvent le siège d'inflammation ; c'est la *blépharite*. Elle peut s'étendre à tous les éléments anatomiques de ces voiles, d'autant que le tissu cellulaire en est lâche, qu'il s'enflamme et suppure très facilement.

*Causes.* — Érysipèle de la face, contusions, plaies, et principalement les piqûres d'insectes, telles sont les plus fréquentes.

*Symptômes.* — Tuméfaction plus ou moins considérable d'une ou des deux paupières, avec tendance extrême à s'étendre ; peau palpébrale d'un rose foncé, quelquefois comme transparente. Le globe oculaire, caché sous la paupière, ne peut, dans certains cas, être découvert à cause du gonflement et de l'irritation. Il en résulte que larmes et humeurs, s'écoulant difficilement, irritent l'œil et que de la douleur et de la fièvre se manifestent. — Quant à la *terminaison*, c'est la résolution pour les cas peu intenses, mais la suppuration le plus ordinairement. Quelquefois (piqûre d'insecte) des phlyctènes gangreneuses, une mortification plus ou moins étendue et profonde de la paupière se produisent.

*Traitement.* — Il doit être antiphlogistique : au début, trois ou quatre *sangsues* autour de l'orbite ; *saignée* au cas où le sujet serait vigoureux avec réaction très prononcée ; fomentations émollientes qui seront rendues plus tard astringentes, alors que l'acuité de la phlegmasie aura disparu. On doit en général *ouvrir les abcès* palpébraux de bonne heure.

Velpeau pratiquait des *scarifications* dès le début sur la paupière enflammée en vue de faire avorter la maladie et de prévenir les accidents consécutifs, comme décollement des tissus, gangrène. Celle-ci, en détruisant une partie du tissu palpébral, amène une ulcération bientôt suivie d'*ectropion*. (V. ce mot.)

Quand le canal intestinal est sain, on peut prescrire un ou deux *purgatifs*, à titre de moyen dérivatif.

#### Blépharite muqueuse. — Conjonctivite palpébrale.

Le mot *blépharite*, sans épithète, désigne généralement l'inflammation de la muqueuse palpébrale.

Cette inflammation porte encore le nom de *conjonctivite*, parce qu'elle siège dans la conjonctive. Or celle-ci étant distinguée en palpébrale et oculaire, son inflammation sera pareillement différenciée.

*A.* La *blépharite*, ou *conjonctivite palpébrale*, se développe sous l'influence des *causes* générales des affections catarrhales, telles que temps brumeux, séjour dans les lieux bas et humides, constitution molle, lymphatique, etc. Aussi l'inflammation de la muqueuse des paupières existe-t-elle le plus souvent sous forme chronique. Toutes ces influences agissent en modifiant l'économie, et la prédisposent aux affections catarrhales, genre d'irritation qui se fixe de préférence aux yeux, chez les individus exposés à l'action des poussières irritantes, aux travaux de cabinet, et à la contemplation d'objets fins sous une lumière artificielle vacillante, etc.

*Symptômes.* — La conjonctivite palpébrale ordinaire, celle que nous supposons isolée, sans complication d'ophthalmie (ce qui est l'exception), se manifeste par les *caractères* suivants : La face interne de la paupière (plus souvent l'inférieure), est d'un rouge plus ou moins vif; injectés de sang et présentant des ramifications tortueuses, mobiles sur le plan sous-jacent, ses petits vaisseaux font éprouver par leur relief la sensation de picotements, de poussière, de sable dans l'œil. Par l'effet de l'inflammation, la conjonctive exhale un mucus qui, limpide au début, devient bientôt plus épais et s'accumule dans le grand angle des paupières.

*B.* Dans quelques cas, soit effet de l'acuité de la phlegmasie ou disposition particulière de l'économie, la muqueuse palpébrale se gonfle, se boursoufle, s'épaissit et forme sur le bord libre de la paupière une espèce de bourrelet, désigné sous le nom de *chémosis :* dans ces cas intenses la conjonctive oculaire participe presque toujours à l'inflammation. D'autres fois, celle-ci paraît siéger spécialement dans les follicules muqueux ; alors la conjonctive présente un aspect granulé et comme velouté; on a donné à cette forme le nom de *blépharite granuleuse*, laquelle se montre ordinairement chronique, très rebelle aux traitements qu'on lui oppose. En effet, elle finit par altérer le tissu sous-conjonctivo-palpébral, y produire un gonflement permanent avec induration et rétraction qui forcent la paupière à se renverser en dehors, d'où déformation dite *ectropion.*

*C. Traitement.* — Si l'inflammation est *aiguë*, vive, que la face interne de la paupière soit rouge, boursouflée, il est indiqué d'appliquer quelques *sangsues* derrière l'oreille correspondant au côté malade ; même, en cas de pléthore générale, de pratiquer une saignée. En même temps recourez aux pédiluves laxatifs ou *purgatifs* légers ; aux *collyres émollients.* Aussitôt que l'inflammation diminue, il y a avantage à employer les *collyres astringents* (au sulfate de zinc, sulfate de cuivre, sulfate d'alumine, sublimé, ou nitrate d'argent). Ce dernier collyre est celui qu'on doit préférer : on peut l'employer même dès le début de la maladie, car le nitrate d'argent est le meilleur modificateur de l'inflammation des membranes muqueuses. (V. *Conjonctivite oculaire*, ci-après.)

*D.* Dans la conjonctivite palpébrale *chronique*, compliquée d'un état granuleux (*blépharite granuleuse*), tous les collyres, poudres, purgations, demeurent impuissants. Il n'y a qu'un moyen de modifier l'état de boursouflement, d'hypertrophie des follicules muqueux, c'est de les toucher légèrement avec l'azotate d'argent en crayon (pierre infernale), c'est-à-dire de les *cautériser* superficiellement une ou plusieurs fois à quelques jours d'intervalle. Après chaque cautérisation, appliquez une goutte d'huile d'amandes douces pour calmer l'irritation produite par le caustique.

Il va sans dire que l'on *combattra la constitution ou diathèse scrofuleuse*, s'il y a lieu, par les moyens appropriés.

### Blépharite glanduleuse.

Blépharite ciliaire.

Suivant que la phlegmasie occupe les glandes de Meïbomius ou les follicules ciliaires, la blépharite reçoit l'épithète de *glanduleuse* ou de *ciliaire*. — Mêmes *causes* que pour la conjonctive palpébrale; seulement dans la blépharite glanduleuse et la ciliaire, la constitution lymphatique ou scrofuleuse joue un rôle prépondérant.

*A. Blépharite glanduleuse.* — Les glandes de Meïbomius sont donc le siège spécial de la maladie. Par leur développement elles forment un petit bourrelet sur le bord interne de la paupière. Si l'on renverse celle-ci (c'est presque toujours la paupière inférieure qui est envahie), on aperçoit une rougeur vive, et quelquefois un liséré grisâtre, pointillé, siégeant sur la crête glanduleuse de son bord libre, liséré qui donne l'idée d'une concrétion membraniforme (*bléph. diphthéritique*). Une sécrétion muqueuse a lieu, qui se concrète et colle les deux paupières pendant la nuit (*œil chassieux*).

La maladie existe presque toujours à l'*état chronique*, ne développant aucun phénomène de réaction générale. Quelquefois elle donne lieu à de petites ulcérations du bord palpébral, à de petits abcès même, et d'où résulte la perte des cils. Elle se montre extrêmement rebelle aux divers traitements qu'on lui oppose.

*B. Blépharite ciliaire.* — L'inflammation paraît ici siéger spécialement dans les follicules d'où naissent les cils. A la naissance de ces poils, il se forme des espèces de petites écailles ou croûtes dont la chute découvre de petites ulcérations. La rougeur est peu marquée; mais une matière gluante réunit en pinceaux les cils, qui finissent par tomber.

En tout cas, ces deux formes de la blépharite existent le plus souvent simultanément étant compliquées fréquemment de conjonctivite palpébrale. Aussi le diagnostic différentiel en est-il souvent difficile, et le traitement complexe. Presque toujours chroniques et nées sous l'influence d'une constitution lymphatico-scrofuleuse, elles sont de longue durée, difficiles à guérir. Occasionnant la perte des cils, elles ont le double inconvénient de priver les yeux d'un ornement et de les exposer davantage aux causes d'irritation.

*C. Traitement.* — On le distingue en *local* et en *général*. — Le premier se compose de *collyres* et *pommades* dites ophthalmiques et de la *cautérisation*. Si les collyres doivent être préférés dans la blépharite catarrhale ci-devant décrite, c'est aux pommades qu'on donnera la préférence dans la forme glanduleuse (pommades de Lyon, de Janin, de Régent, de Desault); celle au nitrate d'argent surtout. La maladie résiste-t-elle, touchez légèrement le bord palpébral avec le crayon de nitrate d'argent. Dans la blépharite *ciliaire*, on réussira en cautérisant les petites ulcérations que recouvrent les écailles, après avoir fait tomber celles-ci au moyen de topiques gras.

Quant au *traitement général*, c'est celui qui convient dans l'affection scrofuleuse, *tonifier* les sujets, les placer dans des conditions hygiéniques favorables ; quelquefois appliquer un *vésicatoire* à demeure au bras chez les enfants, etc.

*D.* En résumé, traitez les phlegmasies chroniques du bord des paupières, soit par les diverses *pommades ophthalmiques*, essayées au besoin les unes après les autres et dont on place gros comme une tête d'épingle, une ou deux fois par jour, entre les paupières; soit par la *cautérisation légère* des petites ulcérations au moyen du crayon de nitrate d'argent bien taillé ; soit par quelques *purgatifs* et *vésicatoires*; chez les scrofuleux enfin ajoutez les amers et les *toniques* à l'intérieur.

### Œdème des paupières.

*A.* La texture lâche et lamelleuse du tissu cellulaire qui entre dans la composition des paupières fait que celles-ci s'infiltrent facilement de sérosité. Cette infiltration (*œdème*), dont la *cause* ne diffère pas de celle des autres œdèmes (p. 308) s'observe dans plusieurs circonstances, soit à la suite de l'érysipèle de la face par exemple, de la scarlatine, de l'usage abusif des cataplasmes émollients sur les paupières ; soit par suite d'une gêne de la circulation.

Comme *symptômes :* les sujets lymphatiques se réveillent quelquefois avec un gonflement palpébral œdémateux ; un phénomène semblable se produit chez certaines femmes au moment de l'époque menstruelle : affection légère par elle-même, mais quelquefois syndrôme d'une autre plus ou moins grave, telle que l'albuminurie.

*B. Traitement.* — Simple ; il suffit de frictionner les paupières avec une flanelle imprégnée de vapeurs aromatiques (vapeurs d'encens, par exemple), ou avec des liquides spiritueux ou éthérés. L'application de *sachets d'herbes aromatiques* est très préconisée. *Combattez les causes* générales, s'il y a lieu, par les ferrugineux, les toniques, les antiscrofuleux, etc., suivant les diathèses.

### Ecchymose des paupières.

Œil poché.

*A.* L'organisation très vasculaire des paupières et la flaccidité remarquable de leur tissu lamellaire rendent les ecchymoses très faciles dans ces parties, à la moindre contusion. Ce n'est point au moment même où a été produite la violence extérieure que les paupières bleuissent et se gonflent, c'est plutôt quelques heures après. La couleur de la peau devient plus ou moins foncée, quelquefois noire comme celle du nègre ; la conjonctive oculaire peut elle-même participer à l'ecchymose. De même que dans les contusions de toute autre partie, il peut survenir de l'inflammation, un épanchement sanguin assez considérable pour qu'on soit obligé de donner issue au liquide infiltré au moyen de piqûres de lancette, dans les dix-neuf vingtièmes des cas, cependant, rien de cela n'a lieu.

Quand, après une chute ou un choc violent sur la tête, il survient une ecchymose aux paupières, à la supérieure surtout, il y a lieu de craindre l'existence d'une fêlure des os de la base du crâne, accident bientôt suivi de phénomènes cérébraux graves.

*B. Traitement.* — Il suffit d'appliquer des compresses imbibées de liquides *résolutifs*, tels qu'eau de sureau, eau blanche, eau salée, solution d'hydrochlorate d'ammoniaque ou d'alun, etc., pour hâter la disparition de l'ecchymose palpébrale, dont l'économie, d'ailleurs, vient à bout toute seule, à moins qu'il n'existe une fêlure crânienne.

### Ectropion.

L'*ectropion* (de *ectrepô*, je renverse) est le renversement en dehors de l'une des paupières, le plus ordinairement de l'inférieure. La surface interne ou muqueuse de ce voile palpébral offre une rougeur plus ou moins vive, ce qui constitue une difformité assez fréquente chez les vieillards. — Cette difformité est le résultat tantôt d'une plaie, d'une brûlure, ou d'une perte de substance ayant rétréci la peau de la paupière et déterminé sa rétraction, tantôt d'anciennes inflammations de la conjonctive qui, s'étant relâchée, boursouflée ou hypertrophiée, a forcé le voile palpébral à se déjeter en dehors, à la manière d'une doublure trop longue qui renverse et déborde le tissu principal. Quelle qu'en soit la cause, l'ectropion se montre à des degrés variables, occasionnant du larmoiement, des inflammations oculaires.

Quand il y a perte de substance à la paupière, l'affection est incurable. Dans le cas contraire, on peut remédier à la difformité par une opération consistant à exciser un *pli transversal de la conjonctive:* cette perte de substance provoque la membrane muqueuse à se rétracter et ainsi se rétablit l'équilibre.

### Entropion.

L'*entropion* est l'inverse de l'ectropion ci-dessus, c'est-à-dire le renversement en dedans de la paupière, état qui présente encore plus d'inconvénients que l'autre, parce que le cartilage tarse et les cils touchent et irritent continuellement le globe oculaire. (V. *Trichiasis.*) — On y remédie à l'aide d'une opération analogue à celle de l'ectropion, avec cette différence qu'au lieu de raccourcir la membrane muqueuse, c'est la peau de la paupière, dont on *excise* un lambeau transversal. Après cette petite opération on réunit les deux lèvres de la plaie au moyen de la *suture.*

### Trichiasis.

On donne le nom de *trichiasis* (dérivé de *trichos*, poil) à un état anormal de la paupière qui fait que les cils sont déviés de leur direction naturelle et dirigés en dedans, c'est-à-dire du côté du globe de l'œil, qu'ils irritent continuellement et enflamment. Affection gênante, douloureuse, même sérieuse parfois, et qui est souvent l'effet de l'entropion ci-dessus, devant se traiter comme celui-ci.

D'autres fois, ce sont des cils surnuméraires mal dirigés par la nature qui causent les accidents. — On propose dans ce cas, soit l'*arrachement des cils*, suivi ou non de la cautérisation, soit l'*extirpation des bulbes* qui les produisent.

### Orgeolet.

Grain d'orge, grêlon.

L'*orgeolet*, ainsi appelé à cause de sa forme, est une petite tumeur inflammatoire développée sur le bord libre de la paupière, atteignant la supérieure particulièrement près de l'angle interne de l'œil. — Une constitution lymphatique, scrofuleuse, l'irritation des paupières, les ophthalmies, l'habitude de l'ivrognerie, etc., en sont les *causes* ordinaires. Chez certaines femmes, l'orgeolet se lie à l'irrégularité des menstrues, à leurs retours périodiques.

*Symptômes.* — La petite tumeur siège dans un follicule ciliaire et simule un petit furoncle. Elle s'élève peu à peu, augmente, devient douloureuse et se termine en donnant issue, par son sommet, à une matière jaunâtre composée de pus et de cérumen. Quelquefois, cependant, au lieu de suppurer, elle durcit et donne lieu à une petite induration chronique, indolente, ronde et mobile, qu'on nomme *grêlon*.

*Traitement.* — L'orgeolet est une affection légère dont on laisse d'ordinaire opérer l'évolution sans y toucher. Cependant, au début, on peut appliquer des *cataplasmes* de farine de riz; un peu plus tard, une pommade *maturative;* puis on ouvre avec la lancette le sommet blanchi de la tumeur. Lorsqu'il reste un grêlon, on essaie d'en opérer la résolution au moyen de topiques *résolutifs*, tels que l'onguent napolitain, la pommade à l'iodure de potassium, etc. Si cette induration résiste à tout topique, il faut alors l'exciser avec le bistouri ou les ciseaux courbes, pendant qu'on la tient saisie avec une pince à dents de souris.

### Tumeurs enkystées des paupières.

Ce n'est ni de l'orgeolet, ni de verrues, ni de loupes qu'il est question dans cet article, mais de certaines petites *tumeurs enkystées* qui se développent dans l'ampleur des paupières. Le mode de formation de ces *kystes* rentre dans ce que nous avons dit touchant cette classe de maladies (p. 349). Ils proéminent tantôt du côté du globe oculaire, tantôt du côté de la peau, laquelle conserve sa teinte normale. — Le *traitement* est tout chirurgical, consistant à ouvrir la tumeur ou kyste, à le vider et en *cautériser l'intérieur* au moyen du crayon de nitrate d'argent; opération simple et facile en général. S'il faut l'attaquer par le côté interne de la paupière, où elle est plus superficielle, on renverse ladite paupière au moyen d'une pince et on enfonce la pointe du bistouri dans la tumeur. Si le kyste est plus gros qu'une amande, il convient de le disséquer et de l'*extraire :* ce mode opératoire a l'avantage de rendre la récidive impossible.

### § II. — Maladies du globe de l'œil.

Ce que nous avons exposé (p. 481), touchant la difficulté du diagnostic et du traitement des maladies oculaires, se rapporte principalement au *globe de l'œil*. Dans l'étude des états morbides de cet organe délicat, il faut établir des distinctions relatives au genre de tissu affecté, au degré de la maladie, au siège précis de celle-ci, aux complications qui surviennent, à l'influence de la constitution et du tempérament sur la marche et l'aspect du mal, etc. On conçoit, en effet, qu'en qualité d'organe à structure compliquée, l'œil doive présenter en pathologie des formes complexes; que ses tissus étant combinés de manières diverses, l'inflammation doit y présenter toutes les formes possibles; que quand tant de parties se doublent les unes les autres, se combinent pour constituer un organe aussi vasculaire et aussi sensible qu'est l'œil, la maladie de l'une de ces parties doit réagir sur les autres, et qu'enfin toutes ces affections morbides doivent se compliquer les unes les autres. Et pourtant la plus grande difficulté ne consiste pas à distinguer le siège précis de la maladie; il s'agit surtout d'apprécier la part d'influence qu'exercent sur la pathogénie oculaire le tempérament et la constitution de l'individu. C'est qu'en effet, comme tout se tient dans l'organisme, l'œil et spécialement la cornée sont des organes dont les états pathologiques sont le plus modifiés par l'état diathésique. (V. *Ophthalmies*.)

Notre but, dans ce chapitre, est donc, nous le répétons, non pas d'apprendre aux personnes étrangères à l'art la manière de traiter leurs maux d'yeux, mais de leur faire comprendre la nécessité des distinctions à établir, en pathologie en général, surtout en pathologie oculaire, distinctions qui ne peuvent être basées que sur la connaissance parfaite des organes et de l'ensemble de la constitution. Nous les convaincrons, par conséquent, de ce fait qu'en ophthalmologie le *spécialiste* qui se renfermerait dans l'œil, ne considérant que l'organe malade, que l'objet de sa spécialité, ne verrait que le côté le plus rétréci du tableau.

Le profane est dans l'erreur quand il s'imagine que tout médecin diplômé qui s'adonne à la pratique exclusive d'une branche de l'art est par ce fait plus habile qu'un autre à s'y montrer supérieur. Il faut distinguer. Certes, sous le rapport de l'habileté manuelle, dans les opérations délicates, le spécialiste peut exceller. Mais que de pseudo-praticiens sont guidés par l'amour du gain plutôt que par celui de la science ! Dans leur préoccupation, ils saisissent moins bien que le pathologiste encyclopédiste les nuances qui différencient les cas. Le morcellement de l'exercice de l'art devient de jour en jour plus accentué : la médecine tend à devenir un nouveau genre d'industrie avec ses catégories et ses tiroirs.

Il y a des familles à Paris qui appellent, suivant les circonstances, tel docteur pour madame, tel autre pour monsieur, un autre pour les gens de la maison, etc., et cela sans compter l'accoucheur et le médecin des enfants attitrés, parfois l'homéopathe, voire même la somnambule. La chirurgie ne connaît plus de bornes dans ses hardiesses, sous le rapport de ses exigences rémunératrices ; la chose est devenue presque scandaleuse, quelque fortune que possède le malade : un coup de bistouri dans un simple furoncle a pu être payé dix mille francs, alors que le modeste praticien du voisinage aurait à peine osé demander un louis.

La pharmacie est moins heureuse, mais comme est puissante sa fécondité en créations de remèdes spéciaux *toujours nouveaux, quoique toujours les mêmes au fond !*

Les maladies des yeux dont nous allons exposer l'histoire succincte sont : la *conjonctivite* (inflammation de la conjonctive et ses variétés) ; la *kératite* (inflammation de la cornée et ses effets, *maladies consécutives aux ophthalmies ;* l'*iritis* (inflammation de l'iris) ; la *choroïdite* (inflammation de la chroroïde) ; la *sclérotite* (inflammation de la sclérotique) ; la *cristalloïdite* (inflammation du cristallin) ; la *cataracte* (opacité du cristallin) ; la *rétinite* (inflammation de la rétine) ; l'*amaurose* (paralysie de la rétine) ; l'*hydrophthalmie* (hydropisie de l'œil) ; la *nyctalopie*, la *myopie*, la *presbytie*, l'*ambliopie*, la *diplopie,* l'*héméralopie* (névroses de la vision) ; sans compter les *névralgies*, le *strabisme* (direction vicieuse du globe oculaire).

L'*exophthalmie*, le *phlegmon*, l'*atrophie*, la *contusion,* le *cancer* de l'œil, etc., appartiennent à la chirurgie.

Le lecteur doit être prévenu que dans nos descriptions nous supposons chaque maladie exempte de complications, pour en mieux tracer les caractères propres ; mais le plus souvent on les rencontre toutes combinées les unes avec les autres. Le mot *ophthalmie* est générique et s'applique à ces différentes complications.

### Conjonctivite oculaire.

Ophthalmie simple ou catarrhale.

La *conjonctivite* est l'inflammation de la conjonctive ou membrane muqueuse du globe de l'œil ou oculaire. C'est l'*ophthalmie* proprement dite. Elle est *simple* ou *purulente*. Il n'est question, pour le moment, que de la première forme, dite *catarrhale*.

*A.* L'*ophthalmie*, ou *conjonctivite oculaire* reconnaît pour *causes* les travaux de cabinet prolongés, le contact de poussières, brouillards, gaz irritants sur l'œil; mais c'est surtout à une constitution molle, lymphatique, scrofuleuse, jointe aux causes ordinaires des affections catarrhales, qu'il faut attribuer cette maladie, plus fréquemment spontanée que provoquée.

*B. Symptômes.* — Ils sont très bien dessinés : l'œil est *rouge*, comme on dit vulgairement, expression qui veut dire que cette teinte a pour siège la membrane conjonctive, dont les petits vaisseaux, injectés de sang, s'entre-croisent de mille manières, formant un plan mobile sur la sclérotique, dont la blancheur se dessine au-dessous par transparence. Cette rougeur est plus ou moins foncée; s'accompagne d'une sensation de picotement, de démangeaison, de poussière ou de sable dans l'œil, phénomène dû, lui aussi, à l'injection vasculaire de la muqueuse. Celle-ci fournit un mucus qui, d'abord clair, âcre, devient bientôt épais et jaunâtre, collant les paupières pendant la nuit. L'œil est sensible à la lumière, qu'il cherche à éviter. Il y a du larmoiement (*épiphora*). Quand l'inflammation est très vive, elle cause de la céphalalgie, de l'anorexie, et même un mouvement fébrile plus ou moins marqué.

*C.* Dans certains cas très intenses, ou par l'effet d'une disposition individuelle particulière, la conjonctive se tuméfie, s'épaissit et forme une espèce de bourrelet en relief autour de la cornée; celle-ci paraît alors comme encadrée au fond d'un trou. On nomme *chémosis* (de *chêmê*, trou) cette forme de la conjonctivite. La muqueuse se montre d'un rouge vineux, uniforme, sans vascularisation distincte; d'autres fois, au contraire, elle est mollasse, d'une couleur jaune (*chémosis œdémateux*); et cet état, loin d'être l'expression du plus haut degré de la phlegmasie, est sans douleur. Le chémosis se produit d'ailleurs plutôt chez les individus débiles et lymphatiques que chez les sujets sanguins.

*D.* L'inflammation peut occuper plus spécialement les follicules muqueux de la conjonctive et dans ce cas celle-ci présente un aspect granuleux, comme velouté, couverte d'une foule de très petits grains microscopiques agglomérés ou séparés. C'est la *conjonctivite granuleuse;* elle rappelle la conjonctivite granuleuse des paupières (p. 483), et se montre presque aussi rebelle qu'elle. Ajoutons, toutefois, que la forme granuleuse est plus rare à la muqueuse de l'œil qu'à celle des paupières, et qu'en tout cas elle ne tend pas aussi facilement à passer à l'état chronique.

*E. Traitement.* — Il varie nécessairement suivant la forme et le degré de l'inflammation. Est-elle légère, avec simple rougeur, larmoiement, des lotions et des *collyres adoucissants*, des *bains de pieds*, un ou deux *laxatifs*, voilà qui suffit ordinairement. C'est dans ces cas bénins que les eaux de plantain, de mélilot, de rose, qui n'agissent pas plus efficacement que les autres émollients, ont acquis leur vieille réputation. Si l'état de l'œil ne s'améliore pas, on droit recourir aux *collyres astringents*, notamment ceux au sulfate de zinc, au nitrate d'argent à faible dose, au borax ou autre antiseptique. (V. *Collyres.*) On peut, on doit même débuter par leur mise en pratique. La *solution de nitrate d'argent* par exemple, instillée entre les paupières, une, deux ou trois fois par jour, modifie très avantageusement l'inflammation de la muqueuse oculo-palpébrale.

Une conjonctivite très intense, qui réagit sur le pouls, réclame la *saignée* ou du moins une application de *sangsues* à la tempe ou derrière l'oreille du côté de l'œil affecté, sans préjudice des *collyres astringents* ou substitutifs ci-dessus, des *pédiluves* et des *purgatifs*. Le collyre au nitrate d'argent sera rendu plus actif, suivant l'acuité plus grande de l'inflammation.

Le *chémosis* réclame des moyens spéciaux : s'il est franchement *inflammatoire*, on fera de larges émissions sanguines, et on emploiera les collyres substitutifs à forte dose (azotate d'argent, 10 à 40 centigrammes, pour 30 grammes eau distillée) ; on peut faire de petites *scarifications* sur la conjonctive boursouflée pour en opérer le dégorgement. Le chémosis *œdémateux* cède mieux en général aux *purgatifs* et aux *vésicatoires*, bien qu'il ne faille pas négliger les solutions astringentes ou substitutives.

Quant à la conjonctivite *granuleuse*, il faut de la persévérance, recourir aux collyres rendus plus actifs ; quelquefois même *cautériser* légèrement les granulations avec le crayon de nitrate d'argent, comme dans la blépharite. — Dans toutes les ophthalmies anciennes et rebelles on devra s'occuper de modifier la constitution générale par un *traitement interne* et un régime appropriés.

### Conjonctivite oculaire purulente.

Ophthalmie purulente.

*A.* L'ophthalmie *purulente* mérite une description spéciale parce qu'elle diffère essentiellement de la précédente tant par son caractère infectieux que par le danger qu'elle fait courir à la vision.

*Causes.* — Sous l'influence de conditions atmosphériques particulières, peu connues, ou du contact de certains produits morbides contagieux, la membrane muqueuse oculaire se prend d'une inflammation dont les caractères offrent une gravité particulière. Dans cette espèce, en effet, la sécrétion conjonctivale se montre *purulente*, et les tissus transparents de l'œil se *désorganisent* promptement.

Quatre formes sont à décrire séparément : 1° l'ophthalmie purulente *ordinaire ;* 2° celle des *nouveau-nés ;* 3° l'*ophthalmie d'Égypte ;* 4° l'*ophthalmie syphilitique.*

C'est à ces inflammations oculaires qu'il faut attribuer ces cécités dont nous voyons tant d'exemples chez ces malheureux qui se présentent à nous avec des yeux atrophiés, fondus, ou entièrement blancs. L'inflammation de la cornée, ainsi que nous le verrons plus loin (*kératite*), produit quelquefois des effets aussi épouvantables, mais elle ne s'accompagne pas de symptômes qui attirent au même degré l'attention, d'où son danger encore plus grand.

Nous avons donc ici l'*ophthalmie purulente* ordinaire ou proprement dite. Elle peut servir de type aux autres formes ci-après, relativement à l'intensité des symptômes, à sa contagiosité, à la rapidité de sa marche, à la désorganisation de l'œil, si vite opérée quand elle n'est point dominée par un traitement énergique. Elle obscurcit et ramollit la cornée, qui s'injecte de pus, devient tout à fait opaque, et se perfore. Une vive réaction fébrile se manifeste dans certains cas, accompagnée de douleurs atroces, de délire, d'agitation, etc. Répétons que le danger de cette ophthalmie, heureusement peu commune, consiste en ce que les fonctions de l'œil sont très compromises : or, dans le cours de cette affection, il faut surveiller sans cesse la cornée transparente ; c'est par l'état que présente celle-ci que l'on juge des chances de perte ou de conservation de la vision. Malheureusement ce n'est pas toujours chose facile de suivre les progrès du mal, attendu que les paupières très enflammées, rouges et gonflées, se tiennent ordinairement convulsivement fermées, outre que la matière purulente qui s'écoule de l'œil voile les surfaces malades.

Il n'y a habituellement qu'un seul œil de pris, mais la maladie peut passer de l'un à l'autre. Le *produit sécrété est microbien, contagieux :* aussi, porté sur un œil sain, il fait naître l'ophthalmie purulente : de là, de la part du médecin ou aide, des précautions très grandes à prendre dans les soins et pansements. Ajoutons que la blennorrhagie aiguë est une source de ce contage.

*B. Traitement.* — L'ophthalmie purulente doit être traitée avec énergie et célérité. — Il faut, dès le début, recourir à la *saignée* générale si le pouls, les forces l'indiquent ; aux *sangsues* ou ventouses posées sur les tempes ou derrière les oreilles ; aux *purgatifs* répétés ; *onctions mercurielles*, *vésicatoires ; collyre au nitrate d'argent* à forte dose. On devra même, dans certains cas, *cautériser* la conjonctive avec la pierre infernale. Il se peut cependant que l'on ait affaire à un cas *bénin*, qui cède sous l'influence des lotions et des soins de propreté. L'ophthalmie des nouveau-nés est dans ce cas.

### Ophthalmie d'Égypte.

Conjonctivite purulente internationale.

A cette variété de la *conjonctivite purulente* se rapportent toutes les ophthalmies qui règnent accidentellement dans diverses contrées, se développant sous l'influence de certaines conditions météorologiques ou hygiéniques mal connues encore, et qui sévissent quelquefois dans nos armées. Endémique en Égypte, cette affection se montre épidémique et contagieuse en Europe.

*A.* L'ophthalmie d'Égypte débute, comme l'ophthalmie simple, catarrhale, par une sensation de douleur, de démangeaison, de sable ou gravier dans l'œil. La conjonctive s'injecte, offre une couleur foncée qui passe au brunâtre ; elle s'épaissit, se boursoufle et fournit dès le début un écoulement muco-purulent abondant. Jusque-là elle n'est que *palpébrale.* Mais bientôt la muqueuse *oculaire* se prend, et alors l'inflammation, les douleurs locales, la céphalalgie, la fièvre, sont intenses. Le *chémosis* apparaît. Les paupières sont tuméfiées, rouges, fermées ; des douleurs plus ou moins vives, quelquefois atroces et qui arrachent des cris au malade, se font sentir dans l'orbite. Il y a de l'agitation, souvent du délire. La maladie peut se terminer par résolution ; le plus ordinairement cependant la cornée se ramollit, s'ulcère, se perfore, ou bien, sans se perforer, devient le siège de *taies* profondes qui s'opposent à la vision. Dans le cas de perforation de la cornée, l'œil se vide et s'atrophie.

*B. Traitement.* — Il comprend, ainsi que nous l'avons dit plus haut : 1° les *émissions sanguines :* saignée du bras, répétée coup sur coup suivant l'état du pouls, sangsues aux tempes (elles sont seules applicables chez les enfants) ; 2° les *collyres astringents* à hautes doses, principalement celui au *nitrate d'argent ;* les *révulsifs* internes et externes ; 4° le *calomel* à doses répétées jusqu'à salivation. A ces moyens on ajoute des onctions autour de l'orbite, avec la *pommade mercurielle belladonée ;* débridements ou *incisions* faites sur la conjonctive boursouflée, et même la *cautérisation* de cette membrane au moyen de la pierre infernale. Il faut se hâter d'agir, car la maladie fait des progrès effrayants; elle peut détruire l'œil en vingt-quatre heures. L'obscurcissement et la suffusion purulente de la cornée annoncent ce fâcheux accident.

Heureusement, grâce aux progrès de l'hygiène, de l'antisepsie antimicrobienne, etc., ces affections deviennent de plus en plus rares.

### Ophthalmie blennorrhagique.

Cette variété de conjonctivite purulente est encore plus grave que la précédente. Elle résulte du contact du pus blennorrhagique sur la muqueuse oculaire, soit que ce pus ait été apporté par les doigts, le linge ou de toute autre manière. Une vieille femme essuya ses yeux avec une serviette qui avait servi à la toilette de son fils, âgé de trente-six ans, atteint de chaude-pisse, et elle perdit les yeux. Un nouveau-né peut avoir contracté cette maladie au passage, si la mère est affectée d'un écoulement contagieux. Dans les hôpitaux de Paris, la plupart des ophthalmies purulentes se montrent chez des individus affectés de blennorrhagie.

La marche et la nature des accidents sont ceux dont nous venons d'exposer le tableau, sauf que l'intensité est encore plus grande ici. Les paupières sont rouges, très tuméfiées. En les pressant l'une contre l'autre, on en exprime une matière épaisse, verdâtre, très âcre, qui est du muco-pus analogue à celui qui sort du canal de l'urèthre dans la blennorrhagie. La conjonctive est boursouflée, gorgée de sang, granuleuse, veloutée; il y a *chémosis*. Examinez le globe de l'œil si vous pouvez entr'ouvrir les paupières, la cornée est peut-être intacte encore; mais bientôt, dans quelques instants, elle offrira une teinte grise, terne; elle s'infiltrera, s'ulcérera et l'œil se perdra complètement si vous n'avez pu ou su agir convenablement. Inutile de dire que des symptômes de réaction fébrile se déclarent; mais les phénomènes généraux sont beaucoup moins prononcés que dans l'ophthalmie d'Égypte, quoique la purulente soit plus rapide.

*Traitement.* — C'est celui de l'ophthalmie d'Égypte. Seulement on s'efforce en même temps de *rappeler l'écoulement uréthral*, s'il a cessé, en introduisant dans le canal une bougie imprégnée de la matière purulente oculaire, afin d'opérer une dérivation par métastase. Quelques-uns veulent aussi qu'on administre le *copahu* et le *cubèbe*, comme dans la blennorrhagie. Mais qu'on ne l'oublie pas, les *antiphlogistiques*, les *collyres au nitrate d'argent* à haute dose (1 gram. pour 20 gram. d'eau distillée), la *cautérisation* de la conjonctive, les *frictions mercurielles*, devront faire la base du traitement.

Une solution d'alcool (1 pour 5 eau) en injections toutes les deux heures dans l'œil a donné de bons résultats à Gosselin.

### Ophthalmie des nouveau-nés.

C'est encore une *conjonctivite purulente* que celle qui apparaît aux yeux des *nouveau-nés*. Mais c'est la moins grave des ophthalmies de cette espèce. Elle affecte les nourrissons placés dans des conditions hygiéniques défavorables, ou exposés à l'action du froid, de l'encombrement, au défaut de soins, etc. On a dit que la maladie provient du contact de la matière leucorrhéique ou blennorrhagique des organes de la mère sur les yeux de l'enfant au moment de son passage : cela peut n'être pas impossible, mais là n'est pas la cause la plus ordinaire, car la maladie règne souvent épidémiquement, surtout dans les hôpitaux consacrés à l'enfance; car elle est contagieuse et partant infectieuse.

*A.* L'*ophthalmie des nouveau-nés* offre plusieurs degrés. Le premier consiste dans une légère rougeur des paupières avec sécrétion muqueuse plus ou moins abondante, sans phénomènes de réaction générale. Dans le second degré, les paupières sont plus rouges, tuméfiées; une matière muco-purulente les colle pendant la nuit, mais l'inflammation n'occupe encore que la muqueuse palpébrale. Dans le troisième degré, l'inflammation est plus étendue; toute la conjonctive (oculo-palpébrale) est envahie; elle se montre épaissie, granuleuse ou comme fongueuse, sécrétant une matière claire et âcre d'abord, qui devient bientôt purulente, jaunâtre ou verdâtre. Les paupières sont rouges, tuméfiées. Si on essaie de les entr'ouvrir pour examiner l'état de l'œil, on n'y parvient que difficilement, parce qu'elles se contractent convulsivement comme pour éviter l'impression de la lumière, qui est extrêmement douloureuse. Toutefois, ces phénomènes sont moins prononcés que dans les ophthalmies dont il vient d'être question plus haut. La maladie, d'ailleurs, se borne le plus souvent aux paupières, et dans ces cas se termine favorablement.

*B. Traitement.* — Dans les deux premiers degrés, des *soins de propreté*, des *lotions* adoucissantes avec de l'eau de plantain, de rose, de mauve ou de mélilot, ou tout simplement avec le lait de la nourrice, suffisent. Il faut cependant surveiller la marche de l'affection, car si elle s'aggravait, si l'inflammation s'étendait au globe de l'œil, on devrait l'attaquer par les moyens indiqués plus haut, en les proportionnant, bien entendu, à l'âge du sujet. Ainsi on appliquerait une, deux ou trois *petites sangsues* à la tempe du côté malade dans les cas graves, à réaction fébrile ; dans les autres circonstances, un *collyre astringent*, celui au nitrate d'argent surtout en arrêterait la marche.

Lorsque la maladie sévit sous *forme épidémique*, dans une localité ou dans un grand établissement, il faut *isoler* les petits malades ; surtout ne pas oublier que la matière purulente qui s'écoule des yeux est douée de propriété contagieuse, et que les linges avec lesquels on essuie ces organes peuvent communiquer la maladie par contact.

Chassaignac a publié un travail duquel il résulte que, dans l'ophthalmie purulente des nouveau-nés, il se forme sur la muqueuse une fausse membrane qui peut être enlevée quelquefois, ce qui rend l'action des collyres plus efficace ; et que des *douches* d'eau dirigées sur les paupières et la conjonctive préviennent les accidents graves.

### Kératite. — Cornéite.

*A*. On donne le nom de *kératite* (de *keras*, cornée) à l'inflammation de la cornée transparente de l'œil. Composée de plusieurs feuillets superposés, cette membrane jouit de peu de vitalité ; aussi ses maladies sont-elles lentes dans leur marche, affectant la forme chronique. Entourée de parties vasculaires qui s'enflamment facilement, elle se prête à des suffusions purulentes qui la rendent opaque ; et, comme elle a pour usage de se laisser traverser par les rayons lumineux, ses altérations ont le grave inconvénient d'obscurcir la vision.

L'inflammation de la cornée n'est peut-être jamais primitive, idiopathique : elle survient presque toujours comme effet ou complication d'autres affections oculaires, principalement de la conjonctivite. Cependant on voit assez souvent la kératite se manifester à titre de maladie isolée, distincte, chez les enfants de constitution scrofuleuse.

*B*. *Symptômes* de l'état *aigu*. — Dès le début, la cornée offre une teinte verdâtre, qui passe au vert bleuâtre, et qu'on n'aperçoit bien qu'en mettant le malade à l'ombre. Plus tard, suivant les progrès et le degré de l'inflammation, cette teinte devient jaunâtre, puis roussâtre, etc. ; de petites granulations disséminées ou agglomérées se voient à la surface de cette membrane, qui conserve encore sa transparence ; mais bientôt des taches, des suffusions, des nuages, des abcès se forment et la vision est profondément troublée. Ces effets sont si rapides, si prompts dans les ophthalmies purulentes, que souvent ils ne sont pas remarqués, dominés qu'ils sont par l'intensité des autres accidents. Mais ce n'est pas cette forme-là de kératite qui doit faire le sujet de cet article, puisqu'elle appartient à l'ophthalmie purulente. Il s'agit de celle à marche chronique, et dont voici le tableau.

*Kératite chronique*, ou *à marche lente*. — Elle peut être primitive. Elle constitue l'altération la plus fréquente et la plus redoutable de l'*ophthalmie scrofuleuse* dont il est parlé plus bas. Suivant que la phlegmasie est superficielle ou profonde, les symptômes offrent des différences, que voici :

Bornée à la lame externe de la cornée (kératite *superficielle*), elle en ternit le poli et le brillant ; en effet, si l'on examine cette membrane à la loupe, on la voit couverte d'une foule de très petites granulations, et parsemée de petits filets de sang dus à la vascularisation de la conjonctive, qui lui adhère. Dans les cas plus intenses, la lame cornéale superficielle se soulève, et alors il se forme une petite phlyctène, qui donne lieu à une *ulcération*. (V. *Ulcères de la cornée.*)

Lorsque l'inflammation occupe les lames moyennes (kératite *vraie*), la transparence cornéale est remplacée par des teintes anormales, indiquées ci-dessus ; un épanchement de lymphe plastique ou de pus se forme entre les lames cornéales, et voilà un abcès qui vient s'opposer au passage des rayons lumineux, s'il occupe le centre pupillaire.

L'inflammation est-elle encore plus profonde, c'est dans la chambre antérieure que se font les nébulosités, qui troublent la transparence de l'humeur aqueuse.

Dans la plupart des inflammations qui en atteignent les divers tissus, l'œil est sensible à la lumière et l'évite (*photophobie*), la glande lacrymale sécrète abondamment des larmes (*épiphora*). C'est surtout dans la kératite chronique que la photophobie est prononcée, abstraction faite des inflammations suraiguës de la conjonctive et de la choroïde. Au reste, dans les phlegmasies de la conjonctive, c'est encore la cornée qui, par son irritation, cause le phénomène photophobie.

*Terminaison.* — La kératite se termine de plusieurs manières, qui sont : résolution, suppuration, ulcération, ramollissement, perforation, taches : de là divers états morbides nouveaux, que nous allons bientôt passer en revue dans un chapitre spécial intitulé : *Maladies consécutives aux ophthalmies.*

*C. Traitement.* — Bien que la kératite soit de nature inflammatoire, les émissions sanguines réussissent médiocrement contre elle, les collyres émollients pas du tout, ou plutôt sont contraires. Les *collyres astringents*, les *vésicatoires sur le front*, le *calomel à l'intérieur*, voilà en trois mots tout le traitement à employer. Seulement il s'agit de doser convenablement ces moyens thérapeutiques. En tout cas, ne pas méconnaître l'état de la constitution générale, qui est presque toujours scrofuleuse.

Une *kératite de moyenne intensité* se traite de la façon que voici : quand l'inflammation est prononcée, si surtout il y a conjonctivite en même temps, Velpeau faisait appliquer des *sangsues* aux oreilles; chez les enfants lymphatiques il s'en abstenait. Mais des instillations du *collyre au nitrate d'argent* à faible dose ; une prise de *calomel* chaque jour (5 à 10 centigr.), jusqu'à menace de salivation ; tous les 6 à 8 jours application d'un *petit vésicatoire* volant sur le front, près de la racine des cheveux; des onctions avec la *pommade mercurielle*, belladonée ou non, suivant les cas : telle était son ordonnance.

Avant tout on doit soumettre l'enfant lymphatique ou scrofuleux à un régime *tonique*, *fortifiant*. Ce traitement est très efficace : au bout de peu de jours la photophobie et le larmoiement diminuent, la conjonctivite cède, l'œil est mieux. On continue ces moyens ; on les abandonne, on les reprend, suivant la marche de la maladie.

Les *collyres astringents* sont moins efficaces dans la kératite que dans la conjonctivite pure, simple, mais il ne faut pas les négliger néanmoins, surtout si cette dernière existe en même temps et si l'inflammation cornéale est superficielle. Dans les autres cas, chez les adultes principalement, c'est aux *antiphlogistiques*, aux *purgatifs*, au *calomel* et aux *vésicatoires* qu'il faut avoir recours de préférence. (V. *Ophthalmie*.)

### Iritis.

*A.* L'*iritis* est l'inflammation de l'iris. Cette phlegmasie est rare en tant que primitive ; presque toujours, au contraire, elle survient comme complication soit de la *kératite*, soit de la *choroïdite*. Elle peut cependant se montrer spontanée, mais c'est lorsqu'elle succède à une opération pratiquée sur l'œil, ou quand elle se rattache à la vérole constitutionnelle. (V. *Syphilis*.) — Ainsi donc l'inflammation idiopathique de l'iris n'existe que par exception. Nous la supposons telle cependant dans la courte description que nous devons faire de l'état aigu comme du chronique.

*a. Iritis aiguë.* — Étant organe essentiellement contractile, l'iris, lorsqu'il est affecté, présente des troubles dans ses mouvements de contraction et de dilatation. On le trouve en effet plus ou moins voisin de l'immobilité, contracté, déformé, selon son état de paresse ou sa sensibilité exagérée, la congestion de ses vaisseaux, ou encore selon les *adhérences* qu'il contracte avec la membrane du cristallin.

*b.* La *déformation de la pupille* est le signe pathognomonique de l'iritis ; son ouverture se montre tantôt ovalaire, dans un sens ou dans l'autre, tantôt avec des irrégularités anguleuses. L'iris change également de couleur en ce sens que sa face antérieure se couvre de taches, de villosités, devient inégale. Il est facile de constater ces changements quand la cornée conserve sa transparence. Ce n'est pas tout : lorsque l'inflammation est *intense*, les humeurs de l'œil s'obscurcissent, des flocons de lymphe plastique ou de pus nagent au milieu d'elles, et point n'est rare que de petits foyers sanguins ou purulents se forment dans l'épaisseur même de l'iris, lequel s'incline alors en avant ou en arrière, se déforme et contracte des adhérences, ainsi qu'il vient d'être dit. La pupille se remplit quelquefois de dépôts opaques et s'oblitère, or c'est ce qu'on nomme *fausse cataracte.*

*c.* Il existe en même temps une choroïdite, des douleurs orbitaires profondes, de la fièvre ; en plus, *photophobie* et *épiphora* (II, p. 29) ; enfin l'œil est frappé d'éclairs, de traînées étincelantes, phénomènes qui dénotent une complication de *rétinite.*

*B. Iritis chronique.* — Les symptômes sont moins prononcés. Lorsqu'elle dépend de la syphilis (*iritis syphilitique*), elle est essentiellement lente dans sa marche ; et l'on reconnaît sa nature aux phénomènes que voici : petites élévations tomenteuses, couvrant la surface de l'iris, teinte cuivrée de cette cloison mobile, douleurs orbitaires se montrant *plus intenses la nuit que le jour.*

*C. Traitement.* — C'est le même que dans la kératite, avec cette différence qu'il ne faut *pas de collyres,* à moins qu'il n'y ait complication de conjonctivite. On pratiquera une *saignée,* suivant la force du pouls, ou l'on appliquera des *sangsues ; calomel à l'intérieur* à doses faibles jusqu'à commencement de salivation ; onctions d'*onguent mercuriel* autour de l'orbite ; *petits vésicatoires* successifs sur le front, enfin purgation. Il est bon de mêler à l'onguent mercuriel tantôt de l'*extrait de belladone,* en vue de dilater la pupille et de rompre, par ce moyen, les adhérences que l'iris tend à contracter, tantôt quelques gouttes de laudanum de Rousseau. (V. *Pommades* et *Collyres ophthalmiques.*)

A la suite de l'iritis, souvent la pupille reste déformée d'une façon permanente, quelquefois oblitérée. L'oblitération nécessite l'opération de la *pupille artificielle.* D'autres fois l'humeur aqueuse est rendue opaque à tout jamais. Il résulte de ces éventualités qu'il est extrêmement important d'éviter, par un traitement actif et bien dirigé, ces terminaisons fâcheuses. (V. *Maladies consécutives aux ophthalmies.*)

L'iritis *vénérienne*, qui est essentiellement chronique, réclame le *traitement antisyphilitique général.*

### Choroïdite.

L'inflammation de la choroïde n'est pas une affection commune. Elle ne se montre presque jamais qu'à l'état de complication de l'*iritis* ou de la *rétinite.* — Douleurs orbitaires, contraction de la pupille, refoulement de l'iris en avant, obscurcissement des humeurs de l'œil, trouble de la vision, photophobie, tels sont ses principaux symptômes. — *Saignée, sangsues à l'anus, frictions mercurielles* autour de l'orbite, *purgatifs, vésicatoires,* tel est l'arsenal de son traitement.

Ajoutons que la choroïde peut être le siège de *congestion* sanguine, de *tumeurs*, d'*atrophie* de son enduit *pigmentaire*, etc.

### Glaucome.

Le *glaucome* est une hyperhémie de la choroïde, avec exhalation séreuse, *augmentation de pression intraoculaire*, rétrécissement du champ visuel, ou abolition de la vue. Affection très complexe et rare d'ailleurs. On l'a confondue avec l'opacité du corps vitré, avec la cataracte, l'hydrophthalmie, etc. Grâce à l'ophthalmoscope, elle se reconnaît à l'excavation de la papille et à une teinte verdâtre des humeurs de l'œil, dans lequel des battements artériels se font sentir à la moindre pression.

*Symptômes.* — Le glaucome confirmé donne lieu à des crises ou accès *nocturnes* caractérisés par des douleurs aiguës dans l'orbite, du larmoiement, la déformation de l'iris, l'abolition plus ou moins complète de la vision ; agitation, fièvre, vomissements dans certains cas. La vision se rétablit entre les accès.

*État chronique.* — L'iris se meut avec lenteur, la vue s'éteint lentement. — Du reste, la symptomatologie est complexe, variable, en raison des complications.

Le seul *traitement* consiste à faire cesser l'excès de pression intra-oculaire au moyen de la *paracentèse de la cornée* ou par l'*iridectomie*.

### Rétinite.

La *rétinite* est l'inflammation de la rétine. Il y a dans toute ophthalmie une rétinite à degrés divers et à l'état diffus, avec photophobie, rétrécissement de la pupille, perception de bluettes lumineuses, douleur, tension dans l'orbite, car la rétine est la membrane sensible par excellence de l'organe visuel ; et dans ces cas, l'inflammation diffuse est analogue à celle du cerveau qu'influence par voisinage la phlegmasie des méninges, à laquelle il faut reprocher les troubles du centre de perception et d'intellect dans la méningite.

Ce n'est pas de cette forme de rétinite que nous voulons parler.

Nous entendons ici par *rétinite* la phlegmasie limitée à un point circonscrit de la rétine. C'est la plus grave et la plus compromettante pour la vue, d'abord parce qu'il s'agit d'une affection propre à la membrane sensitive de l'œil, et qu'ensuite cette membrane, molle, nerveuse et de peu de consistance, s'altère facilement, pour ne plus revenir à son état primitif. Le *traitement* doit donc être des plus énergiques : *Saignées*, *sangsues*, *frictions mercurielles*, *calomel*, *purgatifs*, *vésicatoires;* soustraction de l'œil à l'action de la lumière. La plupart des *amauroses* sont dues à une rétinite *aiguë* ou *chronique*.

La rétine subit bien d'autres lésions ou influences, telles qu'un état d'anémie (on le reconnaît à l'examen ophthalmoscopique) ; l'*apoplexie*, où l'on voit des taches ecchymosiques sur la rétine ; l'*atrophie de la pupille du nerf optique*, affection qui cause une cécité incurable ; le *cancer* de la rétine, qui se voit quelquefois chez les enfants ; le *décollement* rétinien, sorte d'hydropisie sous-rétinienne ; la *névralgie* rétinienne, etc.

On comprend qu'il est impossible, d'ailleurs hors de propos, de traiter dans ce livre de toutes ces altérations dont les distinctions respectives offrent aux oculistes les plus exercés de grandes difficultés.

### Sclérotite.

La *sclérotite*, ou inflammation de la sclérotique, n'existe jamais à l'état d'isolement. Beaucoup d'auteurs mêmes en nient l'existence, car étant un tissu essentiellement fibreux, dur et résistant, la sclérotique ne doit être que très peu disposée à s'enflammer. Les *symptômes* qu'on lui a attribués et dont les principaux seraient la photophobie, l'épiphora, le cercle arthritique, etc., doivent être rapportés à d'autres maladies, notamment à la *kératite* et à l'*iritis*. (V. *Ulcères de la cornée.*)

Mais la sclérotique est exposée à des *plaies*, des *déchirures*, accompagnées ou non de lésions des parties profondes de l'œil, qui ne sont point de notre objet.

### Ophthalmie. — Les ophthalmies.

*A*. Le mot *ophthalmie* (de *ophthalmos*, œil) n'a pas une signification précise. il ne désigne ni une seule ni une même affection ; il s'applique, au contraire, à divers états morbides de l'œil (*conjonctivite*, *kératite*, *iritis*, *choroïdite*, etc.), états se compliquant les uns les autres et présentant, dans leur ensemble symptomatique, un cachet particulier que leur imprime la constitution du sujet.

Les oculistes en général, les Allemands en particulier, ont abusé du mot *ophthalmie*, pris dans le sens que nous venons d'indiquer. Ils prétendent qu'à l'inspection seule d'un œil malade on peut reconnaître la constitution du sujet porteur ; dire, par exemple, qu'il est scrofuleux, rhumatisant, goutteux ou syphilitique ; ils ont même poussé leurs distinctions jusqu'à établir un grand nombre d'ophthalmies.

Aujourd'hui que l'on connaît mieux chaque affection oculaire, on assigne à chaque inflammation des caractères anatomiques et physiologiques distincts, spéciaux, et l'on ne se sert plus du mot *ophthalmie* que comme d'une expression générique, vague, à laquelle il faut ajouter une épithète qualificative du siège ou de la nature de la maladie. En effet l'ophthalmie, quelle qu'elle soit, ne peut être constituée par autre chose qu'une *conjonctivite*, une *kératite*, une *iritis* ou une *choroïdite*, quand ces quatre maladies n'y prennent pas part. Son histoire générale rentre, par conséquent, dans celle de ces affections.

Quant aux caractères anatomo-pathologiques sur lesquels certains spécialistes établissent leurs subtiles distinctions et leur prétention à deviner la constitution des malades, ils n'expriment rien, si ce n'est qu'il faut rattacher ces caractères à l'organisation propre du tissu affecté : car il en est de l'inflammation aux yeux comme de celle de tel autre organe, ses effets diffèrent en raison de la texture fibreuse, nerveuse, muqueuse ou séreuse des tissus (p. 292). Nous ne prétendons pas que l'état général de la constitution ne puisse modifier la phlegmasie oculaire. Non. Seulement il ne se passe dans les yeux autre chose que ce qui a lieu dans tout autre point de l'organisme. Du reste, n'avons-nous pas commencé par déclarer que tout s'enchaînait dans l'économie, et que le médecin qui n'est pas physiologiste, qui ne saisit pas les rapports établis entre les parties et l'ensemble, n'est jamais qu'un praticien routinier?

*B*. Les ophthalmies dont on parle le plus souvent sont celles dites catarrhales, rhumatismales, scrofuleuses, syphilitiques, dartreuses, érysipélateuses, varioleuses, veineuses, etc. Un mot sur chacune d'elles, pour préciser le sens véritable de leur dénomination. Ce sera un faible écho de l'enseignement de Velpeau.

*a. Ophthalmie catarrhale.* — On entend par là tout simplement une *conjonctivite oculo-palpébrale*, due aux causes ordinaires des affections catarrhales.

*b. Ophthalmie rhumatismale.* — Elle n'est autre chose qu'une *kératite* simple ou compliquée d'iritis, se manifestant chez des individus rhumatisants ou goutteux. Il semble donc que le rhumatisme et la goutte, qui ont pour siège spécial les tissus fibreux, se concentrent sur les parties de l'œil à organisation fibreuse. Selon les spécialistes, les caractères distinctifs de cette ophthalmie sont les suivants : 1° *injection vasculaire*, formée par de petits vaisseaux droits, disposés parallèlement et qui commencent aux points où la sclérotique s'unit à la cornée, pour s'éloigner de celle-ci et se terminer à une ligne de sa circonférence, ou bien qui dépassent le bord cornéal pour former une sorte de petit cercle, appelé *cercle arthritique ;* 2° *forme ovalaire de la pupille* dans le sens perpendiculaire ; 3° *photophobie* et *épiphora*. Or, il est certain que le cercle arthritique et la forme ovalaire sont dus à l'*iritis ;* que l'horreur de la lumière et le larmoiement sont des effets de la *kératite*. Comme *traitement*, mêmes moyens que ceux qu'on oppose à ces dernières maladies, sans préjudice de la thérapeutique interne que réclame le *rhumatisme*, la *goutte chronique*, etc.

*c. Ophthalmie scrofuleuse.* — C'est une *conjonctivite oculaire partielle*, ou une *kératite*, celle-ci *simple* ou *ulcéreuse*, avec ou sans complication d'iritis, affectant de préférence les *sujets scrofuleux*, particulièrement les enfants de cette constitution. Il est fréquent de voir des enfants tenant la tête baissée, les paupières fermées, évitant l'impression de la lumière, chez qui, si l'on examine leurs yeux, on trouve une *kératite chronique*, avec ou sans *ulcération*, avec ou sans *taie ;* et si l'on examine leur état général, on le trouve manifestement lymphatique. Voilà ce qu'est l'ophthalmie scrofuleuse, une des plus rebelles à la thérapeutique et sujette à des exacerbations. — Le *traitement* ne diffère pas de celui de la *kératite*, renforcé par celui des *scrofules*.

*d. Ophthalmie syphilitique.* — Elle n'est autre chose que l'*iritis chronique par cause vénérienne.* — *Traitement* antisyphilitique interne.

*e. Ophthalmie veineuse.* — Cette variété est fille d'une théorie physiologique allemande assez obscure, qui se résume en ceci : Certaines personnes ont le système de la veine porte (I, p. 133) tellement développé ou trouble comme circulation, que, pour qu'il ne cause pas de maladie, il doit se débarrasser, par les hémorrhoïdes, ou par les règles chez les femmes, de certains principes carbonisés dont le sang veineux abdominal est surchargé. Or, lorsque cette crise normale manque ou est insuffisante, la congestion s'établit dans les organes supérieurs, notamment dans l'œil, ce qui donne lieu à la *choroïdite* et aux autres *inflammations oculaires.* Les ophthalmies prétendues *abdominales*, *menstruelles*, *goutteuses* des auteurs, se rapporteraient à cette espèce, née d'une analyse un peu fantaisiste. Mais que voulez-vous? on n'est pas Allemand pour rien.

*f. Ophthalmie dartreuse.* — Ce que l'on a nommé ainsi, c'est tout simplement une *blépharite ciliaire.*

### États pathologiques consécutifs aux ophthalmies.

Les inflammations de l'appareil visuel, surtout celles de la cornée et de la muqueuse, occasionnent souvent des modifications de structure, des taies, petites ulcérations, etc., qui portent les noms de *pannus*, *ptérygion*, *onyx*, *hypopyon*, *staphylôme*, *ulcérations*, *taies*.

*a. Pannus.* — Altération de la cornée, constituée par un réseau de vaisseaux, comparable aux fines nervures de certaines feuilles dépouillées de leur matière verte et qui s'étend sur cette membrane. Ces petits vaisseaux, ainsi développés pathologiquement, appartiennent à la conjonctive, ou à la cornée elle-même. La vision en est altérée plus ou moins, suivant le degré d'opacité de la cornée; — et le *traitement* est celui de la kératite (p. 499).

*b. Ptérygion.* — Élevure de la conjonctive, sorte de production charnue de forme triangulaire, à base dirigée vers l'angle des paupières et le sommet vers la cornée. Les causes ni la nature de cette production singulière ne sont bien connues : est-ce un développement variqueux des vaisseaux de la conjonctive, est-ce plutôt une induration du tissu cellulaire sous-conjonctival, ou enfin une simple hypertrophie ? En tout cas, sa marche est extrêmement lente, le pronostic sans gravité, à moins que le sommet du ptérygion ne dépasse les limites de la cornée. — *Traitement* chirurgical consistant dans l'*excision* de l'élevure charnue.

Le ptérygion étant rarement l'effet de l'ophthalmie, nous n'en parlons que pour le rapprocher du *pannus*, avec lequel il est souvent confondu.

*c. Onyx.* — Petit abcès situé entre les lames de la cornée et déterminé par la kératite. Sa dénomination lui vient de sa ressemblance avec l'espèce de croissant blanc qu'on observe à la racine de l'ongle. Ce croissant (*onyx*) correspond au bord inférieur de la racine de la cornée, ses deux angles étant dirigés en haut. Ce petit épanchement de pus disparaît par résorption, ou se concrète et forme une tache blanche indélébile ; il peut s'ouvrir un passage à l'extérieur, d'autres fois il s'épanche dans la chambre antérieure de l'œil.

Quand le pus a de la tendance à se résorber, l'emploi des *pommades ophthalmiques*, dites de Lyon, de Dupuytren, peut hâter sa disparition, en même temps qu'on traite convenablement la *kératite*. Si le petit abcès augmente et tend à s'ouvrir à l'extérieur, on lui procure une issue au moyen de la lancette.

*d. Hypopyon.* — Petit abcès dans la chambre antérieure de l'œil ; l'inflammation aiguë de la cornée ou de l'iris en est la cause. Cette petite collection purulente est située derrière la cornée, tandis que l'onyx est un abcès interlamellaire. On distingue l'hypopyon en *vrai*, celui où le pus est sécrété par les parois de la chambre antérieure ou par l'iritis ; et en faux, lorsque ce liquide provient d'un abcès de la cornée, d'un onyx. La suppuration est plus ou moins copieuse, progressive ; elle oppose un voile à la vision. Il y a en même temps des symptômes de violente ophthalmie. — Le *traitement* est celui de l'iritis ou de la kératite aiguë. *Sangsues* à la tempe, *onctions mercurielles belladonées ; calomel* à l'intérieur ; *purgatifs* contre l'inflammation.

Ce n'est qu'après avoir éteint cette inflammation qu'on peut espérer obtenir la résorption du pus. Mais si les chambres de l'œil sont remplies de ce liquide, on ne doit pas compter sur cet heureux résultat ; il faut alors donner issue à la matière épanchée au moyen d'une *incision* faite à la cornée.

*e. Staphylôme.* — On sait que la sclérotique et la cornée forment, à l'état normal, une espèce de coque extérieure résistante, qui maintient les autres parties de l'œil. Supposez cette coque affaiblie en un point, elle cède, et alors un ou plusieurs éléments de l'organe visuel font saillie à l'extérieur, formant une espèce d'exubérance. Or, à la suite de certaines kératites, le tissu cornéal perd de sa résistance, se laisse distendre, s'allonge, étant repoussé par les humeurs de l'œil. C'est cette distension partielle qui constitue le *staphylôme*, lequel se montre *transparent* ou *opaque*, selon que la cornée, dilatée, amincie, est diaphane ou obscurcie par une suffusion purulente. Dans le premier cas, la vision peut encore s'exercer, quoique troublée, confuse ; dans le second cas, assez fréquent chez les enfants, à la suite de la conjonctivite purulente et de la variole confluente, la vue est perdue, à moins que l'opacité ne se dissipe (V. *Taies*). Mais il ne faut guère compter sur cet heureux résultat : le plus souvent le sommet de la tumeur se perfore spontanément et l'œil se vide. — Le *traitement* est peu efficace. On a employé des *toniques astringents*, la *compression*, la *ponction*, l'*incision*, l'*excision*, etc., toutes petites opérations qu'il faut confier à la dextérité des spécialistes. Il est bien entendu que, préalablement, l'ophthalmie et la kératite doivent être combattues d'après les règles indiquées précédemment : ce sont, dans l'espèce, les *causes* qu'il faut éloigner, combattre, annihiler avant tout.

### Ulcères de la cornée.

C'est des *ulcérations superficielles* consécutives à la kératite que nous voulons parler (le pluriel est employé parce que la lésion est variable comme nombre, étendue et profondeur).

Ces petits ulcères sont dus à un travail morbide spécial, auquel l'enfance scrofuleuse est prédisposée, et que détermine une inflammation de la cornée (*kératite ulcéreuse*). Ils sont généralement très circonscrits. Les uns *superficiels*, à peine visibles ; d'autres atteignant les lamelles externe et moyenne de la cornée ; d'autres, enfin, pénétrant jusqu'à la lamelle cornéale la plus rapprochée de la chambre antérieure. Leur marche peut être *aiguë ;* mais le plus souvent lente, *chronique*.

*a*. Les *symptômes* de ces ulcères de la cornée consistent principalement dans du larmoiement (*épiphora*), et de la sensibilité ou douleur, causée par l'impression de la lumière (*photophobie*). La photophobie est constante. Quand vous voyez des enfants chercher à se soustraire à la lumière, baissant la tête et fermant obstinément les yeux, vous pouvez affirmer qu'ils sont affectés de *kératite ulcéreuse*, maladie très commune et qui résiste longtemps aux traitements qu'on lui oppose ; de plus, elle est susceptible de se reproduire à différentes reprises, jusqu'à ce qu'un régime mieux approprié à la constitution de l'enfant ou que les progrès de l'âge aient modifié la vitalité des tissus.

*b.* Le *traitement* est celui de la *kératite* en ce qui concerne les ulcères *superficiels; insufflations* de poudre de tutie, de calomel, etc., très avantageuses. — Quant aux ulcères *moyens* et *profonds*, il est indiqué de les *cautériser* très légèrement sur leurs bords au moyen du crayon de nitrate d'argent ou de sulfate de cuivre taillé. — L'état général réclame *toniques* et *antiscrofuleux*, cela va de soi.

Nous répétons que souvent la maladie disparait d'elle-même, après avoir résisté à toute médication.

La cornée peut être perforée par une ulcération due à l'inflammation purulente, à l'exophthalmie, etc. Nous n'avions pas à en parler.

### Taies.

*A*. Les *taies* sont des *taches de la cornée* qui troublent la transparence de cette membrane. Ces taches sont plus ou moins blanches, dues tantôt à une humeur déposée ou infiltrée entre les lames cornéales, tantôt à une cicatrice. Presque toutes, du reste, sont la conséquence d'une *kératite chronique*. Quelques-unes cependant paraissent se rattacher à une cause autre que l'inflammation, car il est des enfants qui en sont affectés sans avoir eu mal aux yeux. Citons comme causes externes les blessures de la cornée, l'opération de la cataracte par extraction, qui naturellement peuvent donner lieu à des taches cicatricielles indélébiles.

La taie revêt trois formes ou degrés, appelés : 1° *nuage* ou *néphélion*, il simule une sorte de fumée, de nuage placé sur le champ de la pupille ; 2° *albugo*, tache opaline, jaunâtre, due à une sorte de dépôt de lymphe ou de pus entre les lames de la cornée ; 3° *leucoma*, cicatrice cornéale, effet d'une kératite profonde.

*B. Traitement.* — Les opacités de la cornée sont rebelles aux collyres, pommades, poudres ophthalmiques qu'on emploie pour les faire disparaître. Quelquefois, de même que les ulcères de la cornée, après avoir résisté à tout, elles se dissipent sous l'influence d'un changement favorable survenu dans l'état général de la constitution, changement qu'apportent les années, ou que procure la nature mieux que ne peut le faire la thérapeutique.

Les formules de *poudres* employées contre les taies sont innombrables : celles que nous indiquons au Dictionnaire thérapeutique sont les plus avantageuses. Avant de les employer, il faut éloigner la cause ; celle-ci, neuf fois sur dix, est la kératite, qui elle-même est due le plus souvent au lymphatisme ou au scrofulisme.

### Hydrophthalmie.

L'*hydrophthalmie* est l'hydropisie de l'œil : elle résulte d'une surexhalation des membranes séreuses intra-oculaires contenant l'humeur vitrée et l'humeur aqueuse. Mais elle se montre aussi comme épiphénomène du glaucome, d'un ramollissement du corps vitré, d'un décollement de la rétine, de la choroïdite, etc. — La première forme est spontanée, idiopathique, et s'étend à toutes les séreuses de l'organe visuel. Le globe oculaire est volumineux et semble sortir de l'orbite ; la sclérotique et la cornée sont distendues ; cette dernière fait saillie en avant, ayant sa transparence plus ou moins altérée, outre que souvent la rétine est paralysée par suite de la compression qu'elle éprouve. — Quand l'hydropisie est bornée aux chambres antérieure et postérieure, la cornée et l'iris sont repoussés, la cornée d'arrière en avant, l'iris de même, ou d'avant en arrière, suivant que c'est la chambre postérieure ou l'antérieure qui se remplit de liquide. La chambre antérieure est-elle spécialement le siège de l'épanchement, il se produit alors le *staphylôme* (p. 506, *e*). Dans tous les cas, les tissus de l'œil, devenus trop distendus, peuvent finir par s'enflammer et se perforer, d'où évacuation des humeurs et atrophie de l'organe.

Le *traitement* est impuissant. Émissions sanguines, purgatifs, diurétiques, vésicatoires, tels sont les moyens, peu efficaces, à opposer à cette maladie, rare d'ailleurs. (V. *Glaucome.*)

### Exophthalmie.

Ce mot signifie soit une saillie du globe oculaire entre les paupières, soit sortie plus ou moins complète de l'organe de sa cavité. Ce phénomène est produit par trois genres de lésions : soit une tumeur située dans l'orbite, poussant l'œil d'arrière en avant ; soit un phlegmon du tissu cellulaire de l'orbite agissant de la même façon ; soit un trouble de la circulation veineuse, comme dans le *goitre exophthalmique.*

L'exophthalmie entraîne souvent la perte de l'œil, par suite d'ulcération perforante de la cornée. — Quant à son *traitement*, il n'est autre que celui de la cause pathologique productrice. Si une violence extérieure avait chassé l'œil de son orbite, on pourrait espérer de guérir, c'est-à-dire de remettre l'organe à sa place, pourvu que les muscles de l'œil et le nerf optique ne soient pas déchirés.

### Cataracte.

*A.* La *cataracte* (de *catarassein*, tomber, parce que les anciens attribuaient la perte de la vue à une humeur répandue, ou à une membrane qui serait tombée sur les yeux) consiste dans l'opacité du cristallin, par suite, dans l'altération ou la perte de la vision par obstacle au passage des rayons lumineux. Cette opacité offre des différences de siège et de nature; de là des distinctions établies entre les diverses espèces de cataractes.

En effet, la cataracte est dite *lenticulaire* quand c'est le cristallin lui-même qui est opaque; elle s'appelle *capsulaire* ou *laiteuse*, lorsque c'est la capsule du cristallin ou l'humeur de Morgagni qui s'est obscurcie. — On taxe de cataracte *fausse* l'opacité de l'humeur aqueuse, survenue à la suite de violentes inflammations de l'iris ou de la cornée, le cristallin et son enveloppe restant intacts. Il ne faut donc pas confondre les deux cas. La *cataracte vraie* est la seule dont il est question en ce moment.

*B. Causes.* — L'opacité du cristallin ou de sa capsule se forme ordinairement avec lenteur : les progrès de l'âge, la contemplation d'objets exigus ou blancs, les rayons du soleil, etc., la déterminent, croit-on; elle atteint plus souvent le cristallin que son enveloppe, parce que ce petit corps lenticulaire jouit de peu de vitalité. Quelquefois la cataracte survient rapidement sous l'influence d'une violence extérieure, de commotions morales, de vapeurs irritantes dirigées sur les yeux : dans ces cas l'opacité occupe soit la capsule cristalline, qui s'est enflammée (*cristalloïdite*), soit l'humeur de Morgagni, qui s'est troublée seule ou de concert avec la capsule, par l'effet d'une altération dans son mode de nutrition. — Citons encore, comme cause, l'hérédité, qui est très manifeste dans bien des cas si l'on remonte aux ascendants.

*C. Symptômes.* — Au début, le sujet aperçoit comme un nuage qui enveloppe les objets qu'il fixe : si on examine le fond de sa pupille, on n'y voit cependant encore aucune tache; et cela fait qu'à cette première période, on peut craindre une amaurose commençant tout aussi bien qu'une cataracte, puisque trouble et diminution de la faculté visuelle, en l'absence d'altération des milieux de l'œil, existent dans les deux cas. Un peu plus tard, apparaît une opacité derrière la prunelle. Celle-ci commence ordinairement par le centre de cette ouverture, peu distincte, et ne fait que de lents progrès. Elle présente une teinte jaunâtre lorsqu'elle occupe le cristallin (catar. *lenticulaire*).

Quand, au contraire, elle débute vers la circonférence et qu'elle se montre blanchâtre, c'est qu'elle occupe l'humeur de Morgagni (catar. *interstitielle*, *laiteuse*), ou la capsule (catar. *capsulaire*). Dans tous les cas, la cataracte n'est générale, complète, *mûre*, qu'au bout d'un temps plus ou moins long, et la diminution de la vision suit proportionnellement ses progrès.

*a.* La vue peut s'exercer encore quelque peu lors même que la cataracte est *mûre*, mais cela seulement le soir ou par un jour sombre. Voici la raison de ce fait. Comme la pupille a la faculté de se dilater largement dans certaines conditions de lumière peu intense, un certain nombre de rayons visuels, profitant de la large dilatation de cette pupille, passent entre le bord interne de l'iris et le bord externe du cristallin, en dehors de la circonférence de la cataracte par conséquent, et arrivent jusqu'à la rétine. Aussi plus le jour est beau, moins les individus affectés de cataracte peuvent en profiter, à cause du rétrécissement instinctif de la pupille, qui ferme aux rayons de lumière le passage laissé libre entre l'opacité, c'est-à-dire la cataracte et le bord de l'iris. (T. I, p. 104, *f*, *g*.)

*b.* Dans l'*amaurose*, ou *paralysie de la rétine*, c'est le contraire qu'on remarque. Pour que la vision s'exerce un tant soit peu, il faut une lumière vive qui excite fortement la rétine paralysée. Il est bien entendu que si, comme cela arrive souvent, les deux affections se compliquent, les circonstances que nous venons d'énoncer disparaissent. Quand l'*amaurose complique la cataracte*, en même temps que le cristallin se montre opaque, la pupille reste immobile, à quelque degré de lumière qu'on expose l'œil.

La formation de la cataracte ne donne lieu à aucune douleur, aucune réaction générale, sauf les cas où elle résulte d'inflammation, de plaie, etc.

*c.* La cataracte se montre *dure* ou *molle*, *blanchâtre*, *jaunâtre* ou *verdâtre ;* elle peut coïncider avec diverses maladies oculaires ; le plus souvent elle se complique d'amaurose. Toutes ces circonstances établissent autant de variétés qu'il faut étudier à l'ophthalmoscope, les oculistes leur ont consacré des descriptions spéciales, minutieuses, auxquelles nous ne pouvons pas nous arrêter.

Ces courtes explications suffisent à faire comprendre le mode de formation de la cataracte et les modifications qu'en éprouve la vision : c'est là tout ce que nous voulons. On comprendra tout aussi bien le but qu'on se propose dans le traitement que nous allons exposer, la valeur de chaque moyen indiqué et les résultats qu'on peut en obtenir.

*D. Traitement.* — La première idée qui a dù se présenter pour guérir la cataracte, ç'a été de dissoudre, faire fondre ou enlever, s'il se peut, le corps opaque qui empêche les rayons lumineux d'arriver à la rétine. On a, dans ce but, employé les résolutifs ou *fondants* et les *dérivatifs*, c'est-à-dire frictions mercurielles ou iodées autour de l'orbite, *vésicatoires*, *sétons*, etc., sans compter une foule de remèdes empiriques de nulle valeur qu'il est inutile d'énumérer. Mais que peuvent faire de tels moyens contre une affection à marche essentiellement chronique, occupant un petit corps doué de peu de vitalité, devenu pierreux et situé au milieu du globe de l'œil, où il est inaccessible à la thérapeutique directe, surtout lorsque l'opacité cristalline résulte des progrès de l'âge ou d'une influence héréditaire ? On comprend, à la rigueur, que la cataracte due à une inflammation de la capsule puisse, sinon disparaître une fois formée, du moins être arrêtée dans sa marche sous l'influence d'un traitement *antiphlogistique* et *révulsif;* mais il ne faut pas trop compter là-dessus. D'ailleurs, presque jamais l'homme de l'art n'est appelé à donner des conseils dans ces circonstances, le malade ne le consultant habituellement que lorsque la vision est abolie.

*a.* Il n'y a donc pas d'autre moyen de rétablir la faculté visuelle, que de *déplacer* ou d'*extraire* le corps opaque : de là deux méthodes opératoires par *abaissement* ou par *extraction*. La première s'exécute au moyen de l'*aiguille à cataracte* introduite dans l'œil par la sclérotique ; on abaisse le cristallin et on le relègue dans les profondeurs du globe oculaire. Par la seconde, on l'extrait au moyen d'une incision faite à la cornée, etc. Il y a encore le *broiement;* il s'emploie dans le cas de cataracte molle, au moyen de l'aiguille à abaissement. Les règles de ces opérations délicates, dans lesquelles les *spécialistes* peuvent exceller, il faut bien le dire, par suite d'une plus grande habitude *manuelle*, doivent être étudiées dans les ouvrages de médecine opératoire.

*b.* Il se trouve encore des charlatans qui osent promettre la guérison des cataractes sans opération. Voici leur truc. Durant le traitement, les malades peuvent distinguer dans certaines circonstances des objets qu'ils n'apercevaient pas auparavant ; mais aussitôt qu'ils le cessent, la cécité reparaît. Comment cela ? C'est que la belladone, qui est employée, dilate la pupille et que celle-ci, devenue largement ouverte, laisse passer des rayons lumineux entre la circonférence du cristallin opaque et le bord de l'iris dilaté. Mais dès que l'on cesse l'usage de la belladone, la pupille revient à ses dimensions ordinaires, et le cristallin qui n'a été ni enlevé, ni rendu plus transparent, en ferme entièrement l'ouverture. — Ajoutons cependant que quelques praticiens sérieux ont cru qu'on peut faire rétrocéder certaines cataractes à l'aide d'un traitement médical *fondant* externe et interne.

### Amaurose.

Amblyopie, goutte sereine, paralysie de la vue.

*A.* L'*amaurose* (de *amauroô*, j'obscurcis) consiste dans la diminution ou l'abolition de la faculté de voir, sans qu'on trouve aucune opacité dans les tissus ou dans les humeurs de l'œil. La vue ne s'exerce plus convenablement, non que les rayons lumineux n'arrivent point jusqu'à la rétine, comme dans le cas de cataracte, mais parce qu'ils n'impressionnent plus la rétine, partant ni le centre de perception. C'est donc d'une paralysie de vision qu'il s'agit.

Le siège de cette paralysie est tantôt à la rétine, tantôt sur le nerf optique la rétine étant saine, tantôt enfin au cerveau, chargé de recevoir et juger l'impression lumineuse. Rétine, nerf optique fonctionnent encore, mais inutilement, lorsque la substance nerveuse est altérée matériellement, voire même, cas plus rare, lorsque le cerveau est sous l'influence d'une névralgie de la cinquième paire, ou bien encore d'un état général de l'économie, tel que l'albuminurie, l'intoxication saturnine, etc.

*B. Causes.* — Si le siège et la nature de l'amaurose sont divers, les causes pathogènes le sont bien davantage. — Quand l'altération est à la rétine, cas le plus ordinaire (*amaurose idiopathique*), il y a à voir si cette membrane est excitée, enflammée, modifiée dans sa texture (amaurose *sthénique*), ou si, au contraire, elle manque de ton (amaurose *asthénique*). Dans le premier cas la maladie a pu être causée par le travail de cabinet trop prolongé, par la vue de corps blancs, l'impression d'éclairs ou d'une lumière vive sur la rétine; dans les autres cas, c'est plutôt l'obscurité ou le manque d'exercice visuel, l'épuisement par les plaisirs vénériens, les progrès de l'âge, etc., qui ont produit la maladie.

L'amaurose est-elle l'effet d'une maladie du nerf optique ou du cerveau (amaurose *symptomatique*), l'affection consiste alors dans une congestion, une inflammation, un ramollissement de l'un de ces organes, dans des tumeurs osseuses ou autres qui les compriment, ou enfin dans des altérations diverses dont il est impossible de déterminer la nature avant la mort, altérations qui toutes ont pour résultat de mettre obstacle soit à la transmission de l'impression lumineuse au cerveau, soit à la faculté de perception de celui-ci. L'ophthalmoscope fait dans ces divers cas reconnaître les altérations de couleur ou de texture de la papille nerveuse, et aide ainsi au diagnostic.

Enfin l'amaurose se montre quelquefois sous forme d'affection *sympathique*, variété se rattachant à divers troubles nerveux déjà indiqués comme névralgie de la cinquième paire, certaines névroses (catalepsie, hystérie, éclampsie) ; certains empoisonnements; l'albuminurie (amaurose *albuminurique*) ; présence de vers dans le canal intestinal, voire même l'embarras gastrique. Voilà autant de circonstances qui rendent plus délicate la détermination de la vraie nature de la maladie. Mais dans ces circonstances étiologiques l'amblyopie est plutôt intermittente que permanente.

*C. Symptômes.* — Quelque complexe que soit son étiologie, l'amaurose débute par une diminution progressive de la faculté de voir, ou par cécité subite. Dans ce dernier cas (le plus rare), la personne qui en est frappée, ne pouvant croire à un aussi grand malheur, demande pourquoi le jour disparaît, ou d'où vient que l'on n'ouvre pas chez elle. Dans les autres circonstances, les objets sont vus d'abord moins distinctement ; ils paraissent comme couverts d'un nuage ou d'un voile; leurs saillies ne sont plus distinguées, et bientôt leurs formes elles-mêmes se confondent. Jusque-là il n'y a encore que *vue trouble* ou *amblyopie*. Mais plus tard, au bout d'un temps plus ou moins long, ces mêmes objets semblent se mouvoir, s'entre-choquer, se confondre; puis enfin tout est plongé dans l'obscurité.

Quand la rétine est devenue tout à fait insensible à la lumière, la pupille (ne pas confondre avec papille) reste dilatée et immobile. Le fond de l'œil paraît noir, comme dans l'état normal, à moins qu'il n'y ait complication de cataracte, ou altération du corps vitré ou de la rétine. Lorsque l'amaurose est due à un état congestif, à l'inflammation de la rétine ou du cerveau, elle s'accompagne ordinairement de céphalalgie et douleur sourde dans l'orbite ; le malade voit comme des corps lumineux, des mouches volantes qui passent devant ses yeux, ce qui indique l'existence d'une rétinite (p. 502).

Dans l'*amaurose asthénique* ou *torpide*, il ne se manifeste aucun phénomène autre que la cécité, qui est toujours plus profonde, et s'accompagne d'une dilatation et d'une immobilité plus grandes de la pupille. Tantôt il n'y a qu'un seul œil d'affecté, tantôt et le plus souvent, les deux organes se prennent simultanément ou l'un après l'autre, et perdent la faculté visuelle ; il peut se manifester du *strabisme* par inégalité de force visuelle des deux yeux. Ceux-ci, chez les amaurotiques, paraissent sains, mais le regard a quelque chose de vague, d'indécis, avec le *facies* ordinairement d'un ton pâle, plombé.

*D. Traitement.* — L'amaurose est presque toujours au-dessus des ressources de la thérapeutique, car rétine, nerf optique ou cerveau sont modifiés dans leur texture ; et nous avons déjà dit que le tissu nerveux, en général, par sa nature, et ici, par son petit volume comparé à l'importance de ses fonctions, par sa situation qui le soustrait à l'action directe des agents thérapeutiques, etc., perd tout pouvoir d'agir lorsqu'il est atteint, lésé physiquement. Cependant, dans certains cas, il y a des chances de succès, soit en effet lorsque la maladie est due à une simple irritation de la rétine, ou à une perturbation purement nerveuse de cette membrane. Il importe donc, avant tout, de déterminer la cause du mal, ce qui est déjà d'une assez grande difficulté.

S'il y avait des phénomènes de pléthore, d'irritation sanguine du côté de la tête (amaurose *sthénique*), on devrait recourir à quelque *émission sanguine* (sangsues, ventouses derrière les oreilles) ; et en cas d'embarras gastrique, aux *dérivatifs* internes (purgatifs, vomitifs), aux *pédiluves* sinapisés, etc.

Lorsqu'au contraire il s'agit d'une *paralysie* par cause d'épuisement ou de vieillesse, il faut recourir aux *toniques*, aux *analeptiques*, aux *vésicatoires*, moxas, *noix vomique*, etc. C'est dans ces amauroses, dites *torpides*, qu'on a conseillé de toucher légèrement le pourtour de la cornée avec le nitrate d'argent en nature, pour réveiller la sensibilité engourdie de la rétine. — Quant à l'amaurose *sympathique*, la moins grave de toutes, elle cède quand disparaît l'affection dont elle dépend.

C'en est assez pour faire comprendre l'importance des distinctions dans les maladies en général, et en particulier dans l'amaurose ; malheureusement, dans cette dernière, elles sont bien peu utiles, car rarement on obtient la guérison de la maladie.

### Mydriase.

*A.* La *mydriase* (de *amudros*, obscur) est une affection caractérisée par une grande *dilatation de la pupille* avec vision obscure, encore possible pourtant, ce qui la distingue de l'*amaurose*. On l'attribue à la paralysie des fibres circulaires de l'iris. La dilatation pupillaire (mydriase) peut exister comme symptôme de compression du cerveau, de l'ingestion de certains poisons, tels que la belladone, par exemple, employée à l'intérieur ou en frictions ; mais ce n'est pas là la *mydriase essentielle*, proprement dite, celle que nous avons en vue et dont les causes sont peu connues, bien qu'elle se montre héréditaire, congénitale et quelquefois le résultat d'un coup porté sur l'œil. La pupille est extrêmement dilatée, le fond de l'œil noir, la vue troublée, avec des éblouissements sous l'influence de la lumière ordinaire. Les sujets affectés de cette maladie voient beaucoup mieux que les autres dans l'obscurité. S'ils regardent à travers une petite ouverture artificielle, ils distinguent aussi beaucoup mieux les objets, dans le jour. La mydriase peut se dissiper, mais elle peut aussi passer à l'état d'amaurose complète.

*B*. Le *traitement* consiste à exciter l'œil au moyen de *collyres irritants*, tels que celui dans lequel on fait entrer du *sulfate de strychnine;* on emploie encore dans ce but la *titillation de la cornée* avec un instrument métallique, la cautérisation de cette membrane près de la sclérotique, les *vésicatoires*, l'électro-puncture, le seigle ergoté, la valériane, l'arnica, etc. — Comme moyen palliatif, on place devant l'œil, en manière de lunettes, un appareil composé d'un diaphragme en bois, en carton ou en cuir, ayant à son centre un trou de deux à trois millimètres de diamètre.

### Myopie. — Presbytie.

Vue courte. — Vue longue.

Ce que nous avons dit de ces modifications visuelles en physiologie (I, p. 240, *C*) nous dispense de revenir ici sur ce sujet, d'ailleurs en dehors de la pathologie proprement dite.

### Héméralopie.

L'*héméralopie* (de *éméra*, jour, et *optomaï*, voir) est une névrose de la vue dans laquelle les yeux ont la faculté de voir tant que le soleil est au-dessus de l'horizon, mais cessent de distinguer les objets à mesure que cet astre s'abaisse. Cette affection est fréquente sous les tropiques, où elle règne parfois épidémiquement, mais rare dans notre climat.

Les pupilles sont dilatées, le fond de l'œil noir. Vers le crépuscule du soir, il se manifeste de la céphalalgie, du larmoiement, du trouble dans la vision, laquelle s'éteint jusqu'au lendemain. L'amaurose succède souvent à cette affection. — On combat l'héméralopie par les émissions sanguines, les *vomitifs* répétés, les *vésicatoires* renouvelés plusieurs fois, l'exposition des yeux à la vapeur d'ammoniaque, etc. Faire usage du *garde-vue* pendant et après le traitement.

### Nyctalopie.

La *nyctalopie* (de *nux*, nuit, et *optomaï*, voir) est une névrose dans laquelle la vue ne s'exerce bien que par un demi-jour ou pendant la nuit. Elle consiste dans une certaine modification de l'innervation de l'œil, une sensibilité exagérée de la rétine, et d'autres fois elle est la conséquence de taches ou d'opacités occupant le centre de la cornée ou du cristallin, lesquelles empêchent les rayons lumineux de passer, alors que l'iris est contracté, tandis qu'elle permet, au contraire, leur passage quand la pupille se dilate largement. — Cette affection est ordinairement accompagnée d'embarras saburral des premières voies et cède aux *vomitifs*, dans nos climats.

### Hémiopie.

L'*hémiopie* est un état de la vue qui ne permet d'apercevoir que la moitié (de *êmisus*, demi) ou une partie des objets. Il s'agit tantôt d'une paralysie partielle de la rétine, tantôt d'une opacité partielle d'un des milieux de l'œil, rarement d'un trouble idiopathique de l'innervation. — Il faut combattre la cause, qui rentre le plus souvent dans le cadre de celles de l'*amaurose*.

### Diplopie.

Vue double.

La *diplopie* « est une lésion de la vue dans laquelle deux sensations distinctes sont produites par un même objet qui, par conséquent, semble double.... Ce trouble de la vision résulte soit d'un dérangement dans le parallélisme des deux axes visuels, par suite duquel les images ne se peignent plus sur les deux points correspondants de chaque rétine, soit d'une névrose de la rétine, soit de strabisme, de taches à la cornée. » La diplopie se rencontre quelquefois dans certaines maladies du cerveau, certaines névroses, telles que l'hystérie, l'hypocondrie, l'hypnotisme; dans l'ivresse, l'épuisement, la fatigue de la vue.

Le *traitement* doit varier en raison de la nature de la cause. Contre la diplopie *idiopathique* vésicatoires, ventouses; saignée s'il y a pléthore, congestion vers la tête; vomitif en cas d'embarras gastrique, etc.

### Daltonisme.

Maladie ainsi nommée du nom du chimiste Dalton qui en était

affecté. C'est un vice du sens de la vue qui fait que certaines couleurs ne pouvant être appréciées, sont confondues avec d'autres qui restent seules perceptibles. Le terme scientifique est *dyschromatopsie*. Les sujets atteints distinguent toutes les couleurs, seulement elles ne font pas sur leur rétine une impression aussi nette que sur celle de l'œil normal. Cette affection se développe surtout dans le cours des maladies nerveuses et est elle-même de cette nature. On peut établir différentes variétés de daltonisme, suivant que telle ou telle couleur est plus ou moins perçue avec des variétés de ton, etc. On s'en est surtout préoccupé chez les employés de chemins de fer, qui ont besoin d'apprécier la couleur des différents signaux. Le docteur Favre a essayé de guérir l'affection par des exercices spéciaux.

### Strabisme.

Loucherie.

Le *strabisme* consiste dans une déviation de l'un des deux yeux, un défaut de parallélisme des axes visuels. Il dépend soit d'une inégalité des forces musculaires de l'œil, soit d'une différence de sensibilité entre les deux organes, ou enfin d'une lésion cérébrale. Dans le premier cas, l'un des muscles de l'œil exerce une action prépondérante sur les autres, et le globe oculaire est dirigé dans le sens de la fonction de ce muscle ; le plus souvent c'est en dedans ou en dehors, suivant que le muscle droit interne ou externe prédomine. Dans le second cas, les deux yeux se dirigent chacun vers un point différent, le plus fort vers l'objet qu'on veut voir, le plus faible vers un autre plus ou moins rapproché, ce qui produit une *diplopie* ou vue double. Dans le troisième cas, c'est le strabisme *symptomatique* d'un trouble de l'innervation cérébrale ; il se manifeste fréquemment et comme symptôme important dans les convulsions, l'encéphalite et la méningite.

On remédie difficilement à cette difformité. S'il y a inégalité de force visuelle, il faut *exercer l'œil le plus faible* en soustrayant l'autre à l'action de la lumière. S'il y a irrégularité des forces motrices du globe oculaire, on doit *exercer le muscle faible* en plaçant devant l'œil un corps opaque percé d'un trou à l'endroit correspondant à la direction qu'on veut imprimer à la pupille, ce qui oblige l'organe visuel à se porter de ce côté pour exercer la vision. Mais le moyen le plus efficace consiste dans la *section du muscle* prédominant ou rétracté. Cette opération (*ténotomie oculaire*) a réussi assez bien, quoiqu'elle produise quelquefois un strabisme opposé, lequel, toutefois, est toujours moins prononcé que celui auquel on a voulu remédier. Mais après avoir joui d'une certaine vogue, elle a été presque abandonnée, à cause des accidents qu'elle peut développer du côté du cerveau, en outre de la difformité rendue inverse.

### Coup d'œil rétrospectif sur la pathologie oculaire.

Le lecteur a certainement été frappé de la grande variété des maladies dont l'appareil oculaire peut être affecté. Et pourtant il n'a point encore étudié celles qui appartiennent à l'appareil lacrymal, si intimement uni au précédent. Eh bien ! malgré la diversité tant des tissus composant l'organe de la vision, que des affections se montrant dans chacun de ces tissus, il doit remarquer combien sont peu nombreux, simples en général les agents thérapeutiques qu'on leur oppose (les procédés purement chirurgicaux mis à part, bien entendu). En effet, tout se borne aux collyres émollients, aux antiphlogistiques dans les cas de vive inflammation ; aux purgatifs, principalement aux collyres astringents, encore appelés substitutifs, aux pommades et poudres décorées du titre d'*ophthalmiques ;* par-dessus tout, au traitement antiscrofuleux, antigoutteux ou antisyphilitique, suivant les cas diathésiques.

Il n'y a donc là rien de bien extraordinaire et qui légitime l'opinion vulgaire qui veut que les oculistes d'outre-Rhin soient plus habiles que les nôtres et, parmi ces derniers, qu'il y en ait de très supérieurs aux autres. Non ; les différences sont peu tranchées, excepté peut-être, nous le reconnaissons, quand il s'agit de dextérité manuelle. Il n'y a aucune proportion entre le savoir, l'habileté de tel oculiste et le taux exagéré de ses consultations, comparés au savoir du praticien non spécialiste et à la modicité des honoraires qu'on lui accorde.

S'il fallait insister sur cette vérité que nous essayons sans cesse de faire prédominer, savoir que le traitement des états morbides les plus complexes est toujours simple, qu'il se réduit à quatre ou cinq modes d'action thérapeutique, la pathologie oculaire nous convaincrait. Encore une fois il n'y a de difficile que la détermination de la *vraie indication*, en d'autres termes que de savoir dégager le fait principal, le phénomène prépondérant du milieu d'une foule de symptômes qui, à la manière des choristes accompagnant le motif principal, poussent des cris sans autre portée que celle d'étourdir le praticien dont la sagacité n'est pas à la hauteur de sa mission.

FIN DU TOME SECOND.

# ERRATUM

Page 93, ligne 15, au lieu de : *mille* kil., lisez : *treize mille.*

# ORDRE DES MATIÈRES

## DU TOME DEUXIÈME

## TROISIÈME PARTIE



### PREMIÈRE CLASSE D'INFLUENCES

## DEUXIÈME CLASSE D'INFLUENCES

## TROISIÈME CLASSE D'INFLUENCES

## QUATRIÈME PARTIE

*(Voir la Table générale alphabétique du tome III.)*

BESANÇON. — IMPR. ET STÉRÉOT. DE PAUL JACQUIN.

## OUVRAGES DU MÊME AUTEUR

### I. — *Ouvrages en cours de vente.*

**Botanique et plantes médicinales,** comprenant : 1° *Éléments de botanique* (organographie, physiologie, classes, familles, genres, etc.); 2° *Plantes officinales* (classification des espèces d'après leur propriétés); 3° Dictionnaire des plantes, histoire particulière de chacune d'elles, etc. 1 vol. in-18, orné de 1029 dessins.

**Lois et mystères des fonctions de reproduction,** dans toute la série des êtres organisés, spécialement chez l'homme et la femme. 1 vol. in-18 avec 2 pl. en couleur. — Prix : **5** fr.

Livre de physiologie, d'hygiène et de morale. Description du grand acte de la génération, des écarts des sens, de l'impuissance, de la stérilité, etc.; devoirs conjugaux. Conseils.

**Petit compendium médical.** Quintessence de Pathologie et Thérapeutique. In-32 bijou. Deuxième édition. — Prix : **1** fr. **25**.

Ce livre minuscule, qui peut tenir dans le gousset, est destiné à remplacer le *Nouveau Compendium*, épuisé.

### II. — *Publications épuisées.*

**Nouveau compendium médical**, à l'usage des médecins praticiens. — 1 vol. in-18 de 700 pages. (Cet ouvrage a compté cinq éditions.)

**Traité des plantes médicinales indigènes**, précédé d'un *Cours de botanique*. 1 vol. in-8° accompagné de 60 pl. — Colorié, **22** fr. (Cet ouvrage a eu trois éditions. Vu son prix élevé, l'auteur l'a remplacé par la *Botanique* précitée.)

**Nouveau dictionnaire d'histoire naturelle.** 3 vol. grand in-8° à 2 colonnes, illustrés de 1,100 dessins.

### III. — *Publications périodiques.*

**L'Abeille médicale.** Journal hebdomadaire. D^r A. Bossu, directeur. (1855 à 1880.)

**Agenda formulaire** des médecins praticiens. Fondé par le même auteur; ayant paru très exactement chaque année, de 1852 à 1886.

# PUBLICATIONS DE L'AUTEUR

*Ouvrages en cours de vente*

Anthropologie. [illegible] ... *Physiologie* [illegible] ... 21 planches [illegible] ... gravés [illegible] ... dans le texte [illegible]

Botanique [illegible] ... Dictionnaire [illegible] ... botaniques [illegible]

[illegible] ... fonctions de reproduction [illegible] ... des êtres organisés [illegible] ... 2 pl. color. [illegible]

[illegible]

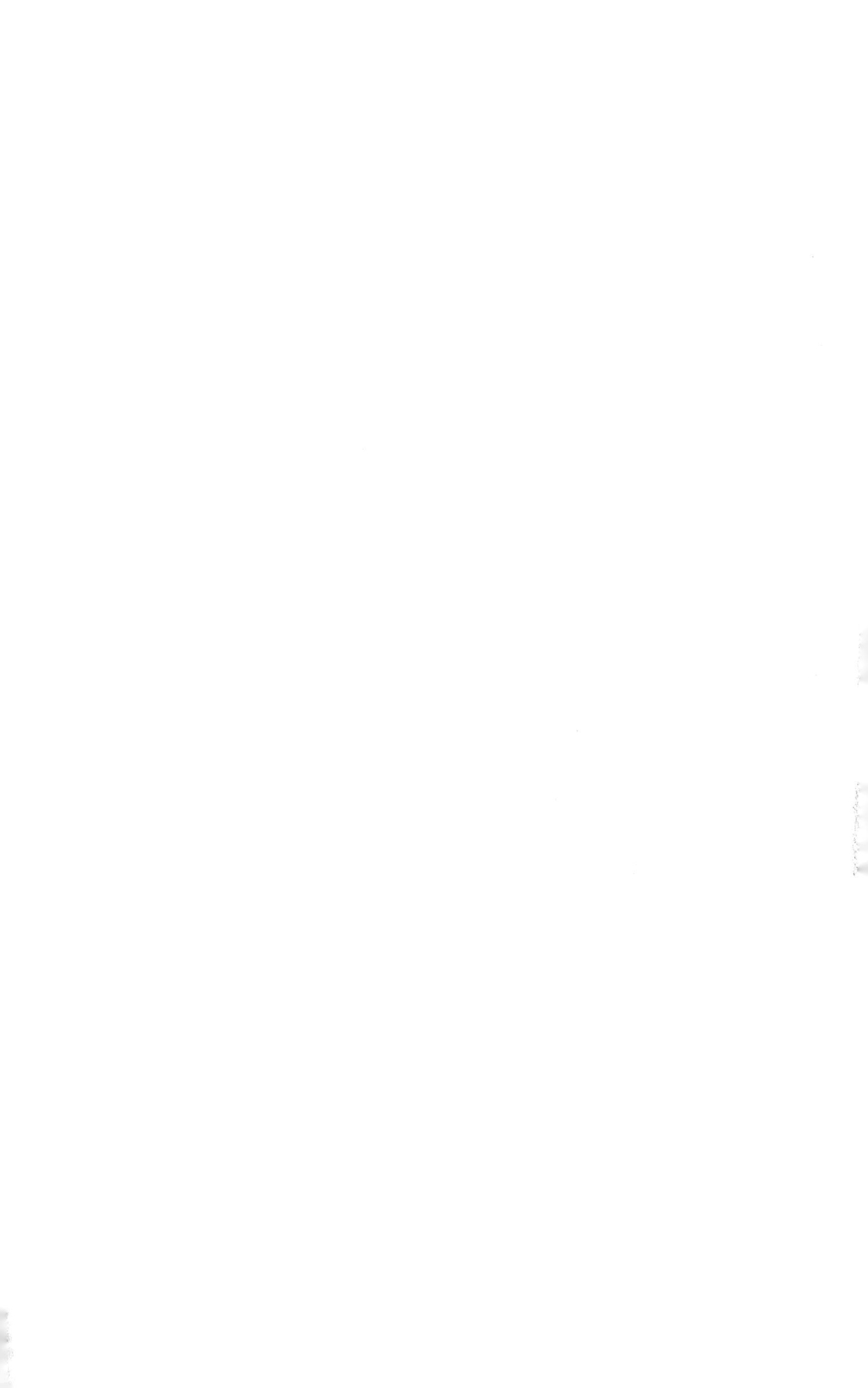

www.ingramcontent.com/pod-product-compliance
Ingram Content Group UK Ltd.
Pitfield, Milton Keynes, MK11 3LW, UK
UKHW022320190726
13856UKWH00001B/123